学生のための
医療概論 第4版

［編集］

小橋　元　獨協医科大学医学部公衆衛生学講座教授
近藤　克則　千葉大学予防医学センター社会予防医学研究部門教授／国立長寿医療研究センター老年学・社会科学研究センター老年学評価研究部部長
黒田　研二　西九州大学健康福祉学部教授
千代　豪昭　前・お茶の水女子大学教授・遺伝カウンセリングコース

［執筆］（執筆順）

小橋　元　獨協医科大学医学部公衆衛生学講座教授
浅井　篤　東北大学大学院医学系研究科医療倫理学分野教授
櫻井　晃洋　札幌医科大学医学部遺伝医学教授
近藤　克則　千葉大学予防医学センター社会予防医学研究部門教授／国立長寿医療研究センター老年学・社会科学研究センター老年学評価研究部部長
黒田　研二　西九州大学健康福祉学部教授
高鳥毛敏雄　関西大学社会安全学部・社会安全研究科教授
梅澤　光政　獨協医科大学医学部特任准教授
郡山　千早　鹿児島大学大学院医歯学総合研究科疫学・予防医学教授
上杉　奈々　獨協医科大学教育支援センター地域医療教育部門講師
千代　豪昭　前・お茶の水女子大学教授・遺伝カウンセリングコース
西連地利己　獨協医科大学看護学部看護医科学（基礎）領域教授
岡本　悦司　福知山公立大学地域経営学部医療福祉経営学科教授
小井土雄一　独立行政法人　国立病院機構本部DMAT事務局長／厚生労働省DMAT事務局長
杉下　智彦　東京女子医科大学客員教授／屋久島尾之間診療所院長
高橋　敬子　兵庫医科大学・医療クオリティマネジメント学講座准教授

医学書院

学生のための医療概論

発　行　1999年2月1日　第1版第1刷
2002年2月1日　第1版第5刷
2003年2月1日　第2版第1刷
2008年11月15日　第2版第8刷
2010年2月15日　第3版第1刷
2010年12月1日　第3版第2刷
2012年1月15日　第3版増補版第1刷
2019年2月1日　第3版増補版第8刷
2020年2月1日　第4版第1刷©
2023年12月15日　第4版第5刷

編　集　小橋（こばし）　元（げん）・近藤克則（こんどうかつのり）・黒田研二（くろだけんじ）・千代豪昭（ちよひであき）

発行者　株式会社　医学書院
代表取締役　金原　俊
〒113-8719　東京都文京区本郷1-28-23
電話　03-3817-5600(社内案内)

印刷・製本　三報社印刷

ISBN978-4-260-04125-6

第４版　序に代えて

本書の初版が出た1999年から約20年が経ちました．その間の医学の進歩はめざましく，新しい技術が次々と開発されています．当時は早期発見できなかった病気が見つかるようになり，なかなか治らなかった病気やケガもずいぶん治るようになってきました．しかし，医療は医学知識や技術など医学だけで成り立っているものではありません．その進んだ技術をもってしても，いまだに完治の見込めない病気やケガを抱える患者は数多く存在します．また，少子高齢化に伴い，40歳以上の要介護者は700万人を超え，2040年には年間約170万人の「看取り」が必要になると見込まれています．

このように完治の見込めない疾患や終末期の医療においては，医療職だけでなく，福祉・介護等の他職種との連携や，地域社会の一員としての患者本人とその家族，時には地域住民の参加も不可欠です．患者はそもそも社会の中で生きているのであり，医療が関わるのはその一部の側面にすぎません．社会全体を見たとき，医学あるいは医療職のみで解決できることはごくわずかなのです．

一方，医療はその国や地域社会の文化，考え方，宗教，経済，政治等の影響を大きく受け，時代や社会とともに変化します．たとえば，かつてはがんの告知はしないことが主流でしたが，今ではがん告知は当たり前のようになされています．なぜでしょうか．それは，医学のめざましい進歩により早期発見が可能になり，多くのがんが絶望的な病気というわけではなくなってきたからです．そして，インターネットの発達などもあって患者自身が病気に関する情報を比較的容易に得られるようになり，患者の自己決定権が尊重される社会になってきたこと，また，医療においては疾患を治療するだけではなく，患者の生活や心にも寄り添うべきであるという価値観が支持されるようになってきたことなどにもよると考えられます．医療技術の進歩，時代や社会の変化とともに，医療に携わる者や国民の意識や考え方も変化し進歩するのです．

1999年の初版の編集会議では，「医療職を目指す学生の皆さんはもちろん，一般の人も視野に入れ」「寝転がって読めるような平易な文章で」「現代医療の構造と特徴がはっきり理解できる本を」「データブックではなく思想書を目指そう」という基本方針が打ち立てられました．また，本書全般にわたる医療の方向性に関する基本思想は，「患者中心の医療を目指して」が掲げられました．これらの方針は，版を重ねることで，読者の皆さんに支持されてきたと考えます．

第４版となる本書においては，新しい時代に合わせて新しい編者と執筆者を加え，変化し進歩し続ける医学・医療の現状と方向性を示し，患者を支える社会の今後の在り方について，読者の皆さんが考える材料をできる限り提示することを心がけました．

これから10年後の医療はどのようになるのかと考えると，「患者中心医療」「チーム医療」「福祉や教育などとの多分野連携」「医療に関わるさまざまな生命倫理の問題」「医療における個人情報管理」「病気の予防と健康づくり」「ヘルスリテラシーの向上」「男女共同参画と少子高齢化時代の成育医療」「貧困や虐待の連鎖をどう断ち切るか」「健康における心理社会的要因の影響と健康格差」「誰もが安心して受けられる医療サービスの提供体制」「災害医療」「分子遺伝学や先端生命科学を応用した個別化医療，先制医療そして精密医療」等々，その課題は枚挙に暇がありません．しかし一方で，どんなに時代が変わろうとも，「医療職の本来あるべき姿」「人間中心の医療」を考える本書の方針は初版から一貫して変わりません．

現代の医療職には学ぶべき知識と技術が膨大にあります．しかし，医療職にとって最も重要なのは「知識や技術を超えた人間力」と「患者を思いやる心」です．本書で学ぶことで，画一的な正解を求めるのではなく，いろいろな職種，いろいろな立場の人たちと意見交換ができて，たくさんある答えのなかから，より良い答えを見つけられる医療職が育つことを，編者一同，心から願っています．

最後に旧版，新版を通じて，お忙しいなかご協力をいただいた執筆者の皆様と，企画から編集作業に至るまで親身にお世話をいただいた医学書院の大野学さんに，心から感謝を申し上げます．

2020 年 1 月

編者一同

初版　序に代えて

わが国の医療は，大きな変革の時代を迎えようとしています．これからの医療の特徴の1つは，医師や看護婦（士）だけでなく，専門性が異なるさまざまのコメディカル・スタッフがチームを組み，さらに福祉関係など医療と関連する分野の職種とも連携をとりながら，質の高い医療サービスを展開する点にあります．

職種が異なれば技術や思想が異なるのは当然です．これまでは，医学教育では医学概論，看護教育では看護概論，栄養士教育では栄養学概論といったように，それぞれの専門性の中で「概論」が教育されてきました．

しかし，他職種の専門性と医療全体を見渡す広い視野を抜きに，連携をはかることも自らの専門性を生かすこともできません．つまり，医療の高度な発達を背景に，医療を支える専門職にとって共通な基礎学問を学ぶ必要が出てきたのです．ここに，本書がとなえる「医療概論」の目的と意義があります．

医療を理解するためには，先端科学の進歩にのみ目を奪われてはなりません．思想や政治経済など，社会的背景を理解することが特に大切です．本書ではあえて知識の羅列を避け，基礎となる思想的背景について重要なポイントを繰り返し解説しました．初めて医療系や福祉系の教育機関で学ぶ皆さんにも理解しやすいように平易な文章で書きましたが，読み進むにつれて，その内容の深さに気がつくと思います．また，医療に関心をもつ一般の方にとっても，本書が人間理解の一助となることを期待しています．

なお第5章では，情報の入手方法や文献の読み方についても取り上げました．医療に従事する者にとっては，自らの専門性を高めるために生涯学習が必要です．自己学習の習慣も，医療概論を学ぶうえで獲得していただきたいと思います．

1999年1月

千代 豪昭
黒田 研二

目次

第1章　医療は誰のものか　1

第3章 医療がたどってきた道と未来への展望 103

第4章　医療システムを理解しよう 201

コラム目次

図イラスト：シャム子

第1章

医療は誰のものか

1 医療の基本「人道主義・人権」について考える

読者の皆さんの多くは医療職をめざす学生だと思います．入学試験の際の面接で以下のように聞かれませんでしたか？「あなたはなぜ『医療』に携わりたいと思いましたか？」「あなたはどんな医療職になりたいですか？」医療職をめざしたきっかけは人それぞれでしょうし，将来の目標も人それぞれでしょう．しかし，医療職をめざすなら，必ず人道主義を心に刻まねばなりません．なぜなら**人道主義**こそが医療の根本精神だからです．

第１章では，患者（人間）中心の医療を行ううえで，医療職が取るべき基本的な立場や態度について考えますが，この節ではまずその基盤となる人道主義，そして**人権**について考えていきましょう．

医学・医療の根本精神である「人道主義」

人道主義とは

医学・医療の根本精神である人道主義とは，「**ヒューマニズム（人間尊重主義）**の一形態であり，博愛・平等，人権の尊重，平和・無抵抗主義などを特徴とし，人間愛の立場から人々の福祉を図ろうとする思想態度」をいいます[1)]．もう少しやさしい言葉で言い換えると「人間が好きで，世界中のどんな相手に対しても，その人が少しでも幸せに生きられるように努力する」ということになるでしょう．医学・医療の原点といわれるギリシャ時代の「**ヒポクラテスの誓い**」（**コラム１**）のなかにも，「患者の利益のために能力を使う」や「あらゆる勝手な戯れや堕落の行いを避ける」また「男と女，自由人と奴隷の違いを考慮しない」など，随所にこの人道主義の精神を見ることができます．

人権とは

人権とは，「すべての人々が生命と自由を確保し，それぞれの幸福を追求する権利」あるいは「人間が人間らしく生きる権利で，生まれながらにもっている権利」をいいます[2)]．人権は，誰でも当たり前にもち，そして人として生きるうえでとても大切なものです．それは，人間が人間として当たり前にもっている思いやりの心によって守られなければならないものです．人権は，本来誰もが，心で理解し，感じることのできるはずのものです．子どもの頃に教わったはずの「命を大切にすること」「みんなと仲良くすること」は，まさしく人権を守ることだといえます．

「人は１人ひとりがかけがえのない，尊いものである」「いかなる場合にも踏みにじったり，無視したりしてはならない」という人権の考え方は18世紀末に欧米で生まれ，米国の独立宣言や憲法，フランスの人権宣言などにそれが盛り込まれています．しかし当時は，上記の「かけがえのない，尊い１人ひとり」のなかには，植民地の人々や，人種の異なる人々，奴隷などは含まれていませんでした．また，女性や子どもも，成人男性と同じ人権をもっているとは考えられてはいませんでした．

人権が，「すべての人民とすべての国とが達成すべき共通の基準」として明確に示されたのは，第二次世界大戦後の1948年の国際連合による**世界人権宣言**においてです．世界人権宣言では，その前文で「人類社会のすべての構成員の固有の尊厳と平等で譲ることのできない権利とを承認することは，世界における自由，正義及び平和の基礎である」とし，「加盟国は，国際連合と協力して，人権及び基本的自由の普遍的な尊重及び遵守の促進を達成することを誓約」しました．世界人権宣言を皮切りに，現在までに国際人権規約，女性差別撤廃条約，人種差別撤廃条約，拷問等禁止条約，子どもの権利条約などのさまざまな人権条約がつくられました．これらが世界共通で守られるべき人権の基準，すなわち「**国際人権**」を示しています．

人権にかかわる歴史（1）——医療人体実験

人権が守られなかった時代には，医療に関連したさまざまな**人体実験**が行われていました．このような不幸な歴史は，前述のヒポクラテスの誓いをないがしろにし，半ば人の利益を生まない単なる興味や自らの利益，誤った思想を追求した結果と言えます．

第二次世界大戦中のナチスドイツでは，非常に悲惨な多くの人体実験が行われました．当時のドイツ空軍が新しく開発した戦闘機は，高度18,000 mまでの上昇が可能になりました．しかし，高度12,000 m以上の上空では気圧が下がり，その気圧による症状や苦痛に操縦士がはたして耐えられるかどうかが問題になりました．そこで「超高度実験」として，低圧実験室の中にダッハウ強制収容所の囚人を入れ，高度20,000 mに匹敵する低気圧実験を行ったのです．この実験によりユダヤ人，ポーランド人，ロシア人の捕虜約80人が亡くなり，かろうじて生き残った被験者もひどい後遺症に苦しみました．もちろん，実験の経過は克明に記録され，死体は解剖されました．

その他にも，超低温実験，マラリア実験，毒ガス実験，毒物実験，サルファ剤治療実験，骨・筋肉・神経の再生実験および骨移植実験，海水飲用実験，断種実験，焼夷弾治療実験など，想像を絶

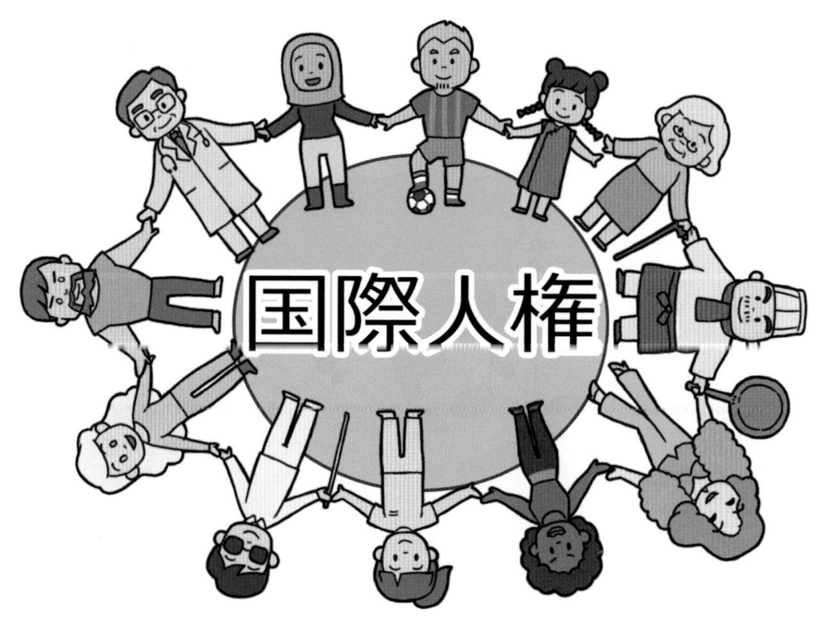

する人体実験が行われました．また，ユダヤ人骨標本コレクション，ポーランド人結核患者の大量殺害，障害者の「安楽死」など，現在では考えられないような行為が多く行われました．

もちろん，これらは第二次世界大戦後のニュルンベルグ裁判で厳しく裁かれました．被告の23

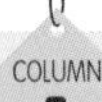

COLUMN 1 「ヒポクラテスの誓い」と現在の医療

ヒポクラテスの誓いは，医師の倫理・任務などに関するギリシャ神への宣誓文です．現代の医療倫理の根幹を成す患者の生命・健康保護，患者のプライバシー保護の考え方の他に，専門家としての尊厳の保持，徒弟制度の維持や職能の閉鎖性維持などについても謳われています．

ヒポクラテスの誓いは以下のとおりです．

「医神アポロン，アスクレピオス，ヒュギエイア，パナケイア，およびすべての男神・女神たちの御照覧をあおぎ，つぎの誓いと師弟契約書の履行を，私は自分の能力と判断の及ぶかぎり全うすることを誓います．

この術を私に授けていただいた先生に対するときは，両親に対すると同様にし，共同生活者となり，何かが必要であれば私のものを分け，また先生の子息たちは兄弟同様に扱い，彼らが学習することを望むならば，報酬も師弟契約書もとることなく教えます．また医師の心得，講義そのほかすべての学習事項を伝授する対象は，私の息子と，先生の息子と，医師の掟に従い師弟誓約書を書き誓いを立てた門下生に限ることにし，彼ら以外の誰にも伝授はいたしません．

養生治療を施すに当たっては，能力と判断の及ぶ限り患者の利益になることを考え，危害を加えたり不正を行う目的で治療することはいたしません．

また求められても，致死薬を与えることはせず，そういう助言も致しません．同様に婦人に対し堕胎用のペッサリーを与えることもいたしません．私の生活と術ともに清浄かつ敬虔に守りとおします．

結石の患者に対しては，決して切開手術は行わず，それを専門の業とする人に任せます．

また，どの家にはいって行くにせよ，すべては患者の利益になることを考え，どんな意図的不正も害悪も加えません．とくに，男と女，自由人と奴隷の如何を問わず，彼らの肉体に対して情欲をみたすことはいたしません．

治療の時，または治療しないときも，人々の生活に関して見聞きすることで，およそ口外すべきでないものは，それを秘密事項と考え，口を閉ざすことに致します．

以上の誓いを私が全うしこれを犯すことがないならば，すべての人々から永く名声を博し，生活と術のうえでの実りが得られますように．しかし誓いから道を踏み外し偽誓などをすることがあれば，逆の報いをうけますように」[1)]

ヒポクラテスの誓いは確かに医学・医療の原点といえましょう．しかし，皆さんはこの宣言のすべてが現在の医療には当てはまらないことにも気がつくと思います．たとえば，「養生治療を施すに当たっては，能力と判断の及ぶ限り患者の利益になることを考え……」という宣言は，専門職として患者のために責任をもって最良と考えられる診療を行うことを示しますが，これは患者自身の意思を尊重するインフォームド・コンセントの理念とは，時として対立することがあります．また，「求められても，致死薬を与えることはせず，そういう助言も致しません．同様に婦人に対し堕胎用のペッサリーを与えることもいたしません」は，生命尊重の観点から大切な態度ですが，現代の医療においては，延命治療や安楽死の是非，出生前診断と人工妊娠中絶に関する問題などについても，慎重に考え議論していかねばなりません．

このような背景から，尾藤らは2011年に，文部科学研究「ともに考える医療”のための新たな患者ー医療者関係構築を目的とした実証・事業研究」のなかで，「21世紀 新医師宣言プロジェクト」として，医療機関で普通に働く医師による患者に対する宣言を，インターネット上のフォロワーとともに新しくつくり上げました[2)]．聖人としての偶像を医師が自ら破壊し，クライアントと誠実に付き合い続ける専門職としての医師像，そして「患者とともに考える」を，個人レベルで宣言したものです．筆者も共感するところが大きいので，次頁に紹介します．**（資料1）**

参考文献

1） 大槻マミ太郎（訳）：誓い．小川鼎三（編）：ヒポクラテス全集，第1巻．pp580-582，エンタプライズ，1985.

2） 尾藤誠司：「もはやヒポクラテスではいられない」21世紀 新医師宣言プロジェクト．2011. http://ishisengen.jp/purpose.html

資料1 私の新医師宣言

“もはやヒポクラテスではいられない”21世紀 新医師宣言プロジェクト

私の新医師宣言

私は，毎日の仕事の中で，あきらめそうになったり，「まあいいか」と妥協しそうになったり，望ましくない誘惑や圧力に流されそうになったり，患者さんに寄り添う心の余裕がなくなりそうになったりすることを否定しません．

そんなときには，私は以下の宣言文に立ち返ります．そして，医師として患者さんや職場の仲間とともに悩みながら，でもへこたれずに歩んでいくことを誓います．

1. 私は，患者さんについてまだわからなければならないことがあるという前提に立ち，患者さんの気持ちや苦しみを想像し，理解する努力をします． 一方，自分の言葉が意図するとおりに，患者さんに伝わらないことも認識し，お互いがわかり合うための工夫を怠りません．
2. 私は，診療方針を患者さんと決める際に，自分の方針を押し付けすぎていないか，逆に，患者さんに選択を丸投げしていないか振り返り，患者さんとともに確認します．
3. 私は，医療行為が常に患者さんを害しうることを忘れません．もし不幸にして患者さんに重い副作用などが発生した際，患者さん本人や家族の悲しみに対し誠実に向き合い続けます．
4. 私は，不適切もしくは過剰な薬の処方や検査が患者さんに行われていないか常に注意を払います．その状況に気づいた時には，患者さんと相談し，よりよい方法をともに考えます．
5. 私は，患者さんの健康の維持や回復，症状の緩和を支援するとともに，患者さんの生命が終わっていく過程にも積極的にかかわります．
6. 私は，どんな状況にあっても患者さんが希望をもつことを最大限尊重します．医療だけでは患者さんの問題を解決できないような状況の時にも，患者さんの相談者でありつづけます．
7. 私は，自らの心に宿る敵は，自己保身，経営優先の効率主義，外部からの利益供与であることを認識します．そして，時に自らの医学的好奇心すらも患者さんの利益に反する要因となることを心に留めます．
8. 私は，可能なかぎり患者さんの希望を聴いたうえで，自分にできることと，できないことを伝えます．時には，施設内外を問わず自分よりうまくできる人に協力を依頼し連携します．
9. 私は，患者さんや職場の同僚に助けられたとき，「ありがとう」と声に出して言います．また，心の折れそうな同僚が身近にいたら「どうしたの？」と声をかけ，話を聴きます．
10. 私は，文献からは医学に関する知識を，先人からは生きた技術を，同僚や他職種の仲間からは臨床の知恵を，後輩からはあきらめかけていた情熱と気づきを，そして患者さんからは，自分が，医師としてどうあり，何をすべきかということについてのすべてを学び続けます．
11. 私は，自分の誤りに気づいてくれる人を大切にし，自分への批判に積極的に耳を傾けます． 同時に，同僚や上司の疑問に感じる態度や行為に対しては，それを指摘するようにします．
12. 私は，医療が公共財であり社会的共通資本であるということを前提に，専門職の観点からは理不尽だと感じる要求に対し，目を背けず向き合います．

年　　月　　氏名＿＿＿＿＿＿＿＿

人中20人が医師で，有罪16人のうちには死刑が7人，終身刑が5人含まれていましたが，その死刑判決を受けた者うちの4人が医師でした．このニュルンベルグ裁判で示された綱領は，その後の人体実験の普遍的な倫理基準を示すこととなります．

これら数例を挙げただけでも，いかに「人権」「人道主義」が大切で尊重されなければならないものであるかを感じ取ることができたことでしょう．これ以外にも，もしかすると日本を含む世界各国で同様の実験が行われ，表に出ることなく消えているのかもしれません．

医学や医療技術の向上においては，もちろん「人体実験的要素」を持った研究が必要な場合もあります．しかし，現在においては当然ながら，いついかなるときも「人類愛」「倫理」「人権」を旨とする人道主義に則り，適切に行われる努力がなされていることは言うまでもありません．

人道重視と人権に配慮した医療の基本姿勢

このような悲惨な人体実験の歴史に対する厳しい反省から，世界医師会（World Medical Association：WMA）は，1948年9月の第2回総会で，ヒポクラテスの誓いの倫理的精神を現代化したもの，すなわち医療職の人道重視の基本姿勢を**「ジュネーブ宣言」**として規定しました．ジュネーブ宣言は，1968年，1984年，1994年，2005年，2006年，2017年に改訂が行われ，現在に至っています．最新の2017年版においては，医療倫理の基本原則の1つである患者の自主尊重原則，自己決定権（patient autonomy）が規定され，患者中心の医療の視点がはっきりと示されました．また，最高水準のケアを提供するために，「自身の健康，well-being，およびその能力に注意を払う」という姿勢も示されました（第1章の2，p13参照）．

一方，世界医師会は，1981年に**「患者の権利に関するリスボン宣言」**を採択しています．その主な内容は，良質な医療を受ける権利，選択の自由の権利，自己決定の権利，情報や秘密保持に対する権利，健康教育を受ける権利，尊厳に対する権利などです．リスボン宣言も1995年，2005年，2015年に改訂され現在に至っています．

人を対象とする医学研究については，世界医師会は1964年に自らを統制する意味で，その倫理的原則である**ヘルシンキ宣言**を提案しました．ヘルシンキ宣言は何度も改訂が行われ，現在に至っています（最新の改訂は2013年）．

人権にかかわる歴史（2）——さまざまな差別

すでに述べたように，人権が世界中で共通に認められ始めたのは，第二次世界大戦後です．この時期には，多くの植民地が解放され，国民主権と民族主義により多くの独立国が生まれています．しかし，新しい国際関係が築かれるなかで，国際紛争も数多く起こっています．

先進国では，国民中心の新しい人権運動が芽生え始めます．たとえば米国で起こったのは，人種差別撤廃，ベトナム反戦，社会的弱者の権利獲得などさまざまな**公民運動**です．これらの公民運動が現代の医療の発達に与えた影響は決して少なくありません．しかし，残念なことに，人種差別は，米国をはじめ，諸外国で未だに根深く残っています．世界中の1人ひとりが「その人にはどうすることもできないことで差別することの愚かさ」に気づかなければなりません．人種差別は，現在「差別」を考えるうえで最も大きな問題であるといえます．

一方，第二次世界大戦後の日本では，新しく制定された日本国憲法において，基本的人権の尊重が謳われています（**資料2**）[3]．しかし未だに，女性であるから，高齢であるから，障害があるから，

資料2 日本国憲法に示された人権

第11条【基本的人権】
国民は，すべての基本的人権の享有を妨げられない．この憲法が国民に保障する基本的人権は，侵すことのできない永久の権利として，現在及び将来の国民に与へられる．

第12条【自由および権利の保持義務と公共福祉性】
この憲法が国民に保障する自由及び権利は，国民の不断の努力によって，これを保持しなければならない．又，国民は，これを濫用してはならないのであつて，常に公共の福祉のためにこれを利用する責任を負ふ．

第13条【個人の尊重・幸福追求権・公共の福祉】
すべて国民は，個人として尊重される．生命，自由及び幸福追求に対する国民の権利については，公共の福祉に反しない限り，立法その他の国政の上で，最大の尊重を必要とする．

第14条【法の下の平等，貴族の禁止，栄典】
(1) すべて国民は，法の下に平等であって，人種，信条，性別，社会的身分又は門地により，政治的，経済的又は社会的関係において，差別されない．
(2) 華族その他の貴族の制度は，これを認めない．
(3) 栄誉，勲章その他の栄典の授与は，いかなる特権も伴はない．栄典の授与は，現にこれを有し，又は将来これを受ける者の一代に限り，その効力を有する．

第15条【公務員 選定 罷免権，公務員の本質，普通選挙の保障，秘密投票の保障】
(1) 公務員を選定し，及びこれを罷免することは，国民固有の権利である．
(2) すべて公務員は，全体の奉仕者であつて，一部の奉仕者ではない．
(3) 公務員の選挙については，成年者による普通選挙を保障する．
(4) すべて選挙における投票の秘密は，これを侵してはならない．選挙人は，その選択に関し公的にも私的にも責任を問はれない．

第16条【請願権】
何人も，損害の救済，公務員の罷免，法律，命令又は規則の制定，廃止又は改正その他の事項に関し，平穏に請願する権利を有し，何人も，かかる請願をしたためにいかなる差別待遇も受けない．

第18条【奴隷的拘束および苦役からの自由】
何人も，いかなる奴隷的拘束も受けない．又，犯罪に因る処罰の場合を除いては，その意に反する苦役に服させられない．

第19条【思想および良心の自由】
思想及び良心の自由は，これを侵してはならない．

第20条【信教の自由】
(1) 信教の自由は，何人に対してもこれを保障する．いかなる宗教団体も，国から特権を受け，又は政治上の権力を行使してはならない．
(2) 何人も，宗教上の行為，祝典，儀式又は行事に参加することを強制されない．
(3) 国及びその機関は，宗教教育その他いかなる宗教的活動もしてはならない．

第21条【集会，結社，表現の自由，通信の秘密】
(1) 集会，結社及び言論，出版その他一切の表現の自由は，これを保障する．
(2) 検閲は，これをしてはならない．通信の秘密は，これを侵してはならない．

第22条【居住移転および職業選択の自由，外国移住および国籍離脱の自由】
(1) 何人も，公共の福祉に反しない限り，居住，移転及び職業選択の自由を有する．
(2) 何人も，外国に移住し，又は国籍を離脱する自由を侵されない．

第23条【学問の自由】
学問の自由は，これを保障する．

第24条【家庭生活における個人の尊厳と両性の平等】
(1) 婚姻は，両性の合意のみに基いて成立し，夫婦が同等の権利を有することを基本として，相互の協力により，維持されなければならない．
(2) 配偶者の選択，財産権，相続，住居の選定，離婚並びに婚姻及び家族に関するその他の事項に関しては，法律は，個人の尊厳と両性の本質的平等に立脚して，制定されなければならない．

第25条【生存権，国の社会的使命】
(1) すべて国民は，健康で文化的な最低限度の生活を営む権利を有する．
(2) 国は，すべての生活部面について，社会福祉，社会保障及び公衆衛生の向上及び増進に努めなければならない．

第26条【教育を受ける権利，教育の義務】
(1) すべて国民は，法律の定めるところにより，その能力に応じて，ひとしく教育を受ける権利を有する．
(2) すべて国民は，法律の定めるところにより，その保護する子女に普通教育を受けさせる義務を負ふ．義務教育は，これを無償とする．

第27条【勤労の権利および義務，勤労条件の基準，児童酷使の禁止】
(1) すべて国民は，勤労の権利を有し，義務を負う．
(2) 賃金，就業時間，休息その他の勤労条件に関する基準は，法律でこれを定める．
(3) 児童は，これを酷使してはならない．

第28条【勤労者の団結権】
勤労者の団結する権利及び団体交渉その他の団体行動をする権利は，これを保障する．

第29条【財産権】
(1) 財産権は，これを侵してはならない．
(2) 財産権の内容は，公共の福祉に適合するように，法律でこれを定める．
(3) 私有財産は，正当な補償の下に，これを公共のために用いることができる．

〔文献3より〕

同和関係者だから，外国人だからということでいわれのない差別を受けることがあります（**コラム2**）．また**ハンセン病**に対する誤った知識や偏見により，現在でも故郷に帰ることができない方もいます（**コラム3**）．その他，最近ではエイズに対する差別や，性同一性障害の方に対する差別も問題視されてきました．これらも，ハンセン病同様に間違った知識や偏見により苦しむ患者が増え

COLUMN 2 同和問題

同和問題とは，江戸時代の身分制度の影響が，制度撤廃後の明治時代になっても残り，差別が続いていることをさします．被差別部落の起源については諸説ありますが，全国で6,000箇所（住民数300万人）の部落があるといわれています．

1922（大正12）年には水平社宣言が出され，不当な差別の撤廃運動が起こりました．戦後，1955年の部落解放運動へと発展し，「部落問題の解決は国家のみならず国民的問題である」と述べた1965年の同和対策審議会答申を受けて，政府は同和対策事業特別措置法（1969～1982年の時限立法措置）を制定して対策に乗り出しました．この法律は，その後も1982（昭和57）年の地域改善対策特別措置法（5年間の時限立法），1987（昭和62）年の時限立法「地域改善対策特定事業に係る国の財政上の特別措置に関する法律」などにより延長されましたたが，2002（平成14）年にそれらが期限を迎え，国による同和対策関連事業は終了しています．

この期間に，かつて問題となった所得格差やインフラストラクチャー整備の遅れ，進学率の違いなどは，住宅改善事業などの同和対策事業により指定地区ではかなり解消され，その結果，若い世代では差別意識は薄れてきているといわれます．しかし，結婚や就職，地域交流に関わる差別はまだ残り，就職の際に身元調査が行われていることを背景に被差別部落のリスト（特殊部落「地名総鑑」など）が会社の人事担当などを対象に売られる事件がたびたび起こっています．また，部落差別解放問題に取り組む団体の関係者（主に行政と地域との間のパイプ役となっている団体役員）による不正行為が発覚したり，路線の対立する各団体同士間の考え方の違いによる対立などの問題も表面化しています．

その後，同和問題解決運動はさらに幅の広い人権運動へと展開されることなく，いつの間にかメディア規制法をめぐる議論にすり替わった面もあります．現在では，出版物やインターネットなどでのアンダーグラウンド情報として，差別を煽動するような情報が流されるという問題も出始めており，結局のところは，問題解決に関連する政府の動きとしては，個人情報保護法案が成立しただけにとどまっています．

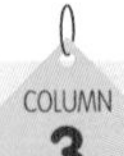

COLUMN 3 ハンセン病

ハンセン病は，抗酸菌の一種であるらい菌の皮膚のマクロファージ内寄生および末梢神経細胞内寄生により起こる感染症です．ハンセン病の病名は，1873年にらい菌を発見したノルウェーの医師，アルマウェル・ハンセン（Armauer Hansen）に由来します．らい菌の感染力は非常に低く，治療法も確立した現状では，重篤な後遺症を残すことや感染源になることはありませんが，適切な治療を受けない場合は皮膚に重度の病変が生じ，感染性も高まります．かつて，医療や病気への理解が乏しかった時代の日本では，その外見や感染への恐怖心などからハンセン病患者への過剰な差別が生じたり，一方でハンセン病の潜伏期が非常に長いために感染症ではなく遺伝病であるとの誤解が広まったなどの歴史があります．

2016年のWHOによる統計では，世界におけるハンセン病の新規患者総数は，年間約21万人です．主な国の年間の新規ハンセン病患者数は，インドで約13万5000人，ブラジルで約2万5000人，インドネシアで約1万7000人などです．一方，日本の新規患者数は年間で0～1人に抑制され，現在では極めてまれな疾病となっています[1)]．

参考文献

1）国立感染症研究所：ハンセン病　医療関係者向け．https://www.niid.go.jp/niid/ja/leprosy-m/1841-lrc/1707-expert.html

てきたことも事実です.

人権にかかわる歴史（3）——優生思想と優生手術

優生思想とは，身体的・精神的に優秀な能力を有する者の遺伝子を保護し，逆にこれらの能力に劣っている者の遺伝子を排除して，優秀な人類を後世に遺そうという思想を指します．優生学は，その思想を現実化させるための科学をいいます．これらは，歴史のなかでは「人種差別や障害者差別を正当化するための理論」として用いられました．

19世紀から20世紀にかけて，**優生学**を背景に，精神障害者や遺伝病患者に対する断種（強制不妊手術）が世界的に行われました．フリッツ・レンツ（Fritz Lenz）らは，『人類遺伝学と民族衛生学の概説』において，劣等な遺伝子の排除が民族衛生にとって最善であると述べ，さらに，障害者の「繁殖」は安楽死よりも断種で予防できるとしています[4]．このことはヒトラーやナチスに影響を与えています．

米国では，1907年のインディアナ州での**断種法**の制定（世界初）を皮切りに，1923年までに全米32州で断種法が制定され，カリフォルニア州などでは梅毒患者，性犯罪者，同性愛者などへの断種が行われました．また1927年に連邦最高裁判所は，精神病または知的障害と言われている人々に対して州が不妊手術を強制することを可能とするバージニア州の法律を支持しました．それらの影響もあり，当時の米国においては，優生法のもとに多くの人々が強制的に断種を受けさせられました．米国ではその後も20世紀の大半の期間にわたって，知的障害者に対する断種が行われています[5]．

日本では，遺伝性疾患をもつ患者に対する断種が1940年（昭和15年）の**国民優生法**で規定され，1941（昭和16）年から1945（昭和20）年の間に435件の断種が行われています．1948（昭和23）年に制定された**優生保護法**では，遺伝性疾患だけでなく，ハンセン病や「遺伝性以外の精神病，精神薄弱」をもつ患者に対する断種が定められました．

優生保護法に基づく強制的な断種は，1949（昭和24）年から1994（平成6）年の間に1万6000件に及び，断種は男性にも女性にも行われましたが，7割は女性でした．一方，優生保護法第3条では，以下の場合本人及び配偶者の同意を得て医師が優生手術を行えるとしていました（①本人又は配偶者が精神病，精神薄弱，遺伝性精神病質，遺伝性疾患又は遺伝性奇形を有する場合，②本人又は配偶者の4親等以内の血族関係にある者が，精神病，精神薄弱，遺伝性精神病質，遺伝性疾患又は遺伝性奇形を有する場合，③本人又は配偶者がらい疾患（ハンセン病）に罹っているもの，④妊娠又は分娩が母体の生命に危険を及ぼすおそれのあるもの，⑤数人の子を有し，分娩ごとに母体の健康度を著しく低下するおそれのあるもの）．これによる同意に基づく優生手術も80万件以上ありました．

ハンセン病患者に対する優生手術は1915（大正4）年に始まり，後に優生保護法に規定されました．ハンセン病患者はらい予防法で強制隔離されました．療養所では妊娠した女性の妊娠中絶を実施し，また断種を結婚の条件としていました．なかには看護師により手術されたこともありました．断種を受けた人数は，公表されただけでも男性2,300人以上，女性1,252人にのぼります．これらは「本人及び配偶者の同意」を得ていることにはなっていますが，強制隔離された環境での同意が有効といえるのかが問題となりました．優生保護法は1996（平成8）年の改正で**母体保護法**に法律名が変更され，障害者およびハンセン病患者への強制的な優生手術に関する条文が削除されたため，現在では本人および配偶者の同意のない断種は禁止されています．

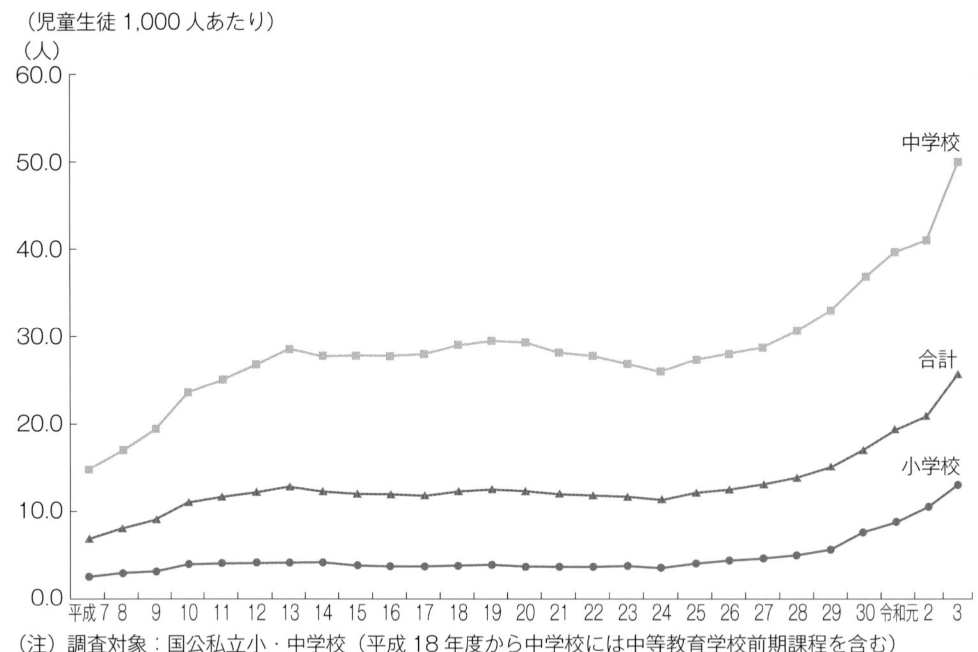

図 1　不登校児童生徒割合の年次推移
〔文献 6 より〕

現在は，優生学を社会制度として認めている国はありません．しかし，現実には，科学技術の進歩による高度な出生前診断や着床前診断などを背景として，選択的な人工妊娠中絶が行われているという状況があり，そのすべてを否定することはできません．このような出生前診断，生殖医療の場においては，**遺伝カウンセリング**が親の自己決定に基づく選択を支援しています．しかし，親の選択にはさまざまな社会的な力が加わることも事実で，生きる権利をもっている胎児の側から見ると，そこには依然として考えなければならない問題が残っています．

家庭や学校や職場における人権問題

一見，差別をされているとは思えないような「一般的な」人たちの健康にも，人権の問題が深く関わっています．たとえば，保護者から虐待されて命を落とす子どもや，命こそ落とさないまでも虐待により，心に大きな傷を抱えて生きる子ども，パートナーからの暴力によって心身に深い傷を負う女性がいます．

また，学校に行けない「不登校」児童生徒の割合は 2015 年頃から急激に増加し，2023 年には中学生の 5%を占めるようになりました（**図 1**）[6]．これらの多くの場合は，その背景に，虐待やいじめ，さらに心をつなぐ相手がいない，自分の居場所をもてないなど，人の権利に関わる重大な問題が潜んでいます．また，その問題は将来の社会生活や健康に大きく関わってきます．いわゆる「子ども」の時代の心の傷は体の健康にも大きく影響します．不明熱が出てしまったり，腹痛に悩まされたりたくさんの身体症状が出ることもあります．将来の世界が心身ともに健康な社会であるためには，子どもの人権を守る環境が大切であることはいうまでもありません．

それから，私たちの多くは大人になると働きますが，健康的に働くことは人の権利であり義務でもあります．労働環境が悪かったり，仕事の負担

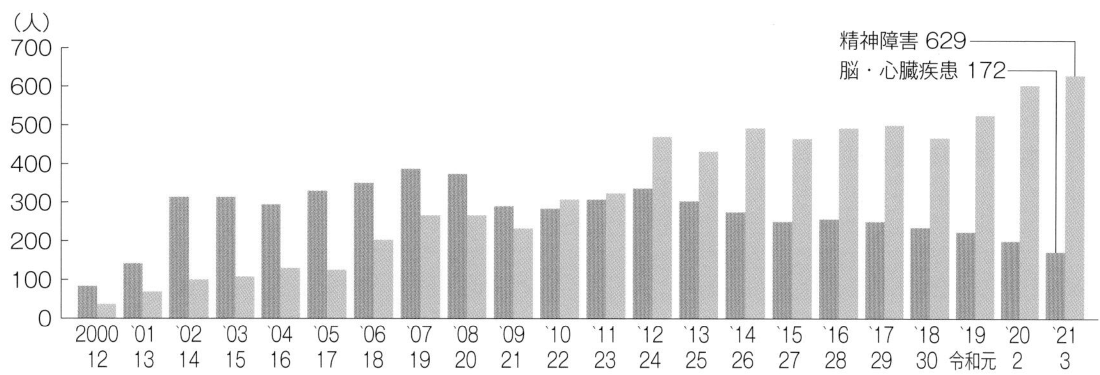

図 2　脳・心臓疾患，精神障害の労災認定数の推移
〔文献 7 より〕

が大きすぎると健康を害します．日本では第二次世界大戦後に，働き方の最低基準を定めた「**労働基準法**」などの**労働三法**が制定され，さらに 1972 年には仕事による健康障害を防止するための具体的な対策や，より快適な職場づくりのために「**労働安全衛生法**」が制定されています．

しかし今世紀に入り，過労死，過労自殺が大きな問題になっています．過労死とは，負担の重い仕事や長時間の仕事を原因とする心血管発作による死亡を，過労自殺とは，働きすぎ，ストレスフルな労働環境により起こるうつ病や燃え尽き症候群による自殺をいいます（**図 2**）[7]．過労死・過労自殺には，人権を無視した働かせ方をするブラック企業や，職場におけるハラスメントの問題も大きくかかわっています．日本政府は，2013 年の国際連合の社会権規約委員会からの勧告を受けて，**過労死等防止対策推進法**（2014 年）や**働き方改革**を実施するための関係法律の整備に関する法律（働き方改革関連法，2019 年）などを打ち出しましたが，まだまだ対策は始まったばかりです．

一方，働く権利という点からみると，日本の完全失業率は 2.7%（2019 年）と最近は低下改善傾向ですが，実際の失業率（無業の就業希望者 / 有業者数＋無業の就業希望者）は 11.5%，雇用者に占める非正規雇用割合は 37.2%（いずれも 2019 年）といずれも高い状態にあります[8,9]．

多くの人々の健康，そして医療の対象には，学校や職場での人権の問題が潜んでいることもあると，私たちは銘記しておく必要があります．

人道主義と人権に配慮する医療職をめざして

本節では，人道主義と人権の話をしました．自然界に目を向けてみると，高等な生き物ほど，自分のことだけではなく「他の個体や自分が属する集団全体の幸せ」を考える傾向があります．したがって，人道主義と他者の人権を守ることは，人が高等生物である証拠といえるでしょう．皆さんはもちろん人として，人が好きで，人を幸せにしたいから医療職をめざしたのだと思います．

医療職であれば，医療を提供する対象である患者を幸せにするために，まず身につけておかなければならないのは，基本的な医療知識と技術であることは間違いありません．しかし一方で，医療職は人道主義をどのような時も絶対に貫かねばならず，人権を守ることを忘れた医療技術は取り返しのつかない過ちを招くということは，先に述べたような歴史が教えてくれています．

現在，医療行為についての善悪の基準は，医師法，保健師助産師看護師法，医療法などの医療関係法規はもちろんのこと，憲法，刑法，民法などにより規定されており，正しくない行為をとった場合の罰則規定も明示されています．

一方で，近年制定された**医の倫理綱領**（2000年），**看護者の倫理綱領**（2003年）は，それぞれ医師，看護職自身が自らの専門職としての行動の指針を社会に対し明示したものですが，特に罰則などについては定めていません．倫理とは「社会生活で人の守るべき道理」「人が行動する際，規範となるもの」をいいますが[10)]，その根底には，先に述べた人道主義があります．

人権については，医療の現場のみならず，広く社会の現状にも注意を払っておく必要があります．社会のあり方が私たちの健康をつくります．病気には大なり小なり社会のあり方が関わっています．社会を変えることにより治る病気もあるでしょう．私たち医療職は，特に臨床の場で仕事をしていると，「病気をもった人」「弱い状態の人」に関わることが多くなり，しばしばそれが人間のすべてであるかのように錯覚をしてしまうことがあります．しかし，患者が医療現場で私たちに見せている顔は，まったくの「氷山の一角」にすぎません．

たとえ世間と隔絶した現場で働くことになろうとも，「1人ひとりの患者にとっては，病気に罹って医療のお世話になっている状態はあくまでも非日常であり，その背景には当たり前の健康な日常生活があること」「1人ひとりの患者には，長く膨大な日常生活の積み重ねで培ってきた考え方や感情があること」そして「病院の外には，普通の人たちが暮らす社会があって，それが健康に大きく影響しているということ．また，最も小さな単位の社会は家族であるということ」を忘れてはいけません．木を見て森を見ず「病気を診て生活を診ず」では，本当の意味で患者に寄り添うことはできないのです．

社会は，健康に関することについてはその専門家である医療職の言葉を信じます．したがって，医療職はこのような重い責任を自覚して，人一倍の勉強と人間性の陶冶をせねばなりません．そして，立場が弱い人たちの人権を守り，代弁者となることを「**アドボカシー**」といいますが，医療職として病院という閉じた空間で患者に寄り添うだけでなく，広く社会に向かって患者のためにアドボカシーをする姿勢は非常に重要です．それこそは，患者の生命のみならず，生活を守り，そして社会的生命や人生全体を守ることにもつながり，「本当の意味で患者に寄り添うこと」なのです．

今後，科学技術の進歩とともに，医療職として身につける知識や技術は増え，その役割はますます専門分化していくことが考えられます．しかし，人道主義と人権を守る姿勢だけは「医療の根本精神」として絶対に変わることなくもち続けてほしいと思います．

参考文献

1) 松村昭（編）：大辞林．第3版，三省堂，2006.
2) 小学館国語辞典編集部（編）：[精選版] 日本国語大辞典．2巻，小学館，2006.
3) WIKI BOOKS 中学校社会公民 / 日本国憲法．https://ja.wikibooks.org/wiki/ 中学校社会 _公民 / 日本国憲法
4) 佐野誠：ナチス「安楽死」計画への道程：法史的・思想史的一考察．浜松医科大学紀要一般教育 12：1-34，1998.
5) 米本昌平，松原洋子，橳島次郎，他：優生学と人間社会．講談社，2000.
6) 文部科学省ホームページ：小・中学校における不登校の状況について．令和3年度児童生徒の問題行動・不登校等生徒指導上の諸問題に関する調査結果の概要（令和4年10月27日）．https://www.mext.go.jp/content/20221021-mxt_jidou02-100002753_2.pdf
7) 「業務上疾病発生状況等調査」「過労死等の労災補償状況」．厚生労働統計協会（編）：図説 国民衛生の動向 2022/2023．厚生労働統計協会，2023.
8) 総務省統計局：平成29年労働力調査年報．2018. https://www.stat.go.jp/data/roudou/report/2017/index.html
9) 総務省統計局：平成29年就業構造基本調査．2018. https://www.stat.go.jp/data/shugyou/2017/index.html
10) 小学館国語辞典編集部（編）：[精選版] 日本国語大辞典．3巻，小学館，2006.

2 患者の権利を尊重する

私たちはさまざまなきっかけで患者になります．病気になったりけがをしたりして医療機関に行けば患者と呼ばれます．ひとたび医療を必要とする身になると誰でも患者となり，その人の年齢や社会的立場，職業には関係ありません．また病気や障害は肉体的な苦痛を与えるだけではなく，精神的につらいものも少なくありません．大きな病気になり日常生活に支障が生じれば，私たちの人生や人間関係に大きな影響が生じるでしょう．お金に困る事態にもなり得ますし，仕事を失うこともあるでしょう．病気や障害のせいでひどい差別を受けるかもしれません．患者は肉体的にも精神的にも社会的にも脆い存在で，不安にさいなまれながら毎日を生きなければならないといえるでしょう．

では，さまざまな形で脆く弱い立場になり得る患者は，医療の現場や社会においてどのような**権利**を保障されるべきでしょうか．医療職は患者のどのような権利を尊重するべきでしょうか．広辞苑によれば，権利とは「一定の利益を主張し，またはこれを享受する手段として，法律が一定の者に賦与する力」，または「ある事をする，またはしないことができる能力・自由」と定義されます[1]．この節では，患者はどのような権利をもち，医療職はいかにそれらを尊重すべきなのかを検討したいと思います．言い換えれば，患者は医療と社会に対してどんなことを正当に要求できるか，医療職，医療機関，社会は患者に対してどんな責務をもっているのかを考えることになるでしょう．さらに患者の権利の限界についても少し検討したいと思います．

なお，引用文献のオリジナル表現の関係で「医師」という表現が用いられることがありますが，その場合は「医師」を「医療職」と読み替えてください．

世界医師会（WMA）の 2 つの宣言

患者の権利を考えるため，最初に，世界医師会（World Medical Association：WMA）の**『ジュネーブ宣言』**[2] と**『患者の権利に関するリスボン宣言』**[2] の内容を見てみましょう．

ジュネーブ宣言

『ジュネーブ宣言』は，1948 年にスイス・ジュネーブにおける第 2 回世界医師会総会で採択され，修正を重ね，現時点（2019 年 6 月）では 2017 年版が最終版となっています．同宣言は医師のあり方に関する誓いを含む 14 項目の医療職の義務に関する宣言です．しかし，患者に関連する部分をその権利の観点から読み替えてみると，次のように要約できるでしょう．

患者は医師から患者の健康，安寧，自律，尊厳そして生命を最優先にした良心的で高い水準の医療を受ける権利，自らの秘密を死後まで守られる権利，年齢，疾患・障害，信条，民族的起源，ジ

表1　リスボン宣言（2015）の11の原則

- **原則1「良質な医療を受ける権利」**：無差別，外部干渉のない自由な医師による治療提供，最善の治療，高い質の医療，医療への公正なアクセス，医療の継続的享受に対する権利．患者 - 医師関係は後者から一方的に中断されてはならない．
- **原則2「選択の自由の権利」**：自由な医療機関へのアクセスとセカンドオピニオン（他の医師の意見を求める権利）を得る権利．
- **原則3「自己決定の権利」**：医療に関する自己決定，同意だけでなく同意を差し控えたり撤回したりする権利，必要な情報を得る権利，医療を受けない場合の転帰を知る権利，そして医学教育や医学研究への参加を拒否する権利．
- **原則4「意識のない患者」**：適切な患者の代理人から治療同意を得る必要性，明確な治療拒否の事前の意思表示がなければ緊急時には治療する方針，そして自殺企図者は常に救命すべき．
- **原則5「法的無能力の患者」**：たとえ法的無能力つまり医療に関する判断がない患者でも，可能な限り診療方針決定に参加すべきこと，その合理的判断は尊重されるべきこと，代理人の意向に関わりなく最善の医療を受ける権利がある．
- **原則6「患者の意思に反する処置」**：その実施は例外的な状況でのみ許される．
- **原則7「情報に対する権利」**：自分に関する情報を得て十分な説明を受ける権利とその例外的状況，文化的配慮の必要性，知らないでいる権利の重要性，情報提供を受ける代理人を指定する権利
- **原則8「守秘義務に対する権利」**：死後に至るまでの患者の守秘の権利とその子孫の自らの健康上のリスクを知る権利，第三者への患者情報開示の要件．個人を同定し得る患者データや試料の匿名化の重要性
- **原則9「健康教育を受ける権利」**：健康的ライフスタイル，疾患予防とその早期発見についての情報を得て教育を受ける権利，健康に対する市民の自己責任．
- **原則10「尊厳に対する権利」**：患者自身の文化，価値観，尊厳，プライバシーを守る権利の権利，苦痛緩和への権利，そして人間的な終末期ケア，尊厳が保たれ安楽な死を迎えるための助力を得る権利．
- **原則11「宗教的支援に対する権利」**：聖職者による支援を含む精神的道徳的慰問を受ける，または受けない権利．

〔文献2より筆者作成〕

ェンダー，国籍，所属政治団体，人種，性的指向，社会的地位あるいはその他のいかなる要因によっても差別されない権利，そして医学的知識が自分の権利や自由を侵すために悪用されない権利をもつ，と表現できると思います．これらは，いずれも重要な医師および医療職の責務であり，患者の基本的権利といえるでしょう．これらの権利が保障されなければ安心・安全な医療はありません．

リスボン宣言

『リスボン宣言』は，1981年にポルトガルのリスボンにおける第34回世界医師会総会で採択された患者の権利に関する宣言です．現時点では2015年10月改訂版が最終版です．世界医師会は他にも患者安全，安楽死と自殺幇助，終末期医療等に関する宣言を策定していますが，医療に関する患者の一般的権利を包括的に記述した『リスボン宣言』は，患者の権利に関する最も重要な基本文書の1つといえるでしょう．

米国では1970年に初めて患者の権利についての包括的な声明が登場し，2000年までには「中核となる（コア，core)」患者の権利が確立しました．「説明を受けたうえで意思決定する権利」「プライバシーと尊厳に対する権利」「治療を拒否する権利」「救急医療に対する権利」「権利擁護者を得る権利（the right to an advocate)」の5つです[3)]．それらもすべて本宣言に含まれています．

序文には近年の患者 - 医師関係の変化をふまえ「医師は，常に自らの良心に従い，また常に患者の最善の利益のために行動すべきであると同時に，それと同等の努力を患者の自律性と正義を保証するために払わなくてはならない」と述べられています．また権利の認識だけでなく，患者の権利を擁護する医師の責任も確認しています．11項目を日本医師会が抄訳したもの（**表1**）があるので，ご覧ください．

表 2 ユネスコ『生命倫理と人権に関する世界宣言』(2005) 抜粋

● 第３条 個人の利益と福祉は，科学または社会だけの利益に優先されなければならない． ● 第４条 科学知識，医療行為及び関連技術を適用し推進するに当たり，患者，被験者及びその他の影響が及ぶ個人が受ける直接的及び間接的利益は最大に，また，それらの者が受けるいかなる害悪も最小とすべきである． ● 第５条 意思決定を行う個人の自律は，当人がその決定に責任を取り，かつ他者の自律を尊重する限り，尊重されなければならない． ● 第６条 いかなる予防的，診断的，治療的介入は，適切な情報に基づく当事者の事前の自由な知らされたうえでの同意がある場合にのみ行うことができる．同意は，それが該当する場合には，明示的でなければならず，また，いつでもいかなる理由によっても当人への不都合や不利益なしに撤回することができる．	● 第８条 科学的知識や医療行為と付随する技術を適用し発展させるに当たり，人間の脆弱性は考慮に入れられるべきである．特別に脆弱な個人と集団は保護され，そういった個々の全人性は尊重されるべきである． ● 第９条 当事者のプライバシーと個人情報の秘密保持は尊重されるべきである．最大限可能な限り，そういった情報は，国際法，特に国際人権法に整合して集められ，同意が得られた目的以外には用いられたり開示されたりすべきではない． ● 第 10 条 人が正当かつ公正に扱われるために，尊厳と権利においてすべての人類の基本的な平等は尊重されなければならない． ● 第 12 条 文化の多様性と多元主義の重要性には然るべき配慮がなされるべきである．しかしながら，そういった配慮は，人間の尊厳と人権，基本的自由，並びに本宣言に定める原則を侵害したり適用範囲を制限したりするために発動されてはならない．

『生命倫理と人権に関する世界宣言』と精神疾患患者の権利

次に，ユネスコ（国際連合教育科学文化機関，United Nations Educational, Scientific and Cultural Organization：UNESCO）が人権と生命倫理の広い観点から患者や被験者の権利を宣言した**『生命倫理と人権に関する世界宣言』**[4]と世界精神医学会（World Psychiatric Association：WPA）の**『精神疾患をもつ人々の権利章典』**[5]を通して考えてみましょう．

ユネスコ『生命倫理と人権に関する世界宣言』

2005 年に，ユネスコは生命倫理と人権の観点から，非常に包括的で世界のどこでも通用する（universal, 普遍的）ことをめざした宣言を策定しました．その条項の抜粋を**表 2** に挙げます[4]．

本宣言は医学研究と科学技術と日常診療の領域を一括してカバーしていること，自己決定尊重の条件を明記していること，人間の脆さ弱さを認識していること，尊厳と人権（人間が人間だからということだけで有している諸権利）を基本的な概念にしていること，普遍的な尊厳と人権を文化的特性に優先していることが特徴です．文化多元主義の大切さを認めつつも，最終的には人間の尊厳と人権の優位性を主張しているといえるでしょう．また患者の権利と人権および生命倫理を融合させる試みとしても評価されました[3]．

精神疾患患者の権利

コポロウ（Louis E. Kopolow）は「ある社会の，正義と人間性を守る取り組みの真剣さは，最も脆弱な，または嫌悪の対象になり得る人々に対する対応の仕方で評価され得る」と述べています[5]．そして彼女は「精神疾患をもつ人々ほど，嫌われ，恐れられ，迫害され，そして社会的に好ましくない烙印（スティグマ）を与えられてきた人々はいない」と続けます[5]．同時に社会からの差別を受けやすく偏見にさらされやすいがために，精神疾患患者が極めて脆弱で人権侵害にさらされやすいことに異論の余地もないでしょう．彼らの尊厳も大きく損なわれがちです．したがって，彼らの治療を受ける権利と拒否する権利，自由に対する権利と入院に代わる最も活動が制約されない選択肢

表3 精神疾患をもつ人々の権利章典

1	精神科および身体科医療への容易にアクセスできる権利
2	他の市民同様に，共同体において独立して生きる権利
3	他の市民同様に，働く権利，その機会を得る権利，そして仕事において，積極的格差是正措置を含めた，保護される権利
4	基本的ニーズを満たすために十分な収入を得る権利
5	容易にきちんとした住居にアクセスできる権利
6	他の市民同様に，トレーニングと教育を受ける権利
7	移住の自由と自由な旅行に対する制限の撤廃に関する権利
8	財産を所有，相続，処分する権利と，同権利行使に支援が与えられる権利
9	結婚，子供を持つ，養子縁組をする，家族を持つ権利と，必要に応じて支援が与えられる権利
10	自らの将来を決定し，人生における選択をする権利
11	選挙権および被選挙権
12	他の市民同様に，法の前に平等である権利と完全な法的保護を受ける権利
13	残酷で非人間的で屈辱的な扱いや懲罰から自由である権利
14	秘密保持とプライバシーに対する権利
15	共同体の文化的社会的な生活に参加し，自分で選んだ宗教を信仰する権利

〔文献6より筆者作成〕

に対する権利，守秘とプラバシーに対する権利，そして権利擁護者を得る権利が基本的なものとして重要なのです[6]．

一般の市民にとってこれらの権利は普通に与えられるものですが，医療職の偏見や差別意識が精神疾患患者の権利保障を困難にする場合があるかもしれません．**表3**では『精神疾患をもつ人々の権利章典』を提示します．「他の市民同様に」という表現が，精神疾患患者がいかに他の市民と異なる扱いを受けているかを表しているのではないでしょうか．「残酷で非人間的で屈辱的な扱いや懲罰から自由である権利」は精神疾患患者の尊厳を守るために必須でしょう．

人の尊厳と患者の権利の限界

ここでは，今までもしばしば登場した**尊厳**という言葉の意味をあらためて考えてみましょう．日常的にはあまり使用しない言葉ですが，各種患者憲章や倫理指針，そして人権に関する宣言で見ないことはありません．大別して，「人間存在そのものに無条件に尊厳がある」という場合と，「人間の持つ特定の属性（理性，自律性，選択能力等）に尊厳がある」とする場合がありますが，いくつかの説明を見てみましょう[7]．

高橋によれば尊厳とは「人間が人間である限り有する絶対的価値であり，すべての人によって相互に尊重されるべきもの」です[8]．服部らは尊厳を「人間らしさ」「自由であること」「惨めさや屈辱を感じないこと」「人間としてのプライドをなくさずに生きる」ことと説明しています[9]．英国医師会の医療倫理の本には，「尊厳の原則」として，「患者は，敬意を持って丁重に扱われるべきである．そして彼らの社会的文化的価値が尊重されるべきである」と述べられています[10]．最後に高齢者福祉および介護に携わる庄子は尊厳について「大切な人がいて，大切なものがあり，大切にしている考え方や生き方がある．そこにこそ自分らしさがあり，それこそが『尊厳』です」と非常に明解で重要な説明をしています[11]．

今まで患者の権利について概観してきました．患者の立場は弱く彼らの人権や尊厳は容易に損なわれるため，彼らの権利擁護には配慮し過ぎることはありません．一方，誰の権利も無条件で無制限ではありません．患者の権利主張の正当性は医療制度，社会のあり方，他の患者の権利擁護の観点から検討される必要があります．**表 2** のユネスコ宣言第 5 条でも「意思決定を行う個人の自律は，当人がその決定に責任を取り，かつ他者の自律を尊重する限り，尊重されなければならない」と明記されています．つまり患者の権利は他の患者の権利を侵害しない限りにおいて擁護されるべきでしょう．

医療職の権利について

患者の権利と同様に医療職の健康と福祉も重要です．医療職は自分自身や自分の家族を大切にする権利があり，プライベートな生活を充実させたいという要求は正当なものでしょう．過度の超過勤務や「滅私奉公」的な労働を避ける権利は保障されなければなりません．さもなければ慢性的疲労からの薬物乱用，自殺に至ることもあるでしょう．家族にも悪影響があり，医療ミスによって患者を害する結果になるでしょう[12]．

議論の余地はありますが，医療職のストライキの権利や，自分の良心に反する医療行為を強いられない権利（良心的拒否）も主張されています．

患者－医療職関係とインフォームド・コンセント

ここでは，代表的な患者－医療職関係のタイプを紹介します．そのうえで患者の権利を守るために最も適切な両者の関係を検討します．これからの医療と社会では，どのような患者－医療職関係が求められるのかを考えてみましょう．

患者 - 医療職関係の今後 ──特に患者医師関係を中心に

患者の権利が保障され適切な医療が提供される土台になるのが患者－医療職関係であり，患者が自らが受ける診療行為に**インフォームド・コンセント**を与えるのも同関係においてです．患者の満足や治療結果にも大きな影響を与えます．**表 4** に代表的な患者－医師関係の類型分類を提示しました[13]．もちろん患者の考え方や性格，医学的状況に左右されると思いますが，この**エマニュエル（Ezekiel Jonathan Emanuel）らの 4 分類**は広く知られ受け入れられています．

さて，これからの医療現場ではどのような患者と医療職の関係が好ましいでしょうか．患者中心で患者の納得や満足，価値観，そして患者の医療

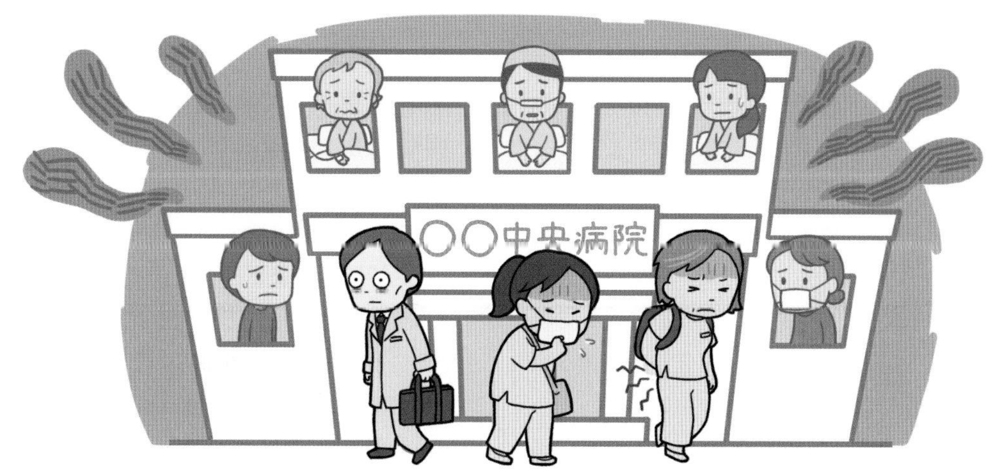

医療職自身の権利と健康管理も重要

表 4　患者－医師関係の 2 つの類型分類

●ヴィーチ（Robert Veatch, 1972） —聖職者モデル：医師はパターナリステックで，患者のために医療のもつ価値を判断する —技術者モデル：医師は科学者として，価値の問題には触れず，事実だけを扱う —仲間モデル：医師と患者は友人で相互信頼と忠誠を基礎に対等の権限をもつ —契約モデル：関係者への利益と課せられる責任の相互理解に基づく関係
●エマニュエル（Ezekiel J. Emanuel）ら（1992） —パターナリステック・モデル：医師が患者の福利のために，患者の意向は関係なく，一方的に決定 —消費者（情報伝達）モデル：医師はあらゆる選択肢を提示し，患者が選択する —解釈（通訳）モデル：医師は患者の価値観を医療上の意思決定に解釈/通訳し，自らの価値観は表明しない —審議（討議）モデル：医師は患者の価値観を尊重しつつ医師の価値判断も提示，「教師/友人」的立場から説得する

〔文献 13 より筆者作成〕

と健康に関する権利を保障し促進するためには**表 4** のエマニュエルらの第 4 の審議（討議）モデルが最も適切だと思われます．医師は患者の価値観を尊重しつつ自分の価値判断も提示し，「教師 / 友人」的立場から適切な説得を行い，患者と共に考えたうえで，診療方針を決められる関係がよいのではないでしょうか．

インフォームド・コンセント関連事項

インフォームド・コンセントは「意思決定能力を備えた患者が誰からも強制されていない状況下で，十分な情報の開示を受けそれを理解したうえで，医師が医学的に患者にとって最善と判断し呈示した診療プランに患者自身が同意し，患者自身が医師の診療行為に関して権限委任する（許可を与える）過程」です[14]．インフォームド・コンセントの理解には意思決定能力の判定法や診療辞退（拒否），適切な開示基準，意思決定サポート，患者と家族関係，未成年者の同意など極めて多様な観点がありますが，それらについては生命医療倫理学の成書に委ねここでは詳しく触れません．

表 4 のエマニュエルらの分類に関係づけて適切なインフォームド・コンセントについて考えてみると，パターナリスティック・モデルは患者が意思決定に参加せず彼らの意向を無視しているため論外であり，消費者（情報伝達）モデルでは，医師が情報だけを与え患者に意思決定を丸投げしている点で好ましくないでしょう．医療の素人の患者がひとりだけで自己決定するのは至難の業でしょう．解釈（通訳）モデルはより好ましいですが，患者は医師の意見を訊く機会がなく，それを参考に意向を微調節する機会が与えられません．したがって最後の審議（討議）モデルが，患者と医師が共に話し合い，お互いに情報交換し，それぞれの希望や考え方，そして両者が好む診療選択肢を共有・熟慮できるため最も好ましいのです．

このように「治療の選択肢のリスクと利益の情報を一緒に吟味した後，患者の気持ちと志向に合わせて治療方針について両者で合意するプロセス」を**共同意思決定（シェアード・ディシジョン・メイキング）**といい，これからの医療現場において最も適切な診療方針の決定モデルになるでしょう[15]．

患者の尊厳や幸せを損なわない存在に

患者の権利擁護は原則的に医療職の責務となります．医療職はさまざまな患者の諸権利に精通しそれらを擁護しなければなりません．皆さんがこれから医療現場で接する多くの患者は社会的に弱い立場にあり，しばしば高齢で障害を抱え，身体的痛みと精神的不安に苦しんでいます．医療職はいとも簡単に患者やその家族を傷つけてしまう立場になることを忘れてはなりません．

みなさんはそれぞれ理由をもって医療のプロになることをめざしていると思いますが，現時点で社会的に定着している患者の権利についての知識をしっかり身につけて，患者の尊厳や幸せを決して損なわない存在になっていただきたいと切に願います．

参考文献

1) 新村出（編）：広辞苑．第7版，p956，岩波書店，2018.
2) 日本医師会：医の倫理の基本知識　2018年版．2018. http://www.med.or.jp/doctor/rinri/i_rinri/001014.html
3) Annas GJ：Patient's rights 1 Origin and nature of patient's rights. In；Jennings B (ed in Chief)：Bioethics, 4th ed, pp2326-2329, Macmillan Reference USA, Farmington Hills, 2014.
4) United Nations Educational Scientific and Cultural Organization (UNESCO)：Universal Declaration on Bioethics and Human Rights, 2005.
5) Kopolow LE：Patient's rights 2 Mental patient's rights. In；Jennings B (ed in Chief)：Bioethic, 4th ed, pp2329-2338, Macmillan Reference, Farmington Hills, 2014.
6) World Psychiatric Association (WPA)：Bill of Rights of persons with Mental Illness .
7) Kilner JF：Human Dignity. In；Jennings B (ed in Chief)：Bioethics, 4th ed, pp1557-1564, Macmillan Reference, Farmington Hills, 2014.
8) 高橋隆雄：ヒト胚問題への「反省的均衡」の適用．高橋隆雄（編）：ヒトの生命と人間の尊厳，pp51-101，九州大学出版会，2002.
9) 伊東隆雄：身体拘束．井部俊子（編），服部健司，伊東隆雄（著）：医療倫理学のABC．第3版，pp185-190，メヂカルフレンド社，2015.
10) British Medical Association Ethics Department：Medical Ethics；Today The BMA's handbook of ethics and law. 2nd ed, p100, BMJ Books, 2004.
11) 庄子清典：老人の尊厳と死について．梶谷剛，浅井篤（編）：実践する科学の倫理，p93，社会評論社，2018.
12) 世界医師会（World Medical Association）（著），樋口範雄（監訳）：WMA医の倫理マニュアル原著　第3版日本語版付録，p90，日本医師会，2016. https://www.med.or.jp/doctor/member/000320.html
13) 大西基喜：医師と患者・家族の関係．浅井篤，大西香代子，赤林朗，他著：医療倫理，pp13-37，勁草書房，2011.
14) Beauchamp TL, Childress JF：Principles of Biomedical Ethics. 7th ed, Oxford University Press, 2013.
15) ジェローム・グループマン，パメラ・ハーツバンド（著），堀内志奈（訳）：決められない患者たち．p114，医学書院，2013.

3 医療現場の倫理

この節では，私たちが常に心して守らなければならない，医療に関わる**倫理原則**とその役割を述べます．

第一に，現在提唱されている２組の倫理原則の例を挙げます．続いて倫理原則を用いた事例検討を提示します．第二に，倫理原則を念頭に置いた情報収集のための質問事項を紹介し，倫理原則を用いて考える際の留意点に言及します．第三に，倫理審査について説明します．人生の最終段階にかかわる代表的倫理指針も取り上げ，倫理問題への対処法の基礎を説明したいと思います．

まず，なぜ医療に倫理原則が必要なのかを冒頭で確認しておきましょう．第一の理由として，倫理的に不適切な診療行為や人体実験が繰り返された歴史があり，そのような悲劇を繰り返さないようにするためです．第二の理由は，私たちが１人の人間としてさまざまな弱さを抱えているという事実です．私たちは非合理的で感情的に振る舞ってしまうことがあります．私たちの判断は揺らぎやすく立場が変われば容易に変わってしまうかもしれません．理性的で一貫性のある判断を下すのは容易ではありません．しかし，ひとたび医療職になったら，患者のニーズを満たし彼らの最善の利益のために行動しなければなりません．

したがって人間的な弱さをもつ専門職を適切な方向に導き，常にやるべきことを示唆する複数の原則が必要なのです．もちろん原則に基づいていればいつも問題が解決するとはいえませんが，提唱されてから長期間生き残っている原則にはそれだけでも一定の価値があるでしょう．次項以降でふれるように，倫理原則を用いて倫理問題に対処しようという立場に疑義を呈する人たちもいますが，原則なしでやるよりも，それらに留意して物事を考えたほうが大きな間違いを犯さないと，私は信じています．

医療現場の倫理原則

まずは次の２つの事例を見てください．これらを倫理的に判断するとどのような見解になるでしょう．

事例1 ある男児は，誕生間もなく先天性の難病にかかっていることがわかった．脳に重い障害をもち，寝たきりで人工呼吸器なしでは生きられない状態．両親はわずかな望みをかけて，ある米国医師が推奨している実験的介入を受けさせるために，息子と渡米することを希望した．一方，病院側は，「効果は望めないだけでなく苦痛を生じさせるおそれがある」と男児の渡航に反対している．ちなみに本実験的介入は，類似疾患マウスに対する実験しか行われておらず，ヒトに用いられたことはない．改善の可能性は10%程度で，脳機能および筋力がわずかに改善する可能性があると伝えられている．私たちがこの男児の担当診療チームだった場合，この子が海外で実験的介入を

受けることを推奨すべきか[1]

事例2 医療機関の管理者らが，勤務している看護師の1人がHIVに感染していることを発見したが，そのことを誰にも言わなかった．彼らはその看護師の名前をマスメディアに公表すべきか．彼らはその看護師にケアを受けた可能性のある全患者に，誰かが感染した可能性は極めて小さいにもかかわらず，その事実を告げるべきか[2]．

この2つを倫理委員会が検討するのに，有名な2つの原則を用いました．その原則とは**ビーチャムとチルドレスの生命医療倫理の4原則**と**タビストック原則**です．以下でそれぞれを説明します．

ビーチャムとチルドレスの生命医療倫理の4原則

米国の生命倫理学者であるT.L.ビーチャム(Tom L. Beauchamp)とJ.F.チルドレス(James F. Childress)が提唱した生命医療倫理の4原則は，生命医療倫理領域では最も普及しているものです．ビーチャムとチルドレスは医師の古典的な職業倫理である患者の利益のために尽力し(「**善行**」)，決して害を与えてはならない(「**無加害**」)という2つの原則に，「**患者の自律尊重**」と「**正義の原則**」を加えました[3~5](**表1**)．

この4原則をより一般的な形で表現すると，自律尊重は「個人の自律的意思決定を尊重すべきである」，無加害(無危害)原則は「他者に害を与えるな」，善行(与益)原則は「害を防ぎ，リスク(危険性)やコスト(損失・犠牲)にまさる利益を促進せよ」，正義原則は「利益，リスク，コストを人々の間で公正に配分せよ」となります[6]．

これらの4原則はすべて一見自明(一応)の原則で，どの原則も等しく重要で守るように心がけなくてはならないのですが，状況によっては他の原則の重要度が高くなり得ると考えられています[5]．つまりあるケースでは患者の自律を尊重せよという原則が患者に最大の利益を与えよという原則よりも優先されるが，他のケースでは患者に害を与えないという原則が患者の自律尊重よりも優先される状況が起き得るということです．このようなことは医療現場のみならず日常生活でも起きるでしょう．詳細は，本節の4項目(p25)で後述します．

表1 ビーチャムとチルドレスの生命医療倫理の4原則

- 自律尊重：患者の自律(自分で熟考し決定する能力)を重視．患者の自律的決定(自己決定)と価値観を尊重する．患者の自由を尊重しその判断に介入しない．自己決定支援も大切．
- 無加害原則：患者を含め誰に対しても，意図的に，作為(何らかの行動)または無作為(何もしない)によって，害を与えない．
- 善行(与益)原則：患者にとって最善のことを行い，最大の利益を与える．
- 正義原則：すべての患者に，その背景に無関係に，公正で適切な診療を提供する．遵法および権利擁護も意味する．

〔文献3~5より筆者作成〕

ビーチャムとチルドレスは，これらの4つの原則の源はあらゆる場所においてあらゆる人に適用可能な**共通道徳**(common morality)にあり，すべての人間の行為は共通道徳を規準に適切にその是非が判定されると述べています[3,5,6]．共通道徳には「殺すな」「他者に痛みや苦痛を与えるな」「悪や害の発生を防げ」「危険にある人を助けよ」「本当のことを言え」「若者や依存する者を養育せよ」「約束を守れ」「盗むな」「無実の者を罰するな」そして「すべての人を等しい道徳的配慮をもって扱え」の10の規則または責務が含まれます[2]．これらが人間社会の維持に必要な倫理原則であることには誰もが合意するでしょう．「自律的意思決定の尊重」「約束を守る」「騙さない・隠さない」「秘密を守る」の4つをまとめて「人格の尊重」の原則とする場合もあります[7]．

表2　タビストックの7つの倫理原則「医療に関わるすべての人々のための共有倫理原則」

1　権利：市民は健康と医療に対する権利をもつ
2　バランス：個々の患者のケアが中心となるが，国民の健康もまた我々の関心事である
3　包括性：疾患の治療に加えて，我々は苦痛を和らげ，障害を最小化し，疾患を予防し，そして健康を促進する義務がある
4　協力：医療は，我々が奉仕する人々および他の部門の人々とお互いに協力してはじめて，成功する
5　改善：医療を改善させることは重大で継続的な責任である．
6　安全：害を与えない
7　オープンさ：率直（隠し事をしない）で，正直，そして信頼に値することは医療においては必要不可欠である．

〔文献2より筆者作成〕

タビストック原則

タビストック（Tavistock）原則（**表2**）は「医療に関わるすべての人々のための共有倫理原則」（Shared ethical principles for everybody in health care）とよばれ，職種横断的のみならず医療に関わるすべての人々に共有されるべき5つの倫理原則として1999年にロンドンのタビストックの地で提案され，2001年に改訂され7つの原則となりました[2)]．医師，看護師，医療行政者，学者，倫理学者，法曹，経済学者，哲学者を含む提唱者らは，各専門職がそれぞれの綱領や指針に拘泥した結果に生じる対立を避け，協同と相互尊重を大切にし，他/多職種間で対立や相互不信に陥らないために，本原則を考案しました．本原則は，医療を提供または形づくるすべての関係者が正しい行動を取るための指針だと認めることができ，明解で強力で合理性のある1組の原則になることがめざされています[2)]．

患者の権利や今まで言及してきた倫理原則に加えて「協力」「改善」が加わり，7原則のなかでは「協力」が中核的原則として重視されています[2)]．各人がそれぞれの利害関心と価値観，良心と使命感をもって医療に関わってくるため，相互に協力しお互いを尊重し，他者の利益も考慮に入れた判断が現実的には最も大切になるのでしょう．

2つの原則を用いた倫理委員会の判断

以下は，前記2つの原則を用いた倫理委員会の判断です（倫理委員会の役割は次項で述べます）．

もちろんここでの判断が唯一正しいものではありませんし，どの原則を他の原則に優先させるかは人によって異なることもあるのは，いうまでもありません．

事例1　**男児はまだ自律性を獲得しないので，厳密には自律尊重原則は適用できず，代理判断者としての両親の希望を尊重することを示唆する．無加害原則からは，男児に害を与えないことを求め，渡米によって生じるリスクおよび実験的介入の副作用を回避すべきことを示唆する．善行・与益原則からは，男児が実験的介入によって利益を享受できる可能性は10%と低く，QOLの改善もあまり見込めないことを指摘する．正義原則からは，男児が不当に差別されないこと，医療資源が恣意的に分配されないことを命じる．**

なお私自身は，渡米での実験的介入は無加害原則に反し善行・与益原則も満足させないため，このような介入は受けるべきではないと考えます．この介入は治療と呼べる段階にはありません．我が子をなんとしても助けたい両親の気持ち，実験的トライアルによる奇跡を願わずにはいられない心理は理解できますが，治療方針決定における両親の決定権は無制限ではありません．したがって本事例では彼らの意向は尊重されなくても許容されるのです[8)]．

事例2　**「バランス」「包括性」「安全」「オープンさ」の4つの原則は，マスメディアとすべての患者は知らされるべきであると示唆する．「協力」原則は，彼女の同意なしでは彼女の名前は知らされてはならないと解釈されるかもしれない．その看護師が氏名公表に同意しない場合は，氏名公表について方針が決定されなければならないが，**

表3 ジャンセンらの四分割表の項目

「医学的適応」関連項目（与益＆無危害原則に関連）	「患者の意向（選好）」関連項目（自律尊重原則に関連）
患者の医学的状況 治療目標 治療適応がなくなる状況 治療の成功可能性	インフォームド・コンセント 患者の意思決定能力 患者の治療に関する意向 事前の意思 代理決定者 患者の治療に対する協力
「QOL」関連項目（与益＆無危害および自律尊重原則に関連）	**「周囲の状況」関連項目（公正原則に関連）**
治療などが患者の全体的なアウトカム（転帰）に与える影響 患者のQOLに対する判定根拠 医療者の偏見（バイアス） QOLを改善する際の倫理的課題 QOL評価の治療方針への影響 緩和ケア 死の幇助の許容性	医療者・医療施設側の利益相反 家族・利害関係者 患者の秘密保持義務の限界 経済的問題 医療資源の配分 治療に影響を及ぼす宗教，法律，臨床研究，医学教育，公衆衛生，安全関連事項

〔文献9, 10より筆者作成〕

諸原則の重み付けの結果，彼女の氏名は公表されなければならないとの結論に至る．このように本タビストック原則は，開示を支持する[2)]**.**

文献8の**タビストック・グループ**の筆者らは倫理的検討の結果，上記のように看護師の氏名を公表すべきだと結論しましたが，私の考えでは倫理委員会は看護師の氏名を公表しない代替案を考案すべきだったと思います．彼女には患者としてのプライバシーに対する「権利」があり，差別や偏見による害から守られなければなりません．したがって実名を公表することなく，彼女が接した可能性のある患者に「当院で特定時期に特定科で医療ケアを受けた人々には，極めて小さいがHIV感染のリスクがあるので受診して検査を受けてください」と通知すべきだと考えます．

関連事項：ジャンセンらの四分割表と倫理原則活用法

ジャンセンらの四分割表 (the four topics chart)

ジャンセン（Albert R. Jonsen）らは倫理的問題を含んだ事例について詳細な情報を収集するために，ビーチャムとチルドレスの生命医療倫理の4原則を念頭において，事例について医療職が自分に問うべき多数の質問項目を4つに大別して提案しました[9,10)]（**表3**）．

以下それぞれについて質問項目を列挙します．これらの問いは，私たちが対処しなくてはならない複雑な事例の全体像を明らかにするために間違いなく重要なものであり，事例に関する詳細な事実は，それらを基礎にして行われる倫理的考察にはなくてはならないものでしょう．

(1)「医学的適応」についての具体的問い[9)]

患者の医学的問題は何か（急性か，慢性か，重症か，可逆的か，緊急か，人生の最終段階にあるか），治療の目標は何か（治癒，QOL維持・向上，健康増進，予防，早すぎる死の防止，低下した機能の維持・向上，教育・相談，害の回避，臨死期苦痛緩和・支持提供など），どのような状況なら治療の適応がなくなるか，それぞれの治療選択肢が成功する確率はどのくらいか．要するに，この患者が医学的および看護的ケアからどのような利益を得られるか，また，どのように害を避けることができるか．

(2)「患者の意向（選好）」についての具体的問い[9)]

患者は十分な説明を受け適切なインフォームド・コンセントの機会を与えられているか，患者には意思決定能力があるか同能力がないという根拠はあるか，同能力がある場合の患者が述べている治療に関する意向は何か，同能力がない場合に患者は事前に治療に関する意向を表明しているか，誰が適切な代理決定者か，この患者は治療に非協力的または協力できない状態か，それはなぜか．

(3)「QOL」についての具体的問い[9)]

治療をした場合 / しなかった場合に通常の生活（normal life）に復帰できる見込みはどのくらいか，たとえ治療が成功したとしてもどのような身体的・精神的・社会的な欠陥が生じ得るか．意思決定能力のない患者の QOL が当人にとって好ましくないと，本人以外が判定できる根拠はあるか．患者の QOL 評価を偏らせる医療職の先入観（人種，高齢者，障害者，ライフスタイル，ジェンダーなどに関わる）はあるか．患者の QOL を改善するにあたっての倫理的課題は何か（リハビリテーション，緩和ケア，慢性疼痛コントロールなどにおける問題）．QOL 評価の結果で，治療方針が変わる事態が生じるか（たとえば延命措置の中止）．延命措置中止が決定した後の緩和ケアのプランはあるか．医師による患者の死の幇助は倫理的，法的に許容されているか．自殺に関する法的，倫理的状況はどのような状況か．ジャンセンらは「通常の生活」に単一の定義はなく，また QOL 評価者，同評価基準，同評価結果の使用法の問題に留意するべきだ，と述べている．

(4)「周囲の状況」についての具体的問い[9)]

患者の治療に関して医療職・医療施設側に利益相反はないか（個々の職業倫理観，他職種間関係，医療関連企業に関連して），患者家族など，医療者と患者以外に患者の治療に正当な利害関心をもつ人々はいるか，第三者の正当な利益保護のために患者の秘密保持義務に限度があるか，患者の治療に関する利益相反状態をつくり出す経済的要因はあるか（患者の支払い能力・無保険者の診療受け入れ，選択肢ごとの費用と費用対効果，施設のコスト削減方針），治療方針に影響する医療資源配分の問題はあるか，宗教的側面が治療方針を左右しているか，治療方針に関する法的懸念はあるか，臨床研究，医学教育，公衆衛生と安全（第三者および医療者の保護）にかかわる事項が治療方針に影響を及ぼすか．

以上（1）～（4）を見ても明白なように，患者の権利や尊厳，倫理原則を用いて医療現場の倫理的問題に適切に対応する場合には，極めて多くの情報を収集することが必要です．

等しく重要な複数の原則を用いて 1 つの結論をいかに導くか：未決問題

さて，ここまで医療現場で大切ないくつかの倫理原則に言及してきました．どれも間違いなく大切です．しかし同時に，常に無条件で優先されるべき絶対的な唯一の倫理原則はありません．これらの原則は時には相互に対立し両立できないことがありますし，原則が矛盾する状況こそが倫理的ジレンマを生むわけです．また医療職が個々の事例における倫理的懸念に取り組み対応法を考えるにあたっては，患者の意向や状態，その家族の姿勢だけでなく，医師自身や医療制度，法律を含む多岐にわたる詳細情報の収集が必要であることがわかりました．ただ必要な情報が入手できない場合もあるし，治療介入の結果については常に不確実性があるでしょう．人生にも医療にも絶対はありません．

見出しに「**未決問題**」と書きましたが，道徳哲学，倫理学，生命医療倫理学などの医療倫理関連学問領域で，どうやったら上述の複数の倫理原則を用いて倫理的に妥当な意思決定に至ることができるのかについては，いまだ結論は出ていません．誰もが納得する解決策は永遠に考案されないかもしれません．原則は使わないほうがいいという意見もあるくらいです．しかし難しい議論はさておき，次のことは少なくとも大切だと思います．

- 状況に合わせて原則を解釈し，より具体的なものにする．
- すべての原則を慎重に重みをつけ，どの原則をどのような理由で他の諸原則より優先するのかをはっきりさせる．
- 目の前の事例と類似した歴史的でしばしば参考にされる事例で展開された議論や下された結論を知る．
- 道徳的に優れた人格をもつ人だったら，どのような選択をするかを想像する．
- 医療現場で多職種での話し合いをもち，その時に最善と思われる方針に合意することをめざす．異なる立場の人々が共通の立場（common ground）を見つけ，合意形成をめざす．

最後の「**合意形成**」の過程では，前述の倫理原則や人間の尊厳や人権，そして医療の目的などが，患者にとっての最善は何かという問いを中心に，常にもれなく考慮されなくてはなりません．そのうえで，「すべての参加者が受け入れられる方法で問題を解決する，つまり各人の個別見解が何かしら考慮されるという形で個別的見解の偏りを超えた見解をめざすことが大切」なのです[11]．

医療現場における倫理委員会の役割

医療現場の倫理的懸念に対応するには，倫理的な感受性がありコミュニケーションスキルが優れた意思決定能力の高い医療職の育成が最も大切です．しかし組織として倫理的社会的問題に対応する仕組みも必要で，それが**倫理委員会**です．病院（臨床）倫理委員会は日常的な診療における倫理問題に対する対応法を審査し，研究倫理委員会は人を対象とした医学系研究の計画を精査し実施の妥当性を判断します．日々の診療で最も問題が生じやすい人生の最終段階における診療方針決定のために重要な項目を**表 4** に挙げました[12]．

表 4　厚生労働省の『人生の最終段階における医療・ケアの決定プロセスに関するガイドライン』が重視している概念

- チーム・アプローチ
- 自己決定尊重（本人による意思決定）と共同意思決定
- 患者の脆弱な心理への洞察
- 慎重なプロセスの重要性
- 医療・ケア行為の開始・不開始，医療・ケア内容の変更，医療・ケア行為の中止等を対象
- 最善の緩和ケア
- アドバンス・ケア・プランニング（推定意思，代理意思決定者指定）
- 本人にとっての最善の方針
- 合意形成
- 複数の専門家からなる話し合いの場（倫理委員会，倫理コンサルテーション等）

（文献 12 より）

多様な背景と立場の人々が集まって，患者や研究参加者の権利と尊厳を保護するために，本項で述べてきた倫理原則および関連指針を適切に活用し，診療方針や研究の妥当性を判断します．

倫理的検討能力

本節では医療現場の倫理について倫理原則を中心に概説しました．ちなみにフライ（Sara T. Fry）はビーチャムとチルドレスの 4 原則に「誠実」と「忠誠」を加え，看護実践に重要な倫理原則としていますが，看護倫理，倫理原則，ケア，そしてアドボカシー（患者の権利擁護）についてはさまざまな立場や考え方があるので詳細については成書を当たってください[13]．倫理判断とは何かを明確にするために，診療現場における倫理問題を検討したり研究実施の適切性を判定したりする際に留意すべき，「倫理的判断とはいえないもの」を提示します（**表 5**）[14]．

最後に，医療職がもつべき倫理的検討能力を**表 6** に列挙して本論を終えたいと思います．この意

表5　倫理的判断とはいえないもの

- **「法律を根拠にした訴訟回避のための判断」ではない.**
  —法が常に正しいとは限らないし，存在するとも限らない.
  —倫理は自己防衛のためのものではない（自己防衛は別途行うべきで，混同しないことが大切).
- **「形式や手続きだけに固執した判断」ではない.**
  —実質的である程度自由な判断が求められる．また手続き論だけでは結論が出ない.
  —倫理は価値判断であり情報収集だけでは結論はでない.
- **「既存の権威を無批判に受け入れた判断」ではない.**
  —自分の頭で考え，そのうえで他の人たちと話し合うことが大切．お任せ主義は避け，思考停止を避ける.
- **「十全なコミュニケーションがあれば，常に自然に導かれる判断」ではない.**
  —相容れない価値観が存在することを認識し，いかにその対立を乗り越えるかを考える.
- **「関係者の合意をもってその正当性を主張できる判断」ではない.**
  —倫理的判断の正当性は倫理原則や重要概念が十分検討されていること
  —判断に普遍性や一貫性があること
  —他者に対する共感性が発揮されていること
  —そして中庸を得ていることに基礎づけられる.

〔文献14より筆者作成〕

表6　医療専門職がもつべき倫理的検討能力

- **少なくとも次の6つが含まれる**
  —倫理問題の存在を認識できる.
  —同じ状況を把握するうえでの多様な捉え方・着眼点があることを理解できる（職種，立場による違い等).
  —多様な捉え方をふまえたうえで事例に関連する共通の倫理原則を確認できる.
  —具体的解決策（複数の代替案）を列挙し，共通の倫理原則に照らして，それぞれの妥当性を評価できる.
  —上記のことを，立場の異なる人の意見を尊重しつつ協同で実施できる（チーム・アプローチ).
  —最終的に倫理的提案（当該患者の最善の利益になる診療方針）を行うことができる.

（東北大学医学系研究科医療倫理学分野版　圓増・大北・浅井）

見は筆者と同分野所属の圓増文氏と大北全俊氏の3名で考案したものです．これらはそれぞれ認知，思考，共感，協同，敬意表出，そして決断する能力が含まれます．ぜひこれらの能力（コンピテンシー）を身につけて，倫理的に優れた医療職になってください.

NOTE　研究倫理の原則

日本で医学系研究を実施する際には，文部科学省と厚生労働省，経済産業省が作成した「人を対象とする生命科学・医学系研究に関する倫理指針」（令和3年3月23日）を遵守しなければなりません．同指針の第一章の総則には次の8つの基本方針が挙げられ，すべての関係者が同指針を遵守し研究を進めなければならないとされています.

① 社会的及び学術的な意義を有する研究の実施
② 研究分野の特性に応じた科学的合理性の確保
③ 研究対象者への負担並びに予測されるリスク及び利益の比較考量
④ 独立かつ公正な立場に立った倫理委員会による審査
⑤ 事前の十分な説明及び研究対象者の自由意思による同意
⑥ 社会的に弱い立場にある者への特別な配慮
⑦ 個人情報等の保護
⑧ 研究の質及び透明性の確保

なお，研究の内容（ヒトゲノム，再生医療，未承認・適応外医療，企業からの研究資金提供等）によっては他の指針や法律が適用されることがあります.

参考文献

1) Malik K：Charlie Gard and our moral confusion. The New York Times. July 19, 2017. https://www.nytimes.com/2017/07/19/opinion/charlie-gard-and-our-moral-confusion.html
2) Berwick D, Davidoff F, Hiatt H, et al：Refining and implementing the Tavistock principles for everybody in health care. BMJ 323：616-620, 2001.
3) Beauchamp TL, Childress JF：Principles of Biomedical Ethics. 7th ed, pp101-301, Oxford University Press, 2013.
4) Hope T：Medical Ethics A Very Short Introduction. pp65-66, Oxford University Press, 2004.

5) Beauchamp TL：The 'Four Principles' Approach to Health Care Ethics. In；Ashcroft RE, Dawson A, Draper H, et al：Principles of Health Care Ethics. 2nd ed, pp3-10, John Wiley and Sons, 2007.

6) 樫則章：生命倫理学の方法論．今井道夫，森下直貴（編）：シリーズ生命倫理学　第 1 巻「生命倫理学の基本構図」，200-217，丸善出版，2012.

7) Lo B: Resolving ethical dilemmas. 5th ed, pp12-8, Lippincott Williams, & Wilkins 2013.

8) 浅井篤：病院で働く職員に向けた臨床倫理，ナーシング・スキル日本語版 / セーフティ・プラス．エルゼビア・ジャパン（動画講義），2018.

9) Jonsen AR, Siegler M, Winslade WJ：Clinical Ethics. 8th ed, p9, McGraw Hill, 2015.

10) Jonsen AR, Siegler M, Winslade WJ（著），赤林朗，蔵田伸雄，児玉聡（監訳）：臨床倫理学．p13，新興医学出版社，2006.

11) Brinbacher D：Teaching clinical medical ethics. In：Dickenson D, Huxtable R, Parker M：The Cambridge medical Ethics Workbook, 2nd ed, p218, Cambridge University Press, 2010.

12) 厚生労働省：人生の最終段階における医療・ケアの決定プロセスに関するガイドライン，改訂版，2018. https://www.mhlw.go.jp/stf/houdou/0000197665.html

13) 堀井泰明：ケアリングの倫理としての看護倫理．盛永審一郎，長島隆（編）：看護学生のための医療倫理，p116，丸善出版，2012.

14) 浅井篤：これからの医療倫理．梶谷剛，浅井篤（編）：実践する科学の倫理，pp11-29，社会評論社，2018.

COVID-19 パンデミックに関わる倫理問題

今回の COVID-19 パンデミックでは数多くの倫理問題が起きています．代表的な問題や疑問の例を生命医療倫理の 4 原則に沿って整理してみました．将来の新興感染症発生時にも生じ得る倫理的な課題です．私たちの道徳的責任を考えるうえでも重要な問いでしょう．

自律尊重（個人の自由・自己決定・価値観尊重）

COVID-19 感染者の強制隔離・治療はどのような理由があれば許容され得るのか．

COVID-19 感染者に関する情報開示はどの程度まで許容されるのか．

特定施設使用時のワクチン接種完了証明や PCR 検査陰性証明の提示要請は適切か．

マスク着用やコロナワクチン接種は義務化されるべきか．

コロナワクチン接種に対するインセンティブ（景品や割引，ポイントの付与）提供は適切なワクチン接種促進手段か．

パンデミック時の私権制限が許容されるのはどのような状況か．

無加害原則と善行（与益）原則（個人が被る害と利益の比較考量）

COVID-19 感染症に対する新規治療薬の利益と不利益およびそれらの不確実性，コロナワクチンの COVID-19 感染予防効果と副反応の重篤さを，どのように比較考量するべきか．

COVID-19 パンデミック下での一律の医療施設面会制限は患者ケアの観点から適切か．

行動制限の医学的利益と経済的不利益のバランスをいかに取るべきか．

正義原則（公正さ，遵法，権利擁護，差別禁止，社会的適切さ）

コロナワクチン接種の優先順位をどのように決定すべきか．

COVID-19 患者の入院治療や集中治療へのアクセスの優先順位をどのように決定すべきか．

COVID-19 感染症に関わる患者，医療専門職とその家族，他地域からの訪問者への差別や非難は，どうしたらなくすことができるのか．

COVID-19 感染症患者治療と他疾患患者の診療をどのように両立すべきか．

心肺停止した COVID-19 感染症患者への心肺蘇生差し控えは差別にあたるのか．

4 2つのケースから学ぶ臨床倫理

第1章3節では医療現場における倫理に関する，**ビーチャム（Tom L. Beauchamp）とチルドレス（James F. Childress）の生命医療倫理の4原則，タビストック原則，ジャンセン（Albert R. Jonsen）らの四分割表**について学びました．ここでは，実際に医療現場で起こりうる**倫理的問題（ジレンマ）**についてどのように対応するべきかを，事例をもとに考えていくことにします．

いかなる医療行為にも倫理的な根拠が必要ですが，医療の現場では往々にして複数の選択肢が存在し，それぞれが相反する理論的根拠に基づき，それらに優劣をつけがたい場合があります．このような時に医療職はどちらの選択肢を選ぶか悩むことになりますが，「どちらも選ぶ」あるいは「どちらも選ばない」ということは許容されませんので，何らかの決断を下さなければならなくなります．こうした倫理的なジレンマに陥るのは医療職の資質の問題なのではありません，医療という，唯一の正解がなくかつさまざまな価値観や信条をもつ多彩な人々が関わる行為においては，このようなジレンマは避けがたいものです．

当事者が意思表示できないケース

事例1 認知症のある82歳の女性が誤嚥性肺炎を発症し，入院となった．身体状況は思わしくなく，主治医は家族に対して現状を乗り切るには人工呼吸器管理が必要であることを提案した．娘は「入院させたり，人工呼吸器につないだりするなどとんでもない．母も以前『重い病気になっても大げさな治療は受けたくない』と言っていたし，治療は希望しないと思う」と主張したが，息子のほうは「どんな生命も尊いし，このような形で何もせずに母と別れることになったら一生後悔する．できる限りの治療をしてほしい」と要求している．

生命医療倫理の4原則で考える

それでは，この事例について，まずビーチャムとチルドレスの4原則に沿って考えてみましょう．

自律原則

まず，この例では患者の意思がどの程度確実なものであったのか，意思決定能力があったのかが問題になるでしょう．患者の認知症の程度は日常生活の情報や治療歴があればその内容を収集することである程度は推測できるかもしれませんが，治療拒否の意思がどのような状況で表明されたのかがわかりません．また患者の思いは娘の言葉を介して主治医に伝えられていますが，娘が患者の意思を正確に伝達できているのか，患者の治療拒否の思いを聞いていた他の家族はいないのか，といった点も問題となります．さらに息子は娘とは逆に積極的な治療を強く希望しており，家族内での意思も対立しています．

善行原則

主治医が患者を救いたい，そのために人工呼吸器管理下での治療を提案しているのは善行原則に基づくものです．息子が母親である患者さんに対する積極的な治療を希望するのも同様に，患者を救いたいという善意から来ているものと（通常は）考えられます．一方で，娘が母親に対する積極的な治療を希望しないというのも，母の意思を尊重したい，母にこれ以上余計な苦痛を味わわせたくないという善意からきていると考えることができます．

無加害原則

医療職が患者に対して医療行為を行う場合，その行為自体が患者に対して何らかの侵襲を加えていることが多くあります．したがって無加害原則は絶対に害を加えてはいけないということではなく，危害を加えなければならない場合はそれに見合う利点（善行）がある場合に限られ，またその危害も極力軽微なものにするよう努力することが求められます．この事例の場合も人工呼吸器に患者さんをつなぐという医療行為はそれなりのリスクを伴う侵襲行為になりますので，誤嚥性肺炎の治療という目的が明確になっている場合は許容されますが，患者さん本人が治療を望んでいない場合にはこの治療そのものが加害行為になる可能性があります．

正義原則

この場合は，患者が意思表示を行えない状況下において，第三者の意見をもとに治療を行わないという判断が倫理的に許容されるか，あるいは意思が対立している娘と息子のいずれかの意思を却下するだけの根拠を提示できるかという問題が生じます．

倫理ジレンマの解決

それでは，こうした倫理ジレンマを解決するにはどのようなアプローチが必要でしょうか．順に考えていきましょう．

情報収集，情報共有

直面している問題の解決の最初の段階では，まず情報の収集と，得られた情報の当事者間での共有が必要になります．

患者の病状はどの程度なのか，他の治療の選択肢があるのか，治療を行った場合と行わなかった場合でそれぞれどのような結果が想定され，またそれぞれの選択肢がどの程度の危険性を伴うのかなど，正確な医療情報を収集し，これらを患者や家族に正確かつわかりやすく説明する必要があります．これは合理的な判断を行うための最低条件といえます．

次に誰が意思決定をすべきなのかについて検討が必要です．もちろん診療の中心は患者本人ですから，患者さん本人の意思が第一に尊重されますが，たとえば認知症をもった患者さんが治療選択についての意思表示をした場合など，それが十分な理解のもとになされた意思表示であるかを判断するのは，簡単ではありません．また，意思表示の内容が患者の最善の利益に反していることもあります．

本人に意思決定力がないあるいは意思表示ができない場合は，適切な代理人が本人の意思を代弁する必要があります．誰が代理人として適切なのか，代理人は正確に本人の意思を代弁できているのか，仮定に基づいた憶測などが入り込んでいないかを検討しなければなりません．家族内で誰を代理人とするかで意見の衝突が起きる場合もありますし，代理人の判断が患者さん本人に対する「**最善の利益**」に反する場合もあります．

今回の事例では急性の肺炎の罹患という状況であったため，現在の状況について患者は直接の意思表示はできていません．仮に患者本人による**事前指示（アドバンス・ディレクティブ）**があった場合でも，現在の病状を想定した内容なのか，また病気のことを十分理解したうえでの選択なのかが問われます．そもそも今回の病状が患者さんの想定する「重い病気」に該当していたのかも明ら

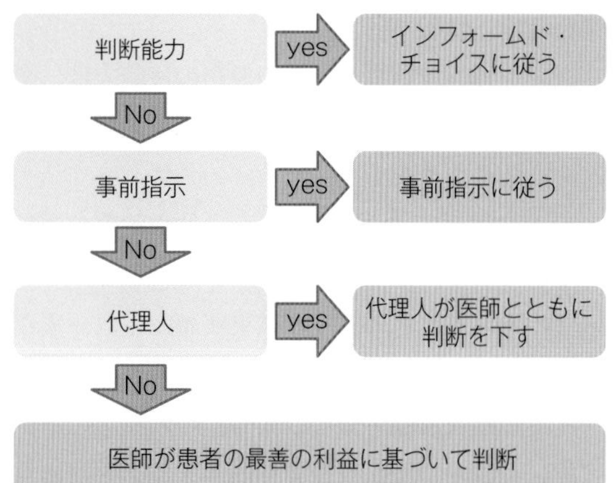

図1　倫理原則に基づいた臨床判断のアルゴリズム

かではありません．事前指示は具体的な状況を想定し，具体的な治療方法について述べられていることが理想です．また，一度だけの意思表示であれば，たまたまその時の気持ちをあまり深く考えることなしに口にしただけかもしれません．信頼できる事前指示であるためには，そのことが繰り返し，相手が変わっても同様に述べられていることが必要です．

倫理問題の明確化

次に，現在生じている倫理問題を明確にする必要があります．問題の本質ともいうべき倫理問題は何か，その争点はどこになるのか，そしてこの問題に関する最適の考え方を理解する必要があります．

今回の事例では，まず患者本人の「自律」が問題になっています．臨床判断は通常，**図1**のような流れで行われますが，今回の例では患者本人は現時点では意思表示ができず，もともとの判断能力の妥当性も検証されていません．事前指示も明確なものとはいえないようです．娘が自発的に代理人として名乗りをあげていますが，彼女が代理人として適任かの検証もまだなされていません．かつ，代理人の希望は患者本人に対する善行原則や正義原則にも反する可能性がある内容であり，さらには同様に代理人の立場に立ちうる可能性がある息子との意見の相違も明らかです．

倫理問題の解決

こうした問題を解決するためにさまざまな視点からのアプローチが必要になります．

まず，問題を複雑にしている具体的な要因が何かを洗い出してみます．家族内での意見の相違はどこから生まれているのでしょうか．まず，現在の病状に対する認識が異なっているかもしれません．もしかしたら医療職からの情報提供が不十分なためかもしれませんし，家族間でのコミュニケーション不足のために，医療職からの情報が正しく共有されていない可能性もあります．急に起きた母親の病気ということで，それぞれが動転して冷静な判断ができていないということもありえるでしょう．あるいは認知症の母を息子はずっと介護してきて母の様子をいつも近くで見てきたにも関わらず，遠方に嫁いだ娘があたかも代理人のようにふるまうために感情的な対立が起きているかもしれません．

こうした状況では，医療職は当事者である家族とオープンクエスチョンを原則とした面談を行うことが有効と考えられます．面談のなかで家族が，自分たちも気づいていなかった感情的な問題や対人関係の問題に気づくこともあります．こうした問題に目を向けることで解決される倫理ジレンマも少なくありません．その意味でも医療職は患者や家族と親密な関係をつくり，彼らの疑問には正確かつ誠実に答え，説明を行う義務を有しています．面談を通じて医療職は，家族が抱いている心配ごとを聞き出してそれに応じ，家族全体の意思決定を行うことの重要性を伝えるとともに，意思決定のプロセスについて話し合う必要があります．また，問題が複雑で難しい場合には，医療職からの推奨案を提示しておくことも必要と考えられます．

さらに，他の医療スタッフなどの第三者の意見も重要です．また問題の解決が難しい場合には，病院の倫理委員会（時間がかかるという欠点があります）や倫理問題に詳しい専門家，同様の事例

表1　ジャンセンの四分割表を用いた事例1の検討

「医学的適応」関連項目	「患者の意向」関連項目
82歳，認知症を伴う女性 重症の誤嚥性肺炎 人工呼吸器管理により治癒が期待できる 人工呼吸器から離脱できなくなる可能性 敗血症から生命の危機に至るリスク ……	認知症があり，意思決定能力は限定的 今回の治療に関する事前指示はない 漠然とした重装備治療拒否の言明あり 上記を確認しているのは長女のみ 代理人は明確ではない ……
「QOL」関連項目	**「周囲の状況」関連項目**
これまでも自宅では日常的に介護を要している 治癒後にさらに患者のQOLが悪化する可能性あり ……	長男家族と同居 日常の介護は主に息子の妻 年金以外の患者の生活経費は長男が負担 長男は積極的治療を希望，長女は希望せず 治療を制約しうる宗教的背景なし 家族間での話し合いはまだ行われていない ……

を経験したスタッフの助言に耳を傾けることも有用でしょう．そのうえで集められた情報や意見，把握できた状況をジャンセンらの四分割表に記入して検討を加えることで問題が明瞭に整理され，具体的な解決への道筋が見えやすくなるはずです（**表1**）．

提供できる医療資源が限られているケース

事例2　ある夜の地方病院で，50歳の男性が締めつけられるような胸部痛と呼吸苦を訴え，家族の運転する車で救急外来を受診した．ほぼ同時に以前から気管支喘息の治療を受けている24歳の女性が，たまたま旅行で来ていたこの町のホテルで症状が悪化し，タクシーで救急外来にやって来た．救急外来にはすでにさまざまな理由で治療を希望する患者が数人順番を待っており，そのうちの1人が「いつまで待たせるんだ」と不満を述べている．

生命医療倫理の4原則で考える

この事例についても，事例1と同じように，まずビーチャムとチルドレスの4原則に沿って考えてみましょう．

自律原則

患者たちはいずれも自発的に診療を受けに来ていますので，診療の内容はともかく診察を希望するという点についての意思表示は明らかです．さらに一部の患者は「より早く」診察を受けたいという意思表示もしています．自ら他の患者に先を譲ってもよいと表明している人は今のところいないようです．

善行原則

医師はすべての患者に対して最善の治療を提供したいと考えていますが，同時にすべての患者さんを診ることはできず，また応援もすぐには頼めない状況では，何らかの制限のもとでの診療を行わざるをえません．この時の判断の基準となるのが次の無加害原則と正義原則です．

無加害原則

同時に複数の患者に対応するのが困難な場合には，ある患者への対応によって他の患者さんに加害，あるいは不利益をもたらす可能性がないかを考える必要があります．すでに待合室にいる患者さんの重症度はわかりませんが，現時点では極めて重症の人はいないようです．一方50歳の男性は急性心筋梗塞の可能性があります．もしそうであれば，直ちに治療を開始しないと生命にかかわる事態になるかもしれません．

通常，予約のない外来での診察は受付順に行われますが，この状況でその原則を守ることは，50歳の男性への重大な不利益になる可能性があります．一方で，男性の治療を優先することは他の患者の診察が遅れるということにつながりますが，それによる他の患者の不利益は相対的に小さいと考えられます．喘息の発作のために来院した女性の重症度はまだわからないため，他の患者との優先順位はつけられません．

正義原則

時間的な制約があるなかで，医師は患者の優先順位を決断するとともに，それぞれの患者に提供する医療の質や量を制限する必要が生じます．その決断が倫理的に妥当なものであるかが問われることになります．

医療職がすべての患者にベストの医療を提供できる環境が整っていればいうことはありませんが，実際の医療現場ではこの例のような事態がしばしば生じます．地方の小都市などにある病院では，夜間の当直医と看護師が2人だけで対応していることも少なくありません．夜中でも他の医師に連絡をとって応援に来てもらうことができればよいのですが，この病院は離島に位置しており，タイミングの悪いことに先輩医師は学会で島を離れている，といった状況も起こりえます．

倫理ジレンマの解決

それでは，事例1と同様，倫理ジレンマを解決するアプローチを順に考えていきましょう．

情報収集，情報共有

まず，それぞれの患者の状況の把握が必要です．来院して待合室で診察を待っている患者さんたちの病状を確認してみると，包丁で指を切ってしまった男性，熱を出してぐずっている赤ちゃん，腹痛が続いている女性など，それぞれになるべく早い診察と治療が求められますが，幸いに生命に関わるような緊急性の高い患者はいないようです．一方で50歳の男性の状況は一見して重症であることがわかりました．同時に来院した喘息の患者は男性ほどではないものの，あまり長く待たせてしまうと症状はより悪化してしまう可能性がありそうです．

倫理問題の明確化

この事例では，医療職の善行原則に制約が生じているなかで，その制約の倫理的根拠を明確にするために正義原則の視点に立った検討が必要になっています．すべての患者に100％の医療を提供できない状況で，かつ時間的な制約もあるなかで，優先順位づけと，それぞれの患者に提供する医療の程度を決定しなければなりません．

倫理問題の解決

実際にこのような状況での対応として，可能であれば他の医療職や医療機関に応援を依頼するという方法が挙げられるでしょう．医師法では「診療に従事する医師は，診察治療の求があつた場合には，正当な事由がなければ，これを拒んではならない」と，医師の応召義務が定められていますが，現在日本では「働き方改革」のなかで，この応召義務の範囲の明確化についての検討が進められています．休日夜間診療所や休日夜間当番医制などの方法で，特定の医療機関や特定の医師に過度の負担がかかることのないようにしながら地域の急患診療を確保する取り組みは，今回の事例のような事態に際しても生命医療倫理原則に即した医療を提供できるようにする取り組みということができます．

診療の優先順位や医療の制限について，限られた時間のなかで現場の他の医療者の意見を求めることも重要です．そのうえで，優先順位を決定したら，それを当事者である来院患者に了解を得るための説明が必要になります．多くの場合，重症

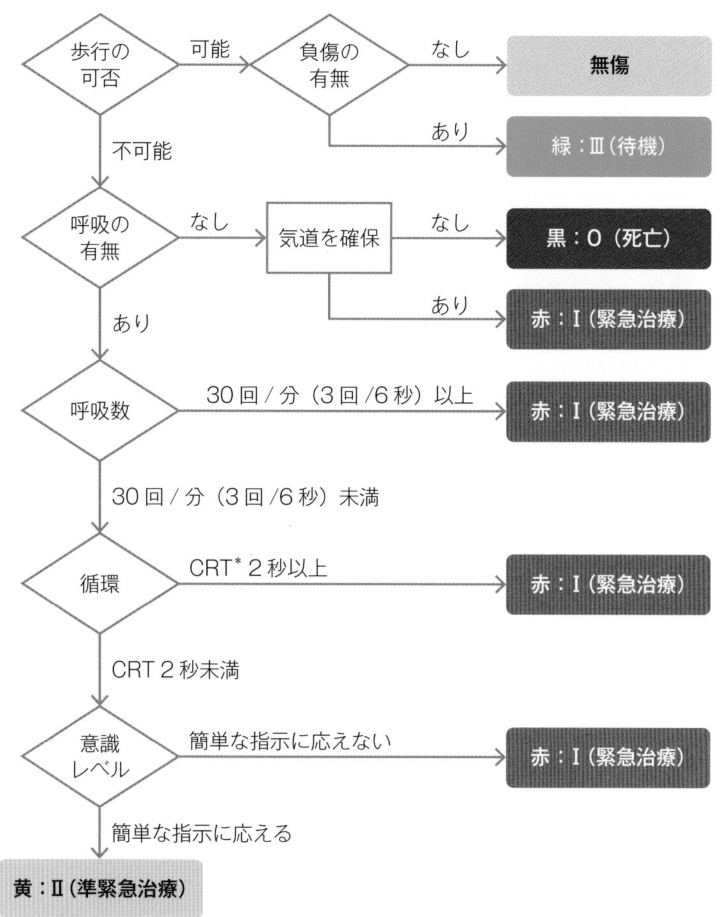

図2　災害現場などで用いられるトリアージの流れ
*CRT：capillary refilling time：毛細血管再充満時間．爪先を圧迫し，解除したあとに赤色調に戻るまでの時間．

の救急患者が来院し，医療職がその患者に対応しなければならないために他の患者の診療を遅らせる必要がある場合は，重症患者のプライバシーに配慮したうえで事情を説明し，診療が遅れることの了解を得る必要があります．もし自分が重症患者の立場に立ったときのことを考えれば，多くの患者はその理由に納得してくれると期待されます．ただし，それに納得できない患者がいたとしても，その患者の希望（自律原則）よりも重症患者に対する治療（善行原則）が，正義原則に基づいて正当化されることになります．

この事例について，**表1**のように四分割表を使って問題の整理と解決法について考えてみてください．

こうした治療の優先順位づけが最も明確に示されるのが**トリアージ**医療というものです．トリアージとは「選別」を意味するフランス語の triage（トゥリヤージュ）に由来しています．地震や戦争，航空機事故などでは一度に大人数の負傷者が出ます．かつ自然災害の場合には医療機関もスタッフや医薬品，電源の確保などが十分にできず，本来の医療を提供できない状況が起こりえます．このような状況で，少しでも多くの負傷者を救命するためには，より緊急性の高い患者に優先的に治療を行う必要があります．実際のトリアージでは，災害医療の専門スタッフが患者１人ひとりを見て，**図２**に示す判断基準に従って短時間のうちに患者を**トリアージ・タグ**とよばれるカードで「色分け」します．治療を行うスタッフはトリアージ・タグで示されたそれぞれの患者の重症度をもとに，重症者を優先して処置を行っていきます．

いずれにしても，事例２や災害時のトリアージはあくまでも緊急時に正義原則を最優先せざるを得ない状況下で「やむを得ず」行われる医療です．平常時の医療においては，避けがたい事情がある場合でない限り，すべての患者は年齢や性別，社会的地位，信条などにかかわらず平等に医療を受ける権利が保障されなければならないのは，いうまでもありません．

倫理的ジレンマについて考える習慣を身につける

医療現場では，相反する希望が示されたり，すべての当事者に適切な医療を提供することが困難であったりするような，難しい場面が頻繁に起こります．そのようななかでも医療職は何らかの臨床判断を下し，実践に移らなければなりません．そのためにはここでみてきたような倫理的なジレンマについて考える習慣をつけることが重要です．

最終的にすべての患者や家族に100％の満足を提供できないことになったとしても，なぜそのような判断をしたのか，その根拠は何なのか，この点についてはどのような状況であっても，合理的に説明できることが求められるのです．

5 「人の気持ちを慮ること」の大切さ

よく「患者に寄り添う医療が大切」「患者に寄り添う医療者になりたい」という言葉を聞きます．寄り添うという言葉は何だか漠然とした印象ですので，もう少し言葉を付け加えると，「**患者の心に寄り添う**」ということになるでしょう．

寄り添うためには，寄り添う相手が見えなければなりません．すなわち，患者の心や気持ちを慮る必要があるということです．私たちは子どもの頃から「人の気持ちを考えなさい」と教わってきたはずです．したがって，これは医療職である前に人として，日々考えて，培ってきたはずの「生き方の基本」ということになるでしょう．

皆さんはどのような人間，どのような医療職をめざしますか．この節では，さまざまな例を挙げながら，具体的に考えてみましょう．

「病を診ずに人を診る」の意味

今皆さんの目の前に「おなかが痛いと訴える人」がいたら，何を考えるでしょうか．おそらく「まずおなかの痛みを止めて楽にしてあげたい，そして，もし何か悪い原因が裏に隠れているのであればそれを治してあげたい」と考えるでしょう．確かにそのとおりです．正確な診断と治療を行うことで目の前のその人が救われる可能性が増します．そしてそのために，現代の先端医療技術を駆使することで，その人が救われる可能性はさらに上がることでしょう．したがって，医療職としてはまず「その人の様子を見ながら問診をとる」ことを考えるはずです．

具体的には，性別や年齢はどのくらいか，表情や顔色はどうか，普通に立っていられる状態なのかどうかなどを瞬時に判断しながら，「いつから痛いのですか？」「どこがどのように痛みますか？」「どんな時に痛みが増しますか？」などの定型的な問診をとり，診察をすることになるでしょう．もちろんこの作業には臨機応変な柔軟さが求められます．忙しい外来時には効率良く要点をとらえた問診や診察が求められますし，救急搬送された意識のない患者などには最低限の状況把握で一刻も早い処置が求められることもあるでしょう．

医療において問診や診察が重要であることについては，あらためてここで説明するまでもないでしょう．そして，私たち医療職が患者を診る時には，これら以外にもさまざまなことを考えなければなりません．「この人はどのような性格で，どのような生活をしている方で，そもそも治療をしてほしいと思うのだろうか，治療の選択肢はどんな提示の仕方をすれば伝わるか」なども，おそらくは無意識のうちに考えて，適切に対応をしているはずです．

まさしく「**病を診ずに人を診る**」ことが大切なのですが，その際に重要なことは，医療職側の視点のみならず，患者の視点で診てみるということです．すなわち，医療職は自分の立場や都合で「この人はきっとこういう人なのではないか」と考えるだけではなく，患者の気持ちに思いをはせて，「今この人にはこういう景色が見えていて，こんなふうに感じているのだろうな」と，患者が見ている景色，患者が感じている感覚，患者がもっている気持ちを慮ってみるということです．

患者に寄り添うための地道な実践

概念的に話ばかりをしても仕方がないので，ここでは筆者の経験を書きましょう．最初にお断りしておきますが，これは若い日の筆者が試みて失敗した話です．情熱ばかりが先行して結局体力がもたなかった自分自身の反省を込めて，少しでも参考になればと思い書くことにします．

筆者は，初めて働く病院ではいつも一度は，朝早くに病院の正面玄関から受付を通って外来へ行き，待合室のベンチに腰かけてしばらく待ってみるということをしていました．これにより外来の場所が確認できたり，病院の雰囲気がわかるということはもちろんありましたが，本当の目的は別にありました．

たとえば，婦人科外来で，「昨晩からの腹痛」を主訴として訪れた初診の患者に会ったとします．その時に「昨晩からどんな気持ちで過ごして，今朝はどんな気持ちで病院の玄関をくぐって，受付を通って，どんな景色を見ながら今まで待っていたのだろう」と具体的にイメージしながら診療ができるのです．外来で医療職が考えることは，この限られた時間にどれだけ「一期一会」の気持ちを込められるかということですが，このようなイメージを一瞬でももつことで少しでも患者の気持ちに近づくことができます．

また，筆者は，病棟の患者に対してはできる限り毎日すべての方に挨拶をして話をすることを決めていました．これは自分が過去に入院した時に，医師が週に２回程度しか来てくれずにとても不安になったり焦ったりした経験があるからです．毎日忙しかったので，大体いつも夜８時から９時の間にしか時間が取れませんでしたが，みんなその時間を楽しみにしてくれていたようでした．

これらは，筆者が臨床医であった時代の小さな経験にすぎませんが，患者が見ている景色，患者が感じている感覚，患者がもっている気持ちを慮り，一期一会の精神で医療を実践することは，あらゆる医療職にとって重要な姿勢だと思います．医療職自身は決して患者と同じ境遇にはなれませんが，「患者の境遇をイメージし，患者の心に寄り添おう」とする気持ちが，きっと患者の不安を和らげ，患者を救うことになるでしょう．

皆さんも臨床の現場に出た時には，習ったことをするだけではなく，患者に寄り添うために自分はここで何ができるのか，何をせねばならないのかを，若くみずみずしい感性で考えて，何か１つでも実践してみてください．

臨床実習での経験から気づいたこと

筆者が学生時代，すなわち 30 年以上前に，泌尿器科の実習で精巣の生検を見学した時のことです．精巣生検とは，精液中に精子が見当たらない無精子症の場合に，精巣で精子がつくられているかどうかを調べる検査です．この検査は手術室で局所麻酔を用いて行います．陰嚢の皮膚を１cm ほど切開し，精巣の組織を耳かき１杯分くらい採り，これを顕微鏡で見て，精巣で精子がつくられているかどうかを調べます．現在は，局所麻酔により十分な疼痛管理がなされているために，患者が痛みで苦しむことはありません．しかし，昔は麻酔の方法が異なり，患者が術中に痛みを訴えることもあったようです．実際に，その時の泌尿器科の指導医の話では，「腰椎麻酔を用いるために最初は痛くないのだけれど，白膜よりも内側は麻酔が効かないので少し痛いんだよね」ということでした．

そのような説明の後に，筆者らは生検室の隣の部屋でモニター越しに生検の様子をうかがうことになるのですが，検査が進み，白膜を越えて直接精巣にメスが入った時には，恐れたとおり，「うーん，うーん」という患者のとても苦しそうなうめき声が聞こえてきました．そのとたん，筆者らはほぼ同時にその場にしゃがみこんでしまいました．その痛みを想像すると，いたたまれなくなってしまったのです．一方で，生検を担当していた女医は「大丈夫だから」と言いながらどんどん生検を進めていました．また，同じグループにいた女子学生は，突然しゃがみこんだ筆者らを見て「みんなどうしたの？」と，不思議そうな顔をしていました．

読者の皆さんには女性の体をもつ人が比較的多いかもしれません．もしそうだとしたら多くの方々は，この「痛み」の想像がつかないのではないかと思います．逆にもし男性の体をもつ人ならば，この話を読んで，さすがにしゃがみこむほどではないにせよ，いたたまれない気持ちになったのではないでしょうか．また，筆者のこのような経験とある意味同様のものとして，女性の読者にはもしかしたら，生理痛の辛さが周囲の男性に理解されなかった経験があるかもしれません．

もっと単純な例を挙げてみましょう．男性と女性でテーブルの別々の端を持って，同時に持ち上げて運ぶ場合で，あなたがそのどちらかの立場であることを想像してみてください．もしあなたが女性ならば相手は男性です．同じテーブルを持っているわけですから持ち上げている重さは同じですが，相手がその重さを「どのくらいの負担に感じているか」については，相手が表に出さない限りなかなか意識に上らないかもしれません．もちろん，この例に当てはまるのは男女の違いだけではありません．相手が高齢者，子ども，妊婦，障害者，怪我をしている者，疾病のある者であっても，また，それがテーブルを運ぶ以外の動作であっても，同じことがいえるでしょう．

ともあれ，筆者はこの泌尿器科実習の経験で，**「自分が経験していないことを理解するのには努力がいる」**という当たり前のことに改めて気づきました．その後筆者は，産科実習で分娩を見学することになりますが，自らは妊娠・分娩を経験していない若い助産師たちがどうして自信満々に分娩介助ができるのかと不思議に感じたものです．しかし，彼女たちが妊産婦の心に寄り添うために，かなりの努力をしていたのだろうことは，今では想像に難くありません．

産婦人科医として試みた実験

その後筆者は，「臨床の場で，健康なうちから人々に関わることができるところは産科の妊婦健診と母親教室である」ということに気づいて，産婦人科医になることにしました．産婦人科医時代にいくつかの実験を行ったことがあります．上述の経験から，男である自分が産婦人科医として女性の心に寄り添うには，女性が何を感じて何を思っているのかを知る必要があり，それにはかなりの努力が必要であろうと考えたからです．

1つ目の実験は，産婦人科医になってまだ1か月もたたないある夜中のことです．筆者は誰もいない分娩室で分娩台に上がってみました．当時の分娩台は今のように電動ではなかったので，まずは上ること自体が大変で，陣痛が来ている妊婦がこの台に自力で上るのはかなり大変じゃないのかなと思いました．また，足を置く台がかなり開いた位置にあったので，股関節の固い男性の筆者にとっては苦痛でした．分娩室は開放的なスペースなので，自分が足を開いた向こう側に誰がいるのかが気になりました．実際の分娩の際には助産師がぴったりついて立ちますが，これはかなり重要な意味があると思いました．

この実験はおそらく時間にしてわずか数分の間だったと思いますが，下半身は下着まですべて脱いでいたので，突然誰かが入ってきやしないかと気が気じゃありません．下着をつけていない間はかなり不安で，人の気配や物音が気になりました．

これは分娩台だけではなく外来の内診台に上る時も同様かと思いますが，自分が見ることができない足先の方向やカーテンの向こう側で起こる物音や人の気配，あるいはたとえ小声であっても会話にはかなり敏感になるのではないかと思いました．

次に行ったのは，自分の手帳に28日ごとに5日間に赤印をつけるということでした．もちろん，これは生理がある生活がどのようなものかということを知りたくて始めたことですが，ただ手帳に印をつけるだけでは意味がありません．この日は何か自分にとって「いつも気になる不便な状況」をつくろうと，いろいろ考えた挙句，その5日間はズボンの下に下着をつけないということにしました．もちろんこんなことで生理痛や生理のわずらわしさなどが体験できるはずもないのですが，まずはとりあえず自分にも「周期的に嫌な日がある」という状態をつくり出すことにしたわけです．

ズボンの下に何もはいていないというのは，かなり面倒なことでした．週に2日の手術日には，更衣室では恥ずかしいのでわざわざトイレに行って術衣に着替えていました．最も心配だったのは，緊急帝王切開で1分1秒を争う場面がこの「生理中」に来ることでした．結局この実験は，始めて約半年後にこの嫌な予感が的中してしまったために止めざるを得なくなりました．その時私と一緒に緊急帝王切開に臨んだ先輩には，後で事情を説明したのですが，あまり信じてはくれませんでした．

誤解のないように付け加えておきますが，ここで筆者が言いたいのは，医療職の性がどうであれ，患者の性がどうであれ，患者の気持ちを慮ろうとする医療職の努力こそが，良い医療の基本になるということです．事実，毎週筆者の外来には，他の日の5倍の患者が訪れていました．ある時，分娩を終えた1人のお母さんが教えてくれました．「先生の外来はいつもものすごく混んでいて，待合室ではみんなが『どうしてこんなに待つのにこの日に来るの？』とお互いに言い合っていたんだよ．でもみんな同じことを言っていたの」「だって，この先生の外来は『痛くないから』」と．これは紛れもなく筆者の医療職としての努力の賜物だと思っています．

共通の体験にたとえて患者と接する

筆者はよく，自分では体験できない女性の気持ちを尋ねる際に，男女問わずに体験する共通の話題にたとえて聞いてみることがありました．読者のなかには筆者と違って女性の体をもっている人も多いと思いますが，性別に関係なく，患者の心に寄り添う医療を行うために試みた1つの例として参考にしてみてください．

筆者が初めて子宮頸がん検診を担当した時には，前日母親に電話をかけて「歯医者さんとどっちが嫌？」と尋ねて，「それは子宮頸がん検診に決まっているよ」との回答をもらいました．これにより，「自分はあれほど嫌だった歯医者さんよりも嫌なところに覚悟を決めて来る方々のために，どうやって貢献しようか」と考えて，いかにして「苦痛なく」しかも「間違いなく」検体の採取ができるかを具体的に考えることになりました．

また，陣痛室にいる妊婦のところに顔を出すと「先生，あとどのくらいでお産になりますか？」と聞かれた時には，「あなたは初産で今子宮口が何cm開いているので……」と説明する代わりに，誰もが知っているオリンピックのマラソンにたとえて「今はまだ折り返し地点前ですよ」とか「今35 km地点ですよ」のように答えていました．

一方で筆者は，病棟で仲良くなった患者から，「赤ちゃんを産むのは大変で，産んだ直後はもうこんなに大変な思いはしたくないと思うけれど，産後2日目あたりに『痛かった記憶を忘れていく』瞬間がある」とか，「女性というのは，いつも海の上を航海していて周期的に悪天候にさらされているみたいな気がする」などという貴重な話をずいぶん教わりました．

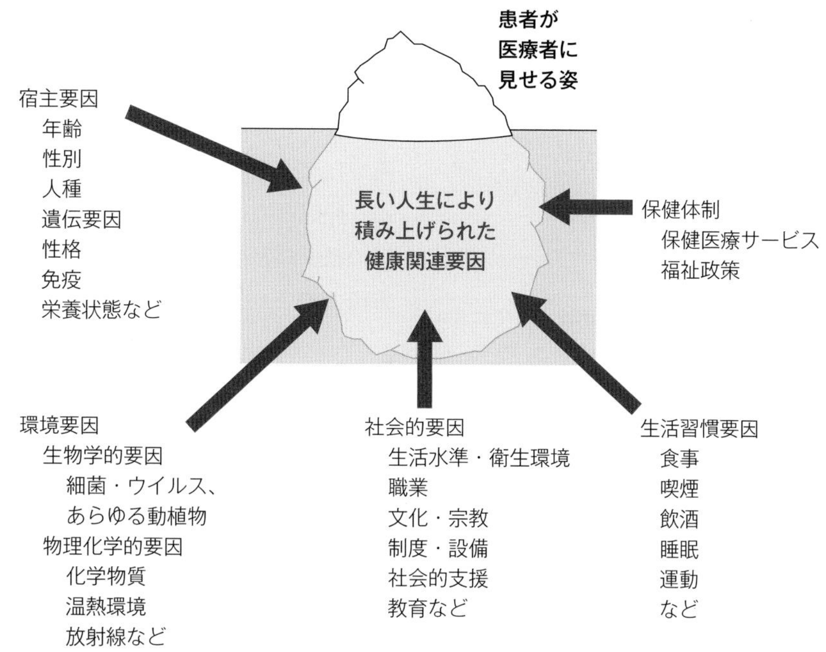

図1　患者が医療者に見せる姿は「氷山の一角」

結局，筆者は男性であったがゆえに，かえって女性の気持ちを知る努力をし続けることができたのかもしれません．人は，一見同じ境遇であったり，自分が経験したことがある状態にある人に遭遇すると，ついすべてを知っているつもりになって，謙虚さや人に対する尊敬の念を忘れてしまうことがありますが，たとえ同性であっても，同じ年齢であっても，絶対に相手の気持ちを完全に知ることはできません．

そもそも私たちが見ている相手の姿は氷山の一角にすぎません．人はそれぞれ，生まれてから今に至るまでの長い人生を生きてきました．その間に多くの要因の影響を受けているのです．そして何より人は，人に囲まれて，人からの影響を受けて育ってきたということを忘れてはなりません（**図1**）．

ロールプレイを活用する

人と接する際のよりよい自分のあり方を考えるには，**ロールプレイ**を活用するとよいでしょう．

ロールプレイで患者の役を演じることも良い方法です．役づくりをするにあたっては事前に，その場面に登場する患者が一般的にはどのような気持ちでそこを訪れて，どのようなことが心配なのだろうかということについて調べたり，あるいは特別な成育歴や事情をもった患者についてはどうなのだろうかとイメージを膨らませたりという作業が必要になります．まずはこれが大きな勉強の機会になります．

また，実際にロールプレイの場面で，患者の位置から医療職を見て，患者の立場になって医療職とやり取りをすることは，自分が医療職として患者の前に立った時にどうあるべきなのかということを考える大きなきっかけを与えてくれることになります．

ロールプレイにおいては，自分のパフォーマンスに対する仲間からの**フィードバック**も貴重な情報になります．**表1**にはロールプレイにおける望ましいフィードバックの方法を示しました．ロー

表1　望ましいフィードバックの方法

① 評価・批判ではなく，説明的なコメントをする
　良い，悪い，正しい，正しくないといった評価や批判はしない

② 一般論ではなく，具体的な行動を挙げてフィードバックする

③ 一般論や人格よりも行動に焦点を当てたフィードバックする
　悪い例：「このような場面では説明ばかりではよくないと思いました」
　　　　　「お話し好きな方だと思いました」
　良い例：「医師役の話が多く患者さんはあまり話すことができないようでした

④ 受け手の反応に注意する
　フィードバックする時は，患者との場合と同じように，受け手の言葉や非言語な反応に注意を向け，フィードバックがどういう結果（受け手の反応）をもたらすかを考える

⑤ フィードバック量を限定する
　気づいたことのすべてではなく，受け手が対処できる量に限定する（たとえば，５つ気づいても，２つの指摘にとどめるなど）

⑥ 受け手の利益を考えてフィードバックする
　自分の言いたいことを言うのではなく，あくまでも受け手の利益を考える

⑦ 謙虚にフィードバックする
　押しつけるのではなく，謙虚な態度でコメントする

ルプレイを効果的で有意義な機会にするために，ぜひ活用してほしいと思います．

どんな人にも必ず癖があります．その癖が相手に対して，良くも悪くも一体どのように影響しているのかを自分自身が知って，それを生かしたり，修正したりすることは大切です．そのためにビデオはとても有効な手段です．臨床の場で患者に無断でビデオを撮ることは厳に慎まねばなりませんが，仲間とのロールプレイやカンファレンスの発表の様子などをビデオで撮影することはお勧めの方法です．

人間をいとおしい存在として捉える

前述のように，すべての人はそれぞれ，生まれてから今に至るまでの長い人生の時間を生きてきました．誰一人として同じ人生はなく，同じ経験はありません．どんな人の人生もそれぞれ素晴らしく魅力的なものです．

医療職は，どんな患者であっても，その方を人間としていとおしい存在であると思えることが望ましいと思います．目の前にいる人がどんなにあなたにとって不快に感じる人であっても，その人にはその人の事情があります．自分がもしその人だったら，どんなふうに世の中のことが見えていて，どのように感じているのだろうかとイメージしてみることで，その人のことがいとおしいと存在だと思えてくるのではないでしょうか．

良い医療職となるために，皆さんも今から，友人をはじめ，さまざまな人々の人生や立場をイメージし，気持ちを慮ってみる練習をしておくとよいでしょう．

6 情報共有とチーム医療

チーム医療という言葉を聞いたことがあると思います．さまざまな医療職が連携して，診療を行うことで患者中心の医療を実践しようというものです．では「さまざまな医療職」にはどのようなものがあるのかみていきましょう．

厚生労働省による2020年の医療施設調査では，全国の病院で働く医師，看護師，准看護師の概数はそれぞれ24万3100人，82万7500人，19万0800人でした．その他看護業務補助者15万3400人，理学療法士8万4500人，作業療法士4万7900人，薬剤師5万1000人，診療放射線技師4万5200人，臨床検査技師5万5200人，介護福祉士3万9000人，さらに事務職員22万3100人など，さまざまな職種に210万人もの人が病院で働いています．同様に一般診療所には14万1300人の医師を含めて76万6500人，歯科診療所には10万1000人の歯科医師を含めて34万4700人など，全部で321万人もの人が常勤として医療に従事しています[1]．医療職はこれ以外にも，介護老人保健施設や訪問看護ステーション，助産所，保健所，市町村保健センター，学校や企業などでも働いています．

医療関係の職種の資格は，**表1**のように法律によって定められ，許容される医療行為もそれぞれ法律で定められています．

歴史的にみれば，医療を担っていた主役は医師でした．看護という専門職は1860年のナイチンゲール（Florence Nightingale）による『**看護覚え書**』で初めて定義され，それまでは医師の助手的な職種としてのみ認識されていた看護師を高度な知識と技術を要する専門職として位置づける始まりになったといえるでしょう．日本でも1947年に栄養士法が，1948年に医師法，歯科医師法，保健婦助産婦看護婦法，歯科衛生士法が制定されました．それ以外の多くの資格についてもその後法律が定められていますが，こうした職種は多くの場合，医療の専門化，細分化に伴って必要となってきた資格といえます．たとえば，かつての医師は自分で生化学検査を行い，患者のX線写真を撮影していましたが，現在ではこうした業務を臨床検査技師や診療放射線技師が担っています．

医師と他の医療職との関係の変化

チーム医療の必要性が強調される理由は，専門領域の細分化，専門職の多様化と考えられますが，それは重要であっても一側面にすぎません．

前項で述べたように，かつての医療では診断・治療の中心，患者に医療を提供する主体はあくまでも医師であり，他の医療職はそれをサポートする位置づけでした（**図1**）．それゆえ，医師，歯科医師以外の医療職種は，医師を補助する者という意味あいで「**パラメディカル（paramedical）**」とよばれていました．パラ（para-）とは“補助的な”，とか“～のそばに”という意味を持つ接

表1 医療関係職種の業務分野と法律

職種	業務分野	法律	制定年
医師	医業（歯科医業，歯科技工業を除き，以下のすべての業務分野が可能）	医師法	1948年（昭和23）
保健師	保健指導と診療の補助	保健師助産師看護師法	1948年（昭和23）
助産師	助産または妊婦，じょく婦もしくは新生児の保健指導と診療の補助	同上	
看護師	傷病者もしくはじょく婦に対する療養上の世話または診療の補助	同上	
診療放射線技師	医師および歯科医師の指示のもとに放射線を人体に照射すること	診療放射線技師法	1951年（昭和26）
臨床検査技師	医師の指導監督のもとに，微生物学的検査，血清学的検査，血液学的検査，病理学的検査，寄生虫学的検査，生化学的検査，および政令で定める生理学的検査	臨床検査技師衛生検査技師等に関する法律	1958年（昭和33）
衛生検査技師	医師の指導監督のもとに，微生物学的検査，血清学的検査，血液学的検査，病理学的検査，寄生虫学的検査，生化学的検査	同上	
理学療法士	身体に障害のある者に対し，主としてその基本的動作能力の回復をはかるため，治療体操その他の運動を行わせ，および電気刺激，マッサージ，温熱その他の物理的手段を加えること	理学療法士及び作業療法士法	1965年（昭和40）
作業療法士	身体または精神に障害のある者に対し，主としてその応用的動作能力または社会的適応能力の回復をはかるため，手芸，工作その他の作業を行わせること	同上	
視能訓練士	両眼視機能に障害のある者に対するその両眼視機能の回復のための矯正訓練，およびこれに必要な検査を行うこと	視能訓練士法	1971年（昭和46）
臨床工学技士	生命維持管理装置の操作（生命維持管理装置の先端部の身体への接続または身体からの除去であって，政令で定めるものを含む）および保守点検を行うこと	臨床工学技士法	1987年（昭和62）
義肢装具士	義肢および装具の装着部位の採型，ならびに義肢および装具の製作，および身体への適合を行うこと	義肢装具士法	1987年
救急救命士	重度傷病者が病院または診療所に搬送されるまでの間に救急救命処置を行うこと	救急救命士法	1991年（平成3）
精神保健福祉士	精神障害者の社会復帰の相談，助言，指導，訓練などの援助を行うこと	精神保健福祉士法	1997年（平成9）
言語聴覚士	音声機能，言語機能または聴覚に障害のある者に，言語訓練等の訓練，必要な検査，助言，指導などの援助を行うこと	言語聴覚士	1997年
歯科医師	歯科医業	歯科医師法	1948年（昭和23）
歯科衛生士	歯牙および口腔疾患の予防措置と歯科診療の補助	歯科衛生士法	1948年
歯科技工士	特定人に対する歯科医療の用に供する補てつ物，充てん物または矯正装置を作成し，修理し，または加工すること	歯科技工士法	1955年（昭和30）
薬剤師	調剤，医薬品の供給その他薬事衛生をつかさどること	薬剤師法	1960年（昭和35）
あん摩マッサージ指圧師，はり師，きゆう師	法律には特に業務の規定はないが，医師以外の者で，あん摩，マッサージ若しくは指圧，はり又はきゆうを業としようとする者は，それぞれ，あん摩マッサージ指圧師免許，はり師免許又はきゆう師免許を受けなければならない	あん摩マッサージ指圧師，はり師，きゆう師等に関する法律	1947年（昭和22）
柔道整復師	法律の定義は「厚生労働大臣の免許を受けて，柔道整復を業とする者」	柔道整復師法	1970年（昭和45）
公認心理師	保健医療，福祉，教育その他の分野において，心理学に関する専門的知識及び技術をもって，心理状態の観察，分析，心理相談・援助，心の健康に関する知識の普及を行う	公認心理師法	2015年（平成27）
管理栄養士・栄養士	療養や健康の保持促進のための栄養の指導，多数の人に食事を提供する給食の管理や移設に対する栄養改善上必要な指導	栄養士法	1947年（昭和22）

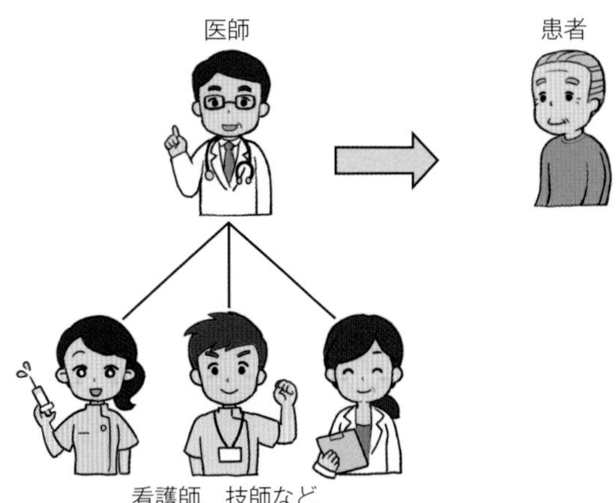

図1 かつての医師，他の医療者，患者の関係

頭語で，たとえば法曹の世界では，弁護士の業務をサポートする人たちを「パラリーガル(paralegal)」と呼んでいます．しかし，医師を上位に，それ以外の職種を下位に置くともとれるこのパラメディカルという用語に対する異論もあり，1980年代ごろから“para-”の代わりに協同を意味する“co-”を接頭語に付けた「**コ・メディカル（co-medical）**」という語が使われるようになりました．ただし，このコ・メディカルは和製英語で，英語ではcomedical（喜劇的な）という単語もあるので注意が必要です．2012年には日本癌治療学会が「コ・メディカル」という用語も原則として使用しないとする通知を出しました．それは上記のように別の英単語と混同される可能性があることと，医師とそれ以外という分け方が（たとえ「協同」という接頭語であったとしても）上下関係の存在を示唆するため，というものでした．ちなみに英語圏では**paramedic**という単語がありますが，たとえば米国では高度救命救急医療を実施できる救急隊員を指しており，国によって多少意味する職種に違いがあるようです．また，医師と医師以外を区別することなく医療職全体を表す言葉として，**health care provider**や**medical staff**が用いられます．

チーム医療の理念

こうした流れは決して言葉だけの問題ではありません．その背景にある何よりも重要な理念は，すべての医療職が協同して問題中心型の「患者中心の医療」を提供する，ということです．現在では患者自身もチームの一員として加わり，「**患者協同の医療**」を提供しようという考え方も広がりつつあります（**図2**）．かつての医療は患者の病気を治すことに目的がほぼ集約されていたといってもいい過ぎではないでしょう．もちろん病気を克服し，患者を苦痛から救うことが医療の最大の使命であることは，過去も現在も，そして将来も変わりありません．しかし，現在では「**全人的医療**」という言葉に象徴されるように，単なる病気や障害など身体的な側面にとどまらず，患者を1人の人間として尊敬しつつ，心理的あるいは社会的側面にも視野を向けて，患者とともに最善の解決に向けた共同作業を行う医療の提供が求められます．

そのためには，さまざまな専門職がさまざまな視点や技術をもとに患者の訴えや求めをすくいあげ，客観的・科学的に評価し，問題点を共有する必要があります．そして，職種横断的な円滑なコミュニケーション，情報の共有，チーム全体のマネジメントが求められます．具体的なチーム医療の流れとしては，①患者の問題点の把握，②問題解決のための計画立案，③専門医療職の役割分担の確認，④問題解決型の医療やケア，⑤医療の評価，⑥必要に応じた治療計画の修正，というふうに進められます．この流れは品質管理などの業務を効率的に推進する目的で用いられる**PDCAサイクル（plan-do-check-act cycle）**とも共通するものです．

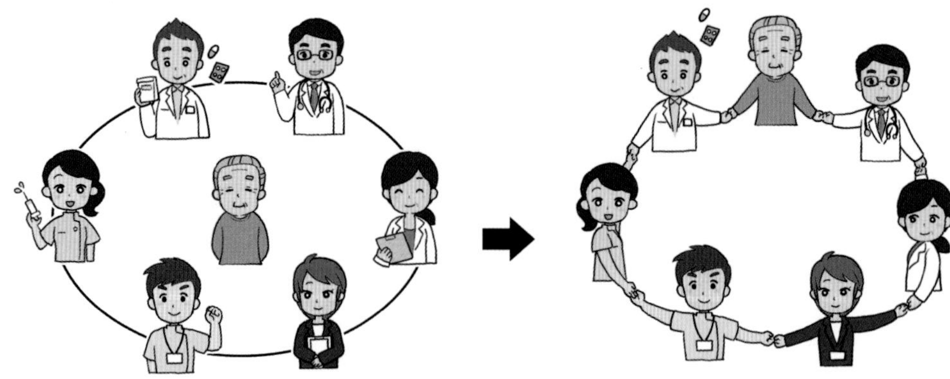

図2　患者中心の医療から患者協同の医療へ

電子カルテによる情報共有

チーム医療を実践するためには，医療職間の情報の共有が不可欠です．これを実現するためには，ハード面とソフト面での対応が必要になります．ここではまずハード面として診療録（カルテ）の電子化に象徴される記録の共有について考えてみましょう．

カルテの重要性

患者の健康状態の記録やその評価，治療方針や治療内容，その結果など，医療を受ける患者の記録はすべてカルテに記載しなければなりません．かつてのカルテは冊子に綴じられた紙に手書きで記載するもので，1人の患者に対して診療科ごとにカルテがつくられていました．

たとえば内科で糖尿病の治療を受けている患者が合併症の治療に眼科を受診し，さらに自宅で転倒したために同じ病院の整形外科を受診したとします．このような場合でも，同じ病院内であるにもかかわらず，この患者には3冊のカルテがつくられていました．内科のカルテには血糖値などの検査結果や処方内容が，眼科のカルテには糖尿病性網膜症の所見が，そして整形外科では骨のX線写真の所見や処置の記録などが書かれているはずです．それぞれのカルテは紙媒体ですから，保管場所に行かなければ見ることができませんし，それぞれの診療科の医師同士の連絡で記録に残るものとしては，紹介状のやりとりぐらいしかありませんでした．

さらに，入院患者に対して，看護師は医師が記録するカルテとは別の冊子で看護記録を作成し，患者の訴えやバイタルの記録，食事の摂取量などを記録していました．これでは1人の患者を担当する多くの医療職は自分が担当した領域のことしか把握できませんし，それぞれの医療職が自分の立場や考え方にのみ基づいて治療やケアを行っていては適切な医療の提供はできません．場合によっては専門職種によって考え方が異なり，本来主役であるべき患者が板挟みになってとまどってしまう，ということも起こりますし，そもそもそれは危険な医療というべきものです．

さらに，患者が別の病院を受診しており，それを患者が主治医に伝えていない場合などは，同じ治療が重複して行われたり，方針が異なりお互いが有害になるような治療が同時に行われたりすることも起こりうるのです．

医療情報のデジタル化

さまざまな分野の政府統計を閲覧できるe-Statというウェブサイトがあります[2)]．ここに公開されている2017年の調査結果によれば，一般病院における電子カルテシステムの導入率は部分的に導入している施設を加えても46.7％にとどまっていました．特に100床以下の小規模病院ではまだ大多数が紙のカルテを使っている現状が明らかになっています．大規模病院ほど導入率は高いものの，500床以上であってもまだまったく導入されていない病院が10％を超えていました．

電子カルテシステムの普及が進まない最大の理由はその導入コストにあると思われますが，以下のような多くの利点があります．電子カルテでは，医師の診療記録，手術記録，看護記録，栄養士による栄養指導，理学療法士や作業療法士によるリハビリテーションの記録，画像検査，検体検査，病理検査など，患者のさまざまな情報をそれぞれの専門職者が入力します．他の診療科でどのような治療が行われたのか，どの診療科でどのような検査や投薬が行われたのか，病棟やリハビリテーションの場で患者が看護師や理学療法士にどのようなことを訴えたのか，などさまざまな情報をリアルタイムで共有することができるので，それぞれの医療職は自分が担当していない分野を含めて患者のことをより的確に把握することが可能になります．

また，電子カルテを使用すると，保管スペース不足も解消できます．患者に関するすべての記録は5年間（看護記録は医療法により2年）の保存義務が医師法で定められていますが，実際にはそれ以上の期間を超えて保管しておくことが多いです．したがって紙のカルテでは多くの患者の記録を保管しておくスペースが必要になります．これが電子カルテであれば，サーバーを管理維持するだけで特別なスペースは必要なく，かつ必要な時に必要な情報をすぐに取り出すことができます．

また医療では，さまざまなサービスに対して診療報酬という料金が発生します．病院の事務職員がこれらを計算するのですが，解説が電子化されていない場合は，これをすべて手作業で行う必要があり，時間もかかり，間違いも多くなります．電子カルテではこうした作業が自動化されるため，病院の省力化や患者の待ち時間の短縮にもつながります．

そして電子カルテ全体は1つの大きな情報データベースになりますので，そこからさまざまな情報を引き出して医療の質の評価や臨床研究のデータ抽出などにも活用することもできます．これは結果として医療の質を上げ，新たな発見にもつながり，最終的には将来の患者に対してよりよい医療を提供できることにつながっていきます．日本では**診療情報管理士**という専門職もあり，医療機関でのデータ管理と活用にその専門知識が生かされています．

医療機関を越えた情報共有

電子カルテは病院内での情報共有に有用であることは理解できたと思います．しかし患者は1つの病院にだけ通院しているわけではありません．特に高齢者は複数の病気や症状を抱えている人が多く，そのため複数の医療機関に通院している場合が少なくありません．こうした医療機関を越えた情報共有も重要な課題です．**病診連携（病院と診療所の連携）**や**病病連携（病院同士の連携）**もチーム医療の1つの形といえます．

日本ですでに活用されている情報共有の仕組みの1つに「**お薬手帳**」があります．これは病院や調剤薬局などで処方された薬品の名前と用量，処方箋を発行した医療機関や調剤した薬局の名前などを日付とともに1冊の手帳に記録していくもので，これにより別の医療機関からの処方の重複や併用を避けるべき薬剤の処方のチェックなどを行うことができます．薬局ではこの手帳を常に携帯するように患者に指導しています．実際，最近は患者がこの手帳を持参していることが多くなり，他の医療機関に通院している患者については，医師や看護師，あるいは薬剤師が手帳の内容を確認します．

患者にとってもこの手帳は，薬剤を安全に内服するという目的だけでなく，旅行先や災害時など，通常の医療が受けられない場所や状況下にあっても必要な医療処置を受けられるという点でも非常に有効です．また，薬局で薬剤の調剤を受ける時は「**薬剤服用歴管理指導料**」という料金が発生しますが，お薬手帳をもっているともっていない場合よりもその料金が低くなります．

カルテの共有も一部の地域で医療機関をネットワークでつなぐ先進的な取り組みとして始まっています．厚生労働省は１次医療としての**地域のかかりつけ医**の体制を充実させる取り組みを進めています（２次医療は地域の中核的病院，３次医療は高度医療・先端医療を提供する病院が相当します）が，地域内でのカルテの共有も病院内での電子カルテと同様に今後ますます必要性が増していきます．

将来的にはこうしたネットワークにより，**重複診療（1 つの病気に対して複数の医療機関で治療を受けること）**を防止したり，患者が２次・３次医療機関で受けた治療や検査結果をかかりつけ医が参照したりするのが普通になっていくでしょう．またこうした体制が整っていれば，患者が救急外来に搬送された時などにも，受け入れ医療機関では患者の病歴や治療歴をかかりつけ医に問い合わせたりせずに参照することができます．

情報の守秘義務

ネットワークで共有する情報は，患者の診療記録という非常にデリケートな個人情報です．その情報を誰がどのように管理するのか，どこまでの情報を共有すべきなのか，情報にアクセスできるのは誰なのか，といった整理しなければいけない問題がたくさんあります．情報がひとたび不適切な形で流出すれば，それを回収することはできませんし，当事者が受ける不利益を完全に補償することもできません．このことは，最近**SNS などからの情報流出**に関する事件や事故がしばしば報道されていることを思い出してみれば，皆さんも想像できると思います．医療上の便益と個人情報漏洩のリスクの両方を念頭に体制をつくっていく必要があり，厚生労働省でも「医療情報システムの安全管理に関するガイドライン」を公開して，医療機関に適切な情報システム管理を求めています．さらに，現在汎用されている電子カルテシステムはメーカーごとに設定が異なり，これをどのように統一していくか，あるいは汎用性をもたせていくか，という課題もあります．

医療職はもともと法による処罰を伴う厳格な守秘義務を課せられています．それは当然のこととして，ほとんどの医療職はその理念に忠実に医療に従事していますが，医療情報がデジタル化し，より共有されていく時代においては，これまで以上に医療倫理としての個人情報保護，守秘義務の重要性を強く肝に銘じる必要があるといえます．

チームカンファレンスの役割

前項では，電子カルテというハード面での情報共有について考えてきました．ここからは，ソフト面としての**問題解決型チームカンファレンス**について考えてみます．

病院では，さまざまな医療職が集まり１人ひとりの患者のケースを検討するチームカンファレンスが行われます．このカンファレンスは単に情報を交換・共有する場ではなく，異なる専門的知見をもつ専門職が集まってさまざまな視点から現状を分析し，議論を経て目標を共有していく場である必要があります．

以前から，患者の治療やケアの方針を医療に関わる多職種が集まって検討を行うことは普通に行われてきました．ただ，どうしても医師主導の議論になり，医師の方針を他のスタッフが確認するという，どちらかというと検討よりも伝達の色合いが強い傾向がありましたし，今でもそのような施設も少なからずあります．確かにさまざまな医療職がチーム医療を行っているとしても，法的に最終的な責任は医師が負う必要がありますし，たとえば看護師が行っている業務のなかにも「**医師の指示の下**」でのみ行うことができる医療行為が定められています．こうしたことから，看護師や他の医療職が医師に遠慮してしまうような空気が生まれてくる場合もあるかもしれません．しかし，チームカンファレンスは患者のためにベストを尽くすために行う，という基本的な部分がおろそかになることがあってはなりません．カンファレンスに参加する誰もが専門的な見地から意見を述べ，それぞれの意見を尊重し，そのうえで決められた方針を全員が共有してチーム一体となって医療を提供する，こうした垣根のない雰囲気を日ごろからつくっていくこともとても重要で，最終的にはそれは患者への医療の質に直結していきます．

こうしたチーム医療が円滑に進められるには，もちろん病院のなかでの意識づけも重要ですが，卒前教育の段階から**コミュニケーション技術**を磨いたり，専攻科を越えた合同の演習などを経験したりすることはとても有意義なことです．最近はこうした横断的な演習を卒前教育のなかに取り入れる大学が増えてきました．さらにいえば，医療系学部は将来の職業がある程度規定されるため，同級生同士の人間関係だけでなく，さまざまな機会を活用し，多くの他職種をめざす人との交流の場を自分でつくっていくことは，必ず皆さんの将来にとってプラスになると思います．

クリニカルパスと EBM

医療は不確定なものであり，同じ治療を行っても，すべての患者に同じように効果が得られるわけではありません．かつては，医師の経験に基づいた独自の判断，いわゆる「医師のさじ加減」による治療が普通でした．しかし，現在では**客観的な根拠に基づいた医療（evidenced based medicine：EBM）**を，患者の理解と同意のもとに提供することが求められます．

EBM という概念は 1991 年にカナダの臨床疫学者であるガヤット（Gordon Guyatt）が初めて提唱したもので，科学的な根拠，特に多くの患者や被験者による有効性や安全性についての検証が行われた医療をもとに，これに臨床医の専門性と患者の価値観や希望，さらにはそれぞれの患者が置かれている環境も考慮に入れて，よりよい医療を提供しようというものです．こうした考え方が浸透してきた背景には，科学的な診断・治療の必要性についての医療職の意識の高まり，治療を受ける患者の自律意識の高まり，臨床疫学や統計学の進歩によって，客観的な根拠を導き出すための臨床研究デザインや，評価基準が整備されたことなどが考えられます．

さらに，限られた人材が最大限の医療を提供するためには，情報や目標の共有だけでなく，医療の効率化，業務の標準化も不可欠です．この目的で，医療現場では**クリニカルパス**がよく用いられています．これは，治療計画全体を患者にもわかるように表にまとめたもので，インターネット上で多くの病院がそれぞれのクリニカルパスを公開しています．標準的なものでは，薬剤投与，処置，検査，身体活動，食事，清潔，排泄などの項目ごとに，左から右へ時間経過が流れるような形で表示されていて，標準的な治療やケアの流れがひと目でわかるようになっています．

このクリニカルパスの目的は，医療の標準化や医療スタッフの情報の共有とともに，患者との情報共有，患者中心の医療の実践，問題解決型の医療の実践という理念の可視化です．つまり，クリニカルパスを活用することは，EBM を実践していることを患者に示し，医療職自身も確認することでもあるのです．

共有する情報に求められること

ここまで，医療職における情報の共有について考えてきました．**情報共有**の目的は，患者さんの現状や今後の見通しを科学的に評価し，できる限りの最善の結果を患者に提供できるようにすることです．であるとすれば，チームで共有するために提供する情報は以下のようであることが求められます．

科学的であること

血圧や脈拍，体温，尿量などの数値で表すことができる指標は正確に情報を共有することができますが，患者の訴えや身体所見は観察者が科学的な視点で記録しなければ，チームとして共有する意義のある情報ということはできません．たとえば患者が「息苦しい」と訴えた時も，単に「息苦しい」とだけ記録するのでは情報の質は低いものにとどまってしまいます．苦しくなるのはどのような時か，いつも続くのかそれとも断続的か，運動した時か安静時にも起きるのか，起きている時と横になっている時では症状が異なるか，などといった具体的な情報があることによって，より科学的な情報共有が可能になります．

正確であること

自分が見たり聞いたりしたことを正確に表現したり誰かに伝えたりすることは，決して簡単なことではありません．皆さんもそのような経験があると思います．医療現場ではそれぞれの医療専門職者が得た情報を正確にチームの他のメンバーに伝えることができなければ，情報は生かされませんし，誤解や混乱を招くことにもなりかねません．そのため，医療記録は誰もが誤解なく了解可能な方法で記録される必要があります．「書いた自分がわかっている」では意味がないのです．またこのことは誤解から生じる**医療過誤**を防ぐためにもとても重要なことです．

客観的であること

たとえ観察が科学的であり，記録された内容が正確であったとしても，事実に対する評価や判断が主観に基づくものであったとしたら，どうでしょう．自分の考え方に即した解釈や思い込みが記録に紛れ込んでしまうと，これも誤解や混乱，さらには過誤の原因になり，最終的に患者の不利益になります．もちろん医療専門職の視点で観察した事実について，その原因を推測したり対応策を想定したりすることは必要なことですが，そう判断した客観的な理由が伴っていなければ，それは単なるひとりよがりの解釈かもしれません．医療チーム内での情報共有にあたっては，それぞれのスタッフの意見には必ずそう判断した客観的な理由が伴っていなければなりません．

皆さんも学生のうちからさまざまな**実習記録**を書くことがあると思いますし，勉学以外でも他の人に対してメッセージを伝える機会は無数にあります．逆に個人的なやりとりからメディア情報に至るまで，さまざまな情報を受け取る立場にもなります．ごく個人的な日記や友人とのやりとりはさておき，常日頃から，自分が発信する情報や受け取る情報の質について考える習慣をつけること，情報の科学的な正確さや客観性を意識することは皆さんの将来の仕事にも役立つはずです．

参考文献

1）厚生労働統計協会編：国民衛生の動向 2023/2024，厚生労働統計協会，2023.
2）政府統計の総合窓口（e-Stat）．https://www.e-stat.go.jp

7 カウンセリングによる自己決定支援

対話とは

私たちがお互いに意思疎通を図る時に，言葉という「道具」は非常に大きな役割を果たしています．医療の対象者は何らかの健康の問題や心配を抱えており，それを医療職に知ってもらい，助けてもらうことを望む時，最も有用な意思伝達手段は言葉です（言葉以外のコミュニケーションが重要であることも，後ほどふれます）．そうであれば，私たち医療職に大事なことは，いかにして患者がより意思をうまく伝えられるような状況をつくれるか，また患者から発せられた意思をいかに正確に受け止められるか，ということになるでしょう．

ここでは，患者が自身の健康問題について，正確な理解のもとに自己決定に至るのを支援するために必要な，医療職と患者のコミュニケーションやカウンセリングについて考えていきます．

普段私たちは，人と人とが言葉を交わすことを「**会話**」とよんでいますが，ここでは「**対話**」という言葉を使います．対話は「対」という文字が示すように，お互いが向かい合う，という意味が込められています．ですので，医療では「1つの同じ目標について向き合う」対話が重要だといえます．目標とは，もちろん医療によって身体的にも心理的にも患者の満足度が最大になることです．

以前は，医療におけるコミュケーションでは，より知識や経験をもっている医療職が，それらを十分にはもたない患者の利益が最大になるように配慮して介入や支援を行う，いわば一方通行の**メッセージ伝達**であり**指示**が中心でした．こうした医療職の態度を**パターナリズム（父権主義）**とよびます．しかし，本章のこれまでの節でもすでにふれられたように，医療の主体は患者本人であり，判断能力のある個人による適切な理解に基づく**自己決定**は，生命医療倫理の最も重要な原則の1つとして尊重されなければなりません．こうした理解に到達し，自己決定に至るためには，医療職と患者との**双方向的なコミュニケーション**が必要になります．これが「対話」の重要性となります．

言語的/非言語的コミュニケーション

前述したように，対話においては，いうまでもなく言葉がコミュニケーションの道具として主要なものになります．しかし，米国の心理学者メラビアン(Albert Mehrabian)は，人と人とのコミュニケーションにおいては，言葉の内容が占めるメッセージ（**言語的コミュニケーション**）の割合はわずか7%程度に過ぎないとも述べています[1)]．皆さんは家族や友人とメールやSNSでのやり取りをしている時に，相手が予想外の解釈をしたり，あるいは誤解されて気まずい状況になってしまったりしたことはないでしょうか．逆にあなた自身が送り手のメッセージを間違って解釈してしまったことはないでしょうか．それは単にこうしたコミュニケーションツールで交わす言葉が短いということだけが理由とは限りません．文字として読んだ場合と，音声として語られる時では，伝わるメッセージが変わってくることがあるからです．さらに，同じ音声でも対面して聴くのと録音されたものを聴くのでは伝わるメッセージも変わります．人と対面して会話をしているなかでも，同じ言葉でもずいぶんとあなたの受け止め方が変わるということがあるはずです．

同じ言葉が語られても，声の大きさやイントネーション，話す速度，さらには間合い(沈黙)などによって受け手の印象は大きく変わってきます．こうした，言語のメッセージではあっても言葉の内容そのものではない部分に込められて伝わる雰囲気やニュアンスを，**準言語的コミュニケーション**といいます．さらに，言葉以外の要素を**非言語的コミュニケーション**といいます．これには対話をしている時の姿勢や視線，表情，身振り手振り，相手との距離，椅子の座り方，服装や身だしなみ，さらには対面する部屋の環境（広さや明るさ，整頓の度合いなど）も含まれます．

医療における対話では，患者が話しやすい環境を整え，また患者の言葉だけでなく患者さんが発する非言語的メッセージにも注意しながら，語られる内容に耳を傾ける必要があります．

ポーターの「5つの態度」

医療職と患者の関係にとどまらず，通常の対人関係における態度について，ポーター（Elias Hull Porter）はこれを5つに分類しました[2)]．

ここでは，これまで飲み薬で糖尿病の治療を続けてきた患者が，治療効果が十分ではないために主治医からインスリンの自己注射を勧められた状況を想定して，5つの態度について考えてみましょう．

主治医との面談を終えて診察室を出てきた患者が，主治医とは別の医療職と別室で面談しています．その席で患者は，「主治医の先生にはインスリンの注射が必要と言われたけれど，自分にはとてもできない」と言い出しました．あなたが医療職である場合と，患者である場合の両方を想定し，それぞれの立場になったつもりで以下を読んでみてください．

評価的態度

話し手のメッセージを，聴き手の価値判断や社会規範などに当てはめて，それが正しいか間違っているか，あるいは良いか悪いかといった判断を下したり評価したりする態度をいいます．患者よりも知識や経験が豊富であるという自覚のもとに，医療職がしばしば取りがちな態度です．インスリンの自己注射はできないと話す患者に対して，「でも，あなたの糖尿病はインスリンを使わないと十分な治療ができないし，小児糖尿病の子どもたちだって自分でやっていますよ」と答えるような場合です．

ここでは医療職はこの患者さんにとってインスリンが絶対に必要であることを示したうえで，患者のためらいをやわらげようと「子どもでもできる」と表現したのかもしれません．しかし，患者の立場でこのように言われてしまうとどのように感じるでしょうか．患者はむしろ子どもでもできることすら踏み出せない自分に対してますます自信をなくしてしまうかもしれません．そうなれば，患者は医療職に自分の心配や弱みをこれ以上打ち明けようとは思わなくなる可能性もあります．

解釈的態度

話し手のメッセージに対して，聴き手が一方的に理由をつけたり示したりする態度をいいます．患者の言葉に対して医療職が「注射が怖いのですね，でも思うほど痛くないですよ」と答えるのがこの態度にあたります．これも医療職が患者の不安をやわらげようとしてしばしばとる対応法です．

ここでの聴き手である医療職は，患者が自己注射を受け入れずにいるのは，自分で自分自身に注射をすることが怖かったり，痛みが心配だったりしているためだろうと解釈しています．インスリン注射の指導の経験豊富な医療職は，実際に注射の痛みがごく軽いことを知っているためもあり，このような対応をとりやすいといえるかもしれません．確かにそのような理由がためらいの原因である患者もいるでしょうし，このように言われることで自分の心配を理解してくれたと安心し，インスリン注射を始めてみようと決心できる患者もいることでしょう．しかし一方で，他の理由たとえば自分の知人でインスリン注射をしている糖尿病の患者がいて，合併症で苦しんでいたのを知っているためにその姿を自分と重ねて落胆している場合や，インスリン注射を始めることで増える医療費負担を心配している場合などは，的外れな医療職の言葉に失望し，信頼関係にマイナスに働いてしまう可能性もあります．

調査的態度

話し手のメッセージに対して，その理由や背景をもっと知りたい，もっと情報を得たい，という思いから，聴き手から話し手に質問を投げかける態度をいいます．実際の医療現場では，適切な質問を投げかけることで多くの情報を手にすることができます．インスリン注射をためらう患者に対して，「インスリンがいやな理由を教えていただけますか？」「インスリンにはどんなイメージをもっていますか？」といった問いかけをすることは，患者の具体的な思いを聴き出す効果があると同時に，患者自身も自分の思いを語っているなかで，漠然と感じていた不安や拒否感をより具体的なものとして整理できることも期待できます．

こうしたYesやNoでは答えられない質問を，**開いた質問（オープンクエスチョン）**と言います．これに対して，たとえば「インスリンがいやなのですか？」とか「痛みが心配なのですか？」といった，YesやNoで答えられる質問は**閉じた質問（クローズドクエスチョン）**といいます．クローズドクエスチョンは，重要なポイントを確認する時などに役立つ質問法ですが，そこから対話が広がっていくことがしばしば難しくなります．通常の対話では主にオープンクエスチョンを用い，患者さんと医療職が言葉のキャッチボールを進めていくなかで患者の理解や自分の考えが具体化していきます．

ただ，こうしたコミュニケーションのスタイルは，経験を重ねないと医療職側が一方的に次から次へと質問し，患者がそれに答え続けるという，質疑応答のような言葉の往復が中心になり，本当に患者が語りたいことを語る機会をつくれなくなってしまうこともあるので，注意が必要です．

支持的態度

語り手の思いや行動を認め，それを肯定する態度で，「インスリンを始めることをためらっているのですね．すぐに決心できなくても大丈夫ですよ」とか「同じように迷われる患者さんもたくさんいらっしゃいますよ」のように，患者が不安を抱いたりためらったりすることを肯定的に受け止め，患者さんを落ち着かせようとするような語りかけがこれに当たります．

評価的態度や解釈的態度とは異なり，語り手である患者は自身の思いに寄り添ってくれているという感情を抱き，医療職に対してより親近感を抱いてくれる可能性があります．ただし，医療職は専門家であり最終的には患者のよりよい健康行動につなげる必要があるのに，肯定されることで患者が「インスリンは打たなくてもいいんだ，それでは主治医には強く勧められたけれど，やはり治療の提案は断ろう」といった具合に現状にとどまることを選択してしまうと，本来の目的に到達できないことになってしまいます．

理解的態度

語り手のメッセージを聴き手が正しく受け止めているか確認しようとする態度をいいます．「インスリンは自分にはできない」という患者に対して,「そうですか.主治医にインスリン注射を勧められたけれど,それは行うのは難しいと考えているのですね」と答えるような場合で,語り手の言葉をそのまま反復したり,上のやりとりのように同じ内容を少し違う言葉で言い換えたりする手法が用いられます.

このように聴き手がメッセージを返すことで,語り手である患者は自分のメッセージをちゃんと聴いてもらえて,正確に思いを受け取ってもらえた,と感じることができます.こうした感情に支えられて,「そうなんです,私は痛いのがとても苦手なのです」とか「インスリンはいったん始めたら一生続けなければいけないという話を聞いたことがあるのでとても心配なのです」といった,インスリン治療をためらうより具体的な思いを自ら語ってくれる可能性につながります.

これ以前の4つの態度が患者に対してさまざまなスタイルで働きかける態度であるのに対し,この理解的態度は語り手が患者のメッセージを自分の知識や経験に左右されることなく受け止めようとする,自分自身に対する態度ということができます.

ロジャースのカウンセリング理論

前の項では対話における態度についてまとめてみました.これをもとに,もう1つ科学的に構築され検証されてきたカウンセリング理論について紹介します.

ロジャース(Carl Rogers)は米国人の臨床心理学者で,**来談者中心療法(client-centered therapy)**を提唱した人です.彼のカウンセリング理論の根底にあるのは,人は自己実現能力が自然に備わっているという,人間に対する肯定的な見方で,成長や可能性の実現を求めることは人そのものの本能ともいえる性質だということです.したがって,カウンセリングの役割は,こうした個々の成長や可能性が実現できるような環境をつくることにあります.彼の**”The way to do is to be”(あなたのなすべき道はあなた自身のままでいること)**という言葉がその本質を的確に物語っています.

ロジャースのカウンセリング理論も時代とともに変遷していくのですが,ここでは医療における対話について皆さんが学ぶうえで参考となる3つの項目を紹介します.

絶対的受容と共感的理解

ロジャースの理論を特徴づける第一の点は**クライエント**(医療面接では面談の相手は必ずしも病気や症状をもった患者とは限りません.このため「クライエント」という呼び方が用いられます)の気持ちを絶対的に受け入れる,という態度です.これは言葉にするのは簡単ですが,実際に行うのは非常に難しいことです.

皆さんも誰かに自分のことを相談した経験があると思います.その時に,あなたの親身になって話を聞いてくれそうで,安心して悩み事を打ち明けられる人と,何でも相談してごらん,といわれたものの,何となく全部を打ち明けるのをためらってしまうような人がいたという経験はありませんか.その違いはどこにあったのでしょうか.もちろん人それぞれ理由は違うかもしれません.しかし,あなたがより信頼を寄せる人は,あなたがどんなことを言ってもそれを否定せずに受け入れてくれる人ではないでしょうか.

たとえば,ある病気の患者が興奮気味に「ずっと我慢して治療を続けてきたけれど,ちっともよくならない.もうこんな治療はやめたい」と言ってきたとします.その治療はすぐには効果が実感できないけれど,中断すれば病気の進行を進めてしまい,患者にとってより病状が悪化する可能性が高いものです.こんな時にあなたは患者さんにどのように声をかけるでしょうか.すぐ前で学んだコミュニケーションにおける態度も参考にしながら考えてみてください.

①「せっかく治療を続けてきたのだから，ここでやめてはだめですよ．もう少しがんばりましょう」
②「これまでがんばってきたのにどうしてやめようなんて思ったのですか？　話を聞かせてください」
③「そうですか，とてもつらいのですね．もう少し気持ちを聞かせていただけますか.」

①はポーターの**評価的態度**に当たる対応といえます．もちろんあなたにこのような言葉で背中を押してもらいたくて言っているのであれば，こうした返答も有効かもしれませんが，多くの場合このメッセージで患者があらためて治療を続けようと思ってくれる可能性は高くありません．この対応では，患者はなぜあなたに向けて治療をやめたいというメッセージを発したのか，そこについての思いが至らず医学的な正当さだけが前面に出ています．このように言われた患者は，心のなかに抱えているさまざまな思いを今後はあなたに打ち明けようと思わなくなるかもしれません.

②はポーターの**調査的態度**に当たる対応です．患者がどうしてそのような気持ちにいたったのか，まず話を聞いて分析し，それをもとに対応しようとしています．①のパターナリスティックな対応よりは患者を落ち着かせ，自分の気持ちを打ち明けてもらえる可能性が高い対応といえます．ただ，こうした対応をとった場合，感情よりも言葉が前面に出てしまい，解決に結びつかないことや，場合によって分析によって患者の思いがより強められる可能性もあるといわれています.

③は患者の言っていることの医学的な妥当性や感情によって冷静な判断が難しくなっている状況などをすべて承知したうえで，まずは患者に落ち着いて語ってもらうためにとる対応で，ポーターの**支持的態度**と**理解的態度**を含むものです．最初の一言で，その内容は何であれ，患者にとっては自分がつらい状況にあるということを受け止めてくれているという安心感につながります．患者に語ってもらえる環境をつくることで，患者がなぜ治療をやめたいと言い出したのか，その本当の理由を明らかにできるかもしれません．絶対的受容とは，まず患者が発するメッセージを（たとえ医学的には明らかに不適切であったとしても）肯定的に受け入れ，そこから対話を進めていく対応を表しています.

カウンセラーの自己一致

「**自己一致**」という言葉はちょっとなじみがなく理解が難しいかもしれません．これは，個人がこのようにありたい，このようになりたい，という思いと実際の行動とが一致している，矛盾がない状態のことをいいます.

前述の**“ポーターの「5 つの態度」”**で示した患者を例にとれば，患者は「病気が治って元気になりたい」という願望と「治療をやめたい」という行動（言動）が一致していません．この状況が続くことは患者にとって決して望ましい結果にはたどり着きません．このような時に，対話の相手である医療職は自分が患者の立場であったらこうありたい，という思いと，その時にどう行動するだろう，という両者が矛盾ない状態である必要があります.

無条件の好意

対話によってお互いが好ましい人間関係を築くために，ロジャースはカウンセラー（医療職と言い換えてよいと思います）がクライエント（患者と置き換えることができます）に対して無条件の好意をもつ必要があると述べています[3)]．日常のなかで，私たちが出会うすべての人に対して無条件の好意をもつということは通常ないでしょう．それぞれ，好意をもつ人，苦手な人，あるいは特段の関心を抱かない人がいると思います．しかし，医療において医療職と患者とは特別の関係です．特に多くの患者に接し対話を重ねる医療職に比べ,患者にとっての医療職は自身の健康についてより依存しがちな特別な存在です．自分を好意的に受け入れてくれる，そして自己一致が実現している医療職との対話のなかで，患者は医療者の信念を知り，そこから学び，自身の行動に反映させていくことになります．

シェアード・デシジョン・メイキングによる自己決定

自己決定に必要なエビデンス

本章第４節では，ビーチャムとチルドレスの生命医療倫理の４原則（自律，善行，無加害，正義）について学びました．医療職は患者の健康のために最大限の利益があるように，医療サービスを提供しようとします．この時に患者にどのような医療を勧めるか，その根拠となるのが**エビデンス**とよばれるものです．

「エビデンス」は直訳すれば「証拠」ですが，医療におけるエビデンスとは，治療や検査などの有用性を保証する裏づけのことをいいます．医療は不確定な科学です．最良と考えられる治療であってもすべての患者に100％の満足が得られるものはほとんどありません．エビデンスは，たとえばある治療がどのくらいの患者に有効か，別の治療法と比べてどちらが有効である確率が高いか，といった確率的な情報です．医療倫理における「善行」原則の根拠としてエビデンスはとても重要な情報といえます．

一方で提供される医療に複数の選択肢がある場合，それを受ける患者の希望は「自律」原則として尊重される必要があります．最も治療成績がよい選択肢を患者が希望するとは限りません．たとえば手術による治療が最も成績が良いとわかっている病気であっても，患者が手術ではなく薬による治療を強く希望する，といった状況は医療現場ではしばしばあります．その理由はさまざまです．単に手術が怖いのでできれば避けたいという患者もいるかもしれませんし，自営業で入院をすれば生活に影響が出てしまうので，外来通院で済む治療を受けたいという患者もいることでしょう．

医療において複数の選択肢がある時に，医療職と当事者である患者が協同で方針を決めていく取り組みを**シェアード・デシジョン・メイキング（shared decision making）**とよんでいます．医療職によるエビデンスに基づいた提案と，患者の意思による選択が一致している時は問題になりませんが，両者が異なっている時には，最終的な方針決定のための十分なコミュニケーションが必要になります．その時に重要なのは，患者の選択が十分な理解のもとになされたものであるか，医療として妥当なものであるか，ということです．

３つの対話ステップ

医療職と患者による意思決定のプロセスについて，エルウィン（Glyn Elwyn）らはチョイス（選択），オプション（選択肢），デシジョン（決定）という３つの対話ステップによるモデルを提唱しています[4,5]．

最初の選択ステップでは，まず複数の選択肢があること，話し合いで最終方針を決めることを確認します．その時に患者（や家族）がそのことを理解し，治療方針を決めることに関心をもっているかを確認することも重要です．

次に，それぞれの選択肢について，理解が不十分だったり誤解があったりしないよう，詳しく説明して患者に理解してもらうことが必要です．それぞれの選択肢を選んだ場合の予想されるメリットとデメリット，患者や家族に与える影響なども話し合っておく必要があります．医療現場ではしばしば複数の治療方針を説明したあとに「先生にすべて任せします」という患者も少なくありません．そのような場合でも，それぞれの選択肢についてしっかりと理解したうえでの意思表示であることがとても重要です．

こうした段階を経て最終的な方針決定に至るこ

とになります．医療職は患者が意思決定をするにあたり，対話を通じて患者にとって何が最優先事項なのかを知っておくことが重要になります．また病気にもよりますが，考える時間が必要で，それが許される場合には，すぐには決めないという選択肢もありえます．患者が最終的に意思決定をした時は，意思決定までのプロセスを振り返り，その意思に揺らぎがないことを確認することも必要です．

普段のコミュニケーションを振り返ってみよう

医療は不確定な科学で，その効果は確率としてしか期待できません．期待する結果が得られない患者をなくすことは，残念ながら今の医療は実現できていません．であるからこそ，結果だけでなくその治療法を選択したプロセスに患者本人や家族が納得できているかどうかが問われるともいえます．患者が最終的な自己決定に満足できるためには，正確で十分な情報が提供されることはいうまでもありませんが，その前提として患者が自分の心の奥に抱えている思いを言葉にして自分自身で自らの思いに気づき，かつそれを医療職と共有することが必要になります．

ここでは自己決定を支援するためのコミュニケーションについて学びました．自己決定に限らず，私たちの日常は他者とのさまざまなコミュニケーションの連続です．将来医療職につく皆さんは，普段の生活の中でも自分の視点と相手の視点に立った場合を考えながら，自らのコミュニケーションを振り返ってみる習慣をもつとよいでしょう．

参考文献

1） アルバート・マレービアン（著），西田司他（共訳）：非言語コミュニケーション．聖文社，1986.
2） Porter EH：An Introduction to Therapeutic Counseling. Houghton Mifflin, 1950.
3） カール・ロジャース（著），佐治守夫，飯長喜一郎（編）：クライエント中心療法――カウンセリングの核心を学ぶ．有斐閣，2011.
4） Elwin G, Edwards A, Thompson R：Shared Decision Making in Health Care. 3rd ed, Oxford University Press, 2016.
5） 中山健夫：これから始める！シェアード・ディシジョンメイキング――新しい医療のコミュニケーション．日本医事新報社，2017.

8 医療職のプロフェッショナリズム

医療は人が行う行為ですから，たとえ同じ知識や技術を用いる場合であっても，医療職の「**人間としての到達度**」によって患者への効果や影響はまったく異なったものになります．したがって，医療職をめざす読者の皆さんは，意識して人間性の陶冶に努める必要があります．近年は，医学・医療系の教育においても，専門職としての人間性教育を含む**プロフェッショナリズム教育**が導入されるようになりました．

この節では，医療職が備えるべき最低限の人間性の一部と，医療職が陥りやすい落とし穴について示し，本来医療職が担うべき役割についてあらためて考えてみます．

医療職のプロフェッショナリズムにおける人間性の重要性

医療職は**プロフェッショナル**であると言われますが，読者の皆さんは，このプロフェッショナルが意味するところをご存じでしょうか．

クルース（Sylvia R. Cruess）[1)]によれば，プロフェッショナルは「複雑な知識体系への精通，および熟練した技能の上に成り立つ労働を核とする職業であり，複数の科学領域の知識あるいはその修得，ないしその科学を基盤とする実務が，自分以外の他者への奉仕に用いられる天職である．そして，自らの力量，誠実さ，道徳，利他的奉仕，および自らの関与する分野における公益増進に対して全力で貢献する意志を公約する．この意志とその実践は，プロフェッションと社会の間の社会契約の基礎となり，その見返りにプロフェッションに対して実務における自律性と自己規制の特権が与えられる」とされています．

すなわち，プロフェッショナルは，ある特定の領域で高度な知識と技能をもち，他人から依頼を受ける単なる**スペシャリスト**や**エキスパート**とは異なり，一定の資格・免許などで特別な地位と独占性が認められ，それゆえ職業倫理の確立と尊重が求められるものを言います．

また，プロフェッショナルがもつ「**プロ意識**」をプロフェッショナリズムと言いますが，スターン（David T. Stern）[2)]らは，これを神殿の建物になぞらえて，医学的知識や臨床能力，コミュニケーション技術，倫理的および法的解釈という土台の上に立てられた「卓越性」「人間性」「説明責任」「利他主義」の４本柱をプロフェッショナリズムと定義しています．

これらのうち，「卓越性」「説明責任」「利他主義」は，医療職が身につけるべき特有の知識であり，技術であり，約束ごとであるといえます．一方，誠実さや道徳を含む「人間性」は，医療職である前に人間として備えるべき資質といえるでしょう．そのため，近年の医学・医療系教育に導入されているプロフェッショナリズム教育においても，人間性の陶冶に重点が置かれています．しかしながら，限られた時間のなかで十分な効果を上げることは難しく，「プロ意識の足りない」「人間的に未熟な」一部の学生が臨床実習の場に出ることが大きな問題となっています．

「人から信頼される」のは どのような人間か

それでは，医療職が備えるべき「人間性」とは，どのようなものをいうのでしょうか．医療職には，医学的知識や臨床能力，コミュニケーション技術，倫理的および法的解釈以外に，いったい何が必要でしょうか．

それには，皆さんがその人の受け持つ患者になったり，同じチームで一緒に働く同僚になったときのことを想像してみるとよいでしょう．皆さんはおそらく，「その人が信頼できる人間かどうか」で，自分の身体あるいは仕事を任せるかどうかを決めるでしょう．医療職にとってまず第一に必要なのは「人から信頼されること」です．「**人から信頼される人間**」の条件を具体的に挙げると以下のとおりになります．

1）正直で嘘をつかないこと

正直で誠実な人間は信用されます．自分にも他人にも嘘をつかないということです．わざと相手を欺こうとする人は論外ですが，人から信用されない場合によくあるのは，自分の失敗を隠そうとしたり，自分を大きく見せようと見栄を張ったりする場合です．言い訳をする癖も同様に人からの信用を失います．

医療現場において医療職は，いつもすべてのことを正直に話せるわけではありません．「患者のために」表情を変えずに秘密を守らねばならないこともあり，広い意味では嘘をつかざるを得ない場合もあります．しかしいうまでもなく，このことで医療職の人間性が否定されることはまったくありません．

2）約束を守ること

人との約束を破ればそれだけで信頼関係は崩れてしまいます．約束を守り続けることの積み重ねが信頼関係につながります．守れない約束は最初からしないということも大切なことです．どうしても約束が守れない場合には，少しでも早めに相手に知らせることや代替案を提案することで，信頼の低下を防ぐことができます．また丁寧できめの細かいフォローをすることで，誠実さを伝えることができて信頼の回復を図ることも可能になります．

一方，自分との約束を果たそうとして真摯に努力を重ねる姿勢は，周囲からの信頼を得ることになります．医療職が自分自身や後進の成長のために努力する姿勢は，患者はもちろん，医療チームからの信頼につながることはいうまでもありません．

3）他者を認めること

自分に自信や余裕のない場合には，しばしば自分が知らないことや自分の価値観と合わないものを否定してしまいがちです．しかし，それは視野を狭くしたり，余計な争いを生むことにつながり，信頼関係にとっては大きなマイナスになります．

医療職は，自分のことだけを考えるのではなく，相手の立場を慮ることが大切です（第1章の5，p35参照）．また，人のことを否定的に捉えるのではなく，人に興味をもって肯定的に捉えること，すなわち他者を認め，他者から謙虚に学ぶ姿勢をもつことが大切です．それは決して医療知識や技術だけではありません．他者の生き方や視点には，必ず自分にはない何かしらの学ぶべき点があります．それはたとえ相手が幼い患者であっても，亡くなった患者であってもいえることです．

その時代の「常識」の影響を受ける医療職の意識

これは筆者がまだ高校生だった40年以上前の

話です．病気で入院した親戚のお見舞いにある病院へ行った時に，病院のロビーや食堂で，たくさんの若い医師たち（もしかしたら実習中の学生だったのかもしれません）が，丸首の白いシャツと白いズボンの姿〔手術室で術衣の下に着るような感じのもので，外科系の先生方が当時よく着ていたケーシー（**コラム1**）や，現在流行しているスクラブよりも略装でした〕で楽しそうに談笑してくつろいでいました．今ではおそらく絶対にこんな光景に出会うことはないと思いますので，なかなか想像しづらいとは思いますが，読者の皆さんはこのような光景を目の当たりにしたらどのように感じるでしょうか．

当時の私の家族は「きっと先生たちは忙しくて手術から出てきて着替える暇がないのだろうね」と言っていました．当時の医療の世界ではそれが当たり前だったのだと思いますし，筆者も何となく若干の違和感をもった覚えがありますが（だから今でも彼らの姿を思い出すことができるのです），その時はそれが何なのかを明確には説明できませんでした．今では医療の常識が変わったこともあり，筆者もその時の違和感の正体を「説明」することができます．

まず考えなければいけないのは，清潔不潔の問題です．もしも手術室から出てきたのならばそれは論外ですし，もしそうでなくても病棟や外来で細菌や血液などに接している可能性があるわけです．もしかしたら，当時の医師あるいは学生たちは「このユニフォームはおろしたてでまだ仕事に行く前だったので大丈夫です」とか「私たちはまだ学生だからまだそんな不潔な現場へは行っていないので大丈夫です」などと言い訳をしたかもしれません．いずれにしても，今ではその姿で病院のロビーや食堂に出ることは考えられないことだと思います．それは，感染の可能性だけではなく，病院を訪れる多くの患者の不快感と不信感につながるためです．

次に考えるべきなのは，意識や姿勢の問題です．当時の彼らにとって，病院は「自分たちの職場」であって，休憩時間にその職場の食堂でくつろぐのは当たり前のことだったのでしょう．しかし今では認識が異なります．病院は患者が医療サービスを受ける場なのです．たとえばレストランで，シェフが休憩時間にユニフォーム姿でそのまま厨房からお店に出てきて食事をとるなどということはあるでしょうか．

この時から40年以上が過ぎた現在では，確かにこのような光景に出会うことはありません．しかし私たちはこれを「昔の話です」と笑うことができるでしょうか．確かにほとんどの病院では食

COLUMN 1
ケーシー白衣

一般的に「白衣」といわれて思いつくのは，テレビドラマなどでよく見る，ロングコートのように羽織るタイプの丈の長い白衣のことで，多くの人の目にふれる外来担当の医師や，研究職の人なども着用しています．

それに対して，大きな病院などの医療現場で働くスタッフがよく着用しているのが「ケーシー白衣」「スクラブ」などの，丈が短く前がきっちりと閉じられたタイプの白衣です．ケーシー白衣とは，丈が短い半袖で，首部分がタートルネックのようになっているもののことをいいます．ケーシーという名前は，1960年代に放送されていた米国のテレビドラマ『ベン・ケーシー』で，脳外科医のベン・ケーシーがこの白衣を着用していたことが由来となっているそうです．

ちなみに，看護師の昔の白衣はボタンなどが引っかかったり動きにくかったり，衛生管理面を含め多くの問題があったそうで，海外では1990年代から看護師のほとんどがスクラブを着用するようになっています．日本国内では，従来のワンピース型がまだ主流ではありますが，清潔感だけではなく機能性も重視した医療着を取り入れる現場が増えてきているようです．

堂に入る時に白衣を脱ぐ習慣が定着しているようですが，実際に病院のコーヒーショップやコンビニでは，何日も洗っていないようなスクラブを着た若いスタッフたちが当たり前に患者に交じって並んでいる光景を見かけることもあります．

具体的にどのような服装が問題でどのような服装であれば問題がないというのは，その時代その時代の「常識」が決めることですからここでは問題にしません．筆者は長年複数の医療機関，教育・研究機関で働いてきましたが，たとえば理事会や教授会のような「お互いを尊重して礼節を重んじている」であろう場所であっても，その服装や雰囲気はさまざまで，まさにその時その場の「常識」が決めていたのだと思います．

ただ，同じサービス業であるホテルの職員が「ここはお客様の家と同じなのだから，身だしなみを整え，丁寧な応対をすることはもちろん，決して廊下の真ん中を堂々と歩いてはいけない」と教育されているという話を聞くと，医療の世界の意識はまだまだだなと感じます．グローバル化が進む現代において，さまざまな国や文化をもつ人々と交流するためには，時として私たちは自分たちが日本のなかで培ってきた狭い常識を見直さねばなりません．同じように医療者も，「患者に寄り添う最高の医療」をめざすならば，従来の医療現場で培われた狭い常識をもっともっと見直していく必要があると思います．

広い世界に目を向けて「ロールモデル」に出会う

今世紀に入り，医療における多職種連携の必要性が提唱され，医師，歯科医師，看護師・保健師・助産師，薬剤師，診療放射線技師，理学療法士，作業療法士，臨床検査技師に加えて，管理栄養士，臨床心理士，遺伝カウンセラーなど，さまざまな医療系の専門職が患者を中心に連携して診療にあたっています．医療現場で働く限り，医療職は最低限，医療現場で通用している習慣から外れていなければよしとされます．また，医療サービスを受ける患者は今でも多くの場合は「弱い立場」にあるために，医療職の**人間性への直接的なフィードバック**はほとんどなされません．

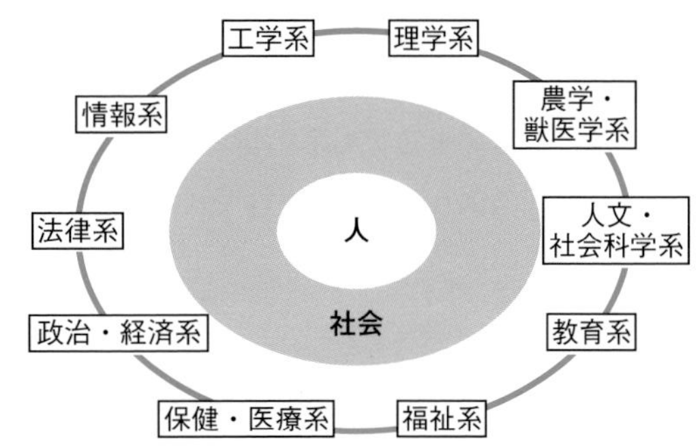

図1　人を中心とした予防医学・公衆衛生学における異分野間連携

しかし一方で，今世紀は予防医学・公衆衛生の時代になっていることは，本書のいたるところで述べているとおりです．予防医学・公衆衛生においては，患者に限らず人間を中心として，保健・医療系，福祉系，政治・経済系，教育系，法律系，人文・社会科学系，農学・獣医学系，理学系，工学系，情報系などのさまざまな実学と基礎科学の領域が連携する必要があります（**図1**）．このように，一歩病院の外に出て医療現場を離れると，私たちは人間として評価されます．そして，さまざまな人たちと対等に信頼関係を結ばなければなりません．上述のとおり，人から信頼されるには，1）正直で嘘をつかない，2）約束を守る，3）他者を認めるのが重要ですが，これは医療職に限らずすべての人間にとって大切な美徳といえます．

したがって，次代の医療職をめざす読者の皆さんは，学生時代からぜひ他学部，異分野との積極的な交流を心がけてください．そして，多くの人と出会い，各々の分野ではどのようなことを学び，どのような生活をし，どのような視点で世の中を見ているのかを，できる限り想像できる下地づくりをしてください．

また，人が成長するためには，自分の考え方や行動の模範となる「**ロールモデル**」が必要です．医療分野に限らず少しでも広い世界に目を向けて，ぜひ「あの人のようになりたい」という目標に出会ってください．

プロフェッショナルとしての医療職の責務

本節では，医療職のプロフェッショナリズムについて述べましたが，もう1つ，私たちが絶対に忘れてはいけないことがあります．それは「私たちは国民のおかげで医療職に就かせてもらえている」ということです．

医療職になるためには，熾烈な受験戦争を勝ち抜き，厳しい講義や実習の末に，国家試験というハードルを越えるわけですから，皆さんの立場から見れば「努力の末に勝ち取った」という感覚が強いかもしれません．しかし，私たちが医療職になる陰で数人の学生たちが涙を呑んで足踏みをしたり，夢をあきらめたりしているのです．また，私たちが医療職になるために通っている学校は，その設置に当たっては必ず国の認可を受け，その後も大なり小なり国の補助金の助成を受けて運営がされています．

医療職の国家資格は，もちろん自らの努力により与えられるものではありますが，一方でそれはそもそも国の要請と援助によるもの，すなわち，血税で成り立つものだともいえます．ですから，医療職になる者は，そのような自覚のもとに一生涯勉強を続け，人々のために努める**責務**があるのです．

筆者がかつて恩師からいただき，大切にしている言葉に「一隅を照らす」があります．これは伝教大師・最澄の言葉で，「一隅を照らす」人とは，「今自分が置かれている場所や立場でベストを尽くして，周囲を照らすことのできる人，他者を光らすことができる人，そして街や社会を明るく光らせることのできる人」をいいます．本項で述べたプロフェッショナリズムこそ，医療職が一隅を照らす力になると信じています．

本章の第1節で，医療の根本精神である人道主義と人権を守ることを述べました．社会のあり方が貧困や無知といった矛盾を生み，人間の命や幸福を奪っていく現実や，人々の病気の多くが貧困と無知から起こっているのは，決して今に始まった話ではありません．

また，第5節で述べましたが，病院のなかで出会う患者の後ろには，1人ひとりの長い人生の積み重ねがあります．そして，人は多くの人々に囲まれて，多くの人々から影響を受けて，社会のなかで育つということを，読者の皆さんは決して忘れないでください．そして，ぜひ患者の後ろにある社会を見つめ，多分野の連携のもとに社会を改善する公衆衛生の努力を続けてください．そしてそのことがとりもなおさず「患者の心に寄り添える医療」を可能にするのです．

皆さんも将来，ぜひ出会った患者の後ろにある人生や社会に思いをはせ，患者の心を照らす，プロフェッショナルになってください．

参考文献

1) Cruess SR, Johnston S, Cruess RL：Professionalism for medicine: opportunities and Obligations. Med J Aust 177：208-211, 2002.
2) Arnold L, Stern DT：What is Medical Professionalism? In；Stern DT（ed）：Measuring Medical Professionalism, pp15-37, Oxford University Press, 2006.

第2章

健康とは何だろうか

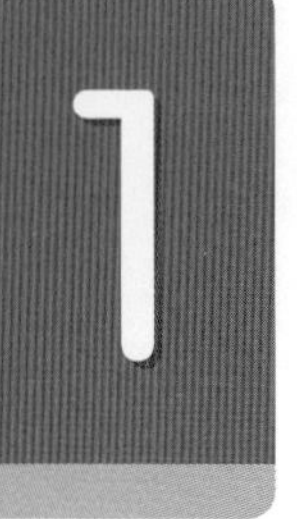

多様な健康観と医療観

本節の前半では，健康の定義や，健康と疾患の間は明確に線引きされるものでなく，連続体であり未病と呼ばれる段階があることを説明します．また客観的に診断できる疾患だけでなく，主観的な「病（やまい）」の側面があること，**0〜3 次予防**，健康関連 QOL（quality of life，人生・生活・生命の質）を捉える**国際生活機能分類（International Classification of Functioning, Disability and Health：ICF）**についても紹介します．

後半では，医療・医学・ケアについて考えます．医療概論で，定義や概念の枠組み，そしていろいろな判断基準を学ぶことで，医療やケアについて考えたり実践したりするときに，医学と医療とケアなどには，意外に広がりがあること，そのなかのどこに着目するかで，捉え方やそこで重要となるものも大きく変わってくることに気づくはずです．

健康・未病・疾患と疾病

健康と未病と疾病の定義

健康とは何か

世界中の保健・健康に関わる専門家が英知を集めた **WHO（World Health Organization；世界保健機関）憲章**（1946）の前文で，「健康」は**表 1** に示すように定義されています[1]．この「身体的・精神的および社会的に良好な状態（**well-being**）」の「well-being」には，健康だけでなく幸福という意味も含まれています．このことからも単に身体的疾患がないというだけでなく，主観や精神的な側面，社会的な側面も重要とされていることがわかります．

未病と疾病とは何か

健康と疾病は，明確に白か黒かの 2 つに区分されるものではなく，連続的なもので，いわばグレーな状態があります．**図 1** の中間にあたる状態を「**未病**」と呼ぶことがあります．

日本未病システム学会によれば，この未病にも，2 つの種類があるとされています．1 つは，「**自覚症状はあるが検査では異常がない状態**」で，もう 1 つは「**自覚症状はないが検査では異常がある状態**」です．そして**図 2** のように，2 つの楕円の交

表 1　WHO 憲章における「健康」の定義（1946 年承認，1948 年発効）

健康とは，身体的・精神的および社会的に良好な状態（well-being）がすべて揃っていることであって，単に疾患や病弱でないことではない．到達可能な最も高い水準は，人種，宗教，政治信条，経済社会条件によって差別されないすべての人間の基本的権利の 1 つである．

Health is a state of complete physical, mental and social well-being and not merely the absence of disease or infirmity. The enjoyment of the highest attainable standard of health is one of the fundamental rights of every human being without distinction of race, religion, political belief, economic or social condition.

定義の改正を巡る動向については，文献 1 を参照．

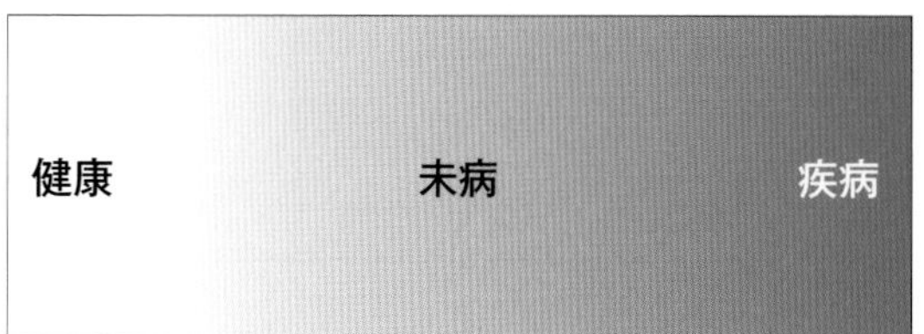

図1 健康・未病・疾病

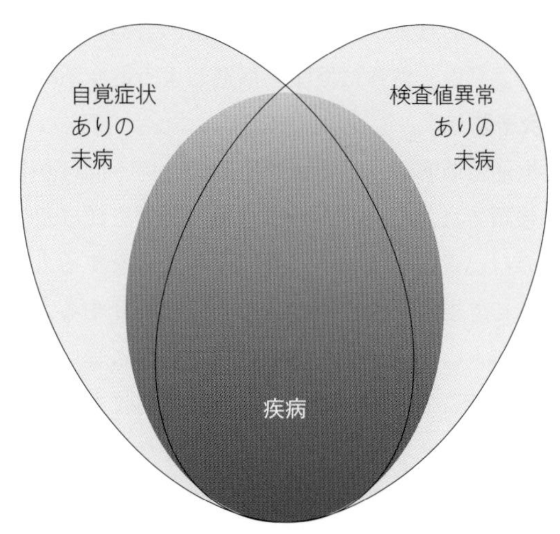

図2 健康と2つの未病と疾病
〔文献2より筆者作成〕

叉部位にあたるところに「自覚症状と検査値異常の両方がある疾病」が位置づくとしています[2)].

ただし，自覚症状がない段階で胃カメラで診断された進行癌や，逆に検査では異常はなくても精神的に苦しみを抱え自殺を図ってしまうような重度のうつ病など，両者が揃っていなくても，疾病とよぶべきものもあります．これらを区別するために，客観的に診断できるものを「**疾患**」，主観的・精神的な苦痛を「**病（やまい）**」とよび，両者を合わせて「**疾病**」とよび分けることがあります．

0〜3次予防・エンパワメント

健康な状態から未病を経て疾病に至るあらゆる段階で，より健康な方向へと向かう予防の取り組みが可能です．どの段階での取り組みなのかによって，予防の取り組みを0（ゼロ）次から3次予防に分けて考えることができます（**表2**）[3)].

最もイメージしやすいのは，危険因子や早期癌をもっていながら自覚症状のないハイリスクな人を，手遅れにならない早期のうちに発見して，対処する**2次予防**でしょう．生活習慣病を見つける健診で異常が見つかった人を対象に食事や運動，喫煙などの生活習慣を見なおしてもらうための保健指導，血圧を下げる降圧薬などの投薬，がん検診で見つかったがんが早期の場合に内視鏡などを用いた手術などでがんを切除したりするのが2次予防です．**3次予防**は，症状が出てしまった（発症）後に，それ以上の悪化や再発をしないための治療や機能回復をめざしたリハビリテーションなどを指します．

表2 0〜3次予防

	対象となるフェーズ	内容	例
0次予防	健康時（発病・発病前）	健康に良い環境づくり	建物内禁煙，運動に適した公園の設備など
1次予防	健康時（発病・発病前）	健康増進	健康に良い食事・運動・社会参加などの健康行動など
2次予防	発病後だが発症前	早期発見・早期治療	検診・保健指導，早期手術など
3次予防	発病後かつ発症後	合併症・重篤化予防，機能回復，QOL向上	重篤化予防のための治療，リハビリテーションなど

予防接種など発病・発症予防を1次予防とし，健康増進を「0次予防」とするものや，3次予防を合併症や重篤化予防に限定し，リハビリテーションなどによる機能回復あるいは終末期の緩和ケアを独立させて「4次予防」とするもの，苦痛・恐怖・孤独の予防を「無限予防」とするものなどがある〔文献3より筆者作成〕

疾病をマイナスの状態とすると，それをゼロの状態に近づけるだけでなく，健康を増進してプラスにすることもできます．その人の潜在的な力（パワー）を引き出すことを**エンパワメント**とよぶことがあります．病気になる前の普通の健康なときよりも，さらに健康を増進しようとするのが**1次予防**です．

生活習慣病は生活習慣が原因だという面ばかりが強調されたため，不健康な生活習慣を続けた本人の自己責任だという一面的な考え方をする人が増えてきました．実際には，次節で紹介するように，本人に責任がない環境要因の影響も受けています．そこで，本人に働きかける以外にも，環境を変えることで健康的な行動を促したりする**0次予防**という考え方がWHOなどから提唱されました[4]．たとえば，建物内の禁煙を義務づけて禁煙を促したり，運動に適した公園などを整備することで運動を促したりするのが0次予防です．言い換えれば，暮らしているだけで健康に良い行動を取りやすくなって，知らず知らずのうちに健康になれるまちや社会づくりをめざすものです．

健康の多面性――国際生活機能分類（ICF）

健康と，well-being（幸福・健康）のうち健康に関連する構成要素を表現する共通言語として開発されたものが，WHOの**国際生活機能分類（ICF）**です（**図3**）[5]．このICFでは，生活機能を3つの次元「**心身機能と構造（body functions & structure）**」「**活動（activities）**」,「**参加（participation）**」でとらえます．生活機能に影響し影響されるものとして，「**健康状態（health condition）**」と「**背景因子（contextual factors）**」としての「**環境因子（environmental factors）**」と「**個人因子（personal factors）**」とを位置づけています．

国際生活機能分類については，第3節で詳しく説明します．ここでは，健康を捉えるとき，病気があるか否かなど1つの要素で決まるものではなく，**図3**に示された6つの要素からなる多面的なものであることを確認しておきましょう．

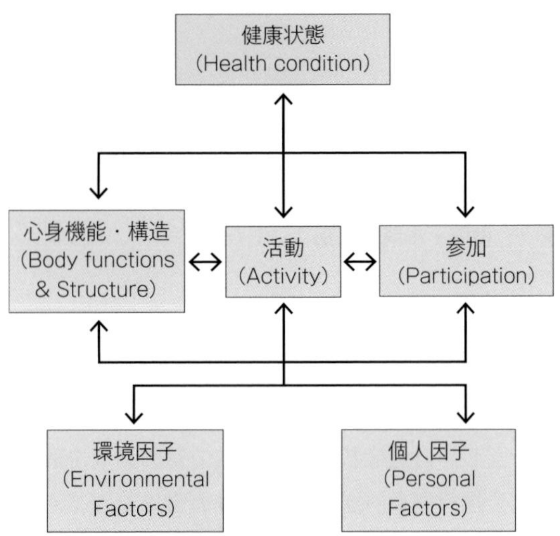

図3　**国際生活機能分類（ICF）**
〔文献5より筆者作成〕

「見つけた病気を治す」ことだけが医療職の仕事ではない

以上のように，健康とは単に疾患や病弱でないというような単純なものではありません．健康と疾患の間は明確に線引きされるものではなく，連続体です．また客観的に診断できる疾患だけでなく，主観的な「病（やまい）」の側面があります．健康水準を高める予防にも，0～3次予防やエンパワメントとよばれるそれぞれの段階に対するアプローチがあり，健康と健康関連要素は，国際生活機能分類が示すように6つの構成要素からなる多面的なものです．

つまり「検査などで見つけた病気を治す」ということは，医療職に求められていることの一部に過ぎません．健康とは何かを学ぶと，well-being（幸福・健康）の向上に寄与する医療職には，「未病」対策としての「0次予防」から「病（やまい）」への対応，国際生活分類の「環境因子」まで，幅広い視野や洞察，そして関与が求められていることがわかります．

医療と医学とケア

医療とは

医療と医（科）学とケア

健康状態を良くしようとする取り組み全体が「**医療**」で，そのなかから科学的な方法で裏打ちされた科学技術である**医（科）学**が生まれました．いったん技術として確立すれば，誰が提供しても同じ結果が得られます．しかし医学は医療の一部を占めるに過ぎません．一方，「**ケア**」という言葉や概念の意味は，最も狭くは「介護」や「看護」など医療・福祉の領域における「世話」「気遣い」など「1人が1人をケアする」個別的（臨床的）な意味から，「子どものケア（育児）」，広くは「チームによる家族のケア」や，「ケア・システム」など制度まで含むこともあります．

医療やケアに含まれるものには，科学技術以外に**スキル（一般技能）**や声かけ，共感やいたわりなどがあります．それらのなかには科学的な手法では，必ずしも効果的な方法を解明できていませんが，「あの人やチームにみてもらいたい」と思わせる個別性の高い「**アート（技）**」があります．言い換えれば，医療やケアには，科学技術である医学と異なり「1つだけの正解」がないのです．

医療のめざすもの——延命かQOLか

医療職は，初期には「病気に苦しむ人を苦痛から解き放つこと」をめざしていました． 医学技術を駆使した治療によって延命できる人は増えましたが，進歩した医学技術をもってしても人は死を免れることはできません．その結果，意識障害が長引き会話もできない状態で，多くの管から注入される輸液や薬剤などによって死までの期間を延ばされた（延命）状態が，果たして**QOL**が高いといえるのか，疑問の声が高まってきました．たとえ延命効果がある医学技術があっても，それが**QOL**を高めないのであれば，むしろそれを使わず，住み慣れた自宅で家族に看取られたいと考える人がいます．つまり，医療職には延命だけでなくQOLを高めることが期待されるようになってきています．1人ひとりの患者さんの価値観や要望に合わせて，1つひとつの医療技術を提供すべきか否か，QOLの視点から考える必要が今後ますます増えるでしょう．

医療の広がり

予防から看取りまで

治る疾患であれば治療が中心になりますが，治らない疾患も少なくありません．そこから2つの方向へと医療は広がりました．1つは，疾患にならないようにする予防です．たとえば，高齢者が要介護状態や要支援状態となることを予防したり，介護を必要とする程度（要介護度）の軽減，悪化を防止したりすることを介護予防とよびます．もう1つは，治らない人たちに対するケアです．高齢者が増えるにつれ，元どおりには治せない疾患や後遺障害をかかえる人はむしろ増えています．そのような人たちの機能やQOLを高めるリハビリテーション医療やケアマネジメント，最期が近づいた方たちへの看取りのケアや緩和ケアなども医療として提供されるようになってきています（**図4**）．

治療だけでなく，人々の健康水準やQOLを高めるために「**治療から予防へ**」「**治療（cure）からケア（care）へ**」と医療職に期待されることは広がっているのです．

臨床から社会医学・公衆衛生まで

医療の原点は，医療職が，目の前にいる1人の患者を救いたいという思いに支えられた臨床です（**図5**）[6]．しかし，患者がもつニーズ（必要なこと）は，1人の医療職で満たすことができないことがほとんどです．医療ニーズだけでも，専門分野の異なる病気が複数あることが珍しくありません．加えて排泄や入浴など身の回りのことへの介護（ケア）ニーズも，医療費の支払いの心配など社会経済ニーズもあります．つまり1人の患者にも複数のニーズがあり，それらを満たすには，多

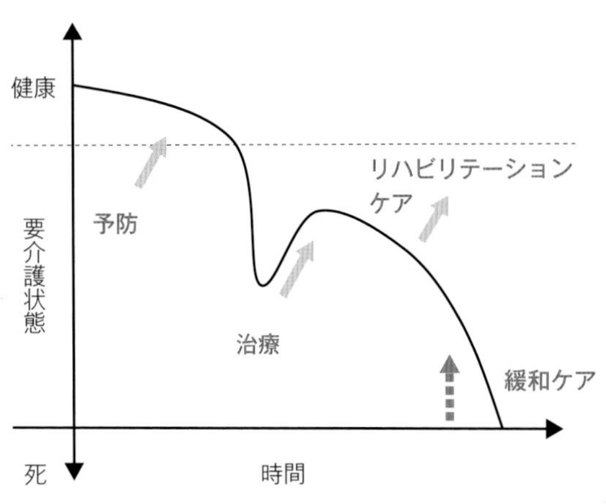

図 4　予防から看取りまで

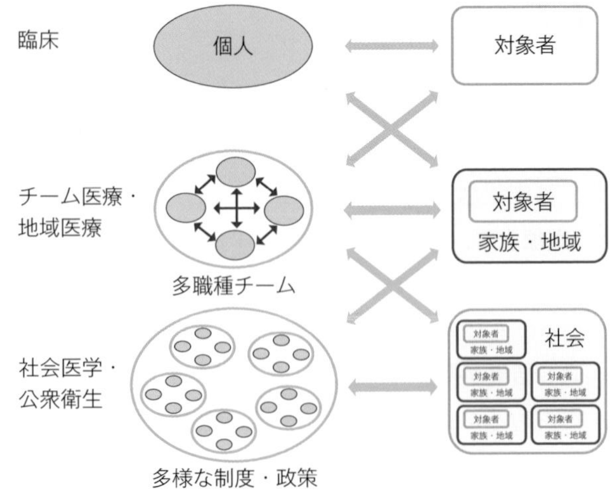

図 5　臨床から社会医学まで
〔文献 6 より筆者改変〕

職種チームでケアすることが必要になります．

また，病気や障害を抱えると，患者本人だけでなく，その家族や地域にもいろいろなニーズが発生します．それに応えようとすると，「1 対 1」でなく，「多対多」で対応が必要になります．自分ひとりの技術レベルを上げるよりも，チームとしてのレベルを上げることに力を注いだほうが，患者さんの QOL が高まる場合があります．さらに視野を広げると，医療保険や介護保険制度のような**社会保険制度**がなければ，少ない窓口負担で医療や介護を受けることができません．つまり社会的な制度や政策など，社会全体で医療ニーズを満たす取り組みも必要です．これを臨床医学と区別して，社会医学とか公衆衛生とよびます．

1〜3 次医療

医療を広く提供するシステムとして考えるとき，1 次から 3 次医療までに分けて考えます（**図 6**）．

1 次医療は，**プライマリ・ケア**とも呼ばれます．診療所で提供されるような，初期診療や外来・訪問医療などで提供される医療を指します．**2 次医療**は，入院医療やある程度専門分化した医療で，都道府県内をいくつかの圏域に分けた 2 次医療圏で完結するような医療です．**3 次医療**は県立○○センターのような県内に 1 つしかないような医療機関で提供されるような**高度専門医療**です．

一見，3 次医療のほうが優れているように思えますが，すべての患者が 3 次医療機関に殺到すると，その機能を発揮できません．3 次医療を必要とする患者は，患者のごく一部で，大半の患者は 1 次医療で対応可能です．

専門性と総合性

職種間でも，診療科間でも，専門分化（分業）とチーム医療（協業）が求められるようになりました．専門分化には良い面もありますが，それに伴う課題も出てきます．たとえば，新幹線や飛行機の中で，急病人が発生し，「医師や看護師など医療職の方はいませんか？」というアナウンスが流れることがあります．その時，あなたはどうするでしょうか．救命救急医療が専門の医療職であれば迷わないでしょうが，そうではない医療職のほうが多いでしょう．自分の専門外，まだ学生だからと医療職やその養成校の学生が申し出なかった場合には，一般の人が対応することになります．それに比べれば，たとえ専門外や学生でも，医療職としての総合力のほうが上のはずです．

医療過疎地など専門医療職が不足している状況でも，同じことがいえます．日本は人口減少社会の時代に入りました．今後は，地域人口の減少に

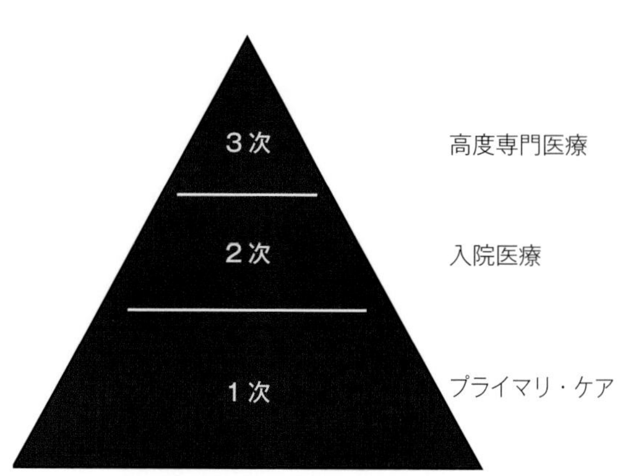

図6 **1〜3次医療**

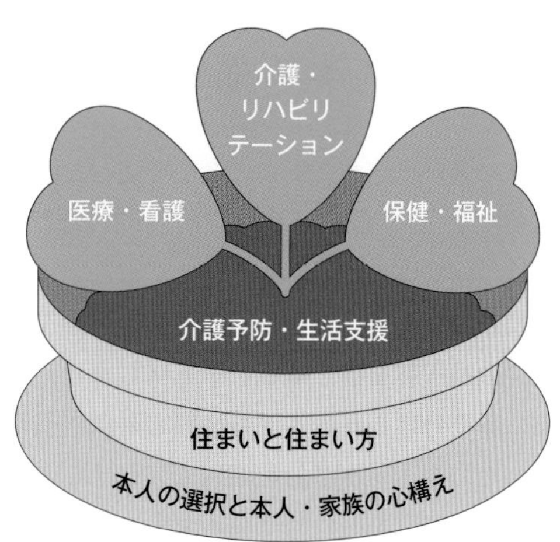

図7 **地域包括ケアシステムの「植木鉢」**
〔文献7より〕

伴い，医療機関が撤退したり，専門医をはじめとする専門職がいなくなり専門医療不足になる地域は増えていきます．どこまで専門性を極めるのか，あるいは総合力で対処するのか．これもあなたのキャリア（職業生活）や地域の状況や変化を踏まえて考えて選ぶ必要があります．

地域包括ケアの時代へ

今後，後期高齢者が増えるにつれ，日常生活支援などがないと住み慣れた地域での生活ができない人が増えてきます．つまり，医療以前に地域での生活を支える必要があります．それを実現するための**地域包括ケアシステム**とは，「地域の実情に応じて，高齢者が，可能な限り，住み慣れた地域でその有する能力に応じ自立した日常生活を営むことができるよう，医療，介護，介護予防，住まい及び自立した日常生活の支援が包括的に確保される体制」と定義されています（地域における医療及び介護の総合的な確保の促進に関する法律 第二条から抜粋）．

それを構成する主な要素を図示したのが**図7**です[6)]．土台にどんな生活をしたいのかという本人の選択があり，それを支える家族の心構えも必要です．住まいが保障されて，地域での介護予防や生活支援で日常生活が支えられます．医療や看護，介護やリハビリテーション，保健や福祉などの専門職の支援が必要になった時にこれらが包括的に提供されることが必要です．

これからは，地域生活から患者を切り離した入院における専門的な医療・介護だけでなく，住まいから生活支援，そして介護までを視野に入れた，退院前後の地域生活に関わる医療職が求められるようになります．

優先順位の選択――災害時において

ふだんの臨床では目の前の1人の患者を救うことだけを考えればよいですが，患者を集団として捉えて，より多くの人を救おうとすると，別の考え方が必要になります．その典型が，徐々に増えている**大規模災害時の医療**です．大規模災害時には，超重症で手を尽くしても救命が望めない患者から，治療を後回しにしても命には関わらない軽症の患者まで発生します．その時，より多くの患者の命を救うためには，どの患者から治療をするのか，優先順位をつける**トリアージ**（p249参照）をする必要が出てきます．トリアージは，その状況下におけるもので絶対的なものではありません．状況が変われば優先順位も変わります．

求められる判断基準 ——効果・効率・公正・エンパワメント

ここまで示してきたように，医療にはかなりの広がりや選択肢があります．ここで述べた，チーム医療や1～3次医療，地域包括ケア，災害医療などについては，他項目でも詳しく取り上げます．

それらのなかで，あなたがあるものを選んだとき，別の選択肢を捨てることを意味します．それぞれに振り分けられる人手も時間も財源も限りがあるからです．ある部分を増やそうとする時，他のどこかの部分を相対的に減らすことを迫られることがあります．あなた1人のなかでも，チームのなかでも，社会全体でも，より良い選択（答え）を探り続ける必要があるのです．しかも多くの場合に，正解は1つではありません．受験勉強のような「1つの正解を覚える」方法は通用しません．判断基準を学んで，その都度考えて，最善と思われる選択を重ねることが必要になります．

判断基準には，以下のようなものがあります．科学技術なら，測定可能な**効果（effectiveness）**があること，あるいは大きいことが重視されます．しかし，医療では，効果は1つの基準に過ぎません．同じ効果の大きさなら，より少ないコスト（費用や時間，人手，苦痛）で提供できる方を選択する「**効率（efficiency）**」という基準もあります．さらに，必要な人に必要な医療が届いているのか，人権としての命がすべての人に保障されているのかという「**公平・公正（equity）**」という基準もあります．さらにこれらが同じ場合なら，患者本人や家族の（時には潜在的な）望みや願いを引き出し尊重する「**エンパワメント（empowerment）**」を基準に加えることもあります．これらの4つはいずれもEから始まるので「**4E**」と表現されることがあります．

あなたが多くの選択肢のなかからある選択肢を選ぶ時にも，たとえば，大きさや価格，デザインなど多くの基準に基づきバランスを考えて価値判断しているでしょう．あるべき医療の姿を考えるときもそれと同じなのです．

医療はwell-beingをめざす

本節では，医療がめざすwell-being（幸福・健康）やQOL，その決定要因，それらが損なわれた状態である疾病や障害，そして医療やケアはどのように捉えられるかを考えました．これらは，自然科学的に一義に決まるものではなく，社会や時代の価値観を反映して変化しうるものです．また，健康と疾病の間は明確に線引きされるものでなく，連続体であり未病と呼ばれる段階があります．また客観的に診断できる疾患だけでなく，主観的な「病（やまい）」の側面があり，0～3次予防，健康関連QOLを捉える国際生活機能分類（ICF）の重要性，それらに対応するための医療の広がりは地域包括ケアにまで及び，判断基準にも効果・効率・公正・エンパワメントなどいろいろな視点がありうるのです．

引用・参考文献

1) http://www 1.mhlw.go.jp/houdou/1103/h 0319-1_6.html
2) 日本未病システム学会ホームページ．https://www.j-mibyou.or.jp/mibyotowa.htm
3) http://amdd.jp/pdf/activities/lecture/012_01.pdf
4) 木原雅子・木原正博（監訳）：WHOの標準疫学．第2版，三煌社，2008.
Bonita R, Beaglehole R, Kjellstrom T：Basic Epidemiology. 2nd ed, World Health Organization, 2006.
5) WHO：International Classification of Functioning, Disability and Health（ICF）. WHO, https://apps.who.int/iris/bitstream/ handle/10665/4240 7/9241545429. pdf?sequence=1（日本語訳）https://www.mhlw.go.jp/houdou/2002/08/h0805-1.html, 2001
6) 近藤克則（編）：ケアと健康一社会，地域，病い．p11，ミネルヴァ書房，2016.
7) https://www.mhlw.go.jp/file/06-Seisakujouhou-12300000-Roukenkyoku/link1-5.pdf

2 健康の決定要因とヘルスプロモーション

「治療から予防へ」「治療（cure）からケア（care）へ」などと表現されるように，人々のwell-being（幸福・健康）の水準を高める予防からケアまで，医療専門職に期待されることは広がっています．そして健康から疾病に至るまでには連続性があり，それに対応して予防にもいろいろなアプローチがあり，向上させるべき健康とその関連要因は多面的で多要素からなるものです（第1節参照）．

医療職が，社会の期待に応えて，患者や国民のwell-being（幸福・健康）の向上に貢献するためには，それがどのような要因の影響を受けているのかを理解する必要があります．本節では，健康の決定要因にはどのようなものがあるのかを学び，それをふまえて人々の健康水準を高める**ヘルスプロモーション（health promotion）**のために，私たちが何をすべきかをマクロの視点から考えます．

健康の決定要因

健康に影響したり，健康を決定したりする要因にはどのようなものがあるでしょうか．かつて，がんや脳卒中，高血圧などが「**成人病**」とよばれた時代がありました．年をとって成人になったためになる病気という見方だったのです．しかし今は「**生活習慣病**」とよばれます．生活習慣が，それらの疾患の原因ととらえられるようになったからです．それに伴って「生活習慣を変える健康教育が重要」と考えられるようになりました．つまり，健康を決定する要因を「加齢」でなく「生活習慣」とみることで，医療職の働きかけ方が変わるのです．

生物医学モデルから生物・心理・社会モデルへ

健康やその決定要因のとらえ方を「○○モデル」と表現します．健康を生物医学的な要因で決まるという「**生物医学（bio-medical）モデル**」で狭くとらえれば，健康とは「生物医学的な問題がない状態」になってしまいます．「生物医学モデル」で健康をとらえる医療職からみると「疾患さえ治療したら，もうすることはない」となります．

しかし，治療が終わった状態でも，再発の不安におびえたり，要介護状態になって仕事を失ったり，住み慣れた自宅に退院できなかったりする人もいます．心理的な不安を緩和したり社会的な問題への支援をしたりすることも，医療チームで対応すべき健康問題と広くとらえる考え方もあります．このような心理・社会的な側面まで含めた広い健康のとらえ方を，「**生物・心理・社会（bio-psycho-social）モデル**」[1, 2]とよびます．皆さんが患者の立場になったとき，どちらの健康観（モデル）をもつ医療職にみてもらいたいでしょうか．

生物医学の進歩とともに，生物医学モデルによる見方が強まってきました．しかしWHO憲章前文の定義（第1節p62参照）には「単に疾患や病弱でないことではない」，「健康とは，身体的・精神的および社会的に良好な状態がすべて揃っていること」とあります．これは，正しく「生物・心理・社会モデル」で健康をとらえる考え方です．

健康の決定要因の階層構造

健康に影響する要因には，①遺伝子，②医療技術，③健康行動，④環境などがあります[3)]．

①遺伝子：ヒトゲノムの解読など分子生物学の進歩は著しく，遺伝子が多くの病気と関わっていることがわかってきています．しかし，すべてを遺伝子で説明できるわけではありません．たとえば肥満がわずか20年ほどの間に約1.5倍に増えましたが，これほど短期間の変化は，遺伝子の変化では説明できません．

②医療技術：医療職は，医療技術を通じて健康状態をよくしようと努力しています．しかし，**図1**に示すように，英国で**国民保健サービス（NHS）**が導入され，医学技術が普及するよりずっと前に，死亡率は大きく減少していました．現在でも，いったん発病したがんや脳卒中，長時間労働に伴ううつや自殺などに対しては，今の医療技術をもってしてもできることには限界があります．つまり医療技術だけにこだわるよりも，他の方法も組み合わせたほうが，生物・心理・社会的な健康水準を高められる可能性が大きいのです．

③健康行動：生活習慣病になりやすい生活習慣や行動があることがわかるにつれ，予防のために健康教育など行動科学的なアプローチにも力が入れられるようになりました．慢性疾患が増え，闘病・療養期間が長くなったので，本人の力を引き出す**エンパワメント**の重要性が増してきました．しかし，健康教育による長期にわたる行動変容は，特に一般集団においては予想されていた以上に難しいことがわかってきました．

④環境：**環境要因**が健康に与える影響の大きさが，再び注目を集めるようになりました．たとえば日本では．**健康増進法**で導入された公共空間の禁煙の義務化によって受動喫煙の機会が減りました．また，**図1**のように英国で死亡率の大きな低下が見られたのは，公衆衛生法によって衛生環境の改善が進められた後のことでした．自然環境，**建造環境（built environment）（NOTE1）**，社会環境など，いろいろな環境があるなかで，1990年代以降注目されているのが，**「健康の社会的決定要因（social determinants of health）」**です．WHOはそれに関する委員会報告[4)]を2008年に出し，さらに次項で述べる健康格差の縮小のために重視すべきだと2009年には総会決議まで上げています．

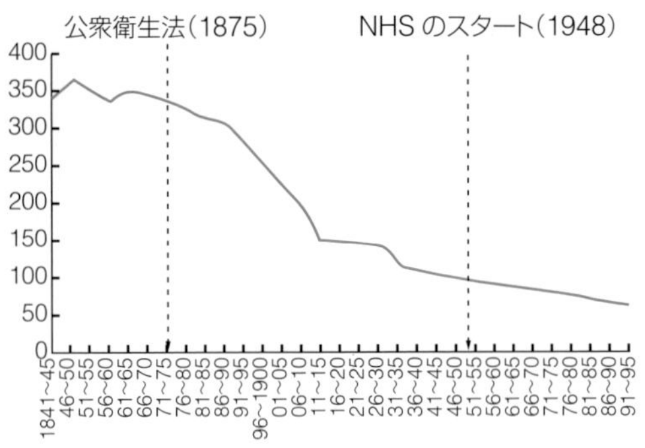

図1 英国のSMR（標準化死亡比）の経年推移（1950～1952年を基準の100としている）
〔出典：英国統計局のデータから相田　潤博士が作成〕

NOTE1 建造環境

公園や施設，交通機関など，都市計画などによって人工的に作られた環境を，建造環境（built environment）とよびます．

緑地や公園が多い，公共施設が近くにある，人口密度が高いなど，建造環境に恵まれた「場」に暮らす人たちは，運動頻度や歩行時間などが多く，うつが少なく，人々の交流が盛んであることなどが徐々にわかってきています．

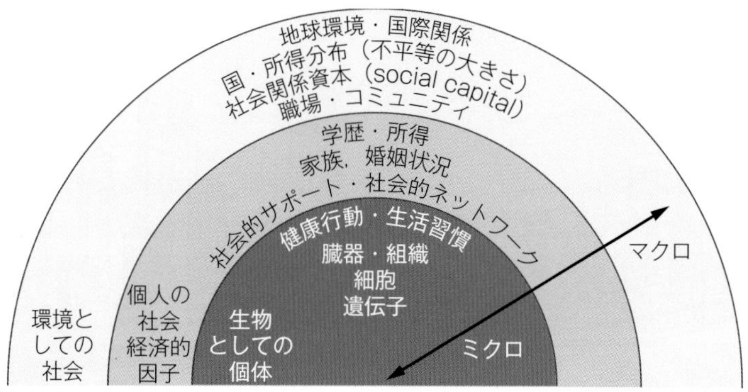

図 2　健康の決定因子の階層構造
〔文献 5 より〕

「健康格差」の実態

健康の社会的決定要因には，所得や学歴，職業階層などの社会階層や社会環境をはじめ，多くのものが含まれます（**図 2**）[5]．社会階層が高い人たちに比べて低い人たちや一部の地域に不健康な人が多いことなど，集団間における健康状態の差を「**健康格差**」といいます．健康水準は，「人種・宗教，政治信条，経済社会条件によって差別されないすべての人間の基本的権利」（第 1 節 p62 の WHO 前文参照）です．それにもかかわらず，豊かになった先進国においても，一般に思われている以上に健康格差が大きいことがわかってきました．

一例として日本の高齢者における，所得階層別のうつ状態の割合を**図 3**[5] に示しました．最高所得層に比べ，最低所得層では 5 倍もうつ状態が多くみられます．死亡率でみても健康格差があることが確認されています．**図 4**[5] はノルウェーで約 13 万人の男性を追跡し，経済的な豊かさで 4 群に分けて死亡率を比較した研究の結果です．1990 年に経済的に豊かな者（x 軸で右側）ほど死亡率（y 軸）は低いことがわかります．経済的に最も豊かな群の死亡率を 1 とすると，最も貧しい群の死亡率はおよそ 2～4 倍も高いのです．所得以外でも，管理職か一般事務職かなど職業階層の違いや，正規雇用か失業者かなど就労状況，教育年数などで比べても，健康格差がみられます．

なぜ「健康格差」が生まれるのか

慢性的な社会経済的なストレスが，心理的なストレスを招き，それがやがて生物学的な反応を引き起こすというプロセスが解明されてきています．それらが**ライフコース**のなかで蓄積されていることがわかってきています[5]． ライフコースとは，胎児期から幼少期・思春期・青年期および成人期に至る人生上の出来事や経験などのことで，それらがその後の健康にも影響を与えているのです．たとえば，先に紹介した**図 4** から，対象者が成人してからの経済的豊かさだけでなく，その人たちが乳児期から未成年（1～20 歳）であった 1960 年当時の豊かさの影響も読み取れます．子ども時代の豊かさで 4 群に分けて奥に行くほど貧しかったように並べてあります

現在最も豊かな群には，子ども時代の影響はみられません．しかし，x 軸で豊かさが 2 番目以下の群を見ると，現在同じ程度の豊かさ（貧しさ）の人でも，奥にいくほど，つまり子ども時代に貧しかった（家庭で育った）人ほど，大人になってからの死亡率が高いのです（**NOTE2**）．子ども時

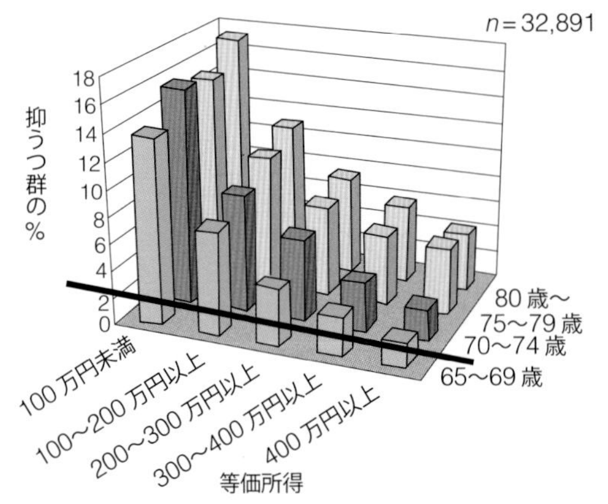

図 3　所得とうつ状態の関係（65 歳以上の高齢者）
〔文献 5 より〕

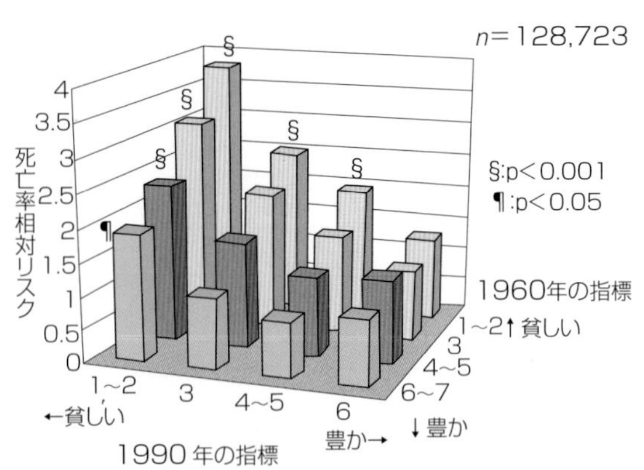

図 4　小児期と現在の社会経済指標と死亡率相対リスク（31〜50 歳の男性）
〔文献 5 より〕

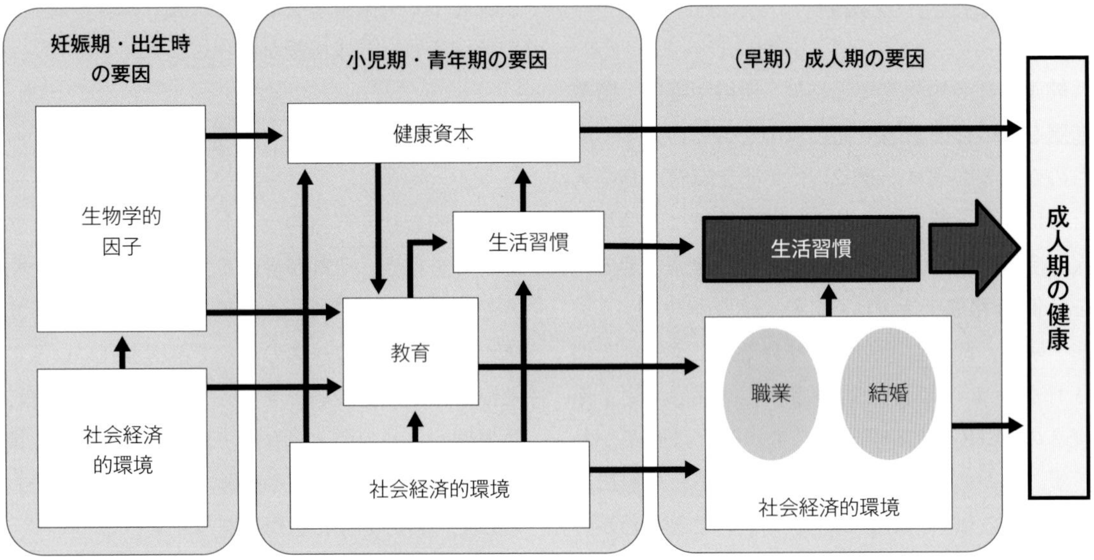

妊娠期・出生時の要因
小児期・青年期の要因
（早期）成人期の要因
生物学的因子
社会経済的環境
健康資本
生活習慣
教育
社会経済的環境
生活習慣
職業
結婚
社会経済的環境
成人期の健康

図 5　妊娠期から成人期の要因の健康への影響経路
〔文献 5 に一部補足して改変〕

NOTE2　健康の社会的勾配

健康の社会的決定要因を考えるうえで重要なことは，それがすべての人に影響している事実です．グラフを見ると所得段階が下がるにつれて徐々にうつや死亡リスクが増えています（**図 3，4**）．これを健康の社会的勾配といいます．つまり健康格差は，貧困層だけの問題でなく，健康の社会的決定要因は中高所得層にも影響しているのです．

代の影響が実に 30 年以上も残っており，その程度は現在貧しい層ほど強いことがわかります．

図 5[5] に示したように，妊娠期や出生時の要因が小児期・青年期の要因に影響し，それらが蓄積して成人期の健康状態に影響を与えるのです．つまり，見えやすい“原因”である現在の生活習慣だけでなく，その背景にあるライフコース上，あるいは心理社会的な環境要因などの“原因の原因”にも，目を向ける必要があります．

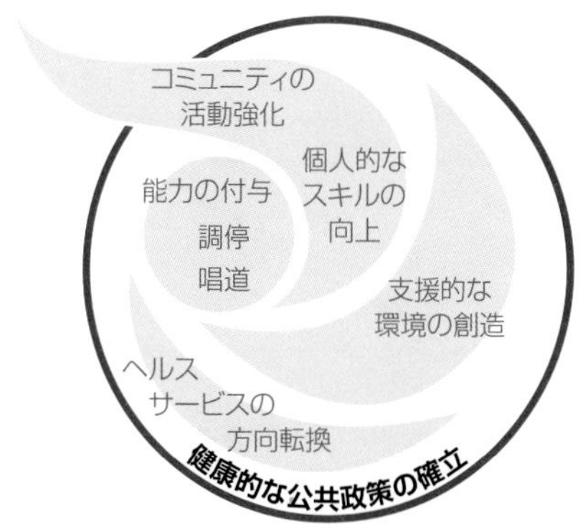

図6 **ヘルスプロモーションの戦略（オタワ憲章）**

WHO の健康政策の変遷

WHO の健康政策の歴史を振り返ってみても，医療技術以外の要素の重要性が繰り返し強調されてきたことがわかります．

プライマリ・ヘルス・ケア

1950 年代には技術が重視され，天然痘，結核など疾患ごとの縦割りキャンペーンが展開されました．その背景には，抗菌薬などの技術進歩や植民地主義の影響もあり，発展途上国でも，盟主国である先進国のように，費用のかかる病院での治療的アプローチに関心が向けられていました．しかし，それでは，貧しい人たちや農村部の人たちの健康問題を解決できないことに気づきました．そこから高度な技術や専門職よりも，地域住民参加型エンパワメント重視の**プライマリ・ヘルス・ケア**重視の流れが生まれました．それが結実したのが，**アルマ・アタ宣言**（1978 年）です．そのなかでは．保健・医療サービスの提供だけでなく，不健康の背景にある社会的，経済的，政治的な原因への対策を含む総合的な健康政策が必要であるとされました．さらにこの流れは**ヘルスプロモーション（health promotion，健康増進）**[6] へとつながっていきます．

ヘルスプロモーション

ヘルスプロモーションとは，「人々が自らの健康とその決定要因をコントロールし，改善することができるようにする過程」[7] のことです．**図 6**[6] のロゴにあるように，①健康的な公共政策の確立，②健康な生活習慣や保健行動の実践を容易にするような支援的な環境の創造，③コミュニティの活動強化，④個人的なスキルの向上，⑤ヘルスサービスの方向転換，⑥能力の付与により，自らの健康とそれを決定する身体的要素，ライフスタイル，環境などの要因をコントロール，改善するプロセス です．「ヘルスプロモーション」が「健康増進」と言う日本語に訳されたことで，健康行動を改善するための健康教育や指導などを指すのだと，時に誤解されています．しかし，それはヘルスプロモーションのごく一部にすぎません．

ヘルスプロモーションの理念をまとめた**オタワ憲章**（1986）[6] では，「健康のための基本的な条件と資源は，平和，住居，教育，食物，収入，安定した生態系，生存のための諸資源，社会的正義と公正である」とされています．

WHO のスローガン「すべての人に健康を Health for All」の実現は，医療技術だけではできません．医療技術以外に社会環境も含めた総合的な対策がとられる必要があるのです．

健康格差是正のための対策

すでに 1990 年代から英国やスウェーデンなどヨーロッパの国々や WHO では，ヘルスプロモーションの考え方による健康格差の是正策が試みられてきました．それは健康（格差是正）にとって好ましい社会経済環境をつくり出すために，多くの社会政策を動員するものです．健康な学校や地域，WHO が推進する**健康都市（healthy cities）**，**安全で健康な職場（safe and healthy workplace）**づくりなど，総合的な戦略です[5]．それらの介入対象は，ミクロ（個人・家庭）・メゾ（コミュニティ）にとどまらず，マクロ（国）レベルの「健

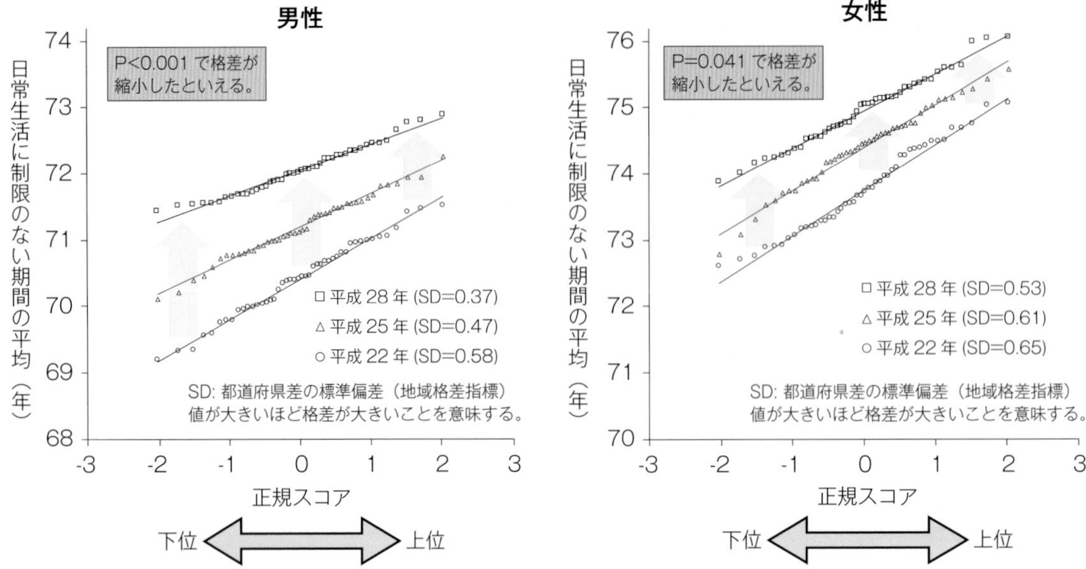

図 7　都道府県別健康寿命「日常生活に制限のない期間の平均」の分布の平成 22〜28 年の推移
※標本誤差による偶然変動の影響を補正した値を用いているため，都道府県別健康寿命の公表値とは異なる．
　平成 28 年は，国民生活基礎調査が熊本地震により熊本県を調査していないため，熊本県が含まれていない．
〔文献 8，p92 より転載〕

康的な公共政策」(healthy public policy，**図 6**[6] **参照**）に及びます．

たとえば，医療保障政策はもちろん，所得保障政策や労働政策も健康政策としての側面をもちます．低所得や失業が不健康をもたらすからです．たとえば英国政府は，健康格差を是正するための行動プログラムを発表し，「**確かなスタート（sure start)**」――母子世帯を中心とする貧困世帯の就労支援（の結果としての所得増加支援）――を強化し，貧困児童を 50 万人減らしました．スウェーデンのように，健康格差の是正が国の責務であることを公衆衛生法に明記し，数値目標を掲げ，総合的な施策を導入し，健康格差をモニタリングする国も増えました[5]．

WHO の健康の社会的決定要因に関する委員会も 2008 年の最終報告書[4] で，小児期から高齢期に至るライフコースの状況を改善すること，社会経済的な格差を減らすこと，健康格差をモニタリングし，あらゆる政策の健康への影響を評価することなどを勧告しました．

このような海外の動向もふまえ，日本でも 2013 年から 10 年間の「健康日本 21（第 2 次)」の基本的方向には「健康格差の縮小」が加えられ，「健康を支え守るための社会環境の整備」に取り組むことが明記されました．その中間評価（2018）では，都道府県間の健康寿命の格差の縮小（**図 7**）[8] がみられたことが報告されました．

「すべての人に健康を－ Health for All」

健康は，生物医学的側面だけでなく，生物・心理・社会的側面から多面的にとらえられるべきものです．それに影響を及ぼしているのは遺伝子や医療技術，健康行動だけでなく環境も重要です．日本を含む先進国においても健康の社会的決定要因や健康格差があります． 健康格差は，「**避けうる死」（avoidable death）**が社会階層の低い人々や特定の地域の人々に集積していることを意味しており，基本的人権に関わる問題です．「すべての人に健康を－ Health for All」は，医療技術や健康教育だけでは実現できません．医療職は，医療技術だけに頼ることなく，基本的人権である健康の実現のために，地域社会や国の政策による環境づくりを含むヘルスプロモーションに取り組むことが期待されています．

引用・参考文献

1） Engel GL: The clinical application of the biopsychosocial model. Am J Psychiatry 137：535-544, 1980.
2） World Health Organisation：International Classification of Functioning, Disability and Health（ICF）. World Health Organisation, 2001. https://apps.who.int/iris/bitstream/handle/10665/42407/9241545429.pdf?sequence=1
3） 中川米造：日本保健医療行動科学会の発足にあたって．日本保健医療行動科学会年報 1: 1-14, 1986.
4） Commission on Social Determinants of Health: Closing the gap in a generation: Health equity through action on the social determinants of health. World Health Organisation, 2008. http://whqlibdoc.who.int/publications/2008/9789241563703_eng.pdf（要旨の日本語訳 https://extranet.who.int/kobe_centre/sites/default/files/pdf/JA_Closing_the_Gap_Executive_summary.pdf,）
5） 近藤克則：健康格差社会への処方箋．医学書院，2017.
6） World Health Organisation：Ottawa Charter for Health Promotion, 1986.〔島内憲夫（訳）：21 世紀の健康戦略 2　ヘルスプロモーション．垣内出版，1990〕. https://www.who.int/healthpromotion/conferences/previous/ottawa/en/index4.html
7） The 6th Global Conference on Health Promotion：The Bangkok Charter for Health Promotion in a Globalized World. the 6th Global Conference on Health Promotion World Health Organization, 2005. https://www.who.int/healthpromotion/conferences/6gchp/hpr_050829_%20BCHP.pdf?ua=1
8） 厚生科学審議会地域保健健康増進栄養部会：「健康日本 21（第二次）」中間評価報告書，2018. https://www.mhlw.go.jp/content/000481242.pdf

3 Well-being(幸福・健康)のとらえ方と支援——国際生活機能分類(ICF)とリハビリテーション

第1節では，医療職に期待されているのは，治療だけでなく人々のwell-being（幸福・健康）の向上であることを，第2節では，そのために医療職が取り組むべきことをマクロの視点から考えました．この第3節では，第1節で学んだwell-being（幸福・健康）とその関連要因がどのような要素で構成されているのか，それら全体に働きかけるリハビリテーションを，**国際生活機能分類（International Classification of Functioning, Disability and Health：ICF）**[1]（p64図3）の枠組みを使って掘り下げて考えます．

国際障害分類（ICIDH）から国際生活機能分類（ICF）へ

世界保健機関（WHO）は，「**国際障害分類（International Classification of Impairments, Disabilities and Handicaps：ICIDH）**」を1980年に，リハビリテーションの定義（後述）を1981年に策定しました．それらが使われるなかで指摘された問題点を克服するための論議が10年以上も重ねられ，2001年のWHO総会において，改訂版にあたるICFが採択されました．

改訂時に重視されたコンセプトの1つ目は，ICIDHでは，「能力障害」「社会的不利」などの否定的（negative）な表現が使われていましたが，ICFでは「生活機能」「活動」「参加」など中立的（neutral）な表現に改められたことです．そこには，対象者のもつマイナス・障害だけではなく，残されている部分やプラス面にも着目すべきであるという理念が込められています．

2つ目に，**医学（medial）モデル**から**生物・心理・社会（bio-psycho-social）モデル**への移行です．ICIDHでは，疾患によって引き起こされる心身機能の障害によって生活機能が障害されるという一方向でとらえていました．それに対し，ICFでは，新たに，個人因子や環境因子などを加え，心理的・社会的側面を含む生物・心理・社会的（bio-psycho-social）な側面からも対象者を評価すべきであるとしました．同時に，環境から生活機能へ，そこから健康状態にも影響しうるという逆向きの矢印を加えました．

3つ目に，評価の対象については，障害をもった一部の人（minority）にとどまらず，一般の人を含め，より普遍的（universal）な適用可能性を謳いました．

この3つのコンセプトは，徐々に医療職のなかで共有される方向に向かうと考えられます**（コラム1）**．

ICFの概要

ICFは，健康とwell-being（幸福・健康）のうち健康に関連する構成要素を表現する共通言語として開発されました．ICFでは（評価対象となる）生活機能を，身体・個人・社会に対応する以下の

COLUMN 1 WHO 国際分類ファミリー（FIC）

ICIDH は，1980 年の策定時には，「**国際疾病分類（International Classification of Diseases：ICD）**」の補助分類として策定されました．ICF への改訂論議のなかで，補助分類という位置づけから，ICD と同列へと格上げされました．それに伴い ICF という ICD と同じ３文字の略号が用いられることになりました．疾病（健康状態）は ICD によって分類され，ICD と ICF とは相互補完的です．また ICD と ICF を中心において，他の補助分類と合わせ **WHO 国際分類ファミリー（FIC）** とよぶ概念も提唱されました（**図 1**）．このことは疾病という原因と並んで結果（帰結・アウトカム）としての生活機能も重視する時代の到来を象徴しています．

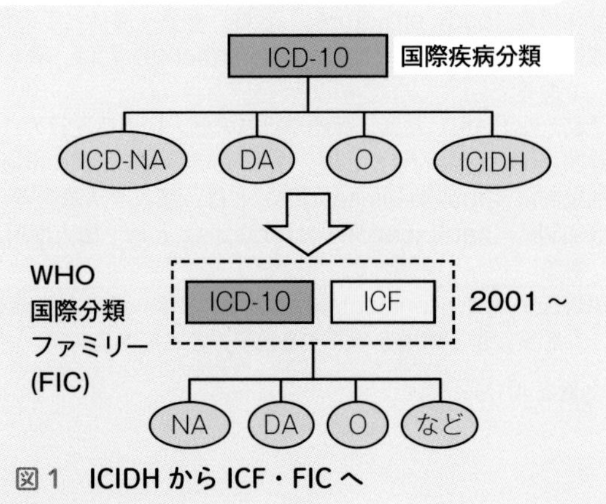

図 1　**ICIDH から ICF・FIC へ**

3 つの次元，「心身機能と構造（Body Functions & Structure）」「活動（Activities）」「参加（Participation）」でとらえます

ICF（p64 図 3）では，生活機能に影響し影響されるものとして，健康状態（Health Condition）と背景因子（contextual factors）としての環境因子（environmental factors）と個人因子（personal factors）とを位置づけて，それぞれに肯定的側面と否定的側面があるとしています（**表 1，2**）[2)]．これらのうち，個人因子については，社会的・文化的に大きな相違があるために分類は示されていません．

表 3 に第 1 レベルを示します．統計にも用いる目的であることから，より詳細な第 4 レベルまであり，アルファベットと数字を組み合わせた方式で，約 1,500 項目に分類されています．

表 1　**ICF の概観**

	第 1 部：生活機能と障害		第 2 部：背景因子	
構成要素	心身機能・身体構造	活動・参加	環境因子	個人因子
領域	心身機能 身体構造	生活・人生領域 （課題，行為）	生活機能と障害への 外的影響	生活機能と障害 への内的影響
構成概念	心身機能の変化（生理的） 身体構造の変化（解剖学的）	能力 標準的環境における課題の遂行 実行状況 現在の環境における課題の遂行	物的環境や社会的環境， 人々の社会的な態度による 環境の特徴がもつ促進的あるいは阻害的な影響力	個人的な特徴の 影響力
肯定的側面	機能的・構造的 統合性	活動 参加	促進因子	非該当
	生活機能			
否定的側面	機能障害 （構造障害を含む）	活動制限 参加制約	阻害因子	非該当
	障害			

〔文献 2 より筆者作成〕

表2　健康との関連における定義

心身機能（body functions）とは，身体系の生理的機能（心理的機能を含む）である．
身体構造（body structures）とは，器官・肢体とその構成部分などの，身体の解剖学的部分である．
機能障害（構造障害を含む）（impairments）とは，著しい変異や喪失などといった，心身機能または身体構造上の問題である．
活動（activity）とは，課題や行為の個人による遂行のことである．
参加（participation）とは，生活・人生場面（life situation）への関わりのことである．
活動制限（activity limitations）とは，個人が活動を行うときに生じる難しさのことである．
参加制約（participation restrictions）とは，個人が何らかの生活・人生場面に関わるときに経験する難しさのことである．
環境因子（environmental factors）とは，人々が生活し，人生を送っている物的な環境や社会的環境，人々の社会的な態度による環境を構成する因子のことである．

〔文献２より〕

表3　ICF（国際生活機能分類）の第１レベル分類の大項目（WHO，2001）

心身機能	活動と参加
第１章　精神機能	第１章　学習と知識の応用
第２章　感覚機能と痛み	第２章　一般的な課題と要求
第３章　音声と発話の機能	第３章　コミュニケーション
第４章　心血管系・血液系・免疫系・呼吸器系の機能	第４章　運動・移動
第５章　消化器系・代謝系・内分泌系の機能	第５章　セルフケア
第６章　尿路・性・生殖の機能	第６章　家庭生活
第７章　神経筋骨格と運動に関連する機能	第７章　対人関係
第８章　皮膚および関連部位の機能	第８章　主要な生活領域
	第９章　コミュニティライフ・社会生活・市民生活
身体構造	**環境因子**
第１章　神経系の構造	第１章　生産品と用具
第２章　目・耳および関連部位の構造	第２章　自然環境と人間がもたらした環境変化
第３章　音声と発話に関わる構造	第３章　支援と関係
第４章　心血管系・免疫系・呼吸器系の構造	第４章　態度
第５章　消化器系・代謝系・内分泌系に関連した構造	第５章　サービス・制度・政策
第６章　尿路性器系および生殖系に関連した構造	
第７章　運動に関連した構造	
第８章　皮膚および関連部位の構造	

障害分類の必要性・有用性

なぜ，このような分類が必要なのでしょうか．たとえば，下肢切断や片麻痺（上下肢の麻痺）のように「身体機能・構造」の障害は重度でも，義足や車椅子があれば移動という「活動」が自立して仕事に就いていて，「参加」においては障害が（重く）ない人もいます．逆に，「機能障害」も，「活動の制限」もないにもかかわらず，HIV 陽性の人のように，偏見や差別のために，仕事を失って「参加の制約」を受けている人もいます．

この２人を比べてどちらが重度なのかを話してみると，答えが人によって異なってしまいます．その理由は，障害を計る物差しが１つでないからです．世界中の専門家が話し合うなかで，生活機能（障害）を評価するには，**「心身機能・身体構造（障害）」「活動（の制限）」「参加（の制約）」**という３つを別々に評価すべきだということで合意されたのです．

また，この分類はいろいろな職種の専門職が支援するときにも有用だとわかってきました（**第5節参照**）．たとえば，医師は「健康状態」や「心身機能・身体構造」について診断・治療し，看護師や介護職が「活動」を支え，ソーシャルワーカーが「参加」や「環境因子」などを支援するなど，それぞれの役割分担がわかりやすくなります．多職種がチームを組んで支援するうえで，このような共通言語の必要性と有用性が共有されたのです．

表4 リハビリテーションの定義（WHO，1981）

1. リハビリテーションとは，生活機能の制限をもたらす（＊1）諸条件の悪影響を減少させ，障害者の参加（＊2）を実現することをめざすあらゆる措置を含むものである．
2. リハビリテーションは，障害者を訓練してその環境に適応させるだけでなく，障害者の直接的環境および社会全体に介入して彼らの参加（＊2）を容易にすることをも目的とする．
3. 障害者自身，その家族，そして彼らの住む地域社会はリハビリテーションに関する諸種のサービスの計画とは実施に関与しなければならない．

＊1 原文は，ICFに改訂される前のICIDHの用語であった「能力障害あるいは社会的不利を起こす」
＊2 原文は「社会統合」

生活機能

生活機能は，「心身機能・身体構造」「活動」「参加」の3つの次元からなります． それぞれの定義を**表2**に示します．

①「心身機能」とは，「身体の生理的・心理的機能」であり，「身体構造」とは「身体の解剖学的部分」です．具体的には，**表3**のように精神機能（mental function）や循環・呼吸，神経筋・運動器などの機能や構造が挙げられています．その障害（否定的側面）は，機能障害（impairment，構造障害を含む）とよばれます．

②「活動」とは，個人（individual）を1人の人間として見たもので，「個人による活動の遂行」を指します．このレベルには，学習，コミュニケーション，食事や排泄などの**日常生活動作（activities of daily living：ADL）**などのセルフケア，対人関係などの活動が含まれます．このレベルの否定的側面（障害）を，「**活動制限（activity limitations）**」とよびます．

③「参加」とは，社会レベルでとらえたもので，否定的側面（障害）を「**参加の制約（participate restrictions）**」とよびます．「活動」と「参加」とを区別することは困難なため，**表3**では「活動と参加」としてまとめて示されています．

健康状態と背景要因

以上の生活機能は，「健康状態」と「背景因子」との相互作用をもつとされています．疾病（健康状態）は，ICDで評価されます．**背景因子（contextual factors）**には**個人因子（personal factors）**と**環境因子（environmental factors）**とがあります（**表1**）．環境因子には，自然環境だけでなく人間がもたらした環境変化や支援と関係，サービス・制度・政策なども含まれます．

リハビリテーション

ICFで示された多くの次元や要素に対して，多面的に取り組み，well-being（幸福・健康）の向上をめざすのがリハビリテーションです．

リハビリテーションの定義

リハビリテーションが目指すのは，生活機能の制限をもたらす諸条件の悪影響を減少させ「障害者の参加を実現すること」です（**表4**）．その方法においては，ICFにおける機能障害へのアプローチだけでなく，障害者の背景因子である環境因子や個人因子にも介入し，活動や社会参加を容易にする「あらゆる措置」を含んでいます．そのため，リハビリテーションの取り組みには，障害者自身だけでなく，その家族や地域社会の関わりも不可欠です．

表5　リハビリテーションの３つの基本的アプローチ（障害の３つのレベルに対応して）

I. 機能障害（impairments）に対して〔治療的アプローチ〕
1. 機能障害そのものの改善（損傷の治癒，訓練による麻痺の回復，手術による機能回復，失語症の治療，小児の知的発達の促進など）
2. 合併症の予防と治療

II. 活動制限（activity limitetions）*に対して〔代償的アプローチ〕
1. 残存機能の強化（脊髄損傷における上肢の筋力増強など）
2. 日常生活動作（ADL）の訓練（残存機能の応用能力の増進 ------ 右片麻痺における左手での書字訓練など）
3. 補助具の使用（義肢，装具，杖，車いすなど）

III. 参加制約（participation restrictions）*に対して〔改革的アプローチ〕
1. 家屋の改造（便所・風呂の改造，階段の手すりなど）
2. 周囲の人間（家族，職場）などの意識の変化（障害への正しい理解をもたせる）
3. 教育の機会の確保（児童の教育と成人の大学教育など）
4. 職業的自立の援助（職業訓練，職場復帰など）
5. 経済的自立の保障（年金，手当など）
6. 社会参加，レクリエーションへの援助
7. 生活環境の整備（"街づくり"，交通機関の整備など）

〔文献３より筆者作成〕
*原文はICFに改訂される前のICIDHの用語「能力障害（disability）と社会的不利（handicap）」であったのをICFの用語にさしかえた

リハビリテーションのアプローチ

リハビリテーションを，機能訓練のことと狭くとらえる誤解は多いですが，機能訓練はICFにおける機能障害へのアプローチの１つに過ぎません．リハビリテーションは，医学的なアプローチ以外に，教育的，職業的，社会的なアプローチをも含むとても広いものです．**表5**に活動制限（activity limitations），**参加制約（participation restrictions）**に対しリハビリテーションでよく使われるアプローチを示します．

ICFの生活機能の否定的側面である「機能障害」「活動制限」「参加制約」という３つのレベルに対応して，「治療的アプローチ」「代償的アプローチ」「改革的アプローチ」があります．これらのなかには，「健康状態」「環境因子」「個人因子」への医学・社会・教育的アプローチも含まれます．これらを総合的に組み合わせ，well-being（幸福・健康）の実現をめざします．

リハビリテーションに関わる職種・機関

Well-being（幸福・健康）の実現をめざすリハビリテーションは，内科系でも外科系でも診療科に関わらず追究されるべきものです．そのなかでも，障害を専門とする診療科がリハビリテーション科です．そこに関わる専門職として，医師，看護師，理学療法士，作業療法士，言語聴覚士，義肢装具士，介護福祉士，社会福祉士（医療ソーシャルワーカー）などがあります．必要に応じ，病院外のケアマネジャーなどの職種や社会福祉協議会や患者・家族団体とも連携しています．

Well-being（幸福・健康）の評価と支援は多面的に

ICFの枠組みでとらえると，well-being（幸福・健康）とその関連要因は，３つの次元，「心身機能と構造」「活動」「参加」からなる生活機能と，それと相互作用をもつ「健康状態」と背景因子としての「環境因子」と「個人因子」という６

つの側面で構成されています．言い換えれば，well-being（幸福・健康）を高める支援をするためには，「健康状態」（疾病）や「心身機能・構造」だけに目を奪われることなく，「活動」「参加」「個人因子」「環境因子」を含む，生物・心理・社会モデルで，全人的に対象者をとらえ，関連要因に対して多面的に支援する考え方が必要かつ有用です．

このような考え方は，主にリハビリテーション科やリハビリテーション専門職のなかで育まれ発展してきたものですが，すべての診療科や医療職が身につけるべきものです．そこで well-being（幸福・健康）を高める支援のあり方については，節を改め2章の5節（p91）で取り上げることにします．

引用・参考文献

1）WHO：International Classification of Functioning, Disability and Health（ICF）. WHO. https://apps.who.int/iris/bitstream/handle/10665/42407/9241545429.pdf?sequence=1（日本語訳）https://www.mhlw.go.jp/houdou/2002/08/h0805-1.html, 2001
2）厚生労働省ホームページ：国際生活機能分類 - 国際障害分類改訂版（日本語版）. https://www.whlw.go.jp/houdou/2002/08/h0805-1.html
3）日本リハビリテーション医学会：リハビリテーション白書――リハビリテーションの現状と課題．p15，医歯薬出版，1979.

4 こころの病とwell-being

こころの病は**精神疾患**ともよばれますが，他の身体的疾患とは異なり，疾患のとらえかたや診断の考え方に独自のものがあります．疾患に伴う「生活のしづらさ」をどう理解し克服するかという点でも独自の課題を抱えています．しかし医療職にとって，こころの病への理解は，他の慢性疾患をもつ患者理解と同様に必要なことです．こころの病とwell-beingについて考えてみましょう．

こころの病と精神疾患

病（やまい）と疾患

英語圏では，**病（illness）**と**疾患（disease）**を区別して使用しています．ハーバード大学の精神医学者・医療人類学者のクラインマン（Arthur Kleinman）は，病（illness）は，病者やその周囲の人々が，症状や能力低下をどのように認識しそれらに対応するか，病者自らが症状や患うことをいかに体験しているかを示す概念で，一方，疾患（disease）は，治療者の視点からみたもので，生物学的な構造や機能における変化として記述されるもの，と区別しています[1]．病が主観的な体験であり，そこにはさまざまな意味づけがなされるのに対して，疾患は生物医学的に記述される状態です．客観的に確認できるものが疾患で，主観的にとらえられたものが病だといえるでしょう．

そこで，この節では患者の立場から述べるときに「こころの病」，医療職の立場から述べるときに「精神疾患」という用語を使うことにします．もっとも，精神医学では，後で考察するように，疾患をdiseaseではなくdisorderという用語を使用して表現しています．その理由も後述しますが，まずは精神疾患をどのようにとらえ理解したらいいかを考えてみましょう．そのための２つの認識の枠組み，すなわち**病理モデル**と**心理社会モデル**を取り上げてみます．

病理モデル

医学において多くの疾患は，次のような枠組みでとらえられ，診断，治療，研究が行われています．まず患者は，いろいろな“症状”を示して医師を訪れます．医師は，一定の症状の組み合わせやその経過，検査結果などからその背後にある“疾患”を診断します．その“疾患”の背後には，さらに身体的なあるいは生物学的な“病理”過程が想定されており，その病理過程を引き起こすなんらかの“病因”が存在する，という見方です．治療とは，この病因や病理過程を修正することを意味しています．近代医学の発達とともに，多くの疾患の原因がこのような病理モデルをもとに発見されてきました．

しかし，統合失調症をはじめ精神医学が対象としている状態の多くは，このような枠組みだけでは十分な対応はできません．このような病理モデルによっては，原因が解明されていないのです．おそらくそれは，病理モデルだけで精神疾患をとらえることそのものに，限界が潜んでいるからでしょう．病理モデルだけでなく，次に説明する心理社会モデルを重ねて精神疾患にアプローチすることが重要だと思われます．

心理社会モデル

心理社会モデルでは精神疾患を，その人の生活のなかで遭遇するさまざまな出来事と，その出来事にその人がどのような対処を図るかといった過程のなかからとらえようとします．非日常的な出来事，大きな不安やストレスを引き起こす出来事，あるいは持続的な精神的葛藤を生じる出来事など，人生ではいろいろな出来事があります．そのような出来事に，私たちはこれまでの生活のなかで貯えてきた能力，価値観，あるいは対人関係のパターンなど自己の資源を動員して対処します．対処困難な課題は**精神的危機（クライシス）**を引き起こし，精神疾患の引き金となります．クライシスをうまく乗り越えることができれば，その人は自信をつけ，成長することができます．しかし，うまく対処できない場合に，時として精神医学的な一定の“症状”を呈して，周囲からの支援を必要とするようになります．

この枠組みでは，1人ひとりの人間の生活の固有性を重視し，個人と環境との交互作用のなかから精神疾患が生じてくるという見方をします．しばしば精神医学の対象にもなる不登校，引きこもりなどは，生物医学的な意味での疾患ではありません．ストレスを引き起こす環境に対して人間がとる対応様式の1つであり，心理社会モデルによって理解することが妥当だと思われます．

2つのモデルを重ねながら支援を考える

精神科病院における在院患者の半数以上を占める**統合失調症**は，精神疾患の代表のような疾患です．統合失調症を発症すると，そこから自分だけの力で抜け出すことは困難なことが多いのです．幻覚や妄想に支配され自分自身で自分自身の状態を合理的に制御することができなくなります．そのような状態が長引くと，その人の能力や可能性を奪うことになりやすく，そのため，服薬を含めた医学的な対応が必要となります．薬という化学物質が自己を取り戻すのに有効だということから，なんらかの生物医学的な過程がこの疾患に関与していることは間違いありません．しかし，そのような状態に陥る過程の理解や，その後の**回復（リカバリー）**の過程を考える場合に，**心理社会的アプローチ**が有効であることも確かなことです．精神病とよばれる状態に陥ると，その体験がまたその人にとって重大な“出来事”になります．その“出来事”にどのように対処するかで，そのあとの経過も変わってきます．

1987（昭和62）年に**精神保健法**が施行されて以降，入院治療を受ける際に，入院の意義を患者に納得してもらって患者自らの意志で入院する**任意入院**が重視されるようになりました．それ以前は，精神科病院への入院は，保護者の同意だけに基づく**非自発的入院**が一般的でした．患者は，精神疾患という混乱をもたらす体験に加えて，強制的に社会から隔離され，画一的で自由を奪われた生活を強いられる状態に直面します．こうした“出来事”が，患者から自信や希望を奪い，患者を活気のない受け身で依存的な状態に追いやってしまうことが少なくありませんでした．

精神疾患に付随する日常生活や社会生活のさまざまな制限の一部は，このような環境によってつくられた2次的障害であることが解明されています．こうした**2次的障害**をもたらさないためにも，心理社会的アプローチは重要です．心理社会モデルは，患者の苦悩や不安への共感に基づく心理社会的支援を組み立て，本人の潜在的な能力を重視して伸ばしていく援助につながる点で有効なモデルです．

病理モデルと心理社会モデルは，精神疾患のとらえ方に関する枠組みであると同時に支援の枠組みでもあります．そのどちらが正しいかという二者択一の問題ではなく，この2つのモデルを重ねながら，**身体・心理・社会（physio-psycho-social）**の全体を視野にいれて，精神疾患およびその状態にある人の支援を理解することが重要です．

精神疾患と精神障害

DSMによる精神疾患の診断

精神疾患は，英語では**mental disorders**という用語が使用されています．米国精神医学会が策定している**“Diagnosis and Statistical Manual of Mental Disorders（DSM）”**は「精神疾患の診断・統計マニュアル」と訳されています．英語のdisorderという概念は，「変調，安定が乱された状態」といった意味合いであり，医学的に定義づけられる疾患を意味するdiseaseとはややニュアンスが異なります．多くの精神疾患は，血液検査，画像検査などの医学検査で疾患特有の変化を見いだすことはできず，精神面や行動面での症候（変調）に基づいて診断が行われます．

DSMは現在，2013年に発刊された第5版（DSM-5）が使用されており，そこに記載されているさまざまな精神疾患の診断基準は，それぞれの精神疾患に特有なさまざまな精神・行動面の症候を列挙し，それにいくつ以上当てはまれば，その精神疾患と診断する，というようなもので，「**操作的診断基準**」とよばれています．どのような症候があればどのように診断するかという取り決めをマニュアル化したものだといえるでしょう．たとえば統合失調症の診断基準の冒頭は，次のように記されています．

「A　以下のうち2つ（またはそれ以上），おのおのが1か月間（または治療が成功した際はより短い期間）ほとんどがいつも存在する．これらのうち少なくとも1つは（1）か（2）か（3）である．（1）妄想，（2）幻覚，（3）まとまりのない発語（例：頻繁な脱線または滅裂），（4）ひどくまとまりのない，または緊張病性の行動，（5）陰性症状（すなわち感情の平板化，意欲欠如）」[2]．

操作的診断基準では，「疾患」の原因を問うことは重視せず，診断の信頼性を高める（同じ状態であれば同じ診断がつけられる）ことを重視しています．精神疾患の多くは生物学的な原因は明らかでないので，身体医学的な病理に基づく診断ではなく，操作的診断基準によって診断の客観性を保とうとしているといえます．

Disorderは，「疾患」と訳されることもあれば「障害」と訳される場合もあります．たとえばPanic disorderは「パニック障害」と訳されてきました．しかし「障害」という用語には負の意味づけがなされてきましたし，また，別の用語である**disability**との区別もできません．そのためDSM-5の和訳ではdisorderに対し「障害」という訳語のほか「○○症」という訳語をあてることが多くなっています．Panic disorderは「パニック症」，Anxiety disordersは「不安症群」という具合です．

ICDによる精神疾患の分類

精神疾患の診断基準としては，DSMと並んでWHOが策定している**国際疾病分類（International statistical classification of diseases and related health problems：ICD）**もよく使用されています．現在，国際疾病分類は第11版（ICD-11）への改訂作業が進んでおり，2022年に発効する予定です．日本ではICDに準拠して**「疾病，傷害及び死因の統計分類」（統計法に基づく統計基準）**を使用してきましたので，ICD-11の和訳の改訂作業も進められています．ICD-11では精神疾患以外の領域ではdiseaseという用語が使用されていますが，精神疾患を分類する第6章は，“Mental, behavioural or neurodevelopmental disorders”というタイトルです．ここでも和訳案ではneurodevelopmental disordersを「神経発達症群」とするなど，DSM-5の和訳と整合性を保ち，個々の精神疾患の呼称に負の意味づけがなされないように配慮しようとしています．

かつて，日本の精神医学界では統合失調症を**精神分裂病**とよんでいましたが，この呼称にはスティグマがまとわりついていて，それが社会的排除の対象となりやすいことが問題とされ，2002年の日本精神神経学会総会で呼称を変更することが決定されました．患者の人権を守るためには，さまざまな精神疾患にどのような名称を付与するかということにも配慮が必要となっています．

精神保健福祉法と障害者基本法の障害の定義

ところで，精神保健福祉法は，第5条で「『精神障害者』とは，統合失調症，精神作用物質による急性中毒またはその依存症，知的障害，精神病質その他の精神疾患を有する者をいう」と定義しています．一方，障害者基本法は，第2条で「障害者」の定義として「身体障害，知的障害，精神障害（発達障害を含む）その他の心身の機能の障害がある者であって，障害および社会的障壁により継続的に日常生活または社会生活に相当な制限を受ける状態にあるものをいう」と述べています．すなわち，精神保健福祉法が，精神疾患（mental disorders）を有するかどうかという観点で「精神障害者」を定義しているのに対して，障害者基本法は，生活の制限（disability）を有しているかどうかによって「障害者」を定義しているのです．disabilityとは，disorderとは異なり「生活の制限」（生活のしづらさ，といってもいいでしょう）に注目した概念です．法律用語として「障害」がdisorderやimpairment（心身の機能障害や形態障害）の意味で使用される一方，disabilityも「障害」と訳されることが多く，日本語の「障害」には多様な意味が付与されています．そのことを理解したうえで「障害」という言葉を使用することが重要です．

医学モデルと社会モデルという概念

生活の制限，生活のしづらさとしてのdisabilityがなぜ生み出されるのかという問題に対して，**医学モデル**と**社会モデル**という2つの説明概念があります[3)]．

医学モデルとは，障害という現象を個人の問題としてとらえ，病気・外傷などから直接的に生じるものであり，専門職による個別的な治療というかたちでの医療を必要とするものと考えます．一方，社会モデルでは，障害を主に社会によってつくられた問題であり，基本的に障害のある人の社会への完全な統合の問題とみなし，障害は個人に帰属するのではなく，多くが社会環境によってつくり出されたものだと考えます．医学モデルと社会モデルは2つの対立した見方ですが，医学モデルが医療者側の視点に立つのに対して，社会モデルは**インペアメント（impairment）**（NOTE1）をもつ当事者側の視点に立ったものだともいえるでしょう．

p76で説明しているICF（国際生活機能分類）は，この2つの説明概念を統合しようとしているように見えます．ICFでは**機能障害（impairments）**，**活動制限（activity limitations）**，**参加制約（participation restrictions）**の3つを合わせてdisability（生活機能の制限，ICFの日本語訳では「障害」と訳している）という用語を使用しています．なお，障害者基本法では，生活機能の制

NOTE1 インペアメント（impairments）

ICFの日本語版[1)]では，機能障害（構造障害を含む）と訳され，著しい変異や喪失といった心身機能または身体構造上の問題，とされています．生物医学的に捉えられる機能面または構造面での障害を意味しています．精神機能にみられるさまざまな障害（disorders）もインペアメントに含まれています．

1）世界保健機関（WHO）：ICF国際生活機能分類，中央法規，2002.

限を生じさせる社会の側の要因を「社会的障壁」とよび，第2条第2項で「障害がある者にとつて日常生活または社会生活を営む上で障壁となるような社会における事物，制度，慣行，観念その他一切のものをいう」と定義しています．

リカバリーとその社会的障壁

2つのリカバリー

こころの病に伴うdisabilityを克服する営みやその過程を，精神保健領域では**リカバリー（recovery）**とよんでいます．米国ボストン大学精神科リハビリテーションセンターのアンソニー（William Anthony）はリカバリーを「態度，価値，感情，ゴール，スキル，そして役割を変える個々の特性あるプロセス．病気による制限がありながらも，満足で，希望にあふれた生活や充実した人生を送る方法．また，精神疾患の深刻な影響のなかで，人生の新しい意味や目的を見出すこと．精神疾患からのリカバリーは，単に疾患自体からの回復以上のものである」と定義しています[4]．

欧米における1960年代以降の脱施設化や当事者運動のなかで，関連する考え方が徐々に発展し，1980・90年代から主に英語圏で具体的にリカバリーという言葉で言及され始めました．21世紀になってから欧米を中心に徐々に国際的な広まりをみせ，2010年代以降，リカバリームーブメントとして精神保健領域の世界的な潮流となっています[5]．disabilityのとらえ方に，医療者側からの視点と，当事者側からの視点があるように，リカバリーをどう定義するかにも2つの見方があります．症状の減退や機能的な回復を指す**「臨床的リカバリー（clinical recovery）」**は医療者側からの視点であり，満足度の高い生活や希望の実現などを包含する**「パーソナル・リカバリー（personal recovery）」**，特に主観的リカバリーは，当事者側からの視点といえます（**図1**）[6]．

こころの病にかかわるwell-beingを高めるには，臨床的リカバリーとパーソナル・リカバリーのどちらも必要なものですが，当事者主体の視点を重視し，当事者自身の自己実現をめざすときに，より重要となるのはパーソナル・リカバリーだと

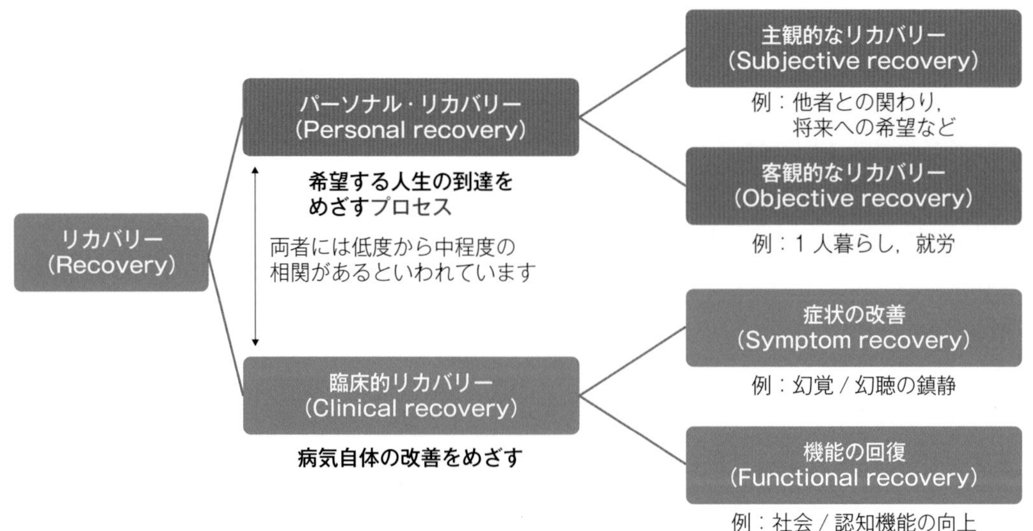

図1　「パーソナル・リカバリー」と「臨床的リカバリー」の枠組み
※臨床的リカバリーとパーソナル・リカバリーのどちらが重要かという議論ではありません．
〔文献6より〕

いえるでしょう．パーソナル・リカバリーは，①他者との関わり，②将来への希望，③肯定的アイデンティティ，④人生・生活の意義の自覚，⑤**エンパワメント**と**ストレングス**（p101も参照）といった構成要素からなることが示されています[7)]．しかし，考えてみればこうした要素やリカバリー概念の有効性は，精神障害の克服といった領域に限定されたものではないようにも思えます．慢性疾患をもちながらも人生を豊かなものにしようと努力するときに，当事者と支援者の双方にとって重要となる考え方だといえるでしょう．

リカバリーを阻害する3つの要因

逆に，精神保健領域でリカバリーを阻害しているもの，社会的障壁は何か，という問題を考えることも重要です．リカバリーの社会的障壁として3点を挙げ，その克服の方法を考えます．第一は，精神保健領域の医療者・支援者と当事者との関係性，特に**パターナリズム**に基づく抑圧的関係性です．第二は，精神疾患にまつわる**偏見，差別，スティグマ**の問題です．第三に，精神疾患のある人が生活する**閉鎖的環境**の問題を挙げることができるでしょう．

パターナリズム

日本の医療特に精神科医療では医療者と患者の関係はパターナリズムに支配される部分が大きいといえます．パターナリズムは，家父長主義，温情主義などと訳されますが，これは，父親が子どもに対してとる態度をモデルとした人間関係や社会関係を表現する概念で，家父長が家族員の保護を図るような関係，権威的・権力的にふるまう側面と自分を守れない弱者に対して温情的な保護を図る側面を含んでいます．

医療において，診療，治療は専門的知識と技術をもった医療者側が決定し実行するのが当然と考えるのはパターナリズム優位の態度です．精神保健福祉法では，精神障害者が入院治療を受ける際に，患者の意思にかかわりなく，精神保健指定医の診断を条件として，病院管理者の判断や都道府県知事の措置として強制的に患者を入院させることができる制度を規定していますが，パターナリズムを医療制度に組み込んでいるといえるでしょう．**コラム1**も参照してください．

パターナリズムに基づく精神科医療では，患者は受け身になり，自らの意思で治療を選択することはできなくて，医療職との間で信頼関係を築くことも困難になります．パターナリズムを克服するために重要なことは，パートナーシップであり，**インフォームド・コンセント**を追求することです．患者の意思を尊重し，対話を重視することです．

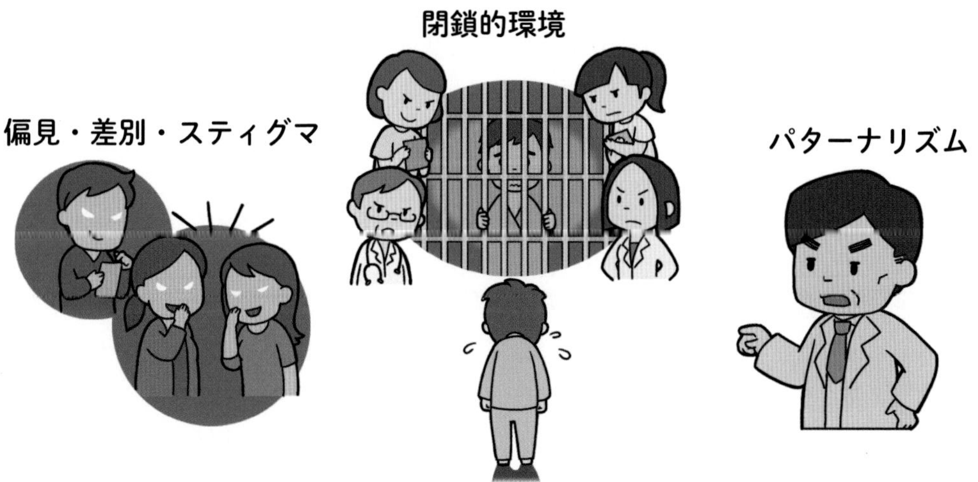

COLUMN 1

精神病床への入院形態

精神科の入院治療では，疾患の性質上，患者が自分の病気を自覚して自分から治療を受けることができず，患者本人にとっては非自発的な手続きで治療を開始せざるをえない場合があります．しかし，安易にこうした入院形態に依存して治療を行うことは，治療効果という点から問題であるだけでなく，患者の人権保護という点でも問題をはらんでいます．精神保健福祉法では次に示す4種類の入院形態を定めていますが，併せて入院患者の人権を保護するための諸制度を設けています．

(1) 任意入院（法第20条）

本人の同意に基づいて行われる入院．この入院による患者から退院の申し出があった場合は，その者を退院させなければなりません．ただし，精神保健指定医の診察の結果，入院の継続が必要と認められる場合は，72時間を限り退院させないことができます．任意入院の患者が入院中の患者の約5割強を占めています．

(2) 医療保護入院（法第33条）

精神保健指定医の診察の結果，精神障害者で医療および保護のため入院が必要と認められた者を，家族など（後見人または保佐人，親権者，配偶者，扶養義務者，適切な家族などがいない場合 市町村長）の同意に基づいて入院させる制度．本人の同意は必要ではありません．

(3) 措置入院（法第29条）

2名以上の精神保健指定医による診察の結果，精神障害のため入院させなければ自傷他害のおそれがあると診断が一致した場合に，知事（政令指定都市の場合は市長）がその者を都道府県立精神科病院または指定病院に入院させる制度．指定医の診察は，診察および保護の申請，あるいは警察官等の通報に基づいて行われます．この入院形態では本人や家族などの同意は必要ではありません．指定医の診察の結果，精神障害のため自傷他害のおそれが著しく，緊急に入院措置が必要と診断された場合，1名のみの指定医の診察に基づいて72時間に限って知事が入院措置を取ることができる緊急措置入院（法第29条の2）もあります．

(4) 応急入院（法33条の4）

精神障害者で，ただちに入院させなければその者の医療および保護をはかるうえで著しく支障がある場合，72時間を限り，本人の同意がなくても入院させることができる制度．精神保健指定医の診察に基づくことが必要で，緊急のため家族などの同意を得ることができない場合に，知事が指定した精神科病院の管理者が入院させます．

精神保健領域では，こうした対話を重視した治療や支援は英国で取り組まれた治療共同体の実践[8]，北海道浦河町の「べてるの家」で始められた「**当事者研究**」の実践[9]，フィンランドで取り組まれて日本にも紹介された**オープンダイアローグ**[10]など，さまざまなかたちで世界各地で取り組まれて精神障害者のリカバリーを促進しています．

偏見，差別，スティグマ

スティグマとは，古代，奴隷や罪人に押した烙印を意味していましたが，転じて個人や集団の評判を傷つけ価値をおとしめるもの，恥辱や汚名，非難すべきとみなされる徴（しるし）といった意味で用いられるようになりました．精神疾患があることがスティグマとなっているという場合，その病名を付けられた人を，人々がコミュニティから排除すべき存在とみなす，あるいは自分たちとは異なる特殊な人と白眼視する，そのような働きをその病名が有しているということです．

スティグマの存在は，特定の人をコミュニティから排除するような認識や行動（偏見や差別）に人々を駆り立てます．スティグマは人々に排他的な態度をとらせるだけでなく，スティグマ化された事象をもつ当事者（精神障害者やその家族）に対しても，直接的に否定的な影響を及ぼします．自信を失わせ，自らの存在価値を見失わせます．自分たちが置かれた困難な状況を解決に有効な方法で認識し，その状況に立ち向かう力を奪ってしまいます．

スティグマはさまざまな要因で生み出されます．マスコミの報道の仕方，社会のなかにある抑圧的な構造や格差の存在，歴史的・文化的に作られてきた通念や価値観，その他にも医療者自身が自覚せずにスティグマをつくり出してきた事実があります．たとえば優生保護法とそれを根拠に行われた強制不妊手術，ハンセン病患者の隔離収容などが思い浮かびますが，精神障害のスティグマ化には，精神科医療そのものにも責任があるといわざるをえません．医療職は，病気や障害に付随するスティグマを払拭することに自覚的に取り組まなければなりません．障害をもつ人の尊厳を尊重すること，同じ人間として敬意をもって接することが基本です．その人のもつストレングスに注目し，エンパワメントを追求することがリカバリーを促進します．

閉鎖的環境

生活の場としての閉鎖的環境の問題は，端的には精神科病院の人的，物的環境のなかにあります．1960年代以降，欧米では向精神薬および精神科病院に代わる地域での支援サービスの開発により，精神病床数を大幅に削減させてきました（**脱施設化**）．日本では医療計画が発効する1990年まで精神病床数は増え続け，その後もさほど削減は進んでいません．いまや日本は世界中で最も人口あたり精神病床数が多い国となっています．精神病床にたくさんの人が入院していることは，**ノーマライゼーション**（NOTE2）の理念に逆行することですし，自慢にはなりません．在院患者の7割の人は1年以上，4割の人は5年以上の長期在院者です．30万人が精神病床に入院中ですが，退院可能であっても地域で生活を支える社会資源が乏しいため退院ができない人が多数存在しています．

精神病床では入院患者数あたり配置すべき医師数，看護師数について，一般病院での配置基準よりも少ない基準が設定されており，診療の密度が低いことも長期在院化を助長する要因となっています．精神病床の半数以上は鍵がかかっている閉鎖病棟です．身体拘束も治療上必要とされれば認められており，身体拘束を受ける患者が増えているという統計もあります．閉鎖的環境のもと，自由を拘束された生活を長年にわたって強いられることは，**インスティテューショナリズム（施設症）**という二次的障害を生み出します[10)]．生きる希望をもち，自分の可能性を広げていくことが，こうした閉鎖的環境によって妨げられているといえます．

閉鎖的環境のもとで希望を奪われ，可能性を開花させることができない状態に置かれることは，なにも精神科病院のなかだけで生じているわけではありません．閉鎖的な社会福祉施設や，自分の家に引きこもって社会から孤立している人々にも共通する問題です．引きこもりも社会問題となっています．不登校から始まることも少なくないのですが，若い人だけでなく中高年者でも増えています．リカバリーを阻害する閉鎖的環境を改善していくには，脱施設化を進めていくと同時に，地域を基盤にした精神保健活動，特に支援を必要としている人々の生活の場に赴いて取り組む**アウトリーチ活動**，身体・心理・社会の全体を視野に入れて多職種が連携して支援する体制づくり，さらに当事者自身が参加する**自助グループ**や**ピアサポート**の取り組みが求められています．

NOTE2 ノーマライゼーション（normalization）

1950年代後半にデンマークで知的障害者の政策を担当していたニルス・エリク・バンク＝ミケルセン（Niels Erik Bank-Mikkelsen）によって初めて提唱された概念で，障害をもつ人も，施設に収容されるのではなく，普通の市民と同様な生活ができる社会を実現する取り組みや政策を意味しています．normalは「正常な」という意味ではなく「通常の」「普通の」といった意味合いで用いられています．

国連が1981年を国際障害者年と宣言し，障害をもつ人の社会における「完全参加と平等」をめざした政策を推進することを呼びかけたことから，日本でも1980年代以降ノーマライゼーションの理念が普及しはじめました．

医療職に必要な精神保健への関心

精神疾患は，有病率が高く人々の生活への影響の大きな病気であり，地域医療においても計画的対応が必要な重要な疾患群です．都道府県に策定が義務づけられている医療計画において，糖尿病，がん，脳卒中，心筋梗塞と並ぶ５大疾病として，具体的な疾患別地域医療計画を策定することになっています．この節で述べた精神疾患の診断基準や医療職と患者の関係のもち方は，身体疾患の医療に比べると特殊にみえるかもしれませんが，精神保健領域の諸課題に関心を寄せ，対応の仕方について考えることが，すべての医療職に求められています．

引用・参考文献

1）アーサー・クラインマン（著），江口重幸，五木田紳，上野豪志（訳）：病いの語り――慢性の病いをめぐる臨床人類学．誠信書房，1996．

2）原著：American Psychiatric Association，日本語版監修：日本精神神経学会，高橋三郎，大野裕（監訳）：DSM-5　精神疾患の診断・統計マニュアル．99，医学書院，2014．

3）世界保健機関（WHO）：ICF　国際生活機能分類．中央法規，2002．

4）Anthony WA：Recovery from Mental Illness: The Guiding Vision of the Mental Health Service System in the 1990s. Psychosocial Rehabilitation Journal 16：11-23, 1993.

5）山口創生，松長麻美，堀尾奈都記：重度精神疾患におけるパーソナル・リカバリーに関連シップする長期アウトカムとは何か？精神保健研究62：15-20, 2016.

6）国立精神・神経医療研究センター精神保健研究所ホームページ https://www.ncnp.go.jp/nimh/chiiki/fukki/about/recovery.html

7）Leamy M, Bird V, Le Boutillier C, et al：Conceptual framework for personal recovery in mental health：systematic review and narrative synthesis. Br J Psychiatry 199：445-452, 2011.

8）マクスウェル・ジョーンズ（著），鈴木純一（訳）：治療共同体を超えて――社会精神医学の臨床．岩崎学術出版社，1976．

9）向谷地生良：統合失調症を持つ人への援助論．金剛出版，2009．

10）ヤーコ・セイックラ，トム・エーリク・アールキン（著），高木俊介，岡田愛（訳）：オープンダイアローグ．日本評論社，2016．

11）Wing JK, Brown GW：Institutionalism and Schizophrenia ―― A comparative study of three mental hospitals. 1960-1968, Cambridge University Press，1970.

5 Well-being (幸福・健康) を高める支援

ここまで多様な健康観と医療観（第1節），健康の決定要因と政策を含むヘルスプロモーション（第2節），well-being（幸福・健康）の構成要素とリハビリテーション（第3節），こころの病（第4節）について考えてきました．それらをふまえて，第1節で考えた医療職に期待されているwell-being（幸福・健康）を高めるケアについて，再び立ち戻って考えてみます．ここでは臨床やチームレベルの支援を中心に，1）生物・心理・社会モデル，2）ゴール指向アプローチ，3）チームによる支援とマネジメントを取り上げます．これらは，障害者やリハビリテーションに関わる専門職の中で育まれ発展してきたものですが，すべての診療科で働く医療職が身につけるべきものです．

生物・心理・社会モデルによる支援

マズローの5段階の基本的欲求

マズロー（Abraham Harold Maslow）は，人間の**基本的欲求**は並列関係ではなく，**図1**に示したような5段階の階層構造をもっていると提唱しました[1]．

第1段階は，食欲などの本能レベルの「生理的欲求」で，第2段階は痛みからの解放など「安全の欲求」です．第3段階が，居場所がほしいなどの「所属と愛の欲求」で，第4段階は，自尊心や他者からの承認などを求める「承認の欲求」です．そして，第5段階で，なりたい自分やしたいことを実現したいという「自己実現の欲求」に至るという見方です．実証的な裏づけに欠けるなど，いろいろな批判もありますが，人の欲求を考えるうえで有用と思われます．

たとえば，生理的欲求と安全の欲求までは，本人だけで実現可能なものですが，第3階層の所属と愛の欲求以上の実現には，社会とのつながりを必要とすること，また第2階層の安全の欲求までは，満たされる形が多くの人に共通していますが，第3階層の所属と愛の欲求以降は，満たされる形に個人差が見られること，さらに「自己実現の欲求」では個別性が最も強くなり，本人による自己決定の重要性が増すなどと考察できます．

生物・心理・社会モデルと支援

マズローの考え方に基づくと，第2階層までの

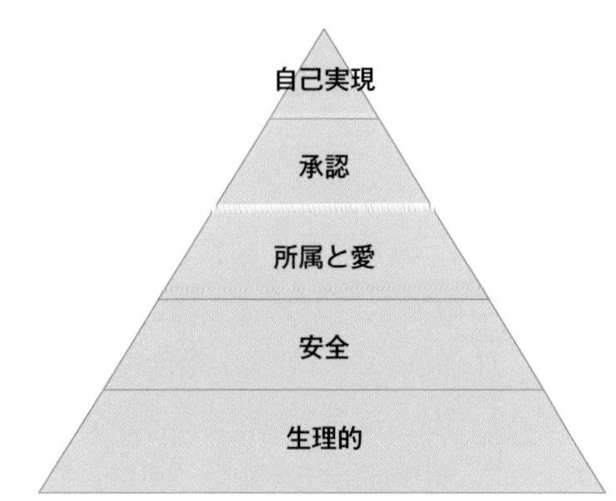

図1　マズローの5段階の基本的欲求

いわば生物学的な欲求のレベルを超えてwell-being（幸福・健康）を高めるには，自己決定や主観，社会への参加など，心理社会的側面の重要性が増すのです．生物医学的モデルに基づく支援よりも，生物・心理・社会的モデルに基づいた支援のほうがwell-being（幸福・健康）を高める支援になりえます．

第3節で学んだ，well-being（幸福・健康）を捉える**国際生活機能分類（International Classification of Functioning, Disability and Health：ICF）**[2]の枠組みでも考えてみましょう．狭義の生物医学的な診断・治療の対象は，「健康状態」と「身体機能・構造」です．これらはwell-beingの重要な要素ではありますが，6つの要素のうちの2つに留まります．これらに加え，心理や社会的側面を含む，活動や参加，個人因子・環境因子についても評価し支援したほうが，より質の高い支援になるでしょう．

環境への介入

重度の障害を抱えた要介護者を前にすると，生物医学モデルに囚われた医療職は無力感を感じます．生物医学モデルでは，「(生物である) 対象者に（医学的に）働きかけること」で問題を解決しようとしますが，それだけでは治す方法がないからです．

一方，生物・心理・社会モデルを身につけたリハビリテーション専門職のような医療職には，まだできることがあります．ひとりずつ異なる個人因子を評価し，本人・家族の意志を引き出し，それを支援することができるからです．本人への医学技術による介入の効果が乏しい場合でも，環境に働きかけるリハビリテーションでできることは残されているのです．「対象者を社会・環境に適応させる」だけでなく，「社会・環境を対象者に適応させる」方法も組み合わせることができます．

このように，生物医学モデルで「疾患」や「心身機能・身体構造」だけを対象に医学技術だけでアプローチするのに比べ，生物・心理・社会モデルで，個人因子，環境因子にも働きかけて社会参加や自己実現を支援するリハビリテーション・アプローチを含む支援のほうが，同じ条件の対象者でも，well-being向上につながる可能性は大きくなるのです．

ゴール指向アプローチ

生物医学モデルに囚われた医療職は，正常ではない病的な部分やできないことなど問題に着目しがちです．問題（problem）リストを作成して解決していく「**問題指向型（problem oriented）アプローチ**」です．これは治療により元どおり回復の可能性がある疾患には有効ですが，高齢者に多い元どおりには回復しない人や障害者，要介護者には有効ではありません．治療をしても問題がなくならないからです．

それに代わるべきなのが，「**ゴール（目標）指向アプローチ**」です．これは，問題や障害は抱えつつも，支援と**エンパワメント**によって設定したゴール（目標）を実現するアプローチです[3]．そこでは，問題点だけでなく残された部分にも着目し，潜在的な力を引き出し，それらをより大きくすることで目標を達成すること，「(疾患や障害は) 治せなくても（well-beingは）良くできる」ことをめざします．

3つのゴール――治癒・自立・自律

急性疾患を対象とする狭義の医学のゴールは「**治癒**」でした．しかし，それが望めないときでも，「**自立**」と「**自律**」の2つのゴールがあります．「自立」は，ICFの「活動」に着目し，人の手を借りないで身の回りのことができることです．その評価は客観的にでき，次は何ができるか，本人よりも経験を積んだ医療職のほうが知っていました．一方，「自律」とは，自らの意志で決定したゴールを実現することです．仮に人の手を借りたとしても，自らの望む「参加」や「自己実現」をできれば，（自立ではなくとも）「自律している」という考え方です．自らの意志による決定が自律の前提ですから，医療職の支援を受けながらもゴールを決めるのは本人です．

個人因子の重視

自らの意志で決める「自律」というゴールには，その人の生活歴や個人史，価値観・夢・希望など，ICF で言えば**「個人因子」**が重要です．たとえば，誰にでも音楽のない静けさがほしい時もあれば，穏やかな音楽がほしい時，あるいは明るい音楽がほしい時もあるでしょう．本人が望んでいないものなら，つらいだけかもしれません．つまり高い well-being（幸福・健康）を支援する時には，個人因子を重視した「アート」「臨床知」が重要です．

効果のある治療法などを疫学・統計学的に明らかにする **Evidence Based Medicine（EBM）**が重視される一方で，個人の語る物語を重視する **Narrative Based Medicine（NBM）**も着目されています．1 人ひとりで正解が異なるという意味で科学的ではないととらえることもできますが，well-being（幸福・健康）や老化，喪失体験などはそもそも 1 人ひとりで異なるものなので，それに合わせた医療をめざしている点で無視できない考え方です（**コラム 1**）．

チームによる支援とマネジメント

医療技術には，2 つの要素があります．1 つは，「（狭義の）技術そのもの」であり，もう 1 つは，「技術システム」です．後者では，個々の技術をどのように組み合わせ，どのような環境の下で，どのようにマネジメントして提供する仕組みなのかが問われます．

対象が 1 つの臓器や疾患でなく，1 人の人間であること，well-being（幸福・健康）が多くの要素から構成されていることから，1 人の医療職で対応できる場合より，多くの職種からなるチームによるアプローチが必要な場合のほうが多いでしょう．医療チームのマネジメント[3]も**「技術システム」**の 1 つなのです．

マネジメントされたチーム・ケアの有効性

異なる専門性をもつ職種が 1 つのチームとして，マネジメントされた場合とそうでない場合の成績を比較した対照比較研究が蓄積されてきています．たとえば，老年医学的総合評価，ケアマネジメント，脳卒中リハビリテーション病棟など，異なる専門性をもつスタッフで構成されたチームが 1 つの目標に向かってマネジメントされて提供される医療のほうが，1 年後の生存率や在宅復帰率，QOL（quality of life）なども高いことが報告されています[3]．

分業（分担）と協業（統合）

チームで仕事をする目的は，1 人ですべてを行うよりも効率的に仕事を進められる，あるいは 1 人ではできない大きな仕事をするためです，そのためには，**分業（分担）と協業（統合）**が必要です．

分担して仕事をするためには，いくつかの部分に仕事を分けることが必要です．分業することで，1 つの仕事に習熟して専門性を高めることができます．そして分業によって生み出された成果をまとめる協業・統合も不可欠です．分業（分担）と協業（統合）のマネジメントの仕方がチームによる支援の質を決めます．

多職種によるケアの 4 つのモデル

チームマネジメントを考えるために，分業（分担）と協業（統合）の仕方を 4 つのモデルに分けて考えてみます（**図 2**）[3]．チームとしての統合度が高くなる順に，**連絡モデル**，**調整モデル**，**連携・協働モデル**，**統合モデル**と呼ぶことにします．こ

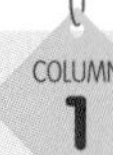

COLUMN 1 老化と喪失体験，その受け止め方

人が成熟したのち，年をとるとともに全身的な衰退を示すことを老化とよんでいます．老化は身体の細胞の数が減り，臓器が萎縮し，それに伴い生理的機能が低下していく過程です．個人にとっては不都合なこのような変化が，不可逆的に進行する点に老化の特徴があります．生理的老化は，高齢になればすべての人に例外なく現れるという点で，疾病とは区別されます．

こうした生理的老化に加えて，老年期にはさまざまな喪失体験が積み重なります．精神的な健康の保持には，加齢とともに避けることのできないさまざまな喪失を受容し，乗り越えていくすべを身につけているかどうかが大きく影響します．高齢者のさまざまな喪失体験に目を向けてみましょう．

まず，老化とよばれる過程そのものが，身体的，生理的機能の減退や喪失の過程です．40 歳代から，私たちは視力，聴力，記憶力などが徐々に減退していくことを甘受しなければならなくなります．高齢者にとって熟睡感の喪失はしばしば不安を惹起します．さらに高齢になり，運動能力が減退し行動範囲も狭くなってきますと，それに伴い主観的な健康感も損なわれてしまうことが多いのです．

身体的な機能の喪失に，社会的役割の喪失が重なります．仕事からの引退，それに伴う収入の低下（主婦として生きてきた女性でも，子どもが独立し，従来の親としての役割を喪失します）．現在は少なくなってきましたが，息子夫婦と同居する場合には，嫁姑という関係が始まります．嫁姑関係がしばしば葛藤の原因になるのは，息子の結婚に伴う母子関係の喪失を，母親が受容できないからです．加齢に伴って経験するこのような社会や家族の役割の変化を役割の喪失と感じるか，あるいは新たな自分の生き方を身につけていく機会ととらえるかによって，心理的な負担感は大きく変わってきます．

親しい者との死別は年を重ねるごとに増えていきます．配偶者との死別，兄弟姉妹や友人との死別，近親者との死別の悲しみに耐える際，支えになるのは悲しみを理解してくれる人々との情緒的なつながりです．しかし，情緒的なつながりのある人々との死別が重なると，孤独感が増大していきます．すでに亡くなった親，配偶者などとのこころのなかでのつながりが孤独感を癒すこともあります．先祖の供養という儀式でこうしたつながりを保持している高齢者は少なくありません．

さまざまな喪失体験は，生きがい，自信，好奇心や意欲に影響します．抑うつや心気症を引き起こす原因にもなります．疎外感や孤独感がつのると，そのつらさから逃れるために，精神機能そのものが不活発化することもあります．老人ホームや病院に不本意なまま入所させられた高齢者が，短期間のうちにぼけがひどくなる，といった形で現れることもあります．

若いうちから老化と高齢者の生活について理解を深め，心理的に準備をしておくことが，健やかな老いの実現を助けてくれると思われます．人と人とのつながりや，身体的な衰弱を代償してくれる環境が，精神的な健康を維持する条件であることを理解することが大切です．

（黒田研二）

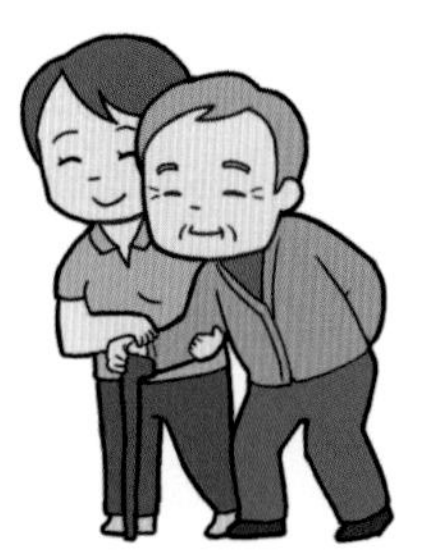

身体的機能を補う

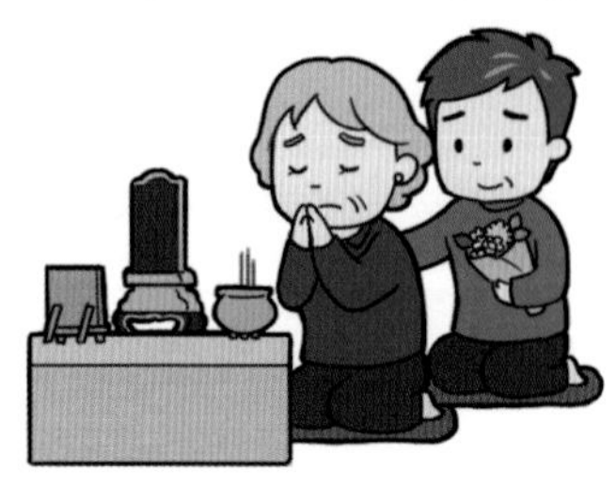

死別で失ったつながりを補う

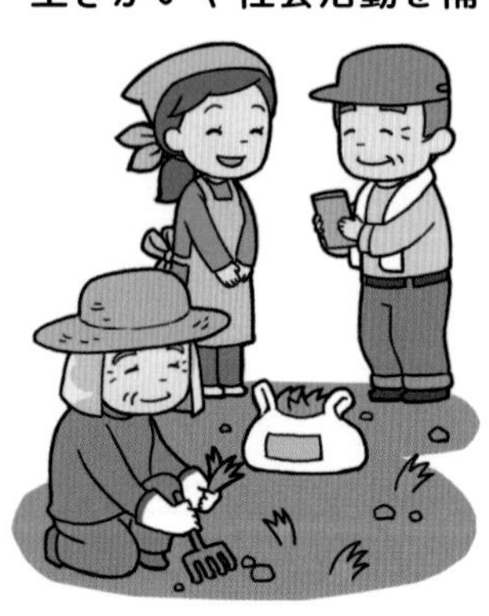

生きがいや社会活動を補う

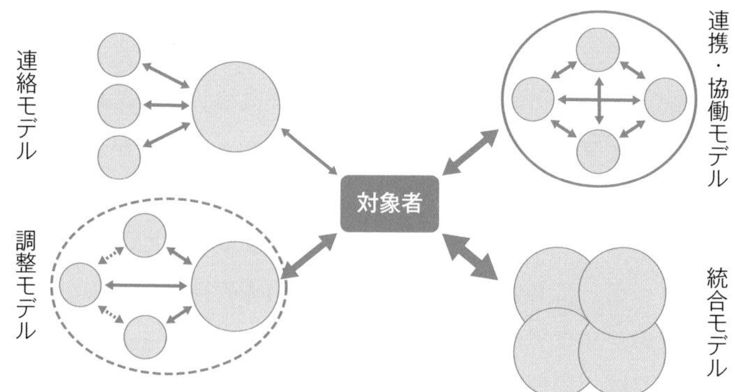

図2 多職種ケアのマネジメントの4モデル
（文献3より）

れらは単純化したモデルで，実際には同じチームが場面により異なるモデルを使い分けていたり，望ましいモデルは状況によって異なることに注意が必要です．

①連絡モデル

主治医が，他職種に連絡・指示をしながら治療するモデルです．スタッフが固定されておらず，スタッフ間での調整はなく，権限も責任も主治医個人に集中しています．その分，意思決定は速く効率的で，救急医療など治療目標が明らかで素早い判断が求められる時にふさわしいモデルです．

②調整モデル

同じスタッフが緩やかなチームを構成し，スタッフ間で調整をするモデルです．カンファレンス（会議）など協議の場が増え，共有される情報は増えます．いまだ強力なリーダーシップに基づくモデルで，チーム形成途上などにふさわしいモデルです．

③連携・協働モデル

スタッフは固定し，カンファレンスなどが定期開催され，情報の共有は一層進み，意思決定もチームとして行い共同責任を負うようになります．常に医師が利用者の前面に立つとは限らず，退院後のケアプラン作成などはケアマネジャーが全体をコーディネートしたりします．一方，各専門職間の仕事の重なりは小さく，定型的な医療にむいています．

④統合モデル

情報が一層共有され，各職種が設定する目標も他職種からの情報を生かした**共同（synergy）作用**を発揮したものになります．well-being（幸福・健康）のように本人の意志や他職種の意見も反映したゴール設定が必要なリハビリテーションや長期ケアにふさわしいモデルです．

チームマネジメントの質を決める4要素

良い医療を提供するには，そのチームがよくマネジメントされていることが必要です．マネジメントの質を決めるものには，次の4つがあります．

1つは，協業・統合を進める鍵は，ゴールがチームとして共有されていることです．チームとして共有するゴールがあって初めて，各職種が分担すべき仕事が明瞭になります．

2つ目は，多面的評価と共通認識です．対象者を多面的・総合的にとらえるには，関わる専門職それぞれが異なる専門性をもち，異なる側面に強いことが必要ですが，それらが共有されなければ1つの目標になりません．共通認識をもつためには，国際生活機能分類（ICF）のような多職種がお互いに理解できる共通言語が必要です．

3つ目は，適切なケアモデルの選択です．状況やチームの力量などにより，適切なモデルは異なります．その時々で，適切なモデルを選択したり，チームの成長のために必要な手だてをとることが重要です．

４つ目は，**リーダーシップ**と**フォロアーシップ**です．マネジメントの鍵を握るのはリーダーですが，完璧なリーダーなどいません．チームとしてなすべき仕事を理解し，リーダーに必要なフィードバックを行えるスタッフのフォロアーシップとが噛み合ったとき，スタッフ間の信頼感や一体感が生まれてチームは大きな力を発揮します，

Well-being（幸福・健康）を高めるために必要なもの

マズローの５段階の基本的欲求やICFの枠組みでとらえると，well-being（幸福・健康）とその関連要因は，多要素からなっています．そのことをふまえると生物医学モデルや問題指向型アプローチ，EBMに囚われていれば．生理的・安全の欲求や健康状態（疾患），心身機能・構造の問題に対する一律の対応になります．一方，生物・心理・社会モデルやゴール指向型アプローチ，NBMを身につけた医療職であれば，well-being（幸福・健康）を高めるために，個人因子を評価し，本人・家族の意志を引き出し，１人ひとり異なる「自律」レベルのゴールを設定し，医学技術による介入の効果が乏しい場合でも，環境に働きかけるのです．

このような多面的なアプローチをするためには，各専門職の技術レベルが高いだけでなく，チームとしてマネジメントされていることが必要です．チーム・マネジメントの質を決めるゴールの共有，多面的評価・共通認識，ケアモデルの選択，リーダーシップとフォロアーシップが噛み合うマネジメントをできるかどうかが，well-being（幸福・健康）を高められる支援かどうかを決めるのです．

参考文献

1) A.H. マズロー（著），小口忠彦（訳）：人間性の心理学——モチベーションとパーソナリティ．産業能率大学出版部，1987.
2) WHO：International Classification of Functioning, Disability and Health（ICF）. WHO. https://apps.who.int/iris/bitstream/handle/10665/42407/9241545429.pdf?sequence=1（日本語訳）https://www.mhlw.go.jp/houdou/2002/08/h0805-1.html, 2001
3) 近藤克則：医療・福祉マネジメント——福祉社会開発に向けて．第３版，ミネルヴァ書房，2017.

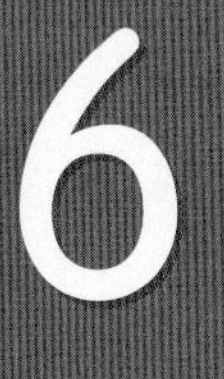

保健医療が追求する価値と医療職の役割

この節では，保健医療が追求する価値を考えてみます．その価値とは，もちろん〈健康〉であり，well-being を高めることです．あわせて健康を追求する時に必要となる考え方，さまざまな関連する概念について学びましょう．まず，保健医療や福祉が追求する価値や内包する規範を，関連する法律やグローバルに用いられている定義をもとに考察します．

保健医療の理念と追求する価値

医療法では，その理念を次のように規定しています．「(第 1 条の 2) 医療は，生命の尊重と個人の尊厳の保持を旨とし，医師，歯科医師，薬剤師，看護師その他の医療の担い手と医療を受ける者との信頼関係に基づき（略)，その内容は，単に治療のみならず，疾病の予防のための措置およびリハビリテーションを含む良質かつ適切なものでなければならない．医療は，国民自らの健康の保持増進のための努力を基礎として，医療を受ける者の意向を十分に尊重し，病院，診療所，介護老人保健施設，調剤を実施する薬局その他の医療を提供する施設，医療を受ける者の居宅等において（略)，福祉サービスその他の関連するサービスとの有機的な連携を図りつつ提供されなければならない」．

医療は単に治療を提供するだけでなく，保健予防，リハビリテーション，さらに終末期医療（ターミナルケア）までを含むものです．「生命の尊重と個人の尊厳の保持を旨とする」という医療の理念は，日本国憲法の第 13 条が規定する「個人として尊重される権利，生命，自由および幸福追求に対する権利」をふまえたものです．「医師は，医療および保健指導をつかさどることによって公衆衛生の向上および増進に寄与し，もって国民の健康な生活を確保するものとする．」と医師法（第 1 条）にあるように，医療職は公衆衛生の向上に寄与する役割を担うべきことも確認しておきましょう．

公衆衛生の定義としては米国の公衆衛生学者ウィンスロー（Charles-Edward Amoy Winslow）のものが国際的に広く用いられています．「公衆衛生とは，疾病予防，生命の延長，健康と能力の増進をはかる科学および技術であり，それは環境衛生の改善，感染症予防，個人衛生に関する健康教育，疾病の早期発見・早期治療のための医療と看護サービスの組織化，さらに地域社会のすべての人々の健康を保持する生活水準の保障のための社会機構の発展，これらをめざす組織された地域社会の努力を通じて達成される」[1)]．

この公衆衛生の定義は，基本的人権の 1 つである生存権を定めた日本国憲法第 25 条を連想させます．ただし憲法第 25 条は第 2 項で「国は，すべての生活部面について，社会福祉，社会保障および公衆衛生の向上および増進に努めなければならない」と国の責務を規定しているのに対し，この定義では公衆衛生を推進するものを「組織化された地域社会の努力」という言葉で表現しています．この場合，地域社会を構成するものとして行政，保健医療の専門職，市民，ボランティア組織，企業など多様な主体を想定することができますが，その「組織された地域社会の努力」を条件としているという点で，より地域コミュニティを志向した表現だといえるでしょう．

ソーシャルワークが追求する価値

保健医療を推進する組織は多職種が連携するチームによって構成されており，そこには**医療ソーシャルワーカー**も関与しています．人々の福祉を増進する専門職が担う**ソーシャルワーク**の役割はどのように定義されているでしょうか．

ソーシャルワーカーは，日本では**社会福祉士**，**精神保健福祉士**として国家資格化されていますが，ここでは国際ソーシャルワーカー連盟と国際ソーシャルワーク学校連盟が2014年に採択したグローバル定義を紹介します．「ソーシャルワークは，社会変革と社会開発，社会的結束，および人々のエンパワメントと解放を促進する，実践に基づいた専門職であり学問である．社会正義，人権，集団的責任，および多様性尊重の諸原理はソーシャルワークの中核をなす．ソーシャルワークの理論，社会科学，人文学，および地域・民族固有の知を基盤として，ソーシャルワークは，生活課題に取り組みウェルビーイングを高めるよう，人々やさまざまな構造に働きかける」[注] というものです．社会福祉士などの国家資格とソーシャルワークという実践は区別して考えていいでしょう．つまり，医療職はソーシャルワークを実践することも可能であり，それは保健医療が求める価値とも合致している，と考えることができます．

ソーシャルワークのグローバル定義で注目したい点は，第1に，ソーシャルワークが基礎とする価値を「社会正義，人権，集団的責任，多様性尊重」という概念で示していることです．こうした価値は民主主義の発展とともに社会に根づいてきました．第2に，ソーシャルワークがめざすものを「社会変革，社会開発，社会的結束，**エンパワメント**，解放，well-being」といった概念で表現していることです．エンパワメント，解放，ウェルビーイングは社会の次元だけでなく個人の次元でも達成されなければなりませんが，社会変革，社会開発，社会的結束は社会や人間集団に働きかけなければ達成できません．第3に，それらを実現していくために，「人々やさまざまな構造に働きかける」，つまり市民グループや社会機構および政策への働きかけを重視しています．このように個々の人々への働きかけだけでなく，社会への働きかけを重視している点にも注目しましょう．

基本的人権としての健康権

憲法や法律にふれたついでに，国際的な規範として日本も批准している**国際人権規約**についても言及しておきます．この国際条約は，**世界人権宣言**の内容を基礎として1966年の第21回国連総会において採択され，1976年に発効し，日本は1979年に批准しました．その第11条は，**生存権**の保障をこの規約締約国が遵守することを求めています．また，第12条は，基本的人権として健康権を規定したものです．すなわち，「この規約の締約国は，すべての者が到達可能な最高水準の身体および精神の健康を享受する権利を有することを認める．2　この規約の締約国が1の権利の完全な実現を達成するためにとる措置には，次のことに必要な措置を含む．(a)　死産率および幼児の死亡率を低下させるための並びに児童の健全な発育のための対策．(b)　環境衛生および産

注）2014年7月メルボルンにおける国際ソーシャルワーカー連盟（IFSW）総会および国際ソーシャルワーク学校連盟（IASSW）総会においてこの定義を採択．日本語定義の作業は社会福祉専門職団体協議会と日本社会福祉教育学校連盟が協働で行った．

業衛生のあらゆる状態の改善．(c) 伝染病，風土病，職業病その他の疾病の予防，治療および抑圧．(d) 病気の場合にすべての者に医療および看護を確保するような条件の創出」．日本国憲法の基本的人権の中に健康権は明文化されていませんが，日本が批准している国際条約にそれが明記されていることは，健康権が日本にも適用される基本的人権であることを意味しています．

健康権，幸福追求権，生存権といった基本的人権は，医療職が追求する価値を示しています．国の政策や地域における取り組み，さらには保健医療の日常的実践のなかでそれらを追求し，実現をめざすべきものです．

日本におけるインフォームド・コンセントの発展

医療における**インフォームド・コンセント**については本書のなかでも何度もふれています．今では，インフォームド・コンセントは患者の権利の1つだと考えられていますが，そうした考えが日本に定着するには紆余曲折がありました．次にその経緯をたどってみましょう．

「患者の権利」とされなかった時代

日本でインフォームド・コンセントの議論が本格化したのは，1980年代後半からでした．日本医師会に設けられた「生命倫理懇談会」は，1990年1月に日本医師会長に「**説明と同意**」についての報告[2)]を答申しています．しかし，多くの委員が米国流のインフォームド・コンセントは日本の社会にはそのままの形では移入できないとの考えをもっていたため，その導入に関しては「**患者の権利**」という点では後退し，「**医師と患者の信頼関係を再構築する1つの契機**」とのとらえ方をすることで終わっています．確かにインフォームド・コンセントは，あるべき患者・医師関係を示す概念だという見方もできます．医療では，医師と患者とが「相互の尊敬と参加とによって，一緒になって意思決定を行うプロセス」が重要であって，それを可能にするための根拠がインフォームド・コンセントだからです．

インフォームド・コンセントの必要性についての議論では，手術のように医的侵襲を伴う治療の場合には患者への説明と同意が不可欠である，といった論点から，医的侵襲とは無関係に，患者のwell-beingのために必要なのだ，という議論へと発展がみられます．たとえば進行がんの患者が限られた生命を最も意義深く生きるためには，自分の病気および可能な治療の選択肢をよく理解し，自己決定を行うことが必要です．患者はインフォームド・コンセントを通じて，患者としての**自己決定権を行使する（インフォームド・チョイス）**だけでなく，well-beingを追求するのです．

一方で不治の致命的な疾患に患者が罹患している場合に，そのことを患者にどのように伝えたらよいのか，という課題も議論されています．進行がんの告知などの問題です．病気についての事実を告げ，しかも患者の生きたいという希望を支え，患者に生きる勇気を与えるように説明するにはどうしたらいいのか，という課題に医療職は直面するのです．治療者と患者の信頼関係，患者の気持ちへの共感，病気の事実を告げたあとも継続する精神的ケアや支援，がその条件になります．

前述の「日本医師会生命倫理懇談会」の答申[2)]のなかには，「患者に説明をして，患者が理解・納得し，患者の同意を得たうえで処置の協力を得ることが，治療上必要であり，しかも効果的である」と述べられています．患者自身が自分の疾患についての知識をもち，適切な自己管理を行うことは，慢性疾患が中心となった現代の医療ではますます求められることです．治療効果を上げるためにもインフォームド・コンセントを重視しなければなりません．

医療法改正で規定が盛り込まれるも，患者の権利なのかが曖昧な時代

1992年に医療法が改正されましたが（第2次），その際，インフォームド・コンセントを法律にどう盛り込むかが議論されました．しかしこの時点では結論が出ず，検討を継続することになりました．これを受けて厚生省（当時）はさまざまな立場の人々から構成される「インフォームド・コンセントのあり方に関する検討会」（座長：柳田邦男）を設け，翌1993年7月から検討を開始しました．その検討結果は，1995年6月に報告書[3)]としてまとめられています．

報告書には冒頭にこう書かれています．「『医師が一方的に決める時代は終わった』『何のクスリをのまされているかわからないという時代は終わった』―そう言えるような新しい医療のあり方に向かって，今，日本の医療が大きな転機を迎えている．（中略）患者も医療従事者もともに元気が出るような新しい関係をつくるいわば鎹（かすがい）として，インフォームド・コンセントを位置づけようというのが本検討会の委員の一致した考えである」．この報告書には，インフォームド・コンセントを積極的に推進しようとする姿勢がみられ，最後にインフォームド・コンセントの普及のための具体的提言をしている点が評価できます．しかし，インフォームド・コンセントが患者の権利なのかどうか，この報告書ではふれられていませんでした．

ともあれ，こうした議論を受けて，1997年12月に介護保険法とともに国会で成立した医療法改正（第3次）で，医療の担い手に対してインフォームド・コンセントの規定が盛り込まれます．医療法第1条4の2項には「医師，歯科医師，薬剤師，看護師その他の医療の担い手は，医療を提供するにあたり，適切な説明を行い，医療を受ける者の理解を得るよう努めなければならない」と書かれています．

義務化されたインフォームド・コンセント

こうした経緯のもとに日本においても，インフォームド・コンセントが次第に根づいてきました．2006年6月に成立した医療法の改正（第5次）では，さらに患者への情報提供の規定が厳密になりました．「第2章　医療に関する選択の支援等」という章を設け，第6条4に「病院または診療所の管理者は，患者を入院させたときは，厚生労働省令で定めるところにより，当該患者の診療を担当する医師または歯科医師により，次に挙げる事項を記載した書面の作成並びに当該患者またはその家族への交付およびその適切な説明が行われるようにしなければならない」と述べ，次の5点を挙げています．①患者の氏名，生年月日および性別，②当該患者の診療を主として担当する医師または歯科医師の氏名，③入院の原因となった傷病名および主要な症状，④入院中に行われる検査，手術，投薬その他の治療（入院中の看護および栄養管理を含む）に関する計画，⑤その他厚生労働省令で定める事項．さらに退院時に関しても，「病院または診療所の管理者は，患者を退院させるときは，退院後の療養に必要な保健医療サービスまたは福祉サービスに関する事項を記載した書面の作成，交付および適切な説明が行われるよう努めなければならない」と書き，医療職は退院後も継続した医療とケアの確保に努めなければならないことを明文化しました．

このような法律条文によって，現在，インフォームド・コンセントは医療提供側の義務であることが規定されています．いいかえると，患者は医療職に対してインフォームド・コンセントを権利として主張できるわけです．私たちは，長い議論の結果制度化されたインフォームド・コンセントや患者の権利について意識を高めることで，患者の立場に立った医療を追求していかなければなりません．

エンパワメントとストレングス

エンパワメントと**ストレングス**という言葉を，医療職が言及したり耳にしたりする機会が多くなってきました．もともとは米国でソーシャルワークに関する議論から発展してきた考え方ですが，保健医療が追求する価値とも合致しており，看護職や医師をはじめ医療職も理解しておく必要がある概念だといえるでしょう．エンパワメントとそれを実現するためのアプローチは，これまでの病理モデルに従って提供されてきた支援では，十分な取り組みがなされていませんでした．

パワーの欠如状態を回復し高めるエンパワメント

エンパワメントは，米国で1970年代からソーシャルワークにおいて発展してきた概念です．初め黒人など社会的に抑圧されてきたマイノリティの支援において，そのパワー（心理的，社会的，政治的力）を高めることを意味して使用されました．同じような「パワーの欠如状態」に陥りがちな人々，すなわち障害者や高齢者などのソーシャルワークにおいても重要な目標概念となっていきました．パワーにはいろいろな意味あいが含まれています．心理的力としては，**自己決定する力**，**自己効力感（self-efficacy）**，あるいは**自己肯定感（self-esteem）**を高めること，さらに**社会的力（competence）**を高めることも含まれます．同じような状況にある人々（マイノリティ集団）が社会システムに影響力をもちうる政治的力を高めることも，エンパワメントは含意しています．

このように多義的な内容を含むだけにエンパワメントを日本語に訳すことは難しいので，そのままカタカナで表現されています．サイモン（Barbara Levy Simon）は，エンパワメントの5つの基本的要素を次のように述べています[4)]．①クライエントとの共同関係（パートナーシップ）の確立，②クライエントの弱い部分でなく強い部分に注目する，③個人と環境の双方に焦点を合わせる，④人権・責任・ニーズについての理解をもつ，⑤権利を剝奪されてきた人々へ専門家として献身する，です．ソーシャルワークでは支援を必要としている人を**クライエント**とよびますが，医療では患者と呼び換えていいでしょう．

クライエントの強さを伸ばすストレングス視点

エンパワメントを目標としたアプローチでは，個人あるいは個人をめぐる人間関係や周囲の人々（社会環境）がもっている潜在的な力に注目して，それを発揮できるように支援することが重要です．そこで注目されるのが**ストレングス視点（strengths perspective）**とよばれるものです．ストレングス視点は，カンザス大学社会福祉学部のソーシャルワークの研究者たちが，1980年代前半より発展させたアプローチであり，はじめ精神保健の領域においてまず取り組まれました．従来支配的であった病理アプローチとは正反対の視点であり，クライエントおよび地域社会のもつストレングス（強さ，積極的側面，肯定的側面）に注目し，焦点をあて，それらを伸ばしていくような一連の原則，思考，技法から組み立てられています[5)]．このような取り組みは，精神保健の領域だけでなく教育分野，薬物乱用者や高齢者などを対象とするさまざまなソーシャルワークに応用されていきました[6)]．

精神障害をもつ人々のソーシャルワークのテキストをまとめたラップ（Charles Anthony Rapp）は，**ストレングス・モデル（strengths model）**[7)]とよんでいます．ストレングス・モデルにおける6つの原則とは以下のようなものです．①個人の弱さや欠陥よりも，ストレングス（強さ）に焦点をおく，②クライエントと支援者の関係が支援プロセスの重要な要素であり，その関係はパートナーシップによって特徴づけられる，③クライエント自身が支援プロセスを方向づける主体である，④すべての人は学習し，成長し，変化していく固有の能力を有している，⑤支援活動は，特定の建物の中に限定されずに地域（コミュニティ）において展開される，⑥コミュニティは，動員すべき資源のオアシスとみなされる．

医療職が権利を理解し実践に活かすこと

医療職が，健康に関連する基本的人権や患者の権利について理解し，それらを日常の実践のなかで具体化していくことの重要性を述べてきました．こうした価値を社会に根づかせていくためには，医療職の地道な実践が必要であることも自覚しておきましょう．

参考文献

1） Winslow CE：The untilled fields of public health. Science 51（1306）：23-33, 1920.（筆者訳）
2） 日本医師会（編）：国民医療年鑑平成元年度版. pp155-188，春秋社，1990.
3） 厚生省健康政策局（監修），柳田邦男（編）：元気が出るインフォームド・コンセント．中央法規出版，1996.
4） Simon BL：The Empowerment Tradition in American Social Work；A History. Columbia University Press, 1994.
5） 小松源助：ソーシャルワーク実践におけるストレングス視点の特質とその展開．ソーシャルワーク研究 22：46-55，1996.
6） Saleebey D：The Strengths Perspective in Social Work Practice. 2nd ed, Longman, 1992.
7） Rapp CA：The Strengths Model；Case Management with People Suffering from Severe and Persistent Mental Illness. Oxford University Press, 1998.

第3章

医療がたどってきた道と未来への展望

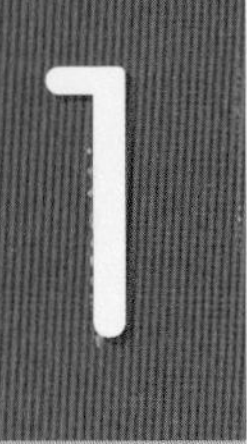

近代医学の誕生と感染症対策

本節では，**近代医学**のたどってきた歩みと人類の最大の健康課題とされてきた**感染症対策**について学びます（**表1**）[1]．

医学がたどってきた道

医学の起源――解剖学の時代

古代ギリシャ（紀元前400年頃）においてヒポクラテス（Hippocrates）が近代医学の基盤をつくりました（**コラム1**）[1]．ヒポクラテスの医学は，古代ローマのクラウディウス・ガレノス（Claudius Galenus）により継承された後[2]，イスラム社会のなかで継承され，アラビア医学として体系化されました．そのアラビア医学がラテン語に翻訳されて10世紀頃よりイタリアのサレルノ大学，さらにボローニャ，パドヴァ，パリなどの大学を介してヨーロッパ各国に拡がりました．

1518年，英国ではイタリアのパドヴァ大学で医学を学んで帰国したトーマス・リナカー（Thomas Linacre）が，英国国王のヘンリ8世の治世下で**ロンドン医師協会（College of Physicians in London）**を創設し，英国の近代医学の基盤をつくりました[3]．同じくパドヴァ大学で学び，解剖学の教授となったベルギーのアンドレアス・ヴェサリウス（Andreas Vesalius）は，1543年に挿絵を入れた解剖学書の**「ファブリカ」**を刊行し，近代解剖学の父とよばれています．英国のウイリアム・ハーベイ（William Harvey）はイタリアで医学を学び，血液の系統は1つであり，血液は循環しているとする血液循環説を1628年に発表しています．血液循環説はヒポクラテスやガレノスの医学の説を覆すもので，その後の観察と実証による医学の確立に貢献しました．そして，1674年に，オランダのアントニ・ファン・レーウェンフック（Antonie van Leeuwenhoek）が顕微鏡で細菌の存在を確認し，19世紀の細菌学の発展につながっていきます[1]．

近代医学の確立――細菌学・ウイルス学とX線の発見

解剖学と生理学の体系化による近代医学の確立に続いて，19世紀は病理学と細菌学が確立し，医学研究がさらなる発展をとげました．1858年にドイツのルドルフ・ウィルヒョウ（Rudolf Virchow）は，疾病は細胞の異常に基づいて起こるとする細胞病理学を確立しました．1861年にフランスのルイ・パスツール（Louis Pasteur）は，首の部分が細長く大きく弯曲したスワンネックフラスコを使った実験で細菌は自然に発生していないことを示し，それまで信じられていた「細菌の自然発生説」が間違いであることを証明しました．その後，1865年にフランスのクロード・ベルナール（Claude Bernard）が「実験医学序説」を発刊し，生理学を実験と観察に基づくものとしました．英国やフランスと比べて近代医学の導入が遅れていたドイツは国家を挙げて医学研究

表1　医学の歩み

古代ギリシャ	ヒポクラテス（Hippocrates, BC460～BC370年頃）が，医学を科学的なものとする．
古代ローマ	ガレノス（Galenus,AD129年頃～200年頃）が，ヒポクラテスの医学を継承して伝える．
7～10世紀	古代ギリシャや古代ローマの医学が，中東の地で東西の医学を融合させてアラビア医学として発展する．
8世紀	天然痘が日本で大流行する．聖武天皇と光明皇后は国分寺や東大寺盧舎那仏像を建立して対応する．
10世紀	アラビア医学がラテン語に翻訳されて西欧に入ってくる．全ヨーロッパの医学者がラテン語に翻訳したものでアラビア医学を学ぶ．
14世紀～	東方からペストがヨーロッパに侵入し，ペストの流行が始まる．北イタリアの諸都市は衛生当局をおいて対策を進める．
16世紀	アラビア医学がヨーロッパ各地に拡がり，英国，フランス，ドイツで近代医学の発展が始まる．
	1518年，イタリアで医学を学んだトーマス・リナカー（Thomas Linacre）が，ロンドンに近代医学の学術団体を創設する．
	1543年，ベルギーのアンドレアス・ヴェサリウス（Andreas Vesalius）が，解剖書を発刊する．
17世紀	1628年，英国のウイリアム・ハーベイ（William Harvey）が，血液循環論を発表し，ガレノスの医学を超える生理学を開く．
	1674年，オランダのアントニ・ファン・レーウェンフック（Antonie van Leeuwenhoek）が，顕微鏡で細菌の存在を確認する．
18世紀	1774年，オランダ語訳のドイツのヨーハン・アーダム・クルムス（Johann Adam Kulmus）の解剖図譜の「ターヘル・アナトミア」を，日本で前野良沢・杉田玄白らが翻訳・編纂して，「解体新書」として発刊する．
	1796年，英国のエドワード・ジェンナーが，牛痘ウイルスを使った「種痘」を始める．
19世紀	コレラの世界的な流行が始まる．
	1847年，イグナッツ・ゼンメルワイス（Ignaz Semmelweis）が，医療従事者の手洗いを徹底させ妊産婦の産褥熱の死亡率を下げる．
	1848年，英国のエドウィン・チャドウィック(Edwin Chadwick)が，1848年に公衆衛生制度を創設して，自治体に保健医官や衛生監視員を配置し，衛生対策を進める．
	1858年，ドイツのルドルフ・ウィルヒョウ（Rudolf Virchow）が，細胞病理学を確立する．
	1860年，英国のナイチンゲール(Florence Nightingale)が，セント・トーマス病院に看護学校を創設する．
	1861年，フランスのルイ・パスツール（Louis Pasteur）が，細菌の自然発生説が誤りであることを実験で示す．
	1865年，フランスのクロード・ベルナール（Claude Bernard）が「実験医学序説」を発刊する．
	1874年，長与専斎が，医制を発布し，日本の衛生行政制度および医学教育制度の基本方針を示す．
	1880年代，ドイツのロベルト・コッホ（Robert Koch）が，固形培地を使い，炭疽菌，コレラ菌，結核菌などの病原菌を発見する．
	1898年，北里柴三郎が創設した日本の伝染病研究所で，志賀潔が赤痢菌を発見する．
	1895年，ドイツのヴィルヘルム・レントゲン（Wilhelm Röntgen）が，X線を発見する．
	1897年，ドイツのフェリックス・ホフマン（Felix Hoffmann）が，アセチルサリチル酸（アスピリン）の化学合成に成功する．
	1897年，日本で伝染病予防法が公布される（この頃にはコレラの流行はほぼ終息していた）．
20世紀	1910年，パウル・エールリヒ（Paul Ehrlich）とその下で研究していた秦佐八郎が，梅毒治療剤サルバルサン（606号）を発見する．
	1910年，日本で鈴木梅太郎が，米糠からオリザニン(ビタミンB_1)を取り出し，これが不足すると脚気の発症につながることを示す．
	1911年，日本の野口英世が，梅毒病原体スピロヘータの純粋培養に成功する．
	1914年，インフルエンザが世界的に流行し，多数の死亡者が発生する（スペイン風邪）．
	1928年，英国のアレクサンダー・フレミング（Alexander Fleming）が，抗生物質（ペニシリン）を発見する．
	1935年，米国のウェンデル・スタンリー（Wendell Stanley）が，タバコモザイクウイルスを結晶化しウイルスの存在を示す．
	1953年，英国のジェームズ・ワトソン（James Watson）とフランシス・クリック（Francis Crick）が，X線回析法によりDNA（デオキシリボ核酸）が二重らせん構造であることを示す．
	19世紀にはヨーロッパ諸国が競って近代医学を発展させてきた．20世紀にヨーロッパ大陸が2つの世界大戦の戦場となり，また人種的な迫害があり，医学研究者は米国で医学研究を行うようになった．その結果，近代医学は米国を中心として進む時代になった．
	1956年，英国のレスリー・ハロルド・コリヤー（Leslie Harold Collier）が，天然痘ウイルスワクチンの凍結乾燥化に成功する．
	1980年，WHOが天然痘の世界根絶を宣言．ワクチンにより初めて病原体の根絶に成功．
	1983年，パスツール研究所のリュック・モンタニエとフランソワーズ・バレシヌシらによってHIV（ヒト免疫不全ウイルス）が発見される．
	1987年，利根川進が，多様な抗体を生成する原理の解明で，ノーベル生理学・医学賞受賞．
	1996年，日本全国で腸管出血性大腸菌の集団発生が続き，7月に堺市の学校給食を介して大規模な集団発生が発生．
	1996年，WHOは，感染症はまだ人類の生命を奪う最大の課題であり，また新興感染症が世界に広がっているとして世界各国に警告を発した．
	1999年，日本で「感染症の予防及び感染症の患者に対する医療に関する法律」が施行される． 厚生省，結核予防会，日本医師会連名で結核緊急事態宣言を発令．
21世紀	2003年，中国南部で流行し始めた重症急性呼吸器症候群（SARS）が世界的な大流行となり，世界を震撼させる．
	2003年，米英日仏独中の6ヵ国代表がヒトゲノム解析計画が完了したことを宣言する．
	2003年，日本で最先端のバイオテクノロジー技術によって生み出された生物学的製剤が関節リウマチに対して使用が開始される．
	2005年，「国際保健規則2005」が，世界保健総会（WHA）で満場一致で採択．発効は2007年6月15日とされる．
	2009年，メキシコから世界中に拡がる新型インフルエンザのパンデミックが発生する．
	2012年，日本で，新型インフルエンザ等特別措置法が制定．施行は2013年とされる．
	2012年，山中伸弥が，さまざまな細胞に成長できる能力をもつiPS細胞の作製でノーベル生理学・医学賞受賞．
	2014年，日本で健康・医療戦略のなかでゲノム医療の実現を国が行う世界最先端の医療の取組みと定める．
	2015年，大村智が，線虫の寄生によって引き起こされる感染症に対する新たな治療薬の発見でノーベル生理学・医学賞受賞．
	2018年，本庶佑が，免疫チェックポイント阻害因子の発見とがん治療への対応で，ノーベル生理学・医学賞受賞．
	2019年，中国武漢に出現した新型コロナウイルス感染症（COVID-19）が，2020年にはまたたく間に世界的な大流行に至る．
	2020年末，COVID-19のmRNAワクチンが実用化される．

COLUMN 1

西洋医学の誕生まで

近代医学は古代ギリシャのヒポクラテス（Hippocrates）がそれまでの魔術的で迷信的なものから科学的なものとしたことに始まりました．彼は，人間の健康状態は血液・粘液・黄胆汁・黒胆汁の4つの体内の液体によって決まる（体液論）としました．また，「悪い土地」「悪い水」「悪い空気」などの**環境要因〔ミアズマ（瘴気）〕**が病気の流行につながるとしていました．19世紀のイギリスで公衆衛生制度が誕生した思想的な背景にはヒポクラテスのミアズマの考え方がありました．また，ナイチンゲールの病院の衛生管理を重視した考え方にも影響を与えています．

ヒポクラテスの医学は，古代ローマ時代のガレノス（Galenus）に継承されました[1]．その後，キリスト教の信仰がヨーロッパに波及すると，科学的な思考がなされなくなり，近代医学の発展が止まりました．古代ギリシャの医学の知的資産はイスラムのアッバース王朝（750～1517年）時代のバグダッドで継承されました．バグダッドには東西各地の世界中の都市を結ぶ道路，水路が整備され，諸民族・諸文化のるつぼと化した国際文化都市となりました．また種族・宗派によらない能力主義の世界でした．そこでは古代エジプト，バビロニアの伝統文化に，アラビア，ペルシア，ギリシャ，インド，中国などの諸文化が公用語のアラビア語に翻訳されて蓄積されました．

ギリシャの古典，アリストテレスの哲学書，新プラトン派の著作物，そして，ヒポクラテスやガレノスの医学書もアラビア語に翻訳されました．そこで，東西の医学が融合して「アラビア医学」となりました．このアラビア医学が，中世に西欧社会に還流し，ラテン語に翻訳されてヨーロッパの医学者が学ぶことで，西洋医学の発展につながったのです[2]．

参考文献

1）スーザン・P・マターン（著），澤井直（訳）：ガレノス：西洋医学を支配したローマ帝国の医師．pp62-66，白水社，2017．

2）川喜田愛郎：近代医学の史的基盤　上．pp136-140，岩波書店，1977．

を推進し，その結果，細菌学と化学が飛躍的に発展しました．ドイツのロベルト・コッホ（Robert Koch）は，固形培地を使って培養することで細菌の集合体をコロニー（colony）として観察し，1880年以降にはその方法を用い炭疽菌，コレラ菌，結核菌などの病原菌を次々発見しました[4]．国家を挙げて西洋医学の導入を図ったこの時期にドイツの最先端の研究者の下に北里柴三郎（細菌学），緒方正規（衛生学），秦佐八郎（化学・薬物学）などが留学し，日本の近代医学の確立につなげています[5]**（コラム2）**．

20世紀に入ると，研究テーマは細菌からウイルスに移り，1892年にロシアのドミトリー・イワノフスキー（Dmitri Iosifovich Ivanovsky）は，病気に感染したタバコの葉の圧搾液が，細菌を通さないフィルターろ過後も感染性を失わないもの（ウイルス）を含むことを発見しています．また1895年にドイツのヴィルヘルム・レントゲン（Wilhelm Röntgen）が**X線**を発見しています．X線を使った検査は，現在でもCT検査など臨床医学において不可欠なものとなっています．このように，20世紀には，物理・化学や工学技術の飛躍的な発展により，医療機器の開発と進歩の速度が加速しました[4]．

近代医学の発展
――薬学・微生物学・遺伝学の確立

20世紀に入ると医薬品が開発され始めました．ドイツのフェリックス・ホフマン（Felix Hoffmann）が1897年に**アセチルサリチル酸（アスピリン）**の化学合成に成功，1910年にパウル・エールリヒ（Paul Ehrlich）とその下で研究していた秦佐八郎が梅毒の治療薬であるサルバルサン（606号）を発見しました．1928年に英国のアレクサンダー・フレミング（Alexander Fleming）が青カビが出す抗菌作用のある**抗生物質（ペニシリン）**を発見．ウイルスについては，1935年に米国のウェンデル・スタンリー

COLUMN 2

日本への西洋医学の導入

日本の医学はもともと，6世紀頃に中国から仏教とともに伝来していた中国から伝来してきた医学でした．中国との国交が乏しくなった江戸時代になると，各藩が藩医を育成する教育機関をつくり，日本独自の「**漢方医学**」がつくられました[1]．江戸時代には長崎の出島からオランダ医学が伝来し，ドイツ（プロイセン）のヨーハン・アーダム・クルムス（Johann Adam Kulmus）の解剖図譜「**ターヘル・アナトミア**」のオランダ語訳が入ってきました．それを1774年に前野良沢・杉田玄白らが翻訳・編纂して「**解体新書**」として発刊しました[2]．解剖学以外の西洋医学の書物もオランダ語に翻訳されて手に入るようになりました．

しかし，本格的な西洋医学の導入は幕末の頃からのことです．1857年にオランダ海軍軍医ヨハネス・ポンペ（Johannes Pompe）が長崎に「**医学伝習所**」を開所し，そこで松本良順，長與專齋らが西洋医学を学んでいます．彼らは明治時代の西洋医学の導入に中心的な役割を果たしています[3]．なかでも，長與專齋は，1838年に長崎の大村藩の藩医（漢方医）の家に生まれ，1854年に大阪に出て**緒方洪庵**の**適塾**で蘭学を学び，長崎に戻りポンペの下でオランダ医学を学んでいます．そして1868年に，日本最初の西洋医学校である長崎医学校の初代頭取（校長）となりました．明治政府は長与を東京に西洋医学校を設置するために招聘しました．折しも1871年に岩倉具視遣欧使節団が派遣されることが決まり，長与専齋は西欧の医学教育の実情の調査員として随行しています．帰国後，文部省医務局長，東京医学校校長，内務省の初代衛生局長として，医師や薬剤師の試験制度などの医学教育制度の整備にあたり，コレラが大流行した際には，その防疫体制や検疫制度などのため衛生行政制度の確立に尽力しました[4]．

明治政府は，ドイツの医学教育制度を採用し，医科学の教育と研究の推進体制を整えていきました．当初はドイツのお雇い外国人により医学教育が行われていましたが，そこで学んだ日本人の多くの医学者がドイツに留学して帰国して引き継ぎ，西洋型の医学教育と研究体制の確立，病院医学の発展により今日に至っています．

参考文献

1） 海原亮：江戸時代の医師修業：学問・学統・遊学．pp14-33，吉川弘文館，2014.

2） 小川鼎三：医学の歴史．pp111-122，中央公論新社，1964.

3） 川喜田愛郎：近代医学の史的基盤 上．岩波書店，1977.

4） 伴忠康：適塾と長与専斎：衛生学と松香私志．pp17-53，創元社，1987.

（Wendell Stanley）が，電子顕微鏡を使ってタバコモザイクウイルスの結晶を分析して，ウイルスは蛋白質で構成されていることを示しました．また1943年に，米国のセルマン・ワクスマン（Selman Waksman）らは，ストレプトマイシン（抗結核薬）を発見しています．

そして，1953年に英国のジェームズ・ワトソン（James Watson）とフランシス・クリック（Francis Crick）は，X線回析法により生物の遺伝子である**DNA（デオキシリボ核酸）**が二重らせん構造であることを示しました．細菌，ウイルスも遺伝子や蛋白質をもつことが明らかになり，さらにウイルスには遺伝子がDNAではなく，RNAであるものがあること，遺伝子を1本しかもたないものがあることもわかりました．細菌が薬剤耐性菌となる仕組みとして細菌の分裂とは独立に伝播する遺伝子（**プラスミド**）が明らかにされています．微生物学の進展とともに細菌やウイルスは侮ることができない存在であるとの認識がより強くなっています[1]．

近代医学の未来 ——免疫学・ゲノム学の時代

20世紀の後半になると免疫に関する研究が飛躍的に発展しました．これには日本人の多くの研究者が貢献しています．ノーベル生理学・医学賞は1987年に利根川進が，「多様な抗体を生成する遺伝的原理の解明」により，2018年には本庶佑が「免疫チェックポイント阻害因子の発見とがん治療への応用」により，それぞれ受賞しています．再生医学の分野では，2012 年に山中伸弥が「さまざまな細胞に成長できる能力をもつ iPS 細胞の作製」で受賞しています．近年は，ゲノムの解析が可能となりゲノム研究が急速に進展してきています．さらに**次世代シーケンサー（Next Generation Sequencer：NGS）**が登場し，それを使うことで数千～数百万もの DNA 分子の配列を高度かつ高速に解読することが可能となりました．それにより，悪性新生物の網羅的な遺伝子解析と，遺伝子異常を識別した分子標的薬を使った治療も始まっています．近い将来，プライマリケアのなかにも**ゲノム解析**と**ゲノム医療**が入ってくる可能性があります．

医学は，今や生命科学研究へとつながり，臨床応用される時代になっています．今後生命現象の根幹に関わる遺伝子や細胞の操作を伴う診断や医療行為が一層増えると思われますが[6)]，同時に生命倫理・法・社会領域の問題を発生させており，その対応が求められています．

近代社会と感染症との闘い ――ペスト，コレラ，インフルエンザ

中世ヨーロッパにおいては，民族の大移動や農耕牧畜の拡大，そして東西の交易の活発化と戦争・紛争などにより，人々の生活形態や交流に大きな変化が生じてきました．そのような背景のなかで，ペスト，コレラ，インフルエンザなどの大きな感染症の流行に見舞われるようになりました．ここでは，近代社会において感染症がなぜ流行し，これらにどのように対処してきたのかを見てみることにします．

中世に流行したペスト

古代ギリシャ，ローマ帝国など地中海沿岸を中心に発展してきた西欧社会は，東からの外来民族の侵入とイスラム文化圏の拡大に伴い，5 世紀頃からヨーロッパの中心地が西北部やアルプス以北に移っていきました．森林地帯であったヨーロッパ北部は切り開かれ農耕地・牧畜地とされて，ネズミを捕食するオオカミやタカなどは生息域を狭めてきました．他方で，人々は集落を形成して食料を備蓄して生活するようになり，人間とネズミとの距離が近くなり接触頻度が高まっていきました[7)]．

そこに，東方から**ペスト菌**が入ってきたために東西交易の拠点であったイタリアの商業都市で最初の流行が起こり，それが北に拡がり，ヨーロッパの全人口のおおよそ 1/3 が失われるまでの大流行となりました[8)]．**ペスト**は，ペスト菌の感染を受けたネズミの体内で常在化します．そのネズミの血をノミが吸い，そのノミを介して人に感染します．人口移動，ネズミの生態系，環境衛生などのさまざまな諸条件が重なり，ペストの大流行がヨーロッパ各地で繰り返し起こりました（**図 1**）．

大流行の中心となったイタリアの北部の交易都市は，衛生当局を設けて衛生対策や検疫などの対策を行い，ペストを鎮静化させていきました．そのため，ペストが都市に衛生対策の当局を置かせるきっかけになったといわれています[9)]．

近世に流行したコレラ

ペストが終息すると，**コレラ**がヨーロッパ社会の新たな健康問題になりました．その背景にはヨーロッパ列強諸国と，米国，アフリカ，インド，東南アジア，中国との交易が活発化したことが関係しています．スエズ運河の開通によりさらに東西交易の時間の短縮と活発化がもたらされました．コレラは，元々はインドのベンガル湾域の風土病でしたが，コレラ菌がロンドンやパリなどにもち込まれると大流行に発展しました．

コレラ菌は，飲食物を介して瞬く間に拡がりました．当時のヨーロッパの大都市は人口の急増に対応した上下水道の整備や飲食物の管理などの都市の衛生インフラの整備や衛生行政の仕組みが整えられていませんでした[10)]．そこで，英国では

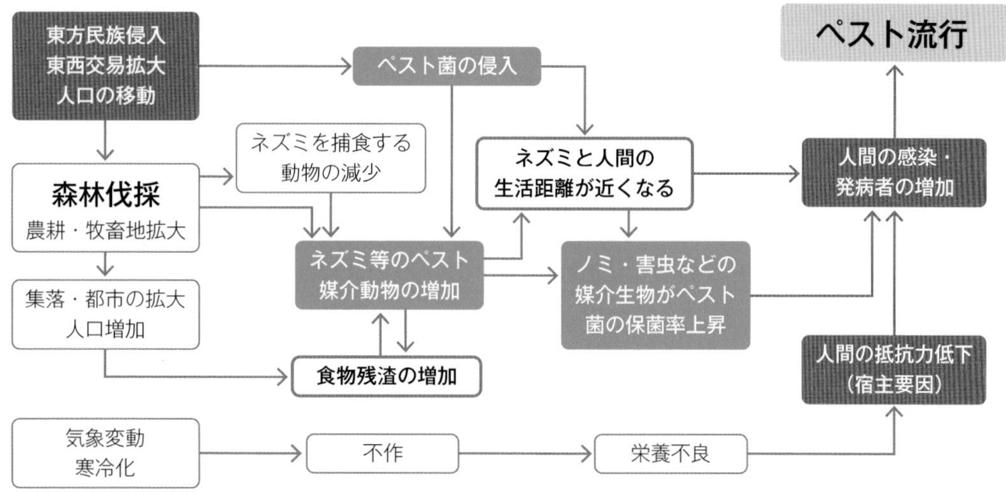

図1 中世ヨーロッパのペスト流行のメカニズム

不衛生な環境を改善させる対策を講じました[11]．それを進めたのがエドウィン・チャドウィック（Edwin Chadwick）です．1848年に公衆衛生法が制定され，地方自治体に衛生当局が設置されて公衆衛生対策を進める専門職として**保健医官（Medical Officer of Health）**と**環境衛生監視員（Environmental Health Officer）**を配置し，特に都市部の衛生対策の徹底を図りました．このような**公衆衛生対策**によりコレラの流行は終息したのです[12]．

未曾有のインフルエンザ・パンデミック

コレラが終息した20世紀初頭に，**インフルエンザ**の未曾有の**パンデミック（世界的な流行）**が発生しました．このパンデミックには，1914年に始まった第一次世界大戦が関係しています．ドイツの無制限潜水艦攻撃作戦に対処するため米軍がヨーロッパの戦線に派兵したことで，1918年の春頃に米国で流行していたスペイン風邪のインフルエンザウイルスがヨーロッパにもち込まれたと考えられているのです[13]．

1918年の秋頃には，インフルエンザはヨーロッパを越えて世界各地に拡がり，日本にも波及して大変な犠牲者が出る事態となりました．当時の世界人口約12億人の半分にあたる約6億人が感染して約4000万人が死亡する大惨事となったのです．このような大流行となった背景には，流行情報が軍事機密として報道統制されたことなどの戦時体制の特殊性や，戦争による兵士の移動により流行を拡大したこともあります．当時スペインは中立国で報道規制がされず，スペインのインフルエンザ流行だけが報道されたため，このインフルエンザは「**スペイン風邪**」と呼ばれるようになりました．

インフルエンザはA型，B型，C型の3種類に分けられています．A型は鳥や動物などの間で伝播し変異する性質があります．その結果，時には大変異があり，それが時々パンデミックを起こしています．2009年のパンデミックもA型でした．そのため，A型ウイルスの**鳥インフルエンザウイルス**の変異株の監視が，各国の協力で厳しく行われています．

日本社会に大きな影響を及ぼした3つの感染症

天然痘の流行から終息まで

天然痘は，ウイルスにより起こる伝染病です．感染力が非常に強く，感染者の大部分が死に至るのでとても恐れられてきました．日本には中国・

朝鮮半島から6世紀半ばに入ってきたようです．8世紀の天然痘の流行はすさまじく，日本の人口の実に1/3の命が奪われたと推定されています．これは中世ヨーロッパのペストの大流行に匹敵する規模です．聖武天皇と光明皇后は天然痘の大流行を鎮めるために仏教に帰依し，全国に国分寺や国分尼寺を建て，東大寺に大仏を造立し，仏教の験力により鎮静化を図りました[14]．その後も流行はおさまらず，天然痘は江戸時代においても日本人の主要な死因の1つと記録されています．

天然痘に対して人間が対処できるようになったのは，1796年に英国のエドワード・ジェンナー（Edward Jenner）が牛痘ウイルスを使った「**種痘**」が効果があると発見してからです．日本で初めて種痘を成功させたのは，長崎で牛痘法をフィリップ・フランツ・フォン・シーボルト（Philipp Franz von Siebold）に直接教わった佐賀藩医の楢林宗建でした．彼は1849年に牛痘種痘を自分の子に接種しています．その牛痘種痘が他の藩でも実施されるようになり全国に広まりました[1]．明治時代の1909年に種痘法が公布され，全国的に予防接種が徹底されるようになりました．1956年以降には日本国内で天然痘の患者が発生しなくなり，1976年には天然痘の定期予防接種（種痘）が廃止されています[15]．

コレラの流行から終息まで

日本のコレラの最初の流行は1822年です．その後，幕末の1862年には約56万人もの患者が発生しました．明治時代に入ってから1879年と1886年には，死者数が10万人を超える二度の大きな流行が発生しました．その時には衛生行政制度や上水道の整備や飲食物などの取り締まりなどの対策が整えられていませんでした．1879年の大流行を受け「**虎列刺病予防仮規則**」が設けられ，1880年には「**伝染病予防規則**」が定められました．しかし，1886年に大流行が起こっています．1897年にようやく伝染病予防法が制定され，1899年に海港検疫法が公布されました．この頃にはコレラの大きな流行は起こらなくなりました[16]．伝染病予防法は1998年まで根本的な改正がなされないまま存続しました．

結核の大流行から持続的な対策の時代に

コレラの流行は明治後期に終息に向かいましたが，今度は**結核**の死亡者が増加して国民病となりました．結核は，社会的経済的要因により盛衰する社会病といわれています．英国では，19世紀前半に結核が急増して大きな社会問題となりました．これには，農村から工場地帯への急激な人口移動が起こり，工場で働く労働者が増えるという人口変動が深く関係しています．労働者の生活や労働環境は劣悪であり，健康管理や医療保障制度が整えられていなかったのです．ちなみに英国では，1833年に労働者の健康の保護を目的とした工場法が制定された後に結核の死亡率が減少しています[17]．

明治政府は，富国強兵，殖産興業政策を図り，農村部の人口を軍隊の徴兵や紡績工場の労働者として動員する政策を進めました．日本の工場労働者の職場環境や労働条件は悪く，しかも結核を発病すると帰郷して療養する者が多く，労働者の結核が，地方の家族・住民に拡がり国民病となるに到ったのです[18]．そのため，日本でも1911年に工場法が制定され労働者の健康保護が図られるようになりました．1917年には公立の結核療養所が大阪市，東京市につくられ，1919年に**結核予防法**が制定されました．1937年には厚生省が設置され，全国に保健所が配置されたことにより，保健所を中心とした結核対策が始められました[19]．

この体制は第二次大戦後も維持されています．保健所が患者の登録や管理をし，家族などに接触者検診を行うようになりました．また，結核患者の医療費の公費負担制度が設けられて貧困な患者も治療できるようにされ，学校・職場・地域（市町村）で結核検診が実施され，結核の死亡率や罹患率は減少傾向となりました．

1980年代には結核患者を完治させる標準治療法が確立しました．しかし，この頃から結核罹患率の減少速度が鈍化し始め，1998年には結核患者数が増加に転じる事態となり，1999年に厚生省，結核予防会，日本医師会が合同して「**結核緊急事態宣言**」を発令するに至りました．これは，医薬品で治癒しうる疾患になったことで，結核対策に対する社会的な取り組みの重要性が軽視されたためです．そこで，米国のニューヨークやサンフランシスコの先進的な結核対策を参考として結核予防法が改正され，保健所と医療機関における結核患者の服薬支援体制が強化され，さらに結核菌検査や感染診断に最新の検査技術の積極的な導入が図られました．その対策が功を奏し，現在では結核患者は再び減少傾向をたどっています[20]．

しかし，日本には結核菌の感染者が約1000万人以上もいることから，年間1万人以上の新しい患者が発生している状況にあります（2022年は10,235人）[21]．さらに，近年，アジアの結核高蔓延国から外国人労働者や留学生が入国し，外国籍の結核患者が増加しています．これからは，外国籍の結核患者にも対応できる結核対策の仕組みが課題とされています．「結核はまだ決して過去の病気ではない」として対処することを忘れてはなりません．

新興・再興感染症への対応

天然痘が根絶できたことで，感染症との闘いに人類が勝利したとの風潮が産み出されましたが，それは誤りだったことはすぐに明らかになりました．1980年代に米国で**エイズ（AIDS）**や腸管出血性大腸菌感染症などの新興感染症が拡がっていたからです．エイズは当初は米国の問題と受けとめられていましたが，1985年に日本でも初めてのエイズ患者が見つかりました．さらに米国から輸入した非加熱の血液製剤により1,000人を超えるHIV感染者が日本でも発生していたことが明らかになりました[22]．さらに，米国で1982年にハンバーガーによる**腸管出血性大腸菌O157**による集団食中毒の発生と死亡者が出て，大腸菌のなかに猛毒（志賀毒素）をもつ種類があることが初めて明らかになりました．

日本でも腸管出血性大腸菌により1990年に埼玉県の幼稚園で園児2名が死亡し，1996年には全国的な患者発生が起こりました．同年春に広島や岡山の小学校で集団発生と死亡事例が発生し，7月には大阪府堺市の小学校の学校給食により1万人近くの患者発生がありました[23]．この事態を受けて，感染症の法制度の根本的な見直しが早められました．WHOは1996年の「The world health report 1996」[24]において，「感染症は人類の生命を奪う最も大きな原因で，多くの新しい感染症（**新興感染症；emerging infectious disease**）が世界中に広がりつつあり，世界各国は国際的視野に立って対処しなければならない」と加盟国に強く警告を発しています．この新興感染症は，「1976年以降に新しく認識されるようになった公衆衛生上課題となる感染症」と定義されています．そのなかには，HIV，エボラ出血熱ウイルス，ノロウイルス，腸管出血性大腸菌（O157など），カンピロバクター菌などの感染症があります．さらに，2003年に世界を震撼させた重症急性呼吸器症候群（SARS）ウイルス，多剤耐性結核菌，メチシリン耐性黄色ブドウ球菌（MRSA）なども含まれています．

続いてWHOは，「かつて存在した感染症で公衆衛生上ほとんど問題とならないようになっていたが，近年再び増加してきたもの，あるいは将来的に再び問題となる可能性がある感染症」である結核，マラリア，デング熱，狂犬病，黄色ブドウ球菌感染症などを**再興感染症**と定義して，忘れてはならない感染症としました[24]．

日本の感染症の法制度は，前述したように，1897年に制定された伝染病予防法のまま放置されてきました．伝染病予防法は，感染症の治療薬がない時代に，患者を隔離して社会を防衛するという考えの下でつくられたものであったために，感染者・患者の人権に配慮することや患者に対して適切な医療を提供することが盛り込まれていませんでした．なかでも，ハンセン病に対応する「**らい予防法**」は，患者を終生・絶対隔離するなど人権への配慮に著しく欠けた法律でした．「らい予防法」は1996年に，そして伝染病予防法も1999年に廃止されました[25]．

そして，新しく「感染症の予防及び感染症の患者に対する医療に関する法律」（以下，**感染症法**）が制定されました．新しい感染症法は，①事前対応型の感染症対策に改める，②感染症を類型化して新感染症にも対応する，③感染症の患者に対する医療体制を整備する，④患者等に対する入院手続きは人権を尊重・配慮して対応する，⑤感染症の蔓延防止のために必要十分な措置をする，⑥検疫体制を強化する，⑦動物由来感染症に対応する，ということが新しく盛り込まれて制定されました．

微生物の生態が明らかにされてきた結果，人間が罹患している感染症の実に約70％が**人獣共通感染症**であることがわかってきました．人獣共通感染症には，エボラ出血熱，クリミア・コンゴ出血熱，南米出血熱，ペスト，マールブルグ病，ラッサ熱，オウム病，発疹チフス，インフルエンザなどがあります．また，よく知られているサルモネラ，腸管出血性大腸菌，カンピロバクター菌による食中毒などもこれに含まれます．

感染症に対して，社会として流行を最小限にくい止め，適切・迅速に対応するために，法制度の改正とあわせて感染症対策を担う組織の強化や人材の育成体制が改められました．まず，1997年に国立予防衛生研究所を改組して「**国立感染症研究所**」として機能強化が図られました．そして，事後対応から事前対応型の感染症対策へと転換するために，感染症の流行状況を監視をする体制（サーベイランス）が整えられ，感染症研究所の改組とあわせて地方の衛生研究所の機能強化も図られました．感染症対策を担う人材研修プログラムとして，国立感染症研究所に**実地疫学専門家（FETP：Field Epidemiology Training Program）**のコースが設けられました[26]．

グローバル感染症に対する国際協調体制の構築——国際保健規則の改正

航空機の発達により，ヒト，モノが短時間に国境を越えて世界中を移動する時代となり，初めて世界的流行となった2003年の重症急性呼吸器症候群**（severe acute respiratory syndrome：SARS）**は，発生地での対策の遅れが世界各国への波及につながることを示しました．

SARSは2002年11月16日に中国南部広東省で最初の患者が報告されていました．それがWHOへの連絡が遅れたために32の地域や国への拡大につながってしまったのです[27]．初期の中国の患者は305人（死亡例5人）であったものが，ベトナム，香港，さらに世界各国へと瞬く間に拡がり，患者数8,096人，死亡者数774人（2003年7月31日WHO集計）となりました[28]．

SARSの流行事例を検証して，WHOは1969年の「国際保健規則」を抜本改正し，2005年に「改正国際保健規則（IHR2005）」として，2007年に発効しています[29]．国際保健規則の大きな変更点は，それまで国際的に対応すべき感染症を黄熱・コレラ・ペストと限っていましたが，対応すべき事案を「**国際的に懸念される公衆衛生上の緊急事態（PHEIC：Public Health Emergency of International Concern）**」として，どんな事態にも対応できるようにしたことです．2009年の新型のインフルエンザウイルス（H1N1型），2014年のエボラ出血熱，2015年のジカウイルス感染症，2020年のCOVID-19，2022年のサル痘がPHEICとして各国に対応するように要請されました．

日本では，2009 年の新型インフルエンザのパンデミックが発生した折には，発生都道府県内で迅速に対応する体制とする必要があることが明らかとなりました．そのために 2012 年に「新型インフルエンザ等対策特別措置法」が公布されました．病原性が非常に高い新型インフルエンザなどのパンデミックが発生した場合，発生地の都道府県知事が迅速に臨機応変に判断して対応できるように，都道府県知事の権限の強化が図られました．また，感染者・患者に接する医療従事者に対する補償責任が明確にされました[25]．

感染経路対策と病院の衛生対策の強化

感染症の流行は，「感染源（病原体）」「宿主」「感染経路」の 3 つの要素のどれかに対処すれば拡大の阻止ができます（**図 2**）．細菌やウイルスを検査できるようになったのは 19 世紀末以降のことですから，それまで感染症流行阻止対策とは「感染経路」を遮断するということでした．都市の発達と拡大が，ペストやコレラの大流行に影響を与え，衛生学や公衆衛生の制度を誕生させてきました．また，病院への入院や収容の拡大が患者の死亡率を高めることになりました（**コラム 3**）．19 世紀に英国のフローレンス・ナイチンゲール（Florence Nightingale）が病院における衛生対策を確立し，さらに看護師を専門的な職業にすることで，近代における病院の発展に大きく貢献しています[30]．これも，感染経路への対策といえます．近年，不適正な抗菌薬使用に伴う有害事象として薬剤耐性菌の発生とそれに伴う感染症の増加が国際社会で大きな課題となってきています．抗菌薬の適正使用は，耐性菌の出現防止対策として，日頃の臨床の現場で医療従事者および患者を含む医療に関わるすべての者が対応すべき最重要課題の 1 つとされています．近年，高度専門病院においても院内感染による集団発生が起こっており，抗生物質や抗菌薬や必要最低限度の適正な

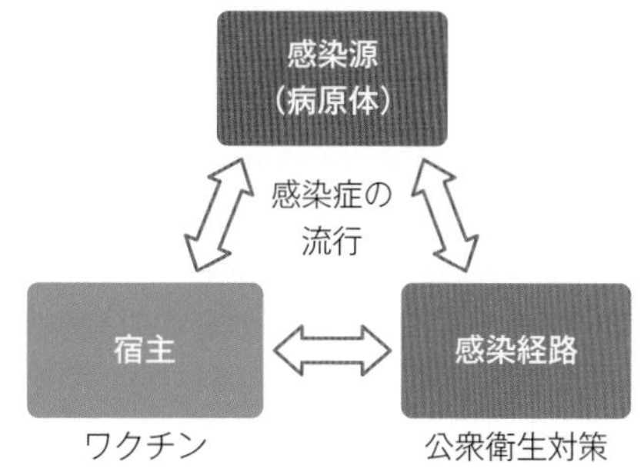

図 2 感染症の流行を制御する 3 つの要素

使用が求められています[31]．

現在も，未知の病原体が突然に登場した場合には，迅速な感染経路の遮断がまず第一に求められます．ワクチンにより天然痘根絶に成功しましたが，HIV 感染症やインフルエンザ，また結核などワクチンだけでは対応できないものがまだ多くあります．感染症の予防がグローバル化してきたことで，1 つの地域や国のなかだけの対策では，感染拡大の防止や感染経路の遮断をすることはとても難しくなってきています．世界各国が協調して対応する必要性が高まっています．

微生物が起こす疾病の認識の変遷

19 世紀後半の最先端医学分野は細菌学でした．この時期にさまざまな病原菌が発見されました．明治期に陸軍および海軍の多くの兵士の死亡原因として「**脚気**」が注目されたのは，医学において細菌学が全盛の時代でした．そのため原因は細菌ではないかという考えに陸軍が固執し過ぎて兵食の改善が遅れ，その間に多くの軍人の生命が失われました．英国で医学を学んだ海軍の軍医の高木兼寛は，英国では脚気がなかったために栄養説をとり，海軍の兵食を改善しました．その結果，海軍では脚気の死亡者が激減しています[32]．後年，脚気の原因がビタミン B_1 とわかり，脚気論争（**コラム 4**）は決着しました[33]．

他方，**悪性新生物**は，化学物質や食事内容により細胞が突然変異して発生するものと考えてきま

COLUMN 3

病院の衛生対策と看護師

近代医学において欠かせない病院は，中世ヨーロッパにつくられていた救貧施設に起源があります．病院がすべての人々が利用する医療施設となるのは19世紀以後のことです．富裕層はそれまでは屋敷に専門医と看護師を招いて療養していたのに対し，貧困者だけが病院（施設）で医療を受けていました．そんなこともあって，病院は劣悪な衛生状態にあり，死亡率の高い施設でした．オーストリアのイグナッツ・ゼンメルワイス（Ignaz Semmelweis）は，在宅で出産する妊婦と比べ，病院で出産する妊婦のほうが産褥熱で死亡する割合が高い状況であったことに疑問を抱き，調査した結果，医療従事者からの感染によって起こっていることを明らかにしました．1847年より医療従事者に手洗いの徹底をさせ死亡者を激減させています[1)]．

近代の病院の衛生環境を大きく改善させたのはフローレンス・ナイチンゲール（Florence Nightingale）でした．ナイチンゲールは英国の裕福な階層の家に生まれさまざまな学問にふれる環境で育ちました．縁があって看護師を志しましたが，当時の看護者は病人の世話をする召使的な女性の仕事とされていたために，富裕層の女性がつくべき職業ではないと家族に反対されました．しかし，看護師を専門的な教育を受けた職業にすることをめざして自己研鑽を続けました．

1854年にクリミア戦争が勃発すると，看護師として従軍しました．着任した兵舎病院はロンドンの貧民住宅よりも密集した悪臭と汚染にまみれた極めて不衛生な状態にありました．そこで，彼女は看護師の総責任者となり病院の衛生環境の改善に尽力しました．その結果，約40%を超えていた傷病者の死亡率を1/10にまで激減する成果が得られ，病院の衛生環境を改善することの重要性を示しました．彼女は，病院の衛生環境を向上させるためには看護師を教育訓練された専門職とする必要性があると考え，帰国後の1860年，ロンドンのセント・トーマス病院に近代的な看護専門学校を創設しました[2)]．

ナイチンゲールの進めた病院の衛生対策と看護師の教育の重要性は，近年あらためて認識され，病院内の体制が強化された結果，**感染管理看護師（Infection Control Nurse：ICN）**を設置する病院が多くなっています．また，病院には看護師だけでなく，医師，薬剤師などと院内感染対策チームや同様の委員会などが置かれるようになっています．

参考文献

1）川喜田愛郎：近代医学の史的基盤　下．pp634-638，岩波書店，1977．

2）パム・ブラウン（著），茅野美ど里（訳）：ナイチンゲール——現在の看護のあり方を確立した，イギリスの不屈の運動家．偕成社，1991．

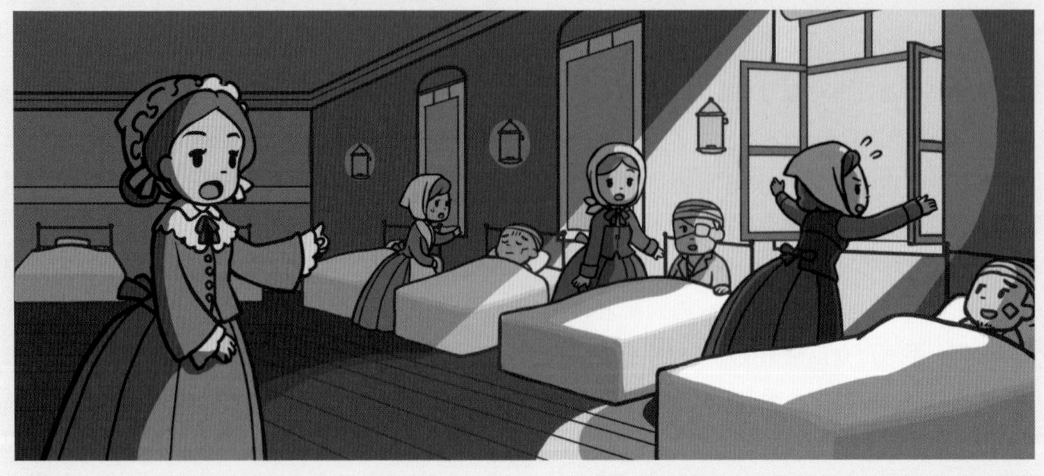

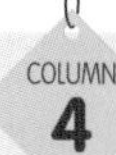

COLUMN 4 明治の脚気論争

江戸時代に白米を食べる習慣が広まると，上級武士だけでなく町人にも脚気がみられるようになりました．そして，明治期に入ってからは軍人の職業病として国家的な問題となりました．英国で医学を学んだ海軍の軍医であった高木兼寛は「**栄養由来説（白米食原因説）**」をとりました．しかし，当時の最先端医学をドイツで学んだ東京大学や陸軍の森林太郎（鴎外）などの医学者は「**細菌説（伝染病説）**」をとって主張を譲らず，両者の説は医学界と陸軍と海軍を巻き込んだ大論争となりました．高木は，1884年に演習艦「筑波」の兵食を洋食とするという実験により脚気の発生率と死亡率を激減させています．高木の航海実験は日本で最初の**疫学研究**とされています[1)]．

高木と森の争いは，英国医学とドイツ医学の疾病問題に対する解決方法の考え方の違いを反映したものでした．その後，1910年に鈴木梅太郎が，白米で飼育した実験動物に脚気様の症状が出ること，そして，米糠・麦・玄米を与えると回復することを確かめ，このことから米糠に脚気を予防する成分が存在していると考えました．これがその後ビタミンB_1と命名され[2)]，高木の栄養説が正しかったことが証明されました．日清・日露戦争時の陸軍では脚気による死者数が戦死者よりも多かったことは，細菌学が全盛であった時代の悲劇でした[3)]．

参考文献

1）松田誠：高木兼寛伝――脚気をなくした男．講談社，1990.

2）山下政三：脚気の歴史―ビタミンの発見．思文閣，1995.

3）山下政三：鴎外 森林太郎と脚気紛争．日本評論社，2008.

した．その理由として，山極勝三郎・市川厚一により，ウサギの耳にコールタールを塗擦し続けると人工的に悪性新生物をつくることができることを1915年に示していたことがあります[34)]．しかし，近年は，悪性新生物のなかには微生物の感染により発生するものがあることが次第に明らかになっています．1980年には，白血病・リンパ腫の一種である成人T細胞白血病（Adult T-cell Leukemia：ATL）の原因はHTLV-1というウイルスであることが判明し，また肝臓がんの多くは肝炎ウイルス（B型，C型など），胃がんはヘリコバクター・ピロリ菌，子宮頸がんはパピローマウイルスの感染が発生と関係していることが明らかにされています[35)]．

つまり，感染症と非感染性疾患の境界が医学研究の進展によりなくなってきています．近年の，死亡原因の上位には感染症が挙がってはいませんが，微生物が関係する感染症の世界はこれまで考えてきたものよりも広いと思われます．私たちは人間と微生物との関係，疾病と微生物との関係についてあらためて考え直す必要があります．

微生物との共生と健康

20世紀以降，微生物を制圧する化学療法薬やワクチンなどの医薬品が次から次へと開発され，利用できるようになっています．

ところで，今まで微生物は人間に危害を加える病原体と称してきましたが，近年は微生物を含む多様な生物の生態系が存在していることにより，人間が健康に生活できているという現実を再認識する必要性が提唱されています[36)]．

ヨーグルトや納豆などの食品，また鰹節，味噌，醤油，日本酒なども微生物により産み出されているものです．動植物の死骸を分解する微生物が生態系の再生と安定を支えています．人間の体表や体内にも無数の微生物が生活しています．微生物は，食べ物の消化吸収を助け，免疫力のバランスを調整し，肌荒れや病原菌の侵入を防ぐなどの働きをしています．人間の身体を無菌状態とすると健康となるという単純なものではないことが明らかにされています．このような状況のなかで，人体内に膨大な数の細菌の生態系の「**マイクロバイオーム（微生物叢）**」に関する研究が注目されています[37)].「マイクロバイオーム」と「人間の細胞や組織」との相互関係により身体の生理的バランスが保たれていると考えられています．そのバランスが崩れると，クローン病，糖尿病，肥満，悪性新生物，便秘・下痢症，精神疾患などの発症につながっている可能性があります．微生物学やゲノム研究が進んできたことで，人間と微生物との関係に対する見方が変化してきています．人間と微生物との共生をどうしていくのか，これからの新たな医学の課題であり，また健康づくりの課題にもなっています．

近代医学の到達点と新たな課題

古代ギリシャ，古代ローマの医学が，イスラム文化圏で，中国やインドの医学と融合してアラビア医学となり，それを基盤として発展してきたものが現在の西洋医学と考えられます．その意味では西洋医学は**世界医学**ということができます．近代医学は，近代国家と近代科学に支えられて発展してきています．近代医学は，細菌学，病理学，抗生物質などの薬学に，**分子遺伝学**，**免疫学**が付け加わり，生命科学を土台としたものに変化しています．

しかし，感染症との闘いに近代医学が勝利できたわけではありません．むしろ新興感染症や再興感染症の存在の認識に示されているように，感染症には近代医学の力だけではなく社会全体で対応する必要があるとの考えに至っています．そのため，2000年に日本で開催された九州・沖縄サミット以来，サミットの主要議題の1つに感染症対策が取り扱われるようになり，国際的な重要な政治課題とされています．

ところで，近代医学ではまだ対処が難しい退行性疾患，老化変性疾患，慢性疾患が現代社会の主要な健康課題となってきています．そのため医学・医療の目的を果たすには，医学・生命科学などとともに医療と介護や社会科学の発展と連携が不可欠となっています．さらに，人間を中心とした世界観を改めて，多様な生物の生態系全体のなかで人間の健康を考えていくことが必要となっています．医療職には，目の前の疾病，疾病を有する人間をみるだけでなく，人間を包み込んでいる社会，さらに人間と微生物，多様な生物を育んでいる地球環境の視点をもつことも求められてきています．

参考文献

1) 川喜田愛郎：近代医学の史的基盤　上．岩波書店，1977.
2) スーザン・P・マターン（著），澤井直（訳）：ガレノス：西洋医学を支配したローマ帝国の医師．白水社，2017.
3) Newman CE：Royal College of Physicians of London：450 Years. BMJ 4：108-111, 1968.
4) 川喜田愛郎：近代医学の史的基盤　下．岩波書店，1977.
5) 小川鼎三：医学の歴史．pp61-66，pp70-74，中央公論新社，1964.
6) ミシェル・モランジュ（著），佐藤直樹（訳）：生物科学の歴史 現代の生命思想を理解するために．みすず書房，2017.
7) 速水融，町田洋（編）：人口・疫病・災害（講座 文明と環境）．pp120-127，朝倉書店，1995.
8) ジョン・ケリー（著），野中邦子（訳）：黒死病：ペストの中世史．中央公論新社，2008.
9) カルロ・M. チポラ（著），日野秀逸（訳）：ペストと都市国家――ルネサンスの公衆衛生と医師．平凡社，1988.
10) 見市雅俊：コレラの世界史．晶文社，1994.
11) 小川眞理子：病原菌と国家――ヴィクトリア時代の衛生・科学・政治．名古屋大学出版会，2016.
12) 多田羅浩三：公衆衛生の思想――歴史からの教訓．医学書院，1999.
13) 岡田晴恵：感染症は世界史を動かす．pp141-149，pp207-236，筑摩書房，2006.
14) 須田勉：国分寺の誕生：古代日本の国家プロジェクト．吉川弘文館，2016.
15) 北村敬：中公新書 天然痘が消えた．中央公論新社，1982.
16) 厚生省医務局（編）：医制百年史；記述編．ぎょうせい，1976.

17) ルネ・デュボス，ジーン・デュボス（著），北錬平（訳）：白い疫病――結核と人間と社会．結核予防会，1982.

18) 篭山京（解説）：女工と結核（生活古典叢書）；工場衛生調査資料（農商務省工務局）衛生学上ヨリ見タル女工之現況 附録・女工と結核（石原修）某紡績会社某工場工女健康成績調査（石原修）男工一部ノ衛生状態ニ関スル粗雑ナル調査（石原修）．光生館，1970.

19) 青木純一：結核の社会史――国民病対策の組織化と結核患者の実像を追って．御茶の水書房，2004.

20) 結核予防会：75 年の軌跡．公益財団法人結核予防会，2018.

21) 結核予防会：結核の統計 2022．公益財団法人結核予防会，2023.

22) 原田信志：エイズをどう救うか――研究と治療の最前線．中央公論社，1997.

23) 堺市学童集団下痢症対策本部：堺市学童集団下痢症報告書（腸管出血性大腸菌 O157 による集団食中毒の概要），堺市．1997.

24) WHO：The world health report 1996 - Fighting disease, fostering development. WHO, 1996.

25) 厚生労働統計協会（編）：厚生の指標増刊　国民衛生の動向 2018/2019．厚生の指標 65：137-138，2018.

26) 国立感染症研究所実地疫学専門家コース．
https://www.niid.go.jp/niid/ja/fetp.html

27) 尾身茂：WHO をゆく―― 感染症との闘いを超えて．pp34-48，医学書院，2011.

28) WHO：Summary of probable SARS cases with onset of illness from 1 November 2002 to 31 July 2003（Based on data as of the 31 December 2003）.
https://www.who.int/csr/sars/country/table2004_04_21/en/

29) WHO：International Health Regulations（2005）. 3 rd ed, World Health Organization, 2016.

30) パム・ブラウン（著），茅野美ど里（訳）：ナイチンゲール――現在の看護のあり方を確立した，イギリスの不屈の運動家．偕成社，1991.

31) 厚生労働省健康局結核感染症課：抗微生物薬適正使用の手引き．第一版，2017.
https://www.mhlw.go.jp/file/06-Seisakujouhou-10900000-Kenkoukyoku/0000166612.pdf

32) 松田誠：高木兼寛伝――脚気をなくした男．講談社，1990.

33) 山下政三：脚気の歴史―ビタミンの発見．思文閣，1995.

34) 小高健：世界最初の人工発癌に成功した山極勝三郎．学会出版センター，2006.

35) 吉田光昭（編）：ヒトのがんウイルス．東京大学出版会，1991.

36) 本田武司：病原菌はヒトより勤勉で賢い――敵視でなく，共生の方法を．pp185-202，三五館，2000.

37) ロブ・デサール，スーザン・L. パーキンズ（著），斉藤隆央（訳）：マイクロバイオームの世界――あなたの中と表面と周りにいる何兆もの微生物たち．紀伊國屋書店，2016.

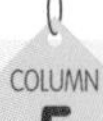

COLUMN 5 COVID-19 と公衆衛生と医科学

COVID-19 は，2019 年末に中国で発生してから，瞬く間に世界中に感染拡大しました．科学が発達した 21 世紀においても，感染症は過去の問題となっていないことが明らかになりました．

日本では，感染者のクラスターの発生や拡大を抑える対応をする保健所が存在していることが注目されました．また，マスクを着用する，密閉・密集・密接（三密）を避けるなど，国民が一体となって対応することが大事であると認識させてくれました．さらには，COVID-19 に対する新しい技術でつくられた mRNA ワクチンが 1 年余りで実用化され，急ピッチで接種が進められたことは，感染症対策の新たな前進と言えます．

ワクチンや医薬品が実用化されるまでは，社会を挙げて対処せざるをえませんでした．19 世紀のコレラの流行に対してまだ医学・医療が対応できず，公衆衛生体制を誕生させて対処していました．それが 21 世紀に再現したかのようです．

2 非感染性疾患の増加——生活習慣病の予防に求められる姿勢

第二次世界大戦後，衛生環境や栄養の改善，そして抗生物質の普及などにより，日本の疾病構造は大きく変化しています．具体的に死因別に年齢調整死亡率を見てみると，結核が大きく減少し，悪性新生物（がん），心疾患，脳血管疾患（脳卒中）の占める割合が増加しているのがわかります（**図1**）[1)]．これらを含む多くの**非感染性疾患**は，40～60歳くらいの働き盛りに多く，死亡率も40歳前後から高くなるため，1960年頃から国の行政的な施策として「**成人病**」というよび方がされるようになりました．なかでも，この頃死因の上位を占めるようになった，がん，脳卒中，心臓病は「**三大成人病**」とされ，集団検診による早期発見，早期治療の体制整備が進みました．

1980年代頃から，若者に発症する成人病が注目され，その後の調査でこれらの病気には生活習

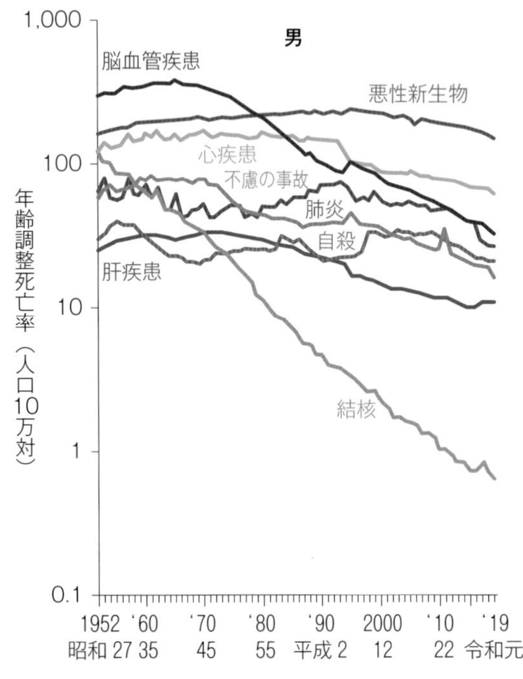

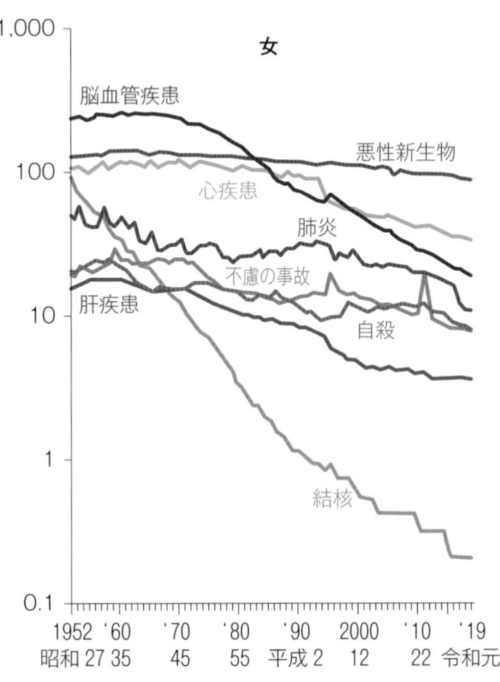

図1　死因別年齢調整死亡率の推移
〔文献1より〕
注：年齢調整死亡率の基準人口は「昭和60年モデル人口」である．縦軸は対数目盛り．
肝疾患の昭和25～55年は，各年データが不備のため，5年間隔の折れ線表示としてある．

慣が深く関わっていることがわかりました．そのため，1997 年頃からは「生活習慣を改善することで予防できる病気である」という認識を国民全体に広くもってもらうことを目的として，国はそれまでの成人病を「**生活習慣病**」とよぶことを提唱しました．

生活習慣病は，食事・運動・休養・喫煙・飲酒などの生活習慣が，その発症や進行に関与する病気をいい，2 型糖尿病，肥満症，脂質異常症，高血圧症，高尿酸血症，循環器病（先天性のものを除く），歯周病，大腸がん（先天性のものを除く），肺がん，アルコール性肝疾患などが含まれます．

この節では，生活習慣病を含む非感染性疾患の考え方と，その予防，医療のために今後必要な健康教育を中心とした新しい取り組みの方向性，そしてその際に医療職が取るべき姿勢について考えてみます．

生活習慣病の危険要因

先天性のものや事故などを除いて，多くの病気は生まれもった遺伝要因と生活環境や生活習慣などの環境要因が相互作用して起こる多因子疾患です（**図 2**）．病気に関わるそれらの要因は 1 つひとつではそれほど影響が強くない要因ですので，原因ではなく「**危険要因**」あるいは「**リスク要因**」とよばれます．

たとえば，心疾患や脳卒中などの動脈硬化性疾患の危険要因には，喫煙，野菜不足，運動不足，ストレス，高コレステロール血症，高中性脂肪血症，糖尿病，肥満，家族歴，加齢，男性などが挙げられます．これらをよく見てみると，日常の生活習慣に関わるもの，周囲の環境や社会に関わるもの，すでに決まってしまっているものに分けて考えることができます．そしてこれらの要因は，私たちは生まれる前から長期間にわたり蓄積して，要因同士がお互いに相互作用し合いながら，さまざまな形で検査値の異常を起こしたり，症状を起こしたりしながら，病気の状態へと移行していくことになります（**図 3**）．

したがって，生活習慣病をはじめとした多因子疾患を予防するには，性別や年齢，生まれつきの体質に配慮しながら，生活習慣はもちろんのこと，周囲の環境や社会の状態を，予防医学の各段階において適切に改善していくことが必要です．

予防医学では，病気の予防を介入する対象と時期によって，**1 次予防，2 次予防，3 次予防**に分類します．1 次予防とは，生活習慣の改善，健康教育，予防接種など，病気にかからないように行うものです．一般的に予防という言葉はこの 1

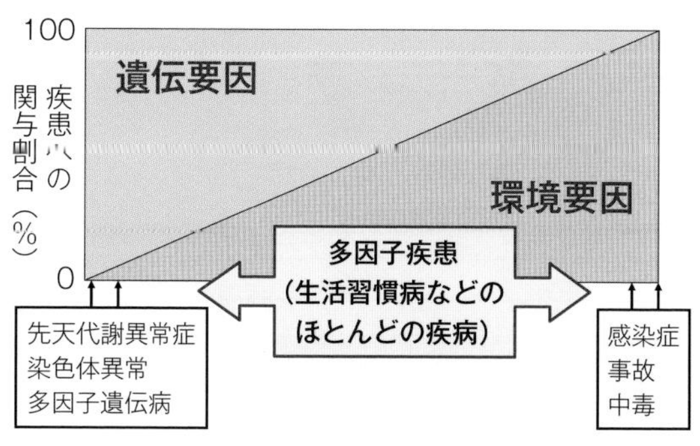

図 2　疾病に関わる遺伝要因と環境要因

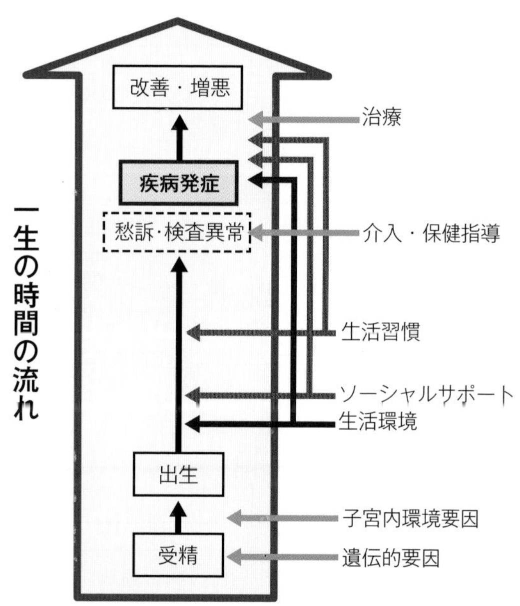

図 3　人の一生におけるさまざまな健康関連要因の蓄積と病気の発症

次予防を指します．2次予防とは，早期発見，早期治療を行うことで病気の重症化を防ぎ，予後の改善を図るものです．健康診断などは2次予防に分類されます．3次予防とは，治療過程において保健指導やリハビリテーションを行うことにより社会復帰をめざしたり，再発防止に取り組んだりすることを指します（**表1**，p63 表2も参照）．

生活習慣病の予防を目的とし生活習慣改善のための21世紀における国民健康づくり運動として，2000年度から「健康日本21」，2013年から2022年までは「健康日本21（第2次）」が行われています（**図4**）[2]．

表1　予防医学の3段階

1次予防	健康増進 疾病予防 特殊予防	生活習慣の改善，生活環境の改善，健康教育により健康増進を図り，予防接種による疾病の発生予防，事故防止による傷害の発生を予防すること
2次予防	早期発見 早期対処 適切な医療と合併症対策	発生した疾病や障害を人間ドック健診などにより早期に発見し，早期に治療や保健指導などの対策を行ない，疾病や傷害の重症化を予防すること
3次予防	リハビリテーション	治療の過程において保健指導やリハビリテーションなどによる機能回復を図るなど，社会復帰を支援し，再発を予防すること

生活習慣病は「自己責任」でかかる疾患ではない

名称による印象が生んだ間違った認識

生活習慣病の呼び名が提唱された1990年代後半から2000年代にかけて，生活習慣病には「贅沢で怠惰な生活習慣で起こる，いわば『自己責任』による病気である」というようなイメージがありました．

筆者がこのことに気づいたのは，その頃日本で急激に増加したホームレスの健康調査・生活習慣調査[3]（**コラム1**）を行ったことがきっかけです．ホームレスには高血圧や糖尿病などの生活習慣病が多く，それらは当然のことながらまったく治療がされていないということも指摘しました．さら

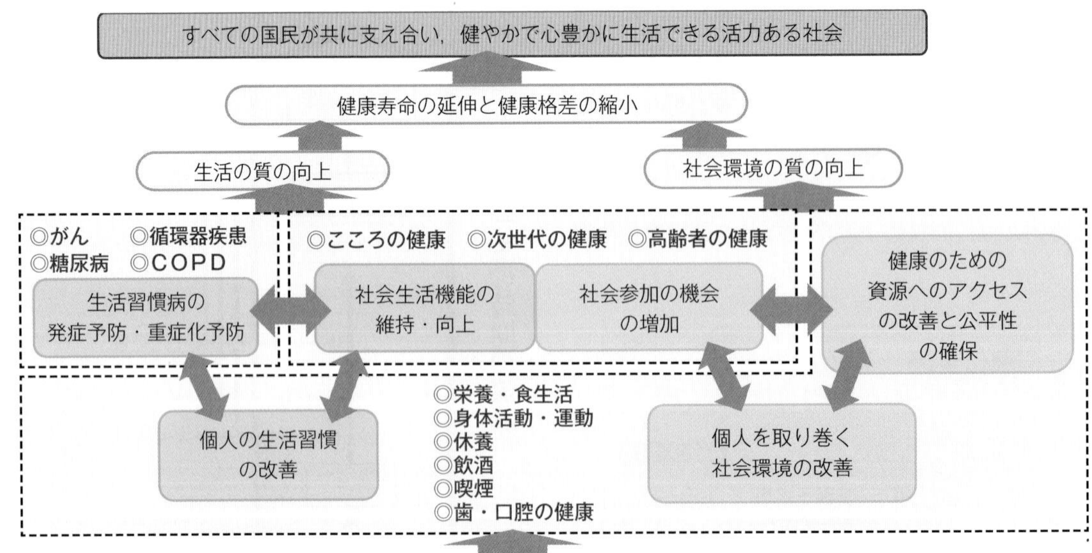

図4　**健康日本21（第2次）の方向性**
〔文献2より筆者作成〕

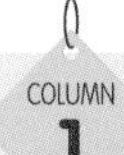

COLUMN 1 2000年の札幌市におけるホームレスの健康問題と生活習慣の実態

1990年代後半に日本におけるホームレスの急増を受けて，1999年12月から2000年12月まで1～2か月に一度，休日の午後に計7回，当時の札幌市における主要なホームレス集落の1つであった通称「テント村」（現在は存在していない）近くの公園にテントを設営し，おにぎり，豚汁，缶詰，衣類などの提供と同時に，希望者に対して医師による健康相談，血圧測定，尿検査，福祉関係者による面談，既往，現病歴，自覚症状，生活習慣などの問診を行った．

7回の健康相談会には合計60人（のべ61人）が訪れた．年齢は50歳以上が57%を占め，ホームレス歴は6か月未満が30%であった．自覚症状では「歯が悪い」が40%，「肩こり，筋肉痛」が28%，「背中，腰の痛み」が27%と多かった．検査結果では高血圧が53%，尿糖＋以上が26%であった．生活習慣では1日の食事回数は2回が42%であったが，肉や魚，野菜の摂取頻度はともに1週間に1～2回が最も多く，それぞれ37%，30%であった．1日の合計睡眠時間は2～5時間が42%，日中の飲酒をよくするものは13%，喫煙者は83%であった．

従来ホームレスにおいては結核，赤痢などの感染症の問題が報告されていたが，この調査では，札幌市の冷涼・寒冷な気候条件や100～200人というホームレス数（当時）にも関連して，生活習慣病の罹患が大きな問題となっていることが指摘された．

に，ホームレスには喫煙者が多く，栄養面では摂食が不規則でバランスが悪いうえに，睡眠不足でストレスも大きいのです．普通に考えて，彼らは生活習慣病のリスクが非常に高いはずなのですが，この話を学会や講義などですると，多くの方から「ホームレスに生活習慣病が多いはずはない．なぜなら生活習慣病は贅沢な暮らしをして太った人がなるものだから」というコメントをいただいたのです．

確かに，生活習慣病の呼び名が提唱された1990年代後半から2000年代にかけて，生活習慣病は「贅沢で怠惰な生活習慣」によるものであるというイメージがありました．実際，生活習慣病を表す病気は，米国では慢性疾患，英国では生活習慣関連疾患でしたが，ドイツでは**文明病**，スウェーデンでは**裕福病**という呼び名でした．実際にこの頃の多くの患者向けの生活習慣病教室では，「生活習慣病の予防は自己責任です」といういい方がされていたようです．

そこで，筆者らは，健康診断受診者を対象に「病気にかかったうちに占める自己責任の割合はどのくらいですか」と尋ねました．その結果，生活習慣病は平均77%でした[4]．すなわち，生活習慣病にかかったことの77%は患者自身の自己責任によると思われていたわけです．ちなみに，成人病は平均71%，糖尿病は平均67%でした．同じような病気であっても，病名によってイメージが異なるわけです．当時，同じ質問を，多くの医学生，看護師，医師に，それぞれ別な場所で行ってみましたが，どの集団で行っても，生活習慣病が患者自身の自己責任であるとの認識が約75%であることは同様でした．極端にいえば，当時の多くの医療職が心の底では，「病気になったのは患者自身の自業自得なのだ」と思いながら患者に向かっていたことになります．それは当時の世の中の流れが生んだ大きな誤解とはいえ，大いに反省すべきことなのではないでしょうか．

生活習慣病は多因子疾患

一方，2006年には，急性心筋梗塞や脳卒中などの血管性病変を発症するリスクを上げる内臓脂肪型肥満の状態を早期発見し，予防するために設定された病名である「**メタボリックシンドローム（通称：メタボ）**」に注目が集まり，同年の流行語に選出されました．この頃から，健康のための肥満症対策に注目が集まるようになり，2008年には厚生労働省が「**特定健診・特定保健指導**」を開始，2015年には消費者庁が「**機能性表示食品**」

制度（第3章の7，p169参照）を開始するなど，健康に対する社会的な取り組みが次々と行われ，人々の意識や行動も変化しています．そのためもあって，今や「生活習慣病の多くの部分は自己責任によるものではない」ということに異を唱える方は，おそらくいないでしょう．

生活習慣病を含む多くの病気は，前述のように遺伝要因と環境要因，生活習慣要因が相互作用して発症する**多因子疾患**です．生活習慣だけをみても，自分がいる学校や職場などの環境，周囲の人間関係，さらには幼少期からの家庭環境や親子関係などの大きな影響を受けます．たとえば，仕事のストレスは「**カラセックの『労働ストレスの3要因』**」〔①業務の負担度，②裁量権の少なさ，③ソーシャルサポート（周囲からの支援）の少なさ〕が有名ですが，職場で働いている多くの人たちは，業務の負担度や裁量権は自分自身ではなかなかコントロールできません．ましてやソーシャルサポートは周囲との関係によるのでなおさらです．そのため，自分だけの努力で改善できる生活習慣にはどうしても限界があります．

また，日本では社会通念的に，まだまだ労働者自身に健康管理をする権限が少なかったり，周囲に配慮してなかなか自分自身のペースで休養をとることができないという事情もあります．最近はインターネットの発達などにより，健康や医療に関する情報もかなり手に入りやすくなりましたが，一方でそのすべてが確かな情報とはいえません．そのため，日本に暮らす私たち1人ひとりが健康情報を検索したり，理解する能力（**健康リテラシー**）を高めなければいけないといった課題もあります．そのような状況から考えても，生活習慣病はその多くの部分が自己責任によるものであるとはいえないのです．

これからの生活習慣病予防対策の方向性と課題

筆者らは，2000年当時，日本ではまだまだ学生たちへの健康教育が不十分なのではないかと考え，大学生が小学校，中学校，高校時代にどの程度の健康教育を受けてきたのかを調査したことがあります．その結果，保健体育の教科書に書いてあったはずの「やせすぎの予防」「心の健康（メンタルヘルス）」「職場での健康づくり」「加齢に伴う身体の変化」「社会のあり方と健康」に関する項目については，当時の学校の授業などではほとんど教えられていなかったということが明らかになりました[5)]．

ここで興味深いことは，1990年代には教えられていなかったこれらの項目はすべて，2000年代から2010年代にかけての公衆衛生の主要な課題となっているということです．私たちは，将来の公衆衛生の課題を考えるためにも，現在の健康教育において抜け落ちていたり，ないがしろにされていることはないかと，改めて慎重に見直してみる必要があるのではないでしょうか．

近年は，**活性酸素**が多くの病気の発症メカニズムに重要な役割を果たしていると考えられています．活性酸素は，喫煙，飲酒はもちろん，食品，食品添加物，過度の運動，ストレス，炎症，高温，医薬品，紫外線，放射線などにより私たちの体の中に発生し，ビタミンCやカテキンなどの抗酸化物質によりその一部が除去されることになります．この活性酸素が，1日に1細胞あたり1万～100万か所に起こるDNA損傷の主な原因となっています．このDNA損傷のほとんどは，酵素により修復されますが，一定の割合で修復にエラーが出て，それにより細胞死を起こしたり，DNAに傷が残った状態で生き残ったりします．前者は糖尿病や動脈硬化性疾患など，後者はがんや遺伝性疾患の発生に関わるといわれています．

生活習慣病のこのような発症メカニズムからみると，その予防のための健康教育において食事，身体活動，ストレスなどに焦点が当てられるのも理解できます．しかし，食事に関しては，現在，栄養素や食品の摂取量の評価が手軽なためによく用いられていますが，今後は，吸収や排泄，そしてさらには孤食や腸内細菌の影響なども加味した検討が求められます．また，ライフステージごとに推奨される身体活動量と摂取すべき蛋白質，脂肪，炭水化物の比率（**PFC バランス**）についても，まだまだ科学的根拠が乏しい状態で，今後のさらなる研究が必要です．

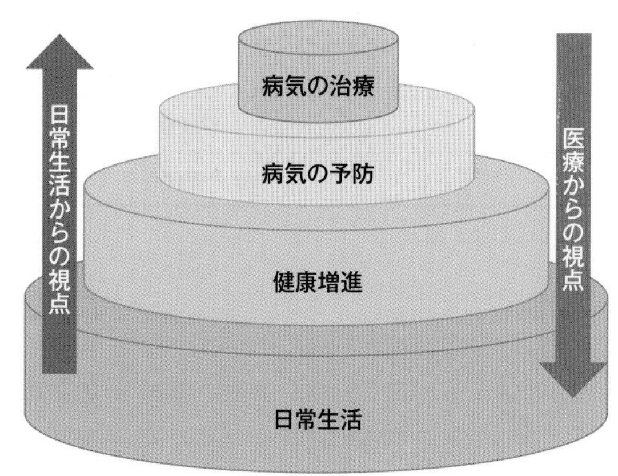

図 5 健康づくりにおける医療からの視点と生活からの視点

青少年期・幼少期の健康教育の重要性

生活習慣病の予防対策として，日常生活習慣の改善を呼びかけることが重要であることは言うまでもありません．そのために，日本では 2008 年から，40～74 歳までの人々を対象に，生活習慣病の前段階のメタボリックシンドロームに着目した**特定健診（いわゆるメタボ健診）**と，特定健診の結果に基づき高リスク者に対して保健師，管理栄養士などによる特定保健指導が行われています．筆者らの約 6 万人の問診を含む健康診断データを 6 年間にわたり観察し分析した結果からは，メタボリックシンドロームは確かに 40 歳以上に発症することが多いが，その予防はむしろ 20 歳代 30 歳代から始めるべきであることが示されました[6)]．一方，近年は，さらに時期をさかのぼった小児期における肥満が，その後の成人期における肥満や生活習慣病に関連すること，さらには死亡の予測因子になることについては数多くの報告が出されています[7-9)]．

以上のことから考えて，従来ほとんどが中年期以降に行われていた健康教育を，今後は青少年期や幼少期に行っていくことが重要になります．医師法の第 1 条に「医師は医療および保健指導を掌ることによって公衆衛生の向上および増進に寄与し，もって国民の健康な生活を確保するものとする」と，医師の役割が示されているように，医療職の役割として保健指導が医療と並んで重要なものであることはいうまでもありません．**保健指導**は，前述の特定保健指導や妊産婦への保健指導などのように，その多くは何かしらの健康リスクをもっている人々に対するものを指しますが，ここでの**健康教育**とは，社会の大半を占める健康な人たちへの関わりを指します．そのため，健康教育の場はほとんどの場合，病院の外になります．また，私たち医療職が健康教育というと，しばしば「病気の予防～健康～生活」という順番で考えてしまいがちです．しかし，実は一般の人々からみると順序が逆になります．すなわち「まず生活があって，そのなかに健康があり，そして病気の予防はそのうえにはじめて成り立つもの」です（**図 5**）．健康教育を行う医療職は，常にこのことを意識する必要があります．

青少年や幼児・学童を対象にした健康教育は，大人では地域や職場が主であったその舞台を，学校や幼稚園・保育園に移して行うことになります．そのために，医療職には教育職・保育職と良い連携が取れることが必須の素養として求められます

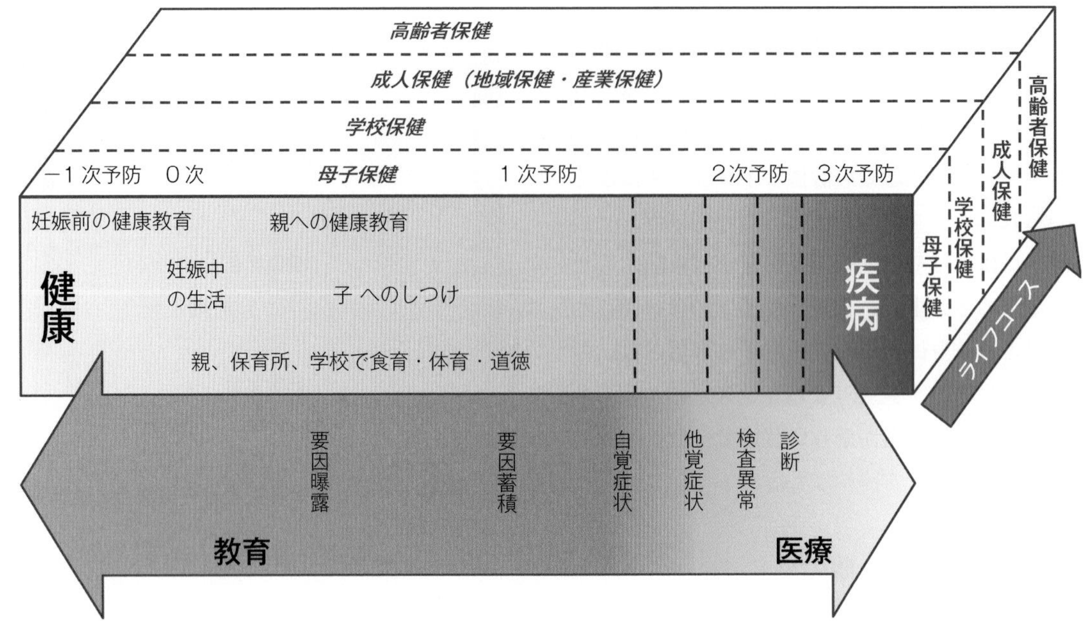

図 6　ライフコースを通じた健康教育における教育と医療の関わり

(図 6).

私たちのほとんどは子どもの頃，知らず知らずに「早寝早起き」「好き嫌いをせず，腹八分目に規則正しく食べる」「よく噛んでゆっくり食べる」「食事の後には歯を磨く」「身体を動かして友達と遊ぶ」「外から帰ったら手洗いとうがいをする」「気持ちよく挨拶をする」「自分がされて嫌なことを人にしない」「毎日お風呂に入る」などの，当たり前の生活習慣や生き方を習います．おそらくこれは人生において最初の，そして最も基本的な健康教育です．この健康教育が人生にいかに重要な意味をもつのかについてはまったく議論の余地がないでしょう．この時期に身につけた生活習慣や生き方は，子どもが自分自身で変えることは難しく，人生の長い時間にわたり，後の生活習慣病のリスクとしてその影響が蓄積されていくことになります．また，幼少時に身につけた基本的な安全衛生は，後の保健体育・狭義の健康教育の基礎になります．自分と他人を大事にする生き方は，後の性教育の基礎，人生の基礎に，基本的な社会性は，後の学校生活，社会生活，教育の基礎になります．したがって，この時期にきちんとした健康教育を受けているかどうかが，その後の人生全体の健康を左右するといっても過言ではありません．

子どもへの健康教育で求められる医療職の姿勢

このような健康教育は実際にはどのようにして行うべきでしょうか．感受性の高い子どもたちへの健康教育は，発達状況に配慮して，理解できる言葉で行われるべきです．また，時期を逃したりやり方を間違えたりすると，それを修復するためにはとても長い時間がかかり，まさに「一期一会」の健康教育といえます．このような専門性の高い健康教育は，そのような教育を受けておらず経験にも乏しい医療職にはまず不可能です．保育士・幼稚園教諭，小学校教諭をはじめとする子ども教育の専門職が学び，経験して得られた理論と実践法を尊重して，緊密な**異業種連携**（医療職同士の「多職種連携」ではなく，医療職と他の異なる分野の専門職との連携）を進めなければなりません．

今後の医療を担う者は，健康教育においても，このような異業種連携が普通にできるように，コミュニケーション力のみならず，異分野職種からも信頼される人間性や社会性を，常日頃から意識して培っておく必要があります．また今後の社会においては，医療職としての専門にとどまらず，福祉，教育，法律，経済などをともに専攻したり，資格をもつ「**ダブル・トリプルメジャー**」「**ダブル・トリプルライセンス**」も必要になるかもしれません．学生のうちから，柔軟な思考で視野を広げて学ぶ姿勢が望ましいと思います．

参考文献

1）厚生労働省：人口動態統計．厚生労働統計協会（編）：図説 国民衛生の動向 2022/2023．厚生労働統計協会，2023.
2）健康日本 21（第二次）の推進に関する参考資料（平成 24 年 7 月　厚生科学審議会地域保健健康増進栄養部会／次期国民健康づくり運動プラン策定専門委員会）．厚生労働統計協会（編）：図説国民衛生の動向 2018/2019，厚生労働統計協会，2019.
3）小橋元，太田薫里，長野俊輔，他：札幌市におけるホームレス者の健康問題と生活習慣の実態——平成 12 年の健康相談会の実践から．日本公衆衛生雑誌 48：785-793，2001.
4）小橋元，太田薫里，福地保馬：病名がもつ自己責任のイメージについて—— 医学生を対象とした質問紙調査．社会医学研究 20：33-39，2002.
5）小橋元，太田薫里，森谷二，他：大学生が小中高校時代に受けてきた健康教育について．社会医学研究 21：80-88，2003.
6）Haruyama Y, Nakagawa A, kato K, et al：Incidence of metabolic syndrome in young Japanese adults in a 6-year cohort study：The Uguisudani preventive health large-scale cohort study（UPHLS）. J Epidemiol 2019 May 11. doi: 10.2188/jea.JE20180246. [Epub ahead of print]
7）Silverwood RJ, Pierce M, Thomas C, et al：Association between younger age when first overweight and increased risk for CKD. J Am Soc Nephrol 24：813-821, 2013.
8）Kuwahara E, Murakami Y, Okamura T, et al：Increased childhood BMI is associates with young adult serum uric acid levels：a Linkage study from Japan. Pediatr Res 81：293-298, 2017
9）Llewellyn A, Simmonds M, Owen CG, et al：Childhood obesity as a predictor of morbidity in adulthood：a systematic review and meta-analysis. Obes Rev 17：56-67, 2016.

3 ゲノム医学の登場からゲノム編集へ

読者の皆さんは誰でも，自分自身に両親やきょうだいと似ているさまざまな特徴があること，あるいは学校の同じクラスを見渡せば，年齢や性別は同じでも1人ひとり違う特徴をもっていることに気づいているはずです．こうした，親から子どもに特徴が伝わること（**遺伝継承**）やそれぞれが他の誰とも同じではない個性をもっていること（**多様性**）は，ずっと昔から，おそらく人類がまだ文字をもたない頃から認識されていたと思われます．しかしそれが「遺伝学」という学問として成立するようになったのは，たかだか100年程度の昔にすぎません．20世紀の後半は，遺伝的な現象の科学的な解明が大きく進んだ時代であり，それは今も続いています．そして，21世紀はその知識をすべての人の健康管理に生かす時代になってきました．

ここでは，遺伝学の進歩がどのように医療を変えてきたか，そしてこれからの医療は遺伝学とどう向き合うべきか考えてみましょう．

遺伝の「発見」

疾患としての遺伝現象が最初に医学的に記載されたのは17世紀の英国で，ディグビー（Kenelm Digby）という医師が数世代にわたる多指症の家系を記録しました．その後も18世紀から19世紀にかけて，家族性の視覚障害や聴力障害，血友病，筋ジストロフィーなどの遺伝性疾患が記載されています．しかし，当然のことながらこうした体質や病気が親から子に受け継がれる仕組みはわかりませんでした．

皆さんが遺伝に関係する歴史上の人物を思い浮かべるとすれば，まずメンデル（Gregor Mendel）の名前が出てくるのではないでしょうか．「**メンデルの法則**」という言葉も聞いたことがあるでしょう．メンデルは19世紀半ばに修道士として教会で生活しながら植物を使って研究を進めました．当時，遺伝現象は親の世代から遺伝物質が，液体が混ざり合うように混合して子に伝わると考えられていました．しかしメンデルは，遺伝情報は混じり合うことなく粒子のように独立して受け継がれるという現象を発見しました．この粒子がのちに発見される**遺伝子**に相当するものです．

しかし，メンデルの業績は発表当時はほとんど顧みられず，彼の説が注目されるのは発表から30年以上も後のことになります．すでにメンデルは亡くなっていました．

「遺伝学」という科学

ところで遺伝学は英語で“**genetics**”といいます．この言葉はそれほど古いものではなく，1905年にベイトソン（William Bateson）という英国の学者によってつくられたものです．彼は遺伝学を継承（heredity）と多様性（variation）を研究する科学と定義しました．つまり遺伝学とは，さまざまな特徴が世代を超えて伝わっていく現象と，同じヒトであっても1人ひとり特徴が異なる理由を探求する科学であるということができます（**図1**）．ここでheredityのことをあえて「継承」と書きましたが，heredityとは上の世代から下の世代に特徴が伝わっていく現象，まさに日本語で「遺伝」と表現される現象のことをさしています．heredityとgeneticsに同じ「遺伝」という日本語をあてたため，日本では遺伝学があたかも継承だけを探求する科学であるかのような誤解を招き，もう1つの重要な軸である多様性についての意識が薄くなってしまったのは否定できません．ただ，これから見ていくように，遺伝情報の継承については20世紀の後半に私たちの知識は急速に深まりましたが，個人差ともいうべき多様性を遺伝情報のレベルで解明できるようになったのは20世紀の終わりから21世紀に入って以降のことです．

DNAとセントラルドグマ

親から子に特徴を伝える本体は何なのか，それは多くの科学者が長年取り組みながらも容易に解決できない難問でした．当初は遺伝情報を伝える本体は蛋白質であろうと信じられていました．遺伝のような複雑な現象を伝えるメッセンジャーも当然複雑な構造をもっているはずであり，それは蛋白質が最も当てはまると考えられたのは，ある意味自然なことでした．しかし，1940年代になると細菌を使った実験で核酸（DNAやRNA）が遺伝情報を担っている可能性が示され，1953年にワトソン（James Watson）とクリック（Francis Crick）が**DNA**の二重らせん構造を解明するに至って，DNAこそが遺伝子の本体であることが明らかになりました．そして，DNAか

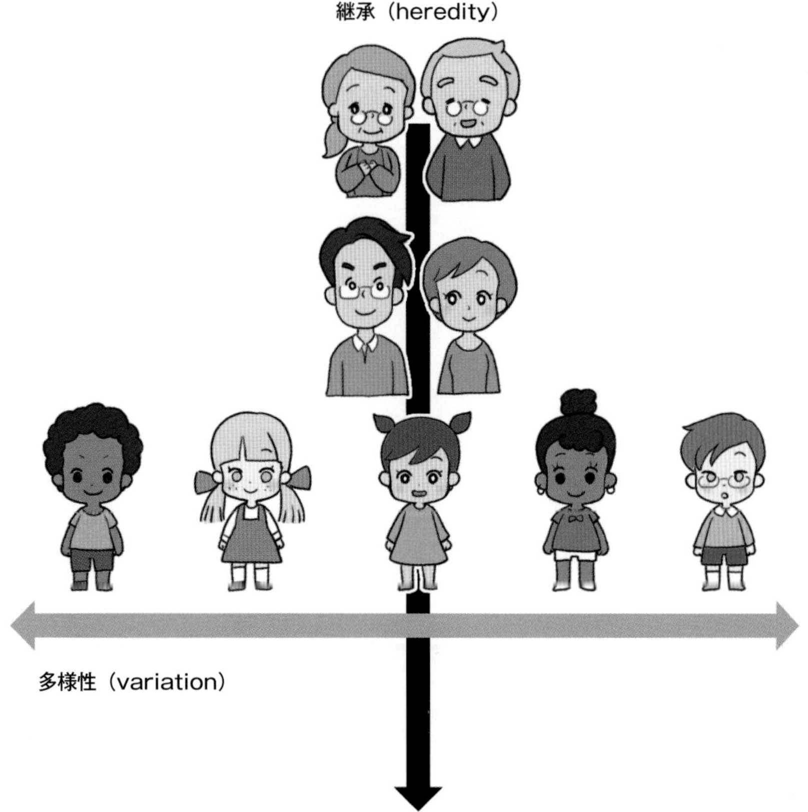

図1 **継承と多様性の遺伝学**

らRNAが転写され，ここから蛋白質がつくられる（翻訳）という「**セントラルドグマ**」の概念が完成しました．すなわち，遺伝子とはモノではなくDNA上に書かれた情報であり，それは私たちの身体を構成する蛋白質の設計図ということになります．

病気の原因になっている蛋白質の異常がわかっている病気（酵素欠損症や赤血球異常症など）では，原因の蛋白質の設計図である遺伝子がどこにあるのかを明らかにする研究が進んだことで，今度は遺伝子を解析することで病気の診断をつけることができるようになりました．遺伝性の病気はそれまで臨床所見（症状や形態，画像所見など）と生化学所見などをもとに診断がなされていましたが，ここに来て生化学所見の原因となっている蛋白質の設計図を直接調べることができるようになったのです．さらにその後，分子生物学の技術の発展に伴って，1980～90年代には多くの遺伝性疾患の**原因遺伝子**が同定されました．

ヒトが両親それぞれから受け継ぐ遺伝情報はDNAにして約30億塩基，言ってみれば30億文字で書かれた命の情報ということができます．この1人の親から受け継ぐ遺伝情報のセットを「**ゲノム**」とよびます．ゲノム配列の解読の完了が宣言されたのは2003年のことでした．当時は1人のゲノム情報を解読するために13年の歳月と3000億ドルという巨額な費用が必要でした．しかし現在では，わずか1日，数万円のコストで解読することができます．この速さと安さが現在そしてこれからの遺伝医療・ゲノム医療を支えていくことになります．

遺伝子診断

遺伝学的検査

病気の原因になっている遺伝子がわかるようになれば，患者の遺伝子を調べて診断を確定することができます．診断のために遺伝子を調べる検査を「**遺伝学的検査**」とよんでいます．遺伝子を調べることにより，患者に起きている病気や障害の原因を明らかにできます．**遺伝性難聴**を例に考えてみましょう．

生まれてくる赤ちゃんの約1,000人に1人は高度の難聴をもっています（**先天難聴**）．先天難聴の赤ちゃんは2歳までに適切な治療によって聴力を獲得しないと，その後聴力を回復しても十分な言語能力を得ることができません．したがって早期に難聴の診断をつけることはとても重要で，この目的で日本では新生児聴覚スクリーニングが行われています．臨床的に考えれば，難聴は聴力が低下しているという事実だけで診断が可能であり，その原因が何であれ患者の症状や障害は同じです．

先天難聴のうち約60～70%は遺伝性と考えられています．それ以外の約20%は感染症（主に母親の**サイトメガロウイルス感染**）など遺伝子以外の原因によるもので，残りの10～20%は原因が明らかではありません．そして遺伝性の先天難聴に関しては，原因となる遺伝子が約100種類もあることがわかっています．そして原因遺伝子が異なると，臨床経過や治療効果なども異なるという点が重要です．実際には，原因遺伝子によって難聴が進行性かどうか，人工内耳や補聴器などの治療が有効かどうか，あるいは甲状腺腫やめまいなど他の症状を伴うかどうか，などを予測することができ，原因に基づいた最適な治療を提供することが可能になります．これらの原因遺伝子ごとの症状の違いも，多くの研究の積み重ねの結果として明らかにされてきたことです．こうした有用性があるため，遺伝性難聴の遺伝学的検査は保険適用になっています．

遺伝学的検査のもう1つの意義は，血縁者（きょうだい，子ども）への影響を予測することができるということです．遺伝情報は親から子へ一定の確率で伝えられるため，1人の患者の検査結果をもとに血縁者が同じ遺伝的体質を持っている確率や同じ病気になる確率を予測することが可能になり，血縁者に対しても早期から医療を提供し，臨床経過をより軽症にしたり，疾患によっては発症を予防したりすることができる場合もあります．さらに，将来の子どもにどのくらいの確率で原因となる遺伝子変異が伝わるか，あるいは同じ病気が発症するかも予測することが可能になります．

発症前診断

遺伝性の病気は生まれた時から発病しているとは限りません．たとえば遺伝性のがんや神経疾患，あるいは遺伝性難聴の一部も生まれた時には何の症状もありませんが，一定の年齢になると症状が出てきます．このような病気の場合，患者が遺伝子診断を行って，病気の原因遺伝子とその変異が明らかになった場合，血縁者が同じ遺伝的体質をもっているか，将来同じ病気になる可能性があるかどうかを，遺伝子を調べることによって症状がない段階で明らかにすることができます．これを**発症前診断**といいます．ここでは**遺伝性乳がん卵巣がん**を例に考えてみます．

乳がんは女性で最も頻度が高いがんで，日本人では女性の約10.9%が生涯の間に乳がんに罹患します．乳がんでは全体の5～10%程度が遺伝性であると考えられています．そのうち最も頻度が高いのが「遺伝性乳がん卵巣がん症候群」とよばれる疾患で，これは*BRCA1*または*BRCA2*という遺伝子のいずれかに変異が生じているために，体質的に乳がんや卵巣がんになりやすいというものです．この2つの遺伝子のいずれかに変異を生じている女性では，生涯に50～70%の確率で乳がんになります．必ず乳がんになるわけではありませんが，一般集団に比べるとかなり高い数字です．また若い年齢で発症しやすいという特徴があります．さらに，卵巣がんも20～40%の確率で発症します．乳がんよりも確率は低いですが，日本人女性が生涯に卵巣がんになる確率が約1.6%であるのに比べればかなり高い数字です．

乳がんあるいは卵巣がんの患者が遺伝子診断の結果，遺伝性乳がん卵巣がん症候群と診断された場合には，患者のきょうだいや子どもが発症前診断を受けることが可能になります．検査によって患者と同じ遺伝的体質をもっているとわかった場合は，一般の人たちよりも早い年齢からがんの早期発見を目的とした検診を受けることが勧められますし，手術に際しても乳房の一部を残すと再発するリスクが他の人よりも高いため，乳房全摘術を選択するなど，治療法も変わってくる場合があります．さらにはがんのリスクを低くするために，まだがんになっていない乳房や卵巣（と卵管）を取り除く手術を受けるという選択肢もあります．つまり自分の遺伝的体質を知り，将来の病気のリスクや影響を少なくするために，先手を打った対応が可能になるということです．

ただ，いくら対応法があるといっても，将来高い確率で病気になると知ることは，自分でも予想しなかったような，さまざまな不安や悩みをもたらす可能性があります．また，多くの神経難病のように，発症前診断は可能でも発症予防も発症後の有効な治療法もまだ確立していない病気もあります．このような場合は，検査を受けるかどうかも非常に悩ましい問題になります．こうした悩みや疑問を抱えた人に適切な情報を提供し，自己決定を支援する**遺伝カウンセリング**という医療については後で述べます．

出生前診断

私たちが両親から受け継ぐ遺伝情報は，受精卵の段階から生涯変わることはありません．したがって，遺伝性疾患に罹患している可能性がある胎児の遺伝学的検査を生まれる前にも行うことができます．これを**出生前診断**とよびます．「出生前診断」という用語は，遺伝学的検査以外の方法で胎児の健康状態を評価する検査，たとえば母体血清マーカーや胎児エコーなども含まれますが，ここでは遺伝学的検査についてだけ取り上げます．出生前診断としての遺伝学的検査には手法の違いにより，羊水検査，絨毛検査，そして新型出生前診断とも呼ばれることがある「**無侵襲的出生前遺伝学的検査（NIPT）**」があります．

出生前診断は，カップルの年齢や家族歴などから胎児が遺伝性疾患をもっている可能性が考えられる場合や，胎児エコー所見などから胎児に遺伝学的な異常が疑われる場合に検討されます．ただ最近ではこうした条件のあるなしにかかわらず，スクリーニング的な目的でNIPTが行われる場合も増えています．

羊水検査は妊婦の羊水を採取し，羊水中に含まれる胎児由来細胞を培養して遺伝子解析を行うもので，妊娠15週以降に行われます．細胞を培養する必要があるため，検査結果が得られるまでに3週間ほどの時間が必要です．また0.3%程度の確率で流産リスクがあります．**絨毛検査**はより早期に診断を要する場合や，より大量の細胞を必要とする場合に行われる検査で，妊娠10～13週で行われ，絨毛を直接採取して遺伝子解析を行います．1～3%程度の流産リスクがあります．

出生前診断の第一の目的は，胎児の健康状態を出生前に把握し，生まれてからすぐに治療対応ができるようにすることですが，治療法がない重い遺伝性疾患の診断の場合などでは，検査結果から妊婦が人工妊娠中絶を選択する場合もあります（日本の法律では胎児の異常を根拠に人工妊娠中絶を行うことは認められていませんが，実際には「経済的理由」を拡大解釈して実施されているのが現状です）．このため，検査の実施にあたっては，専門家による丁寧な遺伝カウンセリングが必要になります．

羊水検査や絨毛検査が妊婦の子宮に対して侵襲を加える必要があるのに対し，NIPTは妊婦の末梢血を用いて胎児の遺伝的異常を検出するもので，日本では2012年に研究として開始されました．末梢血には細胞から遊離したDNAが浮遊しており，妊婦ではその約10%は胎児に由来します．具体的な手法は省略しますが，現在日本で行われているNIPTでは，胎児の染色体の数的異常，具体的には13番，18番，21番染色体の**トリソミー**（本来2本であるべき染色体が3本になっていること）を検出します．ただし，この検査は確定的検査ではなく，一定の確率で偽陽性の結果が得られますので，染色体の数的異常を確定するためには羊水検査による確認が必要になります．

母体血を用いた胎児の遺伝学的検査の技術は急速に進歩しており，技術的には染色体の数的異常だけではなく，個々の遺伝子の変異の検出も可能になっています．もともとNIPTで3種類のトリソミーが対象となったのは，これらの異常がとりわけ重篤だからということではなく，技術的に容易に診断可能であるというのが最大の理由です．疾患の重症度が基準になっていないということは，今後技術が進歩した時にどこまで対象を広げてよいのか，今後も議論が必要になるでしょう．

着床前診断

出生前診断では，結果によって人工妊娠中絶を選択することになりますが，**着床前診断**は，人工授精によって母胎外で受精を行い，受精卵が8～数十個に分裂したのちにそのうちの1細胞を採取して遺伝子を解析し，目的の遺伝子に変異がないものを母胎に戻すという方法です．日本では日本産科婦人科学会が適応を「重篤な遺伝性疾患児を出産する可能性のある遺伝子変異ならびに染色体異常を保因する場合，および均衡型染色体構造異常に起因すると考えられる習慣流産（反復流産を含む）」に限定しており，1例ずつ学会による審査を経たのちに行われています．

個別化医療

私たちは1人ひとり体質も体格も，また健康や病気に対する考え方も違っています．人生観も同じではありません．医療は本来患者それぞれの特徴や考え方に基づいて，患者自身の健康状態と満足度が最も高くあることをめざして提供されるものです．しかしながら，実際には同じ薬を処方したり，同じ病気に対して同じ手術を行ったりしても，治療がとても有効な患者もいれば，逆に効果がなかったり，かえって副作用で苦しんでしまったりする患者もいます．実際にどの患者さんに効果が出て，どの患者には副作用が出てしまうか，それを事前に予測する精度の高い方法はないため，医療では薬や手術などの治療効果を有効率や生存率という確率で評価してきました．たとえば有効率70%であれば，100人の同じ治療を受けた患者のうち70人に効果が得られることが期待できます．

21世紀になり，こうした医療から脱却し，1人でも多くの患者に有効な治療を提供し，不利益を受ける患者を減らすために，遺伝情報が活用される時代になってきました．前項でも述べたように，同じ遺伝性難聴であっても原因遺伝子の違いによって臨床経過や治療法が異なったり，乳がんでも遺伝性かどうかによって検診計画や手術術式が変わったりします．こうした1人ひとりの遺伝的特性に基づいて，最も適切な健康管理法を提供する医療を「**個別化医療**」とよんでいます．

個別化医療がいち早く実用化したのは**薬理遺伝学**という領域です．多くの薬は体内に吸収され，薬理効果を発揮したのちに代謝（分解）され，排泄されます．この代謝や排泄を担う蛋白質をコードしている遺伝子を調べ，患者の遺伝的体質をもとにしてより有効で安全性の高い治療法を選択することができます．

たとえばイリノテカンという抗がん剤は肺がんや子宮頸がん，卵巣がん，大腸がんなどに広く使用される薬です．この薬は体内に入って薬理効果を発揮したあとは，UDP-グルクロン酸転移酵素1A1という酵素で不活化されます．この酵素の設計図である遺伝子（*UGT1A1*）には個人差が認められていて，特定のタイプの遺伝子から産生される酵素は活性が低いことがわかっています．活性が低いということは，同じ量のイリノテカンを投与すると，薬剤が長く体内にとどまり，結果として血中濃度の上昇と副作用発生頻度の上昇につながります．したがって，この薬を投与しようとする時は，患者の*UGT1A1*遺伝子を調べ，活性が低いタイプの遺伝子をもっている場合には投与量を減らしたり別の薬剤を選択したりすることによって，副作用のリスクを減らすことができます．

また，最近では特定の遺伝的体質の患者にだけ使うことができる抗がん剤も出てきました．オラパリブという抗がん剤は乳がんや卵巣がんに用いられますが，先ほど紹介した遺伝性乳がん卵巣がんの原因遺伝子である*BRCA1*や*BRCA2*に変異があるとより効果が期待できることがわかっています．このため，この薬剤を使用できるかどうかを判断するために遺伝学的検査を行う場合があります．このように特定の薬剤の使用を判断する目的で行われる検査，薬剤の使用のために不可欠な検査を「**コンパニオン診断**」とよんでいます．

2015年に当時のオバマ米国大統領は，**"Precision Medicine Initiative"**という新しい取り組みを発表しました．これは100万人単位でゲノム情報を収集し，さらに生活習慣や治療歴などの情報も取り込んだビッグデータをもとに，個別の疾患予防対策も視野にいれた医療改革をめざすものです．日本でも政府が中心になってゲノム医療の実用化に向けた取り組みが進められています．

将来的には薬の選択にとどまらず，より広い領域で遺伝情報が活用されるようになると期待されています．そのうちの1つが生活習慣病に代表される「**多因子疾患**」です．

多因子疾患

病気の発症には，「環境要因（後天的要因）」「遺伝要因」そして「時間要因（加齢）」が関与します．遺伝性疾患の場合はこのうち遺伝要因が特に強く影響する疾患ということができます．また，有害な環境曝露（毒性物質や放射線被曝など）によって起きる病気は環境要因が特に強く作用したものということができます．これに対し，多くの病気は遺伝要因と環境要因，そして時間要因のすべてが関与して健康状態に影響を与えています．こうした病気を遺伝性疾患に対して**多因子疾患**あるいは多因子病とよんでいます．

たとえば代表的な生活習慣病である肥満を考えてみましょう．肥満の原因にはエネルギーの過剰摂取や運動不足など生活習慣（環境要因）の問題が知られていますが，同じように過食傾向で運動不足であっても必ずしも全員が肥満になるわけではなく，いわゆる「やせの大食い」とよばれるような，たくさん食べても体重も増えない人もいます．この差は主に生まれつきの体質，すなわち遺伝要因によって規定されていると考えられます．

21 世紀になり，DNA 解読が驚異的な技術の進歩によって，安く早く行えるようになったことや，知識の蓄積により，肥満や糖尿病，高血圧など，多くの生活習慣病について遺伝子の影響を明らかにする研究が急速に進みました．まさに「多様性」を実際に DNA レベルで検討することができるようになったのです．

こうした研究により，多因子疾患では非常に多くの遺伝子が病気のなりやすさに関与していること，しかしそれぞれの遺伝子の影響は大きくないこと（ほとんどが発症リスクを最大でも 10～20 %高める程度）が明らかになりました．したがって，こうした遺伝子を調べて診断に用いたり，将来の発症リスクを予想したりすることは，少なくとも現在の医療においては有用とはいえません．しかし，今後さらにデータが蓄積され，より正確な個別のリスク評価ができるようになると，個人のゲノム情報をもとに個別の健康管理や疾患予防が可能になっていくと考えられます．これこそが個別化医療のめざすところです．

遺伝カウンセリング

ここまでに，何回か「**遺伝カウンセリング**」という言葉を使いました．では，遺伝カウンセリングとはどのようなものでしょうか．

遺伝の病気は決して理解が容易なものではありません．十分な情報がないことは不安につながりますし，不正確な知識は望ましくない行動変容につながる可能性もあります．また遺伝の問題は本人だけでなく家族にも影響するので，どのように家族でその問題を共有していくかも重要な問題です．さらには残念なことに，一般社会において遺伝性の病気についての偏見がまだ残っているのも事実です．

遺伝カウンセリングは，遺伝性疾患の当事者である患者や家族，あるいは遺伝性疾患の可能性がある人に対して，その疾患による医学的な影響はもちろん，心理的な影響や家族に及ぼす影響について情報を提供し，正確な理解のもとにクライエント（遺伝カウンセリングの対象になる人は必ずしも患者ではないため，「クライエント」という言葉を使います）が将来に向けた自己決定が行えるように支援する医療です．世の中には○○カウンセリングや○○カウンセラーという言葉が溢れていますが，遺伝カウンセリングは遺伝に関するカウンセリングではなく，情報提供と支援を含む「遺伝カウンセリング」という単一の語であることに注意してください．

遺伝カウンセリングを提供する外来は，全国の医学部・医科大学附属病院の他，がんや小児，生殖の専門病院，市中の大規模な総合病院などにも設置され，その数は年々増加しています．遺伝カウンセリング外来は，遺伝性疾患の診断を受け，さらに情報を求める場合や，遺伝といわれて自分自身や家族のことが心配になった人，あるいは診断はされていないけれど家族の病気が遺伝性ではないか心配な人など，遺伝に関する悩みや疑問をもった人ならだれでも受診することができます．

遺伝医療を提供する専門家としては，医師である臨床遺伝専門医と非医師の認定遺伝カウンセラーがいます．認定遺伝カウンセラーは国家資格ではありませんが，日本人類遺伝学会と日本遺伝カウンセリング学会が認定する資格で，2023年9月現在，日本では356名が認定を受け，医療機関や教育機関で遺伝医療，遺伝教育に従事しています．遺伝カウンセラーは医師とは独立した第三者の立場で，クライエントへの情報提供や自律決定の支援を行っています．日本で認定遺伝カウンセラーになるためには，4年制の大学を卒業後，国内25大学（2023年度）に開設されている遺伝カウンセリング養成コース（修士課程）を修了する必要があります．

これからの医療では，遺伝情報が扱われる機会は急速に増え，基本的にはどの領域でも遺伝情報が必要になってくると考えられます．認定遺伝専門医や認定遺伝カウンセラーのような専門家は今後さらに必要とされるようになります．しかし，専門家に任せる以前に，すべての医療者が基本的な遺伝学の知識や遺伝情報の扱いについての知識と能力を身につけることが重要といえます．

ゲノム編集

これまでお話ししてきた遺伝医療は，1人ひとりが生まれつきもっている遺伝的な特徴を調べて診断や治療に役立てるという内容でした．特に出生前診断や着床前診断では，遺伝子を調べ，その結果をもとに妊娠の中断を判断したり受精卵を選択したりするもので，生命の選択という倫理的な課題を含んでいます．こうしたなか，2005年以降になって，**ゲノム編集**という新しい技術が開発されました．これはDNAの塩基配列を人工的に改変するもので，この技術の開発により，シャルパンティエ（Emmanuelle Charpentier）とダウドナ（Jennifer Daudna）が2020年のノーベル化学賞を授与されました．遺伝子工学はこれまでのDNAを解読する技術の時代からDNAを自由にデザインする技術の時代に入ったといえます．

ちょっと聞いただけでは，この方法で遺伝性疾患の原因となる変異を正常なものに書き換えれば，根本的な治療につながるように思えるかもしれません．2014年には中国の科学者が，ゲノム編集によって遺伝子改変を行ったサルが生まれたことを報告しました．また翌2015年には，ヒト受精卵に遺伝子操作を行ったことが報告され，国際的な議論になりました．ゲノム編集はDNA上のあらゆる遺伝子を書き換えることが可能です．重い遺伝性疾患の原因となっている遺伝子を書き換えるだけでなく，他の遺伝子も自由に書き換えられることから，いわゆるデザイナーベビーにつながりかねないという懸念もあります．また，書き換えの正確さやゲノムの他の部分に与える影響，個体に対する長期的な影響など，不明な点もたくさん残されています．このため，現在各国はさまざまな形でこの技術に対して規制を行っており，日本でも生殖補助医療に関係する基礎医学研究を除いては生殖細胞や受精卵の遺伝子改変は禁止されています（**コラム1**）．

遺伝医療の課題

遺伝医学の進歩は医療を大きく変えてきました．かつては治療法がなく，まさに「不治の病」とされていた遺伝性の病気（遺伝性疾患）でも，原因遺伝子が明らかになることで病気が発症するメカニズムが明らかになり，それをもとに治療法が開発された病気がたくさんあります．またこうした研究の成果は，比較的患者数の少ない遺伝性疾患の患者を救うだけでなく，患者数の多い多因子病の治療薬の開発につながったものもあります．たとえば，大理石病という骨が硬くなってしまうまれな病気の原因を明らかにすることから，多くの人が罹患する骨粗鬆症の新たな薬が開発され，広

COLUMN 1

iPS 細胞とその応用

私たちの生命はみな精子が卵子に入り込んで発生した受精卵から始まっています．受精卵は細胞分裂を繰り返し，分裂した細胞はやがて身体を構成するさまざまな組織に分化していきます．この分化は不可逆的で後戻りできないものと考えられていました．つまり一度肝細胞になった細胞は肝細胞以外にはなれませんし，皮膚の表皮細胞が神経細胞になることもありません．ところが，このような「常識」をくつがえしたのが，京都大学の山中伸弥教授らによって作製された iPS 細胞です．iPS 細胞は身体を構成するさまざまな細胞に分化することが可能で，まさに受精卵のような能力をもっています．山中教授はすでに分化した細胞に特定の遺伝子を組み込むことで，iPS 細胞をつくり出すことに成功し，この業績によって 2012 年にノーベル生理学・医学賞を受賞しました．この方法を使えば，たとえば皮膚からとった細胞をもとに iPS 細胞をつくり，そこから肝臓の細胞をつくることも可能になります．

現在の医療では，ある臓器の機能が失われた患者さんに対して，移植という治療が行われています．しかし移植は他人の臓器を体内に入れる治療であるため，拒絶反応の問題や，ドナーの問題（生体移植を除いて現在の移植治療の大部分は亡くなったドナーからの臓器に依存しています）があります．しかし，iPS 細胞を用いれば拒絶反応の心配をせずに機能が失われた臓器の再生が可能になると期待されます．さらに，拒絶反応に関係する個人の遺伝的特徴（**組織適合抗原**）を確認すれば，必ずしも治療に用いられる再生臓器は患者さん本人に由来するものである必要はなく（現在も移植では組織適合抗原が極力患者さんに合致するドナーからの臓器が用いられます），実際には数十種類の遺伝的特徴をもった iPS 細胞があれば，ほとんどの患者さんに利用できると考えられています．

将来的には，ストックされた iPS 細胞のなかから患者さんに最も適合するものを使って臓器を再生し，治療に用いるようになると期待されており，現在さまざまな病気に対して臨床試験が進められています．また，移植が不可能な網膜細胞や神経細胞も iPS 細胞からつくり出して治療に用いることも可能になります．

く用いられています．また，最近開発された糖尿病のある治療薬は，腎性糖尿という糖尿病でないにもかかわらず尿糖が陽性になる人の遺伝的背景を明らかにしたことから生まれました．

遺伝医学の目的は，遺伝的に不利な体質をもつ人を排除したり不当に扱ったりすることではなく，あらゆる遺伝的体質をもったすべての人が，健康で幸福な生活を送ることができるようにすることです．一方で，この理想はまだまだ道半ばで，まだ十分な治療や苦痛からの解放ができない遺伝性疾患もたくさんあります．また，遺伝性疾患はそれぞれの病気の患者の数が少ないため，多くの人

遺伝的に「正常」な人はいない

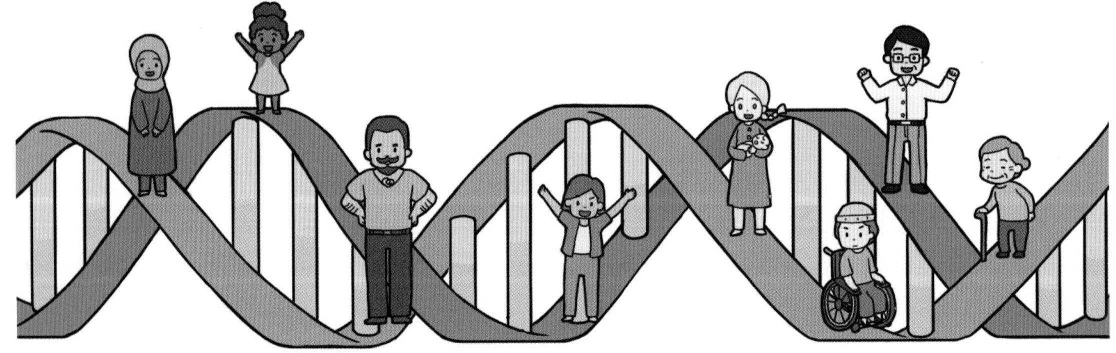

にとっては自分とはあまり関係ないものと思われがちですが，実際には私たちは誰でも遺伝性疾患の原因となるような遺伝的特徴を数十種類はもっているといわれています．つまり遺伝的に「正常」な人は 1 人もおらず，すべての人は何らかの遺伝性疾患に関係する体質を生まれながらもっているということです．

残念ながらまだこうした考えは社会全体で共有されているとはいえず，医療職でも遺伝性疾患を特別なものとしてとらえる人が少なくありません．不十分な知識からは時に偏見や差別が生み出されてしまうこともあります．遺伝子の情報がより普通の医療の中で活用されるこれからの医療に従事する皆さんは，これまで以上に遺伝や遺伝子に関する正確な知識を身につける必要があります．

ヒトに限らず，すべての種が繁栄するためには，種のなかでの多様性が維持されることが必要です．多様性がない種では，不利な環境にさらされた時に種の存続自体が危うくなります．ヒトという種もその多様性を維持することで，厳しい環境を乗り越え繁栄してきました．そうしたなかで，生命の選択に直結しうる出生前診断や発症前診断，さらにはゲノム編集のようにヒトという種そのものの遺伝的背景に直接介入できるような技術をどのように活用していくのか，1 人ひとりの幸福と人類全体の繁栄をどのように両立させていくかは，これからの医療の重要な課題といえます．皆さんはどのように考えるでしょうか．

参考文献

1) 水島－菅野純子（著），サキマイコ（作画）：マンガでわかるゲノム医学．羊土社，2018.
2) 福嶋義光（監修），櫻井晃洋，古庄知己（編）：新 遺伝医学やさしい系統講義 19 講．メディカル・サイエンス・インターナショナル，2019.
3) 青野由利：ゲノム編集の光と闇．ちくま新書，2019.

4 医療・情報テクノロジーの活用に伴う課題

健やかに生きていきたいという願いは時代・地域を問わず，人類の普遍の希望です．人類の歴史において，その時々の科学技術は医療に応用され，人々の健康を守るために活用されてきました．これは現代においても同様のことです．

コンピュータに代表される情報機器の進化は医療職のみならず，一般市民が医療情報を容易に手に入れることを可能としました．機械工学の発達は手術を行えるロボットを産み出しています．これらに代表される，現代のさまざまな新しい技術が医療に及ぼしている影響は計り知れません．そして同時に，これらの技術は近い将来にはもっと新しい技術へと進歩していきます．医療職は常に新しい科学技術に関心をもち，それを必要に応じて取り入れ，自分の知識と技術を更新していく必要があります．

この節では，私たち医療職に深く関わっている（くる）科学技術を紹介します．もちろん，現在の医学にいかされている科学技術の範囲は広く，今回取りあげたのはその一端でしかありません．今回取りあげた６つのテーマは，これまでに臨床現場で一定の結果を得ているもの（生殖医療，放射線治療），現在進行形で医療現場に反映されつつあるもの（ロボット手術，ナノメディスン），そしてそう遠くない将来の医療現場で用いられるであろうもの（AI 診断，ビッグデータ解析）という３つの枠組みから構成しました．これらの技術も読者の皆さんが医療現場で活躍する頃には，すでに古い技術になっているかもしれません．しかし，そのときには，また別の新しい科学技術が医療現場に出始めてきているはずです．

読者の皆さんは医療職として常にアンテナを張り，新しい科学技術に関心をもち，その知識をいち早く取り入れることを心がけてください．注意すべきことは，新しい技術は往々にして患者やその家族，地域の方々，それどころか医療職の理解を超えた存在になることです．この節でもいくつかそのような話が出てきますが，科学技術を医療に反映させるかの判断において「患者のためになること」という大切な基準を皆さんにはもってもらいたいと思います．そういった目で，読み進めてみてください．

生殖医療

生殖医療とは

生殖医療は，不妊の原因となっていることに対応し，不妊症の状態にあるカップルを妊娠へと導く医療です．なかでも，1978 年にステップトー（Patrick Steptoe）とエドワーズ（Robert Edwards）が成功した，体外で卵子と精子を受精させた後に，これを体内に戻すことで妊娠を試みる取り組み（**体外受精**）は，その後瞬く間に世界に広まりました[1,2]．現在，体外受精は**生殖補助医療（assisted reproductive technology：ART）**に分類されています．ART の日本国内での実施件数は増加傾向にあり，2021 年のデータからは生まれてきた子どもにおける体外受精から出産に至った子どもの割合はほぼ 9% となっています[3,4]．一方で，生殖医療には双胎，多胎（双子やそれ以上の数の子の妊娠）が起こりやすいという問題や，出生前診断・着床前診断のことなど，善悪の判断がつけにくく，一般の方の理解が簡単には得られないさまざまな問題を伴っています[2]．日本国内では日本産科婦人科学会が「出生前に行われる遺伝学的検査および診断に関する見解」や「着床前診断に関する見解」を通じて，生殖医療に関する医学的，社会的そして倫理的な問題について医療人が留意し，遵守すべき事柄を示しています．しかし，どうしても子どもがほしい親が日本国内で受けられる範囲を超えた内容の生殖医療を海外で受けてくるなどの問題も生じています．法的な面では，議員立法にて 2020（令和 2）年 12 月に「生殖補助医療の提供等及びこれにより出生した子の親子関係に関する民法の特例に関する法律」が成立，公布され，2021（令和 3）年 12 月に施行されました．これにより，今後生殖補助医療が適切に進められる環境が整うことが望まれます．

さて，生殖医療にもいろいろな種類があるのですが，倫理的なことを考える題材となりやすいのは，第三者の助力を得て行われる生殖医療です．これに含まれるのは，「精子の提供を受けて行われる生殖医療」「卵子の提供を受けて行われる生殖医療」そして「代理懐胎が関わる生殖医療」です．

男性側の要因に対応した生殖医療

「精子の提供を受けて行われる生殖医療（artificial insemination with donor's semen：AID）」の歴史は古く，1943 年にグットマッカー（A.F. Guttmacher）らが AID による初めての人間の人工授精について報告しています[5]．日本では 1949 年に慶應義塾大学の安藤らがこれによる出生の第 1 号を報告しました．このとき，日本国内でも賛否両論があり，AID について社会的な議論が起きました．当時の日本は家制度がまだまだ強く，結婚した夫婦には妊娠，出産，育児というモデルに沿った家庭を築いていくことが求められていました．そのため，安藤らの報告以後も何度か AID の是非が社会的議論となったものの，男性側の要因で児を得られない夫婦において，匿名の第三者から精子の提供を受け，AID で児を得ることは暗黙のうちに行われていたといわれています．

ところが，時代が変わり，結婚，出産も含めてどのようなライフプランを描いていくかは個人の選択にゆだねられる時代となってきました．それによって，欧米では特定の条件を満たす男性の精子をインターネット経由で購入できるビジネスがおこるなど，AID を取り巻く環境は大きく変化しつつあります．このような時代を迎え，今後は新しい基準づくりが求められることでしょう．

AID において，忘れてはならないのは AID によって実際に子どもが生まれるということです．子ども，ドナー，両親にかかわる問題は山積しています．どのようにこれらの問題と向き合っていくのかが，これからの大きな課題です．

女性側の要因に対応した生殖医療

次に**「卵子の提供を受けて行われる生殖医療」**ですが，こちらは 1985 年にファイヒティンガー（Wilfried Feichtinger）らが世界で初めて卵または胚の提供による出産を報告したとされています[6]．日本においても，卵子の提供を受けて ART を行うことは認められていますが，卵子の提供者を被提供者が自分で探さなければならず，さらに対価の授受は禁止されるなどガイドラインによって細かいルールが設定されていること，提供者には卵子の採取のための身体的負担が生じるなど AID よりも高いハードルがあることから，AID と比べ実施件数は少ないといわれています．一方で，海外では国ごとにルールが異なるため，卵子提供を受けやすい国で生殖医療を受ける例が増加しているといわれています．

表1 「代理懐胎に関する見解」における代理懐胎を認めない理由

- 生まれてくる子の福祉を最優先するべきである
- 代理懐胎は身体的危険性・精神的負担を伴う
- 家族関係を複雑にする
- 代理懐胎契約は倫理的に社会全体が許容していると認められない

文献7より筆者作成

「代理懐胎が関わる生殖医療」は代理母，代理出産ともよばれています．読者の方にもニュースで見聞きされた方がいるかと思います．この生殖医療ですが，厳密には2つの代理懐胎があり，1つは子宮だけがない女性が自分の卵子と夫の精子からなる受精卵，胚を第三者の代理母に着床させて出産してもらうというものです．これは**ホストマザー**とよばれます．もう1つは卵子，子宮の両方に問題のある女性が，夫の精子を代理母に人工授精することで妊娠・出産に至るというものです．こちらは**サロゲートマザー**とよばれます[6]．どちらについても，身体的，社会的，倫理的な問題があることから，日本産科婦人科学会では2003年に**「代理懐胎に関する見解」**を示し，代理懐胎の実施は認められないとしています[7]．その理由を**表1**に示します．

生殖医療と研究のあり方

この項の最後に，2018年11月に発表され，世界中の注目を集めた，中国の研究者，賀建奎(He Jiankui)による，DNA編集を受けた児の誕生を取り上げます[8]．賀はDNA編集の技術を用いて，HIVに感染しないよう遺伝情報を書き換えた双子の女の子が産まれたと，ヒトゲノム編集国際会議で発言しました．その後，賀の研究成果は検証されていないものの，実際に彼の研究により双子が産まれたこと，また別の女性が妊娠中であることが2019年1月に中国国営メディアから報じられました．受精卵に対するDNA編集については，国ごとにルールが異なるものの，可能な国においても，編集を行った受精卵をそのまま生殖に使用することは認められていません．安全性の確立されていない新技術を用いて，倫理的問題をクリアすることもなく行われた賀の研究については，国内外から非難が浴びせられています．

生殖医療は医療であるとともに，対象者（大人だけでなく産まれてくる子どもも含む）の生活・人生に対して大きな影響を及ぼすものです．それゆえに，行われていることが正しいのかを常に振り返りながらこの分野の科学技術は進めていく必要があります．

放射線治療の発展——粒子線治療/ホウ素中性子捕獲療法（BNCT）

放射線として初めて発見されたのは**X線**で，1895年のことです．発見したのはレントゲン(Wilhelm Conrad Röntgen)で，その功績から1901年に第1回のノーベル物理学賞を受賞しています．この発見は世界中に衝撃を与え，数多くの研究者がその性質を調べるようになりました．そのため，X線が発見されてから間もなく抗がん作用も発見され，放射線の研究が進むのに歩調を合わせてがんの放射線治療も進歩するようになりました[9,10]．

ところで，皆さんは放射線といわれるとどのようなものを考えるでしょうか？　物理の授業などで習ったかもしれませんが，放射線とは，高いエネルギーをもつ粒子もしくは電磁波のことです．たとえるならば，放射線はとても小さな鉄砲の弾のようなもので，ものすごいスピードで動いています．そして，何か物にぶつかったときには，ぶつかったものを通り抜け（貫通）ようとします．貫通するのに必要なエネルギーの量は物質によって違うため，金属など，エネルギー量によっては貫通できないものがあります．これを活用したのがX線撮影です．たとえば，体の肉や内臓の部分は貫通するものの，骨は貫通できない程度のエネルギーをもったX線を使うことで，骨を透かして見ることができ，骨の異常がないかを診ることができます．

さて，**粒子線**は放射線のうち，高いエネルギーをもつ粒子によるものを指しています．現在，がんの治療に用いられているのは，水素の原子核と炭素の原子核による粒子線です．前者は陽子単体でできているため，陽子線ともよばれます．後者は重粒子線とよばれます．

粒子線には電磁波にはない特徴があるため，医療，特にがんに対して用いられています．その特徴は狙った場所に強いエネルギーを与える一方で，その前後の組織にはあまりエネルギーを与えないということです（一方のX線はからだの中を通り抜ける性質が強いため，診断などには使いやすいものの，治療に必要なエネルギーをがんに対して与えようとすると，その前後の組織まで傷つけてしまうことがあります）．

日本には粒子線の施設が2023年6月現在25か所あり，これは世界的に多いほうとなります．そのため，今後のがんの放射線治療において，粒子線が用いられる場面は増えてくると思われますが，コスト面などの問題もあります．たとえば，**ホウ素中性子捕獲療法（Boron Neutron Capture Therapy：BNCT）**は，粒子線を用いた治療の1つです．腫瘍細胞に取り込まれたホウ素（^{10}B）と中性子を反応させて強力な**アルファ線**を発生させ，それによってがん細胞を障害するという治療法です．中性子線，アルファ線はともに粒子線に分類されるものですが性質が異なります．中性子線はその名のとおり中性子が飛びます．透過力に優れるという特徴があります．一方，アルファ線は，透過力は弱いものの当たったときの威力は抜群という特徴があります．そのため，体外から中性子線を照射し，体内でホウ素とぶつけてアルファ線をがん細胞の近くで発生させるこの治療法は理にかなっているのです．ちなみに，日本では頭頸部がんや脳腫瘍の治療に用いられています．ただし，がん細胞以外への影響が少ないという大きな利点があるものの，**中性子**を発生させる方法が現在の科学技術では高価であることなどから，今後も継続して行われていくかについては見通せないところがあるのが現状です．

ロボット手術

ロボットはさまざまな形で医療現場に導入されつつあります．この項のテーマでもあるロボットを活用した手術だけでなく，リハビリテーションにもロボットスーツが用いられるようにもなってきています[11]．他にもカルテ運搬のような単純作業を行うロボットが大きな病院に導入されるようになってきたり，患者が寂しくならないようにコミュニケーションをとることができるロボットが開発されるなど，さまざまな用途に応じたロボットが医療現場で活躍するようになってきています．

さて，**ロボット手術**は2000年代以降大きく発展しました．それはロボット手術のもつ2つの特性がニーズに合っていたからです．1つは手術の**低侵襲化**，もう1つは**遠隔医療**です．

手術の低侵襲化といわれても，ピンとくる人は少ないかと思いますので，少し説明します．侵襲というのは，体を傷つけダメージを与えることです．手術は確かに病気の治療のために行うことなのですが，体のどこかを切ったり縫ったりします．つまり，体にとって手術とは治すことと同時に傷つけることでもあるのです．そのため，大きな手術を行うということは，体に強い侵襲を与えることでもあるのです．

さて，ではなぜロボット手術は低侵襲化になるのでしょうか？そのカギとなるのは，体につける傷の大きさです．

人間のお腹の中にある臓器（内臓）を手術するとき，昔はメスでお腹を大きく切って，手術する医師が手をお腹の中に入れて，直接臓器を触り，切ったり縫ったりすることしかできませんでした

(もちろん今でも，必要なときはそのように手術は行われています)．しかし，これでは体に大きな傷をつけ，治療を行いたい臓器以外も体の外の世界と触れることになります．これは強い侵襲を体に与えることとなります．強い侵襲は手術の治療成績に影響します．そこで，医療職はさまざまな方法で体に与える侵襲を小さくするための技術を開発してきました．

そのようななかで，1990 年代になると**腹腔鏡下手術**という手術の方法が開発・普及されました．これは，お腹の数か所に数 cm の孔をあけ，そこからお腹の中に小型カメラや手術道具を入れて行う手術です．この方法は傷口が小さく，患者への侵襲の度合いが低いことが利点でした．治療成績が悪くないことも明らかとなり，この方法は広く普及しましたが，体の外から棒のようなアームの先に付けた手術道具を使用するため，対象となる病気に限りがありました．

そして 2000 年代に入ると，欧米で手術の支援を行うロボットが開発され，その支援下で行う手術（**ロボット支援下手術**）が広まり始めました．このロボットも，お腹に空けた複数の小さな孔から手術道具などをお腹の中に入れて手術を行うのですが，ロボットアームを用いるので，これまでにない細かい作業がお腹の中でできるのが，腹腔鏡下手術との違いでした．つまり，腹腔鏡下手術では行えなかった手術がロボット手術では行えるようになったのです．そして，ロボット手術も腹腔鏡下手術と同様に小さい孔から手術を行いますから，お腹を大きく切って行う手術よりも低侵襲なのです．

さて，もう 1 つロボット手術が満たしたニーズが，遠隔医療が可能となるという点です．実は，今現在世界中で使われている手術用のロボットは，戦場で必要な手術を遠隔地から行えるようにするために開発された技術が元になっています．そのため，インターネット回線を通じて手術ができるようにできています．実際に実験的な取り組みは試されており，遠く離れたところでの手術もできることが明らかとなっています．ただし，現時点では恒常的にロボットを用いた遠隔地からの手術は世界のどこでも行われていません．

ナノメディスン

ナノメディスン（nanomedicine）はナノレベル（10^{-6}～10^{-9} m）の物質を扱う技術を医学に応用し，これまでにない独創的な医療技術の開発を進めるものです．医学や工学などの分野が協働し，新素材を用いた医療機器の開発や新しい薬剤の開発，遺伝子治療法につなげようとしています．この言葉は 1990 年代に生まれたといわれていますが，米国が 2000 年に政府主導の研究開発支援プログラムを立ち上げたのを皮切りに，欧州，日本などでも研究が進められるようになりました．そして，科学技術の進歩に伴い，最先端の技術から次第に現場で使用される技術へと移り変わりつつあるのが現状です．

ナノメディスンの代表は，1990 年代に発売された抗がん剤のドキシル®です．これは内部にドキソルビシンという抗がん剤を入れた**リポソーム（生物の体の中にある蛋白などでできた物質）**で，ナノサイズであることを活かしてがんにのみ集まるという特徴をもっています．そのため，ドキシル®は内部の抗がん剤をがん組織に集めることができ，がんにダメージを集中することができるのです．このような特別な形で薬物を目的とする組織に集めるシステムを **drug delivery system（DDS）**といいますが，まさにナノサイズであることを活用した新しい医療技術開発です．このドキシル®のような技術の開発が進められています．

AI 診断

AI は **artificial intelligence** の略語で，1955 年にマッカーシー（John McCarthy）が使ったのが

初めてだといわれています[12]．日本語では人工知能と訳されています．AIの定義には諸説ありますが，概ね，機械が人間のようにさまざまな情報を取り入れ，これを処理し，出力を行うための科学技術ということになります．

AIは2010年代に入ってから大きく進歩しました．それは，パソコンの性能が大きく向上したことや，**ディープラーニング**とよばれる人の手を介さない自己学習技術が活用されるようになったことが大きく影響しています．この進歩によって，AIは医療などさまざまな分野への実用化が考えられるようになりました．読者の皆さんもAIが将棋のプロ棋士と戦って，勝ったり負けたりしていることをニュースで見たことがあるかと思います．これもAIの進化の1つの形です．

医療においては画像診断が，AIの導入に関する研究が最も進んでいる分野の1つです．これは今の医療で用いられている画像の多くがデジタルデータになっていることや，画像診断を行える医師が不足しているためAIの補助が望まれていることなどが背景にあります．AIは画像を認識・分析して，画像に含まれる異常についてチェックをつけていきます．そして，今では一部の研究において，医師よりもAIによる評価のほうが，早く正確にがんを発見できたとの報告がなされています[13]．

一方で，AIには苦手なこともあります．たとえば，先述したディープラーニングという手法では，お手本となるデータを学ぶことで，AIは正しい判定をつけられるようになっていきます．そのため，良質なお手本データが多量に必要となります．お手本がない場合やその数が少ない場合には，ディープラーニングによるAIの活用は行えません．また，学んだ対象についてはよく判断できるのですが，目的以外の異常については発見することができないという点も問題です．AIは有用な技術なのですが，今のところAIをどう使うかを指示するのは人間なのです．

表2　保健医療分野におけるAI活用推進懇談会にてAI開発を進めるべきとされた重点領域

- ゲノム医療
- 画像診断支援
- 診断・治療支援（検査・疾病管理・疾病予防も含む）
- 医薬品開発
- 介護・認知症
- 手術支援

とはいえ，医療を必要とする人の数は高齢化に伴って増加し続けています．この増加に対応するためにはAIを医療現場に取り入れることが必要だと考えられています．そこで，厚生労働省が2017（平成29）年に「**保健医療分野におけるAI活用推進懇談会**」を開催し，保健医療分野のどこでAIが活用できるのかを検討し，まとめました．その結果として，先ほど取り上げた画像診断に加えて診断治療などの5領域において，AIを活用できるようにしていくことが工程表として示されました（**表2**）．

また，AIを医療現場に導入することの利点についてもまとめられました．そのなかで，専門医がいないへき地において専門医でない医師が診療を行った場合にも，AIの補助があることで的確な診断が下せる助けとなることや，画像診断のダブルチェック（医師とAIが画像に異常がないかを二重にチェックする）を行うことによる見落とし率の低減につながる可能性が利点として挙げられました．

今後，AIは医療現場において，人のサポートをする形で導入されていく可能性が高くなっています．このことによって，従来に比べて，診察・診断にかかる時間が短く済んだり，診断精度が向上したり，治療成績がよくなることが期待されています．しかし同時にAIにも限界があること，その限界が何なのかを把握し，的確な使用を進めていくことが望まれています．

ビッグデータ解析

日本で**ビッグデータ**という言葉が使われるようになってきたのは2010年ごろからです．このころスマートフォンが普及し始め（2008年～），2010年からは携帯電話の通信方法も，第3世代移動通信システム（いわゆる3G）から第4世代移動通信システム（いわゆる4G）へと移行しました．そして2020年には，さらに大容量のデータをやりとりできる第5世代移動通信システム（いわゆる5G）が始まりました．このような変化と共に，生活のさまざまな場面にITが組み込まれるようになり，コンビニエンスストアの売り上げデータや，カード決済の購入履歴などがビッグデータとしてニュースに取り上げられるようになりました．

ビッグデータは小売業関連で発展しました．しかし，近年では，健康に関するビッグデータも構築されつつあります．その代表が，厚生労働省が医療費適正化計画の作成，実施および評価のための調査や分析などに用いるデータベースとして提供している，**レセプト情報・特定健診等情報データベース（National Data Base：NDB）**です．すでにこれを用いた医学の研究も行われるようになっていて，今後，人々の健康につながる情報がこのビッグデータから明らかとなることが期待されています．

また，NDBに加え，2018年5月からは，カルテ情報や各種検査データなどの医療機関がもつ患者の医療情報を匿名加工して収集し，ビッグデータとすることで分析しやすくする次世代医療基盤法が施行されました．こちらのビッグデータからも，人々の健康につながる情報が明らかとなることが期待されます．

このように，法整備や制度の整備が進むなかで医療に関するビッグデータが構築されつつあります．ただし，明確なルールの下にデータを収集するなど，対象となる者1人ひとりのプライバシーが守られることが望まれます．

科学技術を用いる心構え

この節の冒頭に書いたとおり，医療職は常に自分の知識と技術を更新していくべき職種です．それは，患者やその周囲が少しでも良い状態になること，幸せになることが目的だからです．新しい科学技術が旧来のそれよりも役に立つかもしれないからこそ，知識・技術を更新していくのです．しかしながら，残念なことに科学技術の進歩のみが先行し，人の心の部分が置いて行かれてしまうことがあります．「生殖医療と研究のあり方」に取り上げた賀の研究はまさしく科学技術のみを先行させてしまった例といえます．

新しい科学技術を用いることがどのように患者やその周囲の利益となるのか，そしてそれを対象となった方がどう思うのか，そのことを常に考えて医療職は仕事を行わなければなりません．また，現場に近い者として，医療職は制度づくりなどに関わることもあります．その時に「このような仕組みにすると，患者（やその周囲）はどう思うかな？」と常に自問する心構えを忘れないでください．

参考文献

1）Dow K：'The men who made the breakthrough'：How the British press represented Patrick Steptoe and Robert Edwards in 1978. Reprod Biomed Soc Online 4：59-67, 2017.
2）吉村泰典：生殖医療の現況と課題．学術の動向 15：10-19，2010.
3）日本産科婦人科学会：ART データブック 2021. https://www.jsog.or.jp/activity/art/2021_ARTdata.pdf
4）厚生労働省：令和3年（2021）人口動態統計（確定数）の概況． https://www.mhlw.go.jp/toukei/saikin/hw/jinkou/kakutei21/index.html

5) Ombelet W, Van Robays J：Artificial insemination history：hurdles and milestones. Facts Views Vis Obgyn 7：137-143, 2015.
6) 青野敏博：国境を越える生殖医療．学術の動向 10：8-11, 2005
7) 日本産科婦人科学会：会告代理懐胎に関する見解. http://www.jsog.or.jp/modules/statement/index.php?content_id=34
8) BBC News Japan：「世界初のゲノム編集赤ちゃん」の正当性主張 中国科学者. https://www.bbc.com/japanese/46381383
9) 伊丹純：放射線治療の歴史．Radioisotopes 60：385-392, 2011.
10) 野田真永，村田和俊，中野隆史：1 歴史. Radioisotopes 64：367-369, 2015.
11) Kawamoto H, Kamibayashi K, Nakata Y, et al：Pilot study of locomotion improvement using hybrid assistive limb in chronic stroke patients, BMC Neurol 13：141, 2013.
12) Lifschitz V：John McCarthy (1927-2011). Nature 480：40, 2011.
13) Ehteshami Bejnordi B, Veta M, Johannes van Diest, et al：Diagnostic Assessment of Deep Learning Algorithms for Detection of Lymph Node Metastases in Women With Breast Cancer. JAMA 318：2199-2210, 2017.

5 健康影響をもたらす環境問題と医療職のあり方

私たちを取り巻く環境は，自然環境と社会環境に分けることができます．社会環境とは，日々の暮らしに関わる，組織，制度，経済，教育，慣習や文化などの諸条件を指しています．健康へ直接的あるいは間接的に影響を与える社会環境因子については，主に他の節で詳しく解説していますので，ここでは自然環境と健康との関係に焦点を当てたいと思います．ただ，実際には，産業・経済活動に伴う社会環境の変化が，自然環境に影響を与えることが多いため，完全に切り離して考えることは困難です．

自然環境が健康に影響を与えることを初めて述べた書は，ヒポクラテス（Hippocrates）による『水・空気・場所について』でしょう．ヒポクラテスは，その当時から，生活習慣だけではなく，季節，水，土，気温などの自然環境要因が，人々の健康に影響を与えることに気づいていたことがわかります．その後，人類がこれほど自然環境に大きな変化をもたらす技術を手にするであろうと，ヒポクラテスも予想していたでしょうか．

技術革新・自然科学の発展とともに，産業構造は変化し，私たちの生活は豊かになりました．また衛生状態や人々の栄養状態も良くなり，人口も爆発的に増加しました．しかしその一方で，皮肉なことに，これらの技術革新や科学の発展が，環境を破壊していることは否めません．また，科学技術や産業発展に伴うエネルギー問題は，新たな健康に関わる問題をもたらしています．

この節では，これまでの技術革新や産業発展によってもたらされた自然環境の変化とその健康影響について，歴史的事実を振り返ります．歴史を学ぶ目的の1つは，今後，同じ過ちを繰り返さないことです．私たちの生産活動によって招いた健康を脅かす環境問題の事例を通し，医療・医学の専門家として何ができたのか，何をすべきであったのかを学び，考えることは，将来，私たち自身が未知の課題に直面した時に必ず役に立つと信じています．人々に何らかの健康影響が生じた際に，いちばん近くで患者を診て，その声を聴く立場にいるのは医療職です．それぞれの専門職において“できることがある”ことを理解することによって，今後，私たちが取るべき行動は変わってくるはずですし，そうあってほしいと願っています．

私たちの生産活動がいかに環境に影響を与え，人々への健康被害をもたらしてきたか，過去の事例から学ぶために“産業発展と公害”を，さらに現在の環境問題は，大気汚染，海洋汚染といった地域限定的な問題ではなくなり，国際的協力が不可欠な課題となっていることから**“地球規模の環境汚染”**を取り上げました．産業革命以降，人類が消費し続けてきた化石燃料は，地球温暖化対策としてCO_2排出量削減の必要性や，燃料の枯渇問題などから，20世紀後半には代替エネルギーが求められ，原子力発電による電力供給が本格化しています．しかしながら，東日本大震災直後の福島第一原子力発電所事故後，放射線による健康影響への人々の不安が一層強くなっていること，また医療職としては，医療現場で取り扱う機会も多いことから“放射線による健康影響”を取り上げています．

産業発展と公害

皆さんは**“公害”**という言葉を日常生活で聞くことがあるでしょうか．もしかしたら，小中学校の社会科の授業のなかでしか聞いたことのない，すでに過去の出来事だと思っている人も多いかもしれません．しかしながら，公害の問題はすべて解決したわけではなく，**“環境問題”**という言葉に置き換えられ，私たちの身の回りに今でも存在しています．日本における公害というと，**メチル水銀**の水質汚染が原因である**水俣病**や，大気汚染による**四日市喘息**などが挙げられ，第二次世界大戦以降の社会問題と思われがちですが，戦前からすでに問題となっていました．近代日本において有名な公害に，明治時代初期の**足尾銅山鉱毒事件**があります．当時の日本は，欧米諸国のような近代化を目標とした政策によって紡績業や製鉄業が盛んになっていました．栃木県の足尾銅山近くの渡良瀬川の水は，銅山から流出した高濃度の硫酸によって汚染され，銅を精錬する時に出てくる亜硫酸ガスによって周りの山林も枯れてしまいました．その後，河川の汚染は農地にも広がり，農作物に大きな被害をもたらしています．

また大正初期には，岐阜県神岡亜鉛鉱山の**カドミウム**を含む廃水や汚泥によって，富山県神通川下流流域の水系汚染・土壌汚染が発生し，カドミウムが蓄積された米を長期間にわたって摂取した住民にカドミウム慢性中毒による腎臓障害が生じています．このカドミウム慢性曝露による健康被害の発生は，1955（昭和30）年に**イタイイタイ病**という名前で世に知られることになりますが，環境汚染は戦前からすでに起こっていたことになります．

表1　各種公害とその規制法令

公害の種類	規制法令
大気の汚染	大気汚染防止法
水質の汚濁	水質汚濁防止法，海洋汚染等および海上災害の防止に関する法律
土壌の汚染	土壌汚染対策法
騒音	騒音規制法
振動	振動規制法
地盤の沈下	建築物用地下水の採取の規制に関する法律，工業用水法
悪臭	悪臭防止法

戦後の日本は急速な復興をとげ，世界に類をみない高度経済成長期を迎えます．そして1950年代後半には，急速な経済活動から生じた排出ガス，排水などによる深刻な環境汚染と健康被害が各地で問題となりました．これらの問題に対処するために，1967（昭和42）年に**公害対策基本法**が制定されましたので，この頃から“公害”という概念・言葉が社会に定着したと思われます．1993（平成5）年には，複雑化・地球規模化する環境問題に対応するために公害対策基本法は廃止され，**環境基本法**が制定されました．そのなかで公害とは，「環境の保全上の支障のうち，事業活動その他の人の活動に伴って生ずる相当範囲にわたる大気の汚染，水質の汚濁，土壌の汚染，騒音，振動，地盤の沈下および悪臭によって，人の健康または生活環境に係る被害が生ずること」（環境基本法）と定義されています．これらの公害と日本における規制法令を**表1**に示します．

日本の主な公害

1950年代以降の高度経済成長期には，大量生産，大量消費，大量廃棄といったサイクルのなかで生産活動が常に優先され，生産活動によってもたらされた環境汚染に対する防止対策や技術開発が遅れてしまいました．その結果，多くの公害が発生することになります（**表2**）．水俣病，**新潟水俣病**，イタイイタイ病，四日市喘息は**四大公害**と

表 2　1950 年以降の日本における主な公害

名称	発生年	場所	原因	健康被害
水俣病*	1953 年	熊本県水俣湾	有機水銀（メチル水銀）	中枢神経障害（ハンター・ラッセル症候群）：唇や手指のしびれ，異常歩行，視野狭窄
イタイイタイ病*	1955 年**	富山県神通川	カドミウム	腎障害，骨軟化症，骨折
四日市喘息*	1960 年	三重県四日市市	硫化酸化物（二酸化硫黄）	気管支喘息，慢性気管支炎
新潟水俣病*	1964-5 年	新潟県阿賀野川	有機水銀（メチル水銀）	中枢神経障害（ハンター・ラッセル症候群）：唇や手指のしびれ，異常歩行，視野狭窄
光化学スモッグ（立正高校）事件	1970 年	東京都杉並区	光化学オキシダント	眼やのどの痛み，頭痛，吐き気，呼吸困難，意識障害など
慢性ヒ素中毒	1971 年	宮崎県土呂久	亜ヒ酸	黒皮症，角化症，ボーエン病，鼻中隔穿孔，慢性気管支炎，多発性神経炎など
慢性ヒ素中毒	1973 年	島根県笹ヶ谷	亜ヒ酸	黒皮症，角化症，ボーエン病，鼻中隔穿孔，慢性気管支炎，多発性神経炎など

*四大公害，**学会報告が 1955（昭和 30）年

よばれ，多くの方々がその健康被害で苦しんできました．政府は，このような公害による健康被害を受けた方々の迅速かつ公正な保護と健康の確保を目的として，1973（昭和 48）年に公害健康被害の補償等に関する法律を制定しています．

水質汚濁

日本では，生活用水として平均約 280 L/ 日の水を使用しており，安全な水を確保することは，私たちの生命や生活に関わる重要な課題です．また，食用として多くの魚介類などの水系生物を摂取している日本人にとっては，**水質汚濁**によってさらに健康被害が拡大する可能性があります．

(1) 原因

水質汚濁の原因となる有機化合物には，農業排水中の有機ハロゲン系農薬，化学肥料や殺虫剤，

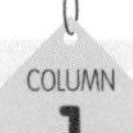

COLUMN 1　水俣病からの学び

公害の原点といわれる水俣病の公式発見の日（1956 年 5 月 1 日）から 60 年以上が経過していますが，水俣病の問題は解決していません．現在でも多くの患者さんが有機水銀中毒の症状に苦しんでおり，公害健康被害補償法に基づいて認定された人数は，全国で約 3,000 人，さらに 1,800 人以上の方が認定申請中（2019 年 5 月現在）です．これほど長い時間を経ているにもかかわらず，認定申請中の方がいまだに多いのはなぜでしょうか．これは，水俣病が高度経済成長という時代に，日本の端にある小さな町で起こった不幸な出来事であった，ということでは済まされないものだと思います．

1956 年 5 月 1 日，新日本窒素肥料（チッソ）水俣工場付属病院の医師らが，「水俣市の漁村住民に原因不明の中枢神経疾患が多発」との届け出を水俣保健所に提出しました．これが“水俣病公式発見の日”とされています．同月末には熊本県は「奇病対策委員会」を発足し，原因究明のための調査を開始し，同年には 52 名の患者が確認されました．この公式発見日の数年前から，水俣湾内の魚介類の異常や，周辺のネコの異常（痙攣や流涎）が確認されており，1954 年 8 月 1 日付の地元紙は水俣の猫の狂死について初めて報道しています．また水俣保健所は，水俣湾産の魚介類を実験的にネコに与え，すべてのネコが奇病を発病したことを確認しています．奇病の原因が水俣湾にあることは明らかで，そこにはチッソ工場の排水口が開いていました．「人々ははっきり口にこそ出さなかったが，誰もがチッソの排水を疑ったのはごく自然なことでした．しかし，チッソも行政も『原因不明』とい

うことで何ら責任をとろうとしなかった」[1)]

それまでの行政の対応は素早く，問題がないように思われますが，なぜその後の対応は切れ味が悪いものになったのでしょうか．その当時のチッソは高い開発力と独自の技術で次々と生産設備を更新し，製品の増産を図っていました．チッソの成長とともに水俣の町も急速に発展を遂げ，水俣にとっても大きな税収源であったチッソは，地域の経済や行政に大きな力を持つようになっていました（チッソ水俣工場では，戦前からアセトアルデヒドの生産を行っていましたが，生産量の増大，生産方法の変更，設備の老朽化などのいくつかの要因が重なり，有機水銀を含む廃液流出の増大を招いたと考えられています）．

1958年，熊本県は水俣湾海域内での漁獲を禁止しますが，すでにその頃には，水俣湾の魚介類の市場価値は失われ，収入を得られない漁民（水俣病患者の多くは漁民でした）たちは貧困に陥り，食糧を魚介類に頼らざるを得ません．一方，チッソ工場の排水は止められることなく，公式発見から1968年までの12年間にわたり有機水銀を含む排水を海に流し続け，被害は拡大されていきます．

1959年7月，熊本大学水俣病研究班と厚生省食品衛生調査会は，水俣病の原因物質は有機水銀であるという仮説を発表します．これに対しチッソ側は，「工場で使用しているのは無機水銀であり，工場とは無関係」と主張し，一部の研究者からは「水俣病の原因は工場排水とは考えられない」と主張する論文も発表されるなど，水俣病患者を動揺・混乱させる事態が起こりました．生計収入も閉ざされたまま，原因究明のために，侵襲性を伴う検査を繰り返し受けてきた水俣病患者とその家族の忍耐は限界まで達していました．その年に患者互助会とチッソは，見舞金契約を結びますが，その内容は，「将来，水俣病の原因がチッソであることが明らかになっても，今後新たな補償要求は一切しない」というものでした．その後の水俣病裁判（第一次訴訟）において，“患者の無知につけこんだ不法な契約で公序良俗に反するもので無効”とされます[2)]．また裁判でも明らかとなりますが，その当時すでにチッソ側は，自社の工場排水をネコに摂取させる実験を行い，水俣病の発症を確認していたことを伏せていました．

水俣湾周辺全住民の被害状況の実態調査や被害者への十分な救済も行われず，また，チッソ工場の排水が原因と指摘されながら，その原因除去やアセトアルデヒド生産工程の規制対策もされないまま，1965年新潟で同様の症状を呈する患者が発生しました．新潟水俣病です．新潟水俣病の患者団体は1967年には昭和電工を相手取り，損害賠償を提訴しています．これは水俣病第一次訴訟よりも早い動きでした．

1968年9月26日，「熊本水俣病は，新日本窒素肥料水俣工場（チッソ）のアセトアルデヒド酢酸設備内で生成されたメチル水銀化合物が原因であると断定する」という政府の公式見解がようやく発表されます．同年5月にはチッソ工場の排水が止められていました（アセトアルデヒドの製造終了）が，水俣湾の海底は有機水銀で汚染されたままでした．1973年，当時の環境庁の決定により，水俣湾の汚泥除去と埋め立てが行われることになります．原因物質の除去に至るまでになんと長い年月を要したことでしょうか．

しかし，水俣病患者にとって，その後の戦いも困難を極めました．1973年の熊本水俣病第一次訴訟判決でチッソの責任が明らかになるまで，社会的差別によって就職や結婚にも影響することを怖れ，水俣病患者の多くはひっそりと隠れていました．救済制度が確立しないことには，「水俣病」と名乗りをあげることは，患者には不利益でしかなかったわけです．また，名乗りをあげても，水俣病患者認定審査会が用いた厳しい判断基準によって棄却者が続出し，水俣病の病像論をめぐる争い（第二次訴訟以降）が始まります．

1990年9月28日，長期間解決されない水俣病患者救済のために，東京地方裁判所は和解勧告をしますが，国はすぐには責任を認めず，なかなか和解に応じませんでした．原田正純は著書のなかで，「環境問題における国の法的責任が不備なことを示している」と指摘しています．また，「水俣病は企業や行政の責任ばかりでなく，さまざまな分野の各々の責任をもあぶり出してみせる．技術者，医学者，経済学や法律の学者，教師そして宗教家などさまざまな人たちがその責任と同時にあり方を問われているのである．（中略）人権というのはもともと，強者から弱者を守るための概念であった．したがって，医学も技術もすべての学問が弱者の立場に立つことを要請されているのだ．（中略）病者の側でない側の医学というものがあるとすれば，それは，一体，何を指すというのだろうか」[3)]と，医療職に携わる者のあり方を鋭く述べています．

参考文献

1) 原田正純：裁かれるのは誰か．p9，世織書房，1995.
2) 水俣病被害者・弁護団全国連絡会議（編），清水誠，宮本憲一，淡路剛久（監修）：水俣病裁判全史　第一巻（総論編）．日本評論社，1998.
3) 前掲書 1) i-ii.

生活排水中の洗剤に含まれるリンや窒素，油や生ごみに含まれる油脂化合物などがあります．また水系感染症の原因となる病原微生物が生活排水に含まれることもあります．さらに無機化合物としては，銅や水銀などの重金属，工場や発電所の廃棄物から生じる二酸化硫黄などの酸性物質もあります．リンや窒素の含有量の増加は水の富栄養化を招き，プランクトンの増加，赤潮・青潮発生の原因となります．その結果，水中の溶存酸素量（DO）が減り，魚類が減少するなどの生態系への影響が生じます．

(2) 健康への影響

水質汚濁による健康影響として懸念されるものには，**表2**に示したメチル水銀やカドミウムなどの重金属に加え，分解されにくい**有機ハロゲン系農薬**〔DDT (dichloro-diphenyl-trichloro-ethane)〕類や**ポリ塩化ビフェニル化合物**〔PCB（polychlorinated biphenyl）があります．これらの化合物は難分解性で脂溶性が高いため，生物濃縮を受けることが知られています．脂肪組織に取り込まれやすいため長い間体内に残留し，胎盤や母乳を通じて母から子へと移行し，次世代の健康にも影響を及ぼす可能性があります．

PCBは多様な毒性を示し，胎児の発育成長や出生体重への影響，出生後の精神発達への影響なども指摘されています．また日本では，食用ライスオイルの製造過程でPCBが混入し，そのオイルを摂取した人々に色素沈着や塩素ざ瘡などの皮膚の異常，頭痛，肝機能障害などの健康被害が生じています（**カネミ油症事件**）．

(3) 管理と対策

飲料水は水道法に基づいて，病原微生物，水銀，カドミウム，鉛，ヒ素などの重金属，ポリ塩化ビフェニル，ベンゼンなどの有機化学物質など51項目について**水道水質基準**が設けられています．排水についても**水質汚濁防止法**により，健康にかかわる有害物質の規制が定められています．さらに生活環境保全のために水質汚濁にかかる基準を設けており，水素イオン濃度（pH），生物学的酸素要求量（BOD），化学的酸素要求量（COD），浮遊物質量（SS），大腸菌群数などの基準が定められています．

特に生物濃縮が生じうる有害物質は，環境基準（公共用水域と地下水），排水基準ともに“検出されないこと”を基準値としており，環境基準では，アルキル水銀，全シアン，PCBが該当します．（ヒトの）健康にかかわる有害物質については，環境基準値を達成しています〔2021（令和3）年度〕が，生活環境の保全に関する項目では，基準達成率が，河川（BOD）93.1%，海域（COD）78.6%，湖沼（COD）53.6%〔2021（令和3）年度〕[1]であり，基準を満たしていない水域も多いことが課題となっています．

大気汚染

私たちの経済的社会活動によって，大気が有害物質で汚染され，呼吸器疾患などの健康障害や生活環境の被害が生じるような状態を**大気汚染**とよんでいます．人為的なもの以外に，火山活動および土壌などの自然界に由来する場合もあります．

(1) 原因

工場，火力発電所，自動車などが主な大気汚染物質の発生源で，化石燃料の燃焼や不完全燃焼によって生じます．**光化学オキシダント**などのように，窒素酸化物などが太陽光の作用により反応し，二次的に生成される汚染物質もあります．また**ダイオキシン類**は，ごみの焼却や自動車の排気ガスなどが発生源となります．さらに火山活動も大気汚染の発生源となります．

(2) 健康への影響

環境基準値が設定されている主な大気汚染物質とその健康影響を**表3**に示します．ダイオキシン類は**ダイオキシン類対策特別措置法**により，それ以外の物質については**環境基本法**によって規定されています．

表 3 環境基準値が設定されている大気汚染物質（一部）とその健康影響

大気汚染物質	環境基準値	健康影響
二酸化硫黄（SO_2）	0.04 ppm 以下* 0.1 ppm 以下**	慢性気管支炎，気管支喘息，眼や皮膚の刺激
一酸化炭素（CO）	10 ppm 以下* 20 ppm 以下**	低酸素状態による中枢神経系の機能低下，頭痛，めまい
浮遊粒子状物質（SPM）	0.10 mg/m^3 以下* 0.20 mg/m^3 以下**	肺線維結節変化，肺がん，炎症性変化，アレルギー性変化
微小粒子物質（$PM_{2.5}$）	15 $\mu g/m^3$ 以下*** 35 $\mu g/m^3$ 以下#	呼吸器系疾患，循環器系疾患
二酸化窒素（NO_2）	0.04～0.06 ppm*	慢性気管支炎，閉塞性細気管支炎，
光化学オキシダント（Ox）	0.06 ppm 以下**	粘膜刺激症状，手足のしびれ，発熱，頭痛，呼吸困難
ベンゼン	0.003 mg/m^3 以下***	骨髄毒性，発がん性（白血病），中枢神経作用，皮膚・粘膜刺激
トリクロロエチレン	0.13 mg/m^3 以下***	発がん性（食道がん，肝がん），中枢神経作用，肝障害，腎障害
ダイオキシン類	0.6 pg-TEQ/m^3 以下***	生殖・免疫機能に影響，神経毒性，催奇形性，発がん性

*1 時間値の 1 日平均値，**1 時間値（CO は 8 時間平均値），***1 年平均値，#1 日平均値

(3) 管理と対策

環境基準が設定されている大気汚染物質（**表 3**）については，発生施設に対する排出規制が行われ，**大気汚染防止法**に基づき，ばい煙，揮発性有機化合物，粉じんなどが規制されています．ほとんどの汚染物質は，基準値達成率が 100%近いのですが，微小粒子状物質（$PM_{2.5}$）は 89.9%，また光化学オキシダントについては 0%と著しく低いことが課題となっています[2]．

土壌汚染

土壌汚染は，工場などで使用された有害物質の不適切な処理（漏洩や不法投棄など）によって，土壌中に蓄積し，長期間にわたって農作物や地下水に影響を与える状態です．土壌中に含まれる有害物質を私たちが摂取する経路としては，地下水などを介した経口・経皮による直接摂取，揮発性物質の経気道摂取，有害物質に汚染された魚介類や農作物などの食品を介した摂取などが考えられます．水や大気の汚染と異なる土壌汚染の特徴として，①汚染の範囲（地域）が限定される，②蓄積性が高いため汚染発生時期の特定が困難，③地下（地中）汚染のために，私たちが気づきにくい，といったことが挙げられます．

(1) 原因

日本で規制の対象となっている有害物質は，クロロエチレンやテトラクロロエチレンなどの揮発性有機化合物，カドミウム，**六価クロム**，鉛，セレン，ヒ素や水銀などの重金属類，PCB や有機リン化合物などがあります．

(2) 健康への影響

一部の土壌汚染の原因となる有害物質（揮発性有機化合物，カドミウム，ヒ素，水銀，PCB など）の健康影響は，すでに前述しているとおりです．六価クロムは慢性曝露による発がん性の可能性があり，鉛は急性中毒の症状（腹部の激痛，嘔吐，便秘，貧血，感情鈍麻など）が知られています．鉛の慢性中毒は非特異的なものが多く，貧血や疝痛などは軽度です．

(3) 管理と対策

土壌汚染対策法によって，土壌中の有害物質（カドミウム，鉛，ヒ素，トリクロロエチレンなど 25 物質）の基準値を設け，土地所有者に汚染調査や汚染の除去を義務づけています．

内分泌かく乱化学物質

内分泌かく乱化学物質とは，生体内のホルモン合成を阻害したり，正常ホルモンの作用に影響を

与える外因性の化学物質を総称した用語で，**“環境ホルモン”**ともよばれています．現在，ダイオキシン類，PCB，DDT，ビスフェノールAなど70種類近い物質が，内分泌かく乱化学物質として疑われています．

これらの化学物質には，エストロゲン作用，抗エストロゲン作用，甲状腺ホルモン作用といった，多様な作用があると考えられています．

地球規模の環境汚染

科学技術の発展に伴い，私たちの日々の活動が地球環境・生態系全体に与える影響は以前よりもはるかに大きくなっています．

1972年の**国連人間環境会議**（ストックホルム）において，地球規模の環境問題が認識されることになります．国連総会はその後，環境に関する諸関連機関の活動調整と国際協力の推進を目的とし，**国連環境計画（United Nations Environment Program：UNEP）**を設置しました．1992年には，リオデジャネイロで環境と開発に関する会議（地球サミット）が開催され，環境と開発の統合のための21世紀に向けた具体的な行動計画である「**アジェンダ21**」が採択されました．主な地球環境問題としては，**地球温暖化**，**オゾン層の破壊**，**酸性雨**，**熱帯雨林の減少**，**砂漠化**，**海洋汚染**などがあります．

NOTE 『沈黙の春』(Silent Spring)と『奪われし未来』(Our Stolen Future)

『沈黙の春』は，米国の環境生態学者であるレイチェル・カーソン（Rachel L. Carson）によって1962年に発表された著書で，戦後，害虫駆除を目的として世界中で大量に使用されていたDDTなどの農薬の残留性や生態系への影響について警鐘を鳴らしたことで有名です．1996年に発表された『奪われし未来』は，内分泌かく乱化学物質の専門家であるシーア・コルボーン（Theo Colborn）が中心となって執筆した著書で，環境ホルモンの存在とその危険性を訴えています．いずれも環境問題について全世界に一石を投じたという意味では，その役割は大きかったと思います[1,2]．

参考文献

1）レイチェル・カーソン（著），青木簗一（訳）：沈黙の春．新潮文庫，1974．
2）シーア・コルボーン，ダイアン・ダマノスキ，ジョン・ピーターソン・マイヤーズ（著），長尾力（訳）：奪われし未来．翔泳社，1997．

地球温暖化

地球温暖化とは，大気中のCO_2，フロン，メタンなどの**温室効果ガス**の増加によって地表の熱を放散させることができず，地表の気温が上昇することです．**フロン（ガス）**は冷蔵庫・エアコンなどの冷媒や断熱材として使用されており，これらの電化製品を廃棄する際の不適切な回収・処理によって，フロンガスが大気中に排出されてしまいます．大気中のメタン（ガス）の発生源としては，湿原や水田，ウシなどの反芻動物からの消化管内発酵（げっぷ），石油・天然ガスなどのエネルギー源からの漏出などがあります．

温暖化によって，熱中症の増加など直接的な健康影響に加え，これまでは熱帯地域に限定されていた感染症の拡大などの間接的影響も懸念されます．また，海水温度の局地的上昇は台風やハリケーンの勢力を発達させ，自然災害による被害が深刻となる可能性もあります．

深刻化する地球温暖化に対する国際的な取り組みとして，1992（平成4）年に「気候変動に関する国際連合枠組条約（**気候変動枠組条約**）」が採択されました．1997（平成9）年には京都において，先進国の温室効果ガス排出量削減目標が決定された合意事項「**京都議定書**」が採択されました．さらに2015（平成27）年には，京都議定書に続く新たな枠組みとして，発展途上国も含むすべての国が温暖化対策に取り組む「**パリ協定**」が採択されています．

オゾン層の破壊

地表から 10～50 km 上空の成層圏に**オゾン層**は存在し，太陽光線に含まれる波長 320 nm 以下の有害な紫外線（UVB）の大部分を吸収することによって，地球上の生物を保護する役割をもっています．しかしながら，地球温暖化の原因でもあるフロン類がオゾン層を破壊することが明らかになりました

オゾン層が破壊されることによって，私たちは有害な紫外線への曝露量が増えることになります．紫外線による健康影響には，皮膚がんや白内障の増加，免疫抑制などがあります．また，稲や大豆など農作物への影響，生態系への悪影響も懸念されています．

オゾン層を保護するための国際的な取り組みとして，1987（昭和 62）年に「**オゾン層を破壊する物質に関するモントリオール議定書**」が採択され，オゾン層を破壊するおそれのある物質の特定とその規制措置が規定されました．日本では 1988（昭和 63）年に「特定物質の規制等によるオゾン層の保護に関する法律（**オゾン層保護法**）」が制定され，特定のオゾン層破壊物質の製造や排出の規制が定められています．また，家電リサイクル法や自動車リサイクル法，フロン排出抑制法などによって，適切なフロン類の回収を行うことが定められるようになりました．

酸性雨

石油・石炭などの化石燃料の燃焼によって**硫黄酸化物（SOx）**や**窒素酸化物（NOx）**が生じます．これらの物質は，大気中で酸素や水蒸気と反応し，硫酸や硝酸が生成されますが，この硫酸や硝酸を取り込んで pH 5.6 以下となった雨を**酸性雨**とよんでいます．酸性雨による湖沼や河川の酸性化は魚類などの生物の減少を招き，土壌の酸性化による森林の衰退なども報告されています．また建築物（コンクリートの劣化，金属の錆）への影響も挙げられます．

日本では，酸性雨影響の早期把握および将来影響の予測を目的として，1983（昭和 58）年から酸性雨モニタリングを実施しています．また，東アジア地域においても各国が連携してモニタリングを行う体制，**東アジア酸性雨モニタリングネットワーク**が 2001（平成 13）年から稼働しています．

砂漠化

砂漠化とは，気候変動や，過放牧，過度の耕作といった人々の活動などさまざまな要因によって生じた土地の劣化を指し，特に乾燥地域，半乾燥地域などで深刻化しています．UNEP の調査によると，地球上の 1/4 の地域において砂漠化が進行しつつあるとされています．特にアフリカ・サハラ砂漠周辺においては，作物の耕作面積が減少し，食糧不足による飢餓や難民の問題が生じています．

砂漠化への国際的取り組みとして，1994（平成 6）年に**砂漠化対処条約**が国連で採択され，日本もこれに締約しています．干ばつの影響を緩和するための計画を策定・実施すること，先進諸国は，砂漠化が進んでいる地域の行動計画を支援し，必要な資金を提供することが義務づけられています．

放射線による健康影響：エネルギー問題がもたらした課題

私たち人類とエネルギーとの関係は，約 50 万年前に“火”を利用し始めた時から始まりました．その後，移動や輸送に家畜や風力を利用し，食品加工などに水力や風力を使ってきましたが，その頃のエネルギーの消費量は限られたものです．18 世紀の産業革命によって，石炭をエネルギーとする蒸気機関が動力源として利用されるようになると，さまざまな分野の技術が飛躍的に発展し，エネルギー消費量が急速に増加するとともに，エネルギーの利用用途も広がりました．社会全体の生産力が向上した結果，私たちの生活は豊かになり

ました．一度手にした，現在の便利な生活を手放すことは大変困難なことです．私たちが，これまでの生活水準を維持し，生産活動を継続するためには，今後も莫大なエネルギーを必要とし，エネルギー消費量は増加し続けるものと考えられます．したがって，地球環境にも私たちの健康にとっても優しい，**持続可能なエネルギー**が必要なのです．

日本は戦後，4回のエネルギー選択を経験してきました．高度成長期には石油への転換を強化し，1970年代の**石油危機**後は，ガス・原子力・石炭・**省エネ**と選択肢を拡大し，さらに1997年の京都議定書以降は，脱炭素化のためにガス・原子力エネルギーという選択肢を強化してきました．そして2011年，福島第一原発事故を受けて，本格的に再生可能エネルギーという選択肢に取り組まざるをえなくなりました．さらに2015年のパリ協定を受け，エネルギー小国である日本は，新たなエネルギー政策転換の局面を迎えています．

産業革命以降，世界中で消費し続けてきた化石燃料資源の枯渇問題に加え，地球温暖化対策としてCO_2排出量の削減に取り組むためにも，化石燃料に替わるエネルギー源が求められています．戦後，米国で原子力発電所が本格的に始動され，ヨーロッパ諸国および日本でも原子力発電による電力供給が開始されました．日本における原子力発電所による電力量の割合は，1990年代以降は30～35%を占めていましたが，2011年の**福島原発事故**以降は1～2%と激減しています[3)]．

電離放射線

放射線は**電離放射線**と**非電離放射線**に区別されます．非電離放射線とは，紫外線，赤外線，携帯電話・電気製品などから発生する電磁波などを指します．一方，電離放射線には，① **アルファ線**，重陽子線および陽子線，**ベータ線**および電子線，中性子線と，② **ガンマ線**および**X線**があり，いずれも高いエネルギーを有し，①は高速で飛ぶ粒子（粒子線）で，②は波長が短く透過力が高い電磁波です．通常は，この高エネルギーの電離放射線のことを“放射線”とよんでいます．

自然放射線と人工放射線

自然界からの放射線は**自然放射線**とよばれ，主に宇宙由来の放射線と大地由来の放射線があります（外部線量）．また食品，飲料水・（空気中のラドンの）吸入などを介して，体内に取り込まれる放射線（内部線量）もあります．一般の人が，これらの自然放射線を受けている量は，世界平均で2.4ミリシーベルト（mSv）といわれていますが，自然放射線の量や放射源の内訳には地域差があることがわかっています[4,5)]．

一方，**人工放射線**には，医療現場で診断・治療に用いられるX線や，原子力発電所におけるベータ線，ガンマ線があります．放射線を用いた医療技術も原子力発電所も，私たちにとって必要なものとして，その技術を積極的に取り入れてきた訳ですが，人工放射線の不必要な被曝は，当然避けなければなりません．新たな技術を取り入れると同時に，新たな技術を使用することによって生じる“危険性”をいかにして小さくするのか，ということを常に意識する必要があります．

(1) 電離放射線による健康影響

放射線を受けた後の健康影響については，受けた放射線の量，場所（全身，局所），時間的経過を考慮しなければなりません．早期影響は急性放射線障害とよばれ，被曝後数時間以内で嘔吐，皮膚の紅斑（局所被曝），数日～数週間で下痢，血球減少，粘膜からの出血，脱毛などが出現します．数か月後には肺炎，腎障害などが生じることがあります（**表4**）[6)]．さらに数か月以降の健康影響は晩発障害とよばれ，白内障，白血病や甲状腺がんなどのがんのリスクが高くなり，妊婦が被ばくした場合には胎児の奇形発生などのリスクが高くなります[4)]．

(2) 放射線被曝への対策

放射線による外部被ばく防護の3原則として，

表4 放射線被曝による健康影響の分類

	潜伏期間	健康影響	影響の機序
身体的影響	数か月以内＝早期障害	急性放射線障害	**確定的影響**：変性で起こる〔確定的影響は，一定量（閾値）以上の被ばくがないと発生しない〕
	数か月以降＝晩発障害	胎児の発生・発達異常（奇形）	
		白内障（水晶体混濁）	
		がん・白血病	**確率的影響**：突然変異で起こる
遺伝性影響		遺伝性疾患	

〔文献6より筆者作成〕

距離，**遮へい**，**時間**があり，これらを組み合わせることによって，放射線被曝の低減を図ります．**国際放射線防護委員会（ICRP）**は，「**正当化**（もたらされる便益がリスクを上回ること）」，「**防護の最適化**（合理的に達成可能な限り被曝量を減らす：ALARAの原則）」，「**線量限度の適用**（個人の線量はそれぞれの状況に応じて，勧告する限度を超えてはならないこと）」からなる3つの基本原則を勧告しています[6)]．

未知の課題に備え，過ちを繰り返さないために

私たちの生活を豊かにするはずであった技術革新・自然科学の発展が，一方で地球規模の環境破壊や，新たな健康問題をもたらしている可能性があることを私たちは理解する必要があります．今後の技術革新は，これまで以上に急速に進むことが予想され，教科書の医学的知識や常識が役に立たない未知の課題に直面することもあるかもしれません．医学だけではなく，社会全体の問題にも積極的に関心をもってもらえたらと思います．

19世紀，ロンドンでコレラが大流行した時に，ジョン・スノウ（John Snow）は疫学調査を行い，飲み水が原因と判断すると，飲み水の供給源である井戸のポンプのハンドルを撤去しました（実際には井戸の管理者に上申）．コレラ菌発見よりも30年も前の話です．スノウは，原因が何であるかわからなくとも，「健康被害を拡大させないためには何をすべきか」を的確に判断し，実行しました．冒頭でも述べましたが，医療職に携わる人間は，何らかの健康影響が生じた際に，最も近くで患者を診て，その声を聴くことができます．それぞれの専門において，患者に寄り添い，“できること”を行動に移すことができる医療職をめざしてください．

参考文献

1）環境省　水・大気環境局：令和3年度公共用水域水質測定結果（令和5年1月）．https://www.env.go.jp/content/000105994.pdf
2）環境省：大気汚染に係る環境基準．http://www.env.go.jp/kijun/taiki.html
3）経済産業省資源エネルギー庁：平成29年度エネルギーに関する年次報告（エネルギー白書2018）．https://www.enecho.meti.go.jp/about/whitepaper/2018html/2-1-4.html
4）岸玲子（監修）：NEW予防医学・公衆衛生学．pp208-236，南江堂，2018.
5）千代豪昭，黒田研二（編）：学生のための医療概論 第3版増補版．医学書院，2012.
6）環境省：放射線による健康影響などに関する統一的な基礎資料（平成30年度版）．https://www.env.go.jp/chemi/rhm/h30kisoshiryo/h30kisoshiryohtml.html

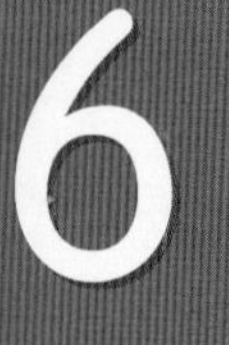

薬害にみる利害関係の医療への影響と医療の質

医学の進歩，医療の改善によって，人類はさまざまな疾患を乗り越えてきました．しかしながら，医療は必ずしも人が幸せになる方向へ作用するのではなく，ときに医療に付随した問題が人々を苦しめることがありました．この節ではそのような問題について，**薬害**を例にして，私たち医療職はどのような態度で医療を行っていくべきなのかを考えてみます．

また，この節では**利害関係者（ステークホルダー）**という言葉が出てきます．読者の皆さんも聞いたことがあるかもしれませんが，医療は日本において最大規模の産業の１つです．この原稿を書いている2023（令和5）年９月の時点で厚生労働省から2020（令和2）年度までの国民医療費が公開されていますが，2020年度は国民医療費として約43兆円が計上されています[1)]．これだけのお金が動く分野ですから，医薬品や医療機器を製造販売する企業や医療職の人材派遣会社など，さまざまな経済活動を行う団体・個人が医療に関わってきます．このような存在は利害関係者となります．利害関係者は，自身は医療行為を直接行うことはありませんが，医療職が治療に使用する医薬品・医療機器について，他社よりも自社の製品を使用するように薦めるなど，医療職の行動に影響を及ぼそうとします．もちろんそれは悪いことばかりではなく，新しい技術の導入などにつながる良いことでもあります．しかし，さまざまな思惑が絡んでいる世の中で，医療職は何をどう考えて行動するべきでしょうか．この節を読んでいくなかで考えてもらえればと思います．

薬害とは何か

本書を読んでいる皆さんは，薬を使う時，何を期待して使いますか？　多くの人は，病気が治ることや病気によるつらい症状（熱や痛み，気持ち悪さなど）が抑えられることを期待して薬を使うのではないでしょうか？　医師や薬剤師も，患者に薬を処方する時は，良い効果が現れることを期待しています．

しかしながら，薬は必ずしも思ったとおりには効果を発揮してくれません．良くない効果が現れてしまい，使った人にさまざまな問題が生じることがあります．薬の成分が体内に入った後，どのように反応するかは人ごとに異なります．そもそも，同じ人であっても，体調やその前後に食べたものの影響で，効果やその強さが変わることがあります．

薬の良くない効果はどのような時に発生するか

さて，薬の良くない効果が出現するにも，いろいろなシチュエーションがあります．そのシチュエーションは大体３つに分類することができます．

１つ目は，決められた用法・用量を適切に守っていたのに，予期せぬ効果が発生して，健康被害が起きてしまうというものです．これには，その薬を使った人の元々の体質やそれまでのアレルギーの有無（アレルギーは食べ物や植物の花粉だけでなく，薬の成分でも起こることがあります），その日の体調などが影響します．

2つ目はそもそも決められた用法・用量を守らない，不適切な使用をすることによって健康被害が生じるものです．これは患者により効き方が大きく異なる薬品などにおいて，適切な使用量や使用方法が設定されていなかった，もしくはそれらが医療職に徹底されていなかったことが原因となって，薬品を使われた方（多くは過剰投与）にさまざまな障害が発生するものです．

3つ目は，薬の品質や使用に関する情報を管理・運用する機関（製薬企業や行政，医療機関など）が不適切な対応をすることによって，その薬を使用した人に健康被害が生じることです．たとえば，薬自体が何らかの有害物質などで大規模に汚染されていたのに広く使われてしまったり，薬の副作用が生じやすい条件がわかったのに対策がとられなかったりすることがここにあてはまります．

これら3つの分類のうち，3つ目が「薬害」といわれるものです．薬害は適切な時期に情報の共有やお薬の使用停止などの対応があれば被害者を発生させない，もしくは増加させない可能性がある点が，1つ目の例で示した「副作用」や2つ目の例で示した「過剰投与」と異なります．また，「薬害」は不適切な対応で起きた事象のインパクトが社会に影響を及ぼすほどになっているという点も，他の2つと異なります．

薬害が発生する土壌は何か

表1は，厚生労働省が中学3年生を対象として作成した『薬害に学ぼう』という薬害に関する副読本[2]に示されている，日本の代表的な薬害です．これを見ると，薬害事件が決して古い時代の話ということでなく，近年に至るまで続いていることがわかります．**表1**に示した以外にも，**ペニシリン**という**抗生物質（体に入ってきた細菌を殺すための薬）**に対してアレルギーをもっている人が，けがや感染症にかかったときにペニシリンが投与されてしまい，強いアレルギー反応が生じて死亡に至った薬害事件や，血液を原料として作られた治療薬を使ったところ，原料となった血液に**C型肝炎ウイルス**が含まれており，治療薬を使用した多数の患者がC型肝炎に罹患してしまったという薬害事件がありました．近年でも，ある抗がん剤について，その使用に伴って発生した疾病は薬害ではないかと疑われ，裁判が行われました．

表1　日本における薬害の歴史

発生年（西暦）	内容
1948　～1949	ジフテリア予防接種による健康被害
1953頃～1970頃	キノホルム製剤によるスモンの発生
1958頃～1962頃	サリドマイドによる胎児の障害
1959頃～1975頃	クロロキンによる網膜症
1970頃～	陣痛促進薬による被害
1973頃～	解熱薬による四頭筋短縮症
～1988頃	血液製剤によるHIV感染
1989　～1993	MMRワクチン接種による無菌性髄膜炎
～1997頃	ヒト乾燥硬膜の使用によるプリオン感染症

〔文献2より筆者作成〕

もちろん，薬の開発を行う製薬企業やそれを管理している行政機関，使用している医療機関も薬害を起こそうとしているのではないはずです．薬を使う患者やその家族と同じで，薬の良い効果が現れることを期待しているはずです．しかし，現実には薬が使われた時に，予想していなかった強い副作用・異常が起こることがあります．それでも，その強い副作用・異常が発生したときに，その情報を，薬が次の患者に使われる前に医療機関，行政機関，製薬会社（できれば患者さんやその家族にも）で共有できれば，次の患者にその薬が使われることを食い止めることができるかもしれません．逆にいうと，そこで食い止めないと次の被害者が出てしまう可能性があるのです．

とはいうものの，この情報共有は必ずしもうまく行われません．そこには人間のもつ欲や**正常化バイアス**（自分にとって都合の悪い情報を無視する，もしくは過小評価する特性）が影響するからです．

企業には商品を売りたいという本音があります．売らないと収入が得られず，損をしてしまいます．製薬企業ならば，医薬品を売って収入を得るわけです．製薬企業に勤めている人は企業の収入から自分の報酬・給料を得ているのですから，自分のためにも医薬品の販売を中止するような判断はなかなか決断できないのです．この欲があるために，利害関係者は，医薬品の安全性や効果に関する重要な情報であっても，正常化バイアスが働いてしまい，情報の過小評価をしたり，情報共有を行わずに販売を継続する選択をしてしまいます．また，上司に都合の悪いことを言えば，言った人に害が及ぶような**パワーハラスメント**的な企業風土も情報共有のハードルとなります．こういったことの積み重ねが現場で危険な医薬品が使用されてしまう状況につながってしまいます．

本来，人の健康はいかなるものよりも重いものです．しかしながら，企業がその基本を忘れ，収入を上げること，利益を上げることを安全よりも優先してしまうと，正しい選択が行われなくなってしまいます．しかし，そういったことはすべて後々の問題発生につながります．人に健康であってもらうために働くという精神が失われてしまうことこそが，薬害を産み出してしまう土壌といえるでしょう．

薬害エイズ事件が残した教訓

ここで，薬害で特に有名な**薬害エイズ事件**を取り上げてみます．この事件は残っている情報量が多く，何が原因だったのか，薬害を防ぐために何が必要だったのか，経過を追うことができます．その点で利害関係者がどのようなことをしていたか，薬害を産み出した土壌はなんであったのかについて知ることができます．同時に，医薬品を製造した企業の対応から，医療職として心がけなければならないことがわかります（反面教師として）．なお，この事件については，インターネットでいろいろと調べることができますから，読者の皆さんにも，ぜひ自分の力で一度事件の概要を調べてもらえればと思います．その際には，田辺三菱製薬（汚染された血液製剤を販売していた株式会社ミドリ十字を吸収合併していた）が 2007 年に調査委員会を設置し，この事件が起こった状況や原因を検討して薬害事件の再発防止のために作成した報告書や，研究者や被害者が執筆した薬害エイズに関する報告（たとえば，日本エイズ学会誌に掲載されている「第 19 回日本エイズ学会シンポジウム記録」[3]，薬害の被害者が自分たちで救済活動を行うことを目的として設立した社会福祉法人はばたき福祉事業団の Web サイト[4]，関西で薬害 HIV 訴訟の原告たちを支援した特定非営利活動法人ネットワーク医療と人権〈MERS〉の Web サイト[5] など）を参考にして，さまざまな意見，生の声を聴いてもらいたいと思います．

薬害エイズ事件の概要

さて，薬害エイズ事件は 1980 年代に **HIV（Human Immunodeficiency Virus）**に汚染された血液製剤が流通してしまい，その投与を受けた患者が HIV 感染を起こしたという事件です．患者数が 1,000 人以上と多く，HIV というワードにインパクトがあることから，マスコミ各社も多く取り上げたため，読者のなかにも見聞きした覚えのある方もいるかもしれません．なお，**血液製剤**というのは血液が正しく固まるために必要な「血液凝固因子」といわれる物質が不足または欠乏してしまう「**血友病**」という病気の患者さんの治療のために，血液凝固因子を補充する薬です．しかし，薬害エイズ事件の時は，その治療薬であるはずの血液製剤が，HIV に汚染されていたのです．

事件の経過を簡単にまとめると，1980 年代前半に，米国などの海外でHIV混入の可能性があると指摘され，使用されなくなっていた非加熱の血液製剤について，その危険性がわかった後も販売元のミドリ十字が十分な対応を取らず，日本国内での販売を継続したために危険な血液製剤が流通してしまい，これを使用した多くの血友病患者にHIV感染が発生したというものです．当時日本国内の血友病患者は約5,000人でしたが，そのなかの少なからぬ数の方がこの事件によってHIVに感染するという事態となりました（日本エイズ学会シンポジウムの報告では，1979年以降1,427人の血友病患者のHIV感染があり，2004年の時点で572人が命を落とされています[3)]）．

さらには，被害者にHIVに汚染されていた血液製剤を使用されていたことが伝えられなかった影響で，二次感染が発生したり，いわれなき差別を受ける案件が生じたりしました．1988年にHIV薬害被害者の会が結成され，翌年から厚生省（現：厚生労働省）や企業を対象とした民事裁判が始まりました．裁判ではミドリ十字を含めた製薬企業や厚生省，帝京大学の安部英教授（医師．血友病に関する専門家として国の研究会などに加わっていた）などの対応が明らかになりました．この民事裁判は最終的に和解という形で終結しています．また，刑事裁判も起こされ，製薬企業の幹部や厚労省の当時の担当者などに有罪判決が下されました（安部教授は裁判中に死亡したため判決を下されませんでした）．

薬害エイズ事件の根本的な問題

医薬品は患者にとって大切なものです．特にこの薬害エイズ事件で使用された血液製剤は，それなしでは患者が生きていくことが非常に困難となる重要な医薬品でした．それが製造・管理されていく過程において，利益が優先され，安全性が後回しにされるような事態が起きてしまったことはとても悲しいことです．

この薬害エイズ事件では患者に対して「安全でよく効く医薬品を届けよう」という製薬企業の土台ともいえる精神が欠けていました．さらに，この事件では，安全な加熱製剤が発売された後も，在庫として残っていた非加熱製剤が使用され，そこからHIVに感染した患者もいたといわれています．安全について疑問符がつく製剤を廃棄せず販売・使用したことも，現代の医療安全の基準からすればありえない対応でしょう．しかし，こうした患者のためではなく企業のために行われたことは結果として，患者，そして周囲の人を含めれば何千，何万もの人の幸せを奪うという結果につながったのです．

企業（田辺三菱製薬）のまとめた報告書では「エイズに関する情報が日本より豊富であった米国での情報を適切に収集・評価せず，せっかく米国子会社から得られた情報（血液製剤へのHIV混入の可能性）があった際も適切に対応していなかった」とか「営利が先立ち，医薬品の安全に関する厳密な検討・審査がなかった」などといくつかの原因が挙げられ，改善すべきこととして挙げられています．しかし，これは本当の問題でしょうか？　むしろ問題なのは，誰か1人でも，関係者のなかに非加熱製剤の危険性に気づいて声を上げる者がいなかったのかということ，また，声を上げた者がいたとして，それを聞き入れる土壌が企業・行政・学者にあったかという点ではないかと，筆者は考えます．

「第19回日本エイズ学会シンポジウム記録」で三間屋らは薬害エイズ事件について水俣病（公害）との共通点を挙げていますが，共通点の1つとして「情報の秘匿ないし非開示（意図的なものと非意図的なものを含めて）と事なかれ主義が被害を拡大させた」と述べています[3)]．これはまさに薬害エイズ事件の最大の問題点であり，後世に同様の事件を起こさないための教訓であると思います．

医療職として働くための心がけ

医療職が仕事をしていくうえでは，さまざまな事態に遭遇します．読者の皆さんのなかにも「これっていいの？」と思う場面に将来遭遇する方が出てくると思います．その時に考えてほしいのは，医療職として患者に対して恥ずかしくない対応をするべきだということです．間違っていたとき，それを正すことは恥ずかしいことではありません．間違ったままにすることのほうが恥ずかしいのです．ときにそれは同僚や上司，組織の意見と異なるものになります．しかし，同僚や上司，組織と感情的にぶつかるのではなく，なぜおかしいと感じたのかを説明し，相手の考えも聞き，そして正すべきところを明らかにして，正していくことが重要です．薬害エイズ事件でも，キーマンとなった人のなかで１人でも患者優先の精神で毅然とした対応をとれる人がいれば，きっと違った結果となったはずです．

医療職の利害関係者との付き合い方については注意が必要です．こう書くと，利害関係者の付き合いが一概に悪いのかと言われそうですが，そうではありません．人間のもっている時間には限りがあるのですから，個人が集められる情報にも限りがあります．そこに，利害関係者が有している情報（たとえば製薬企業のもっている医薬品に関する情報）を共有してもらえるのであれば，よりよい医療を行える可能性が高くなるでしょう．大切なのは，患者のためになる行動をとるために，利害関係者にも協力してもらうという意識です．いちばんの目的がぶれないようにすることが大切です．

医療の質を決めるのは何か

ここまで，薬害を例に医療職のとるべき態度について考えてきました．

ところで，「医療職」と簡単にいってきましたが，読者の皆さんは医療とは何だと思いますか？医学という言葉もよく使われますが，この違いは何だと思いますか？

医療と医学，この２つは異なる概念です．先に医学を説明すると，医学とは，人をはじめとした命に関わる構造や機能，そしてそれらを障害する疾病について研究する学問のことです．一方，医療は医学をベースとして，そこに地域の文化的な背景などが反映された，人をはじめとしたあらゆる命に対して行われる，健康の維持や悪化の予防，回復，増進を目的とした活動のことです．

不正を目にした
理不尽な命令を受けた
やれ！
ミスを犯した

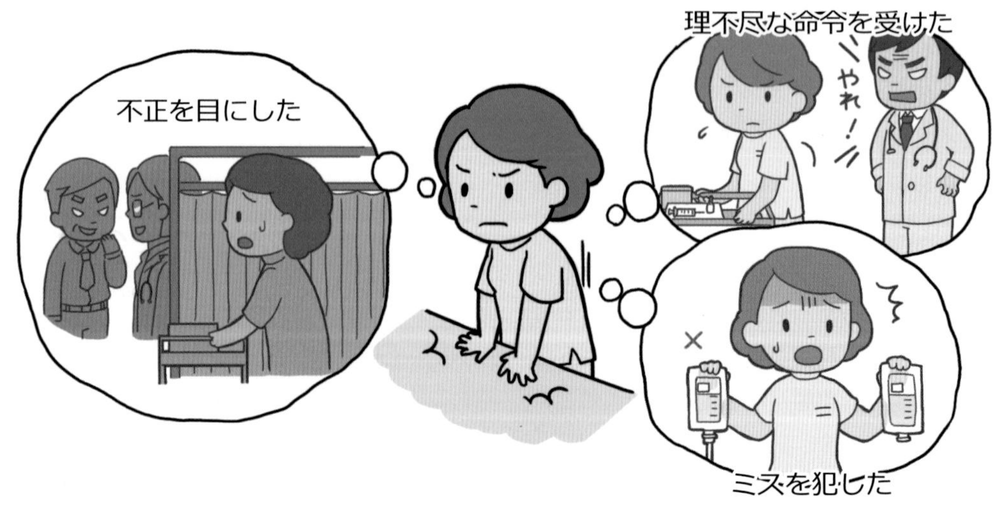

NOTE 予防原則

皆さんは「予防原則」という言葉を聞いたことがあるでしょうか？　公衆衛生学の教科書でも，まだなかなか載っていない言葉なのですが，これは主に環境保護などの分野で使われてきた用語です．その意味を簡単に言うと，「環境を汚染・破壊する恐れがあるのか科学的に証明されていないが，汚染・破壊につながる可能性があると判断した科学技術やその産物（化学物質など）については，対策や制限をかけるという考え方」になります．この予防原則は，自然環境のみならず，食の環境などにも今後広がっていくことが予想されます．汚染・破壊された環境は容易には戻らないため，先手を打とうということです．医療の安全と共通点があるように思いませんか？

そのため，医療には文化的な背景が影響します．だから医療は国や地域によってさまざまです．とはいえ，日本では医療法により国民が医療を受けるための医療機関の設置に関わるルールを定めていますので，地域による差があまりに大きくなることはありません．医療法第1条では日本国民が良質かつ適切な医療を受けるためにこの法律が制定されていることが記されており，医療従事者が医療を受ける者に対し，良質かつ適切な医療を行うことも定めていますし，保険診療で受けられる医療については，その内容は疾病の治療に効果が期待できるものとなっています．

ただし，医療の質は必ずしも学問的なことや医療資源のことだけではありません．医療を受ける側の受けた医療への想い・感想は医療の質を写す鏡であると考えられています．早瀬らは自らの論文のなかで，**ドナベディアン（Donabedian）の医療の質の評価**について以下の3つの側面で評価することが可能と紹介しています[6]．すなわち「構造（施設基準，人員配置など）」「過程（診断や看護，リハビリテーションなど実際に行われた医療）」「結果（健康状態の変化や患者満足度など）」の3つです．患者満足度は疾病による苦痛の改善の度合いだけでなく，関わった医療従事者の態度や施設の快適さなどにも影響されます．そのため，学問的に，文献的に最も正しい判断をしたとしても，それをどのように患者やその家族に説明したか，どのように医療を提供したかという部分も優れていなければ，良好な質の医療を提供できたとは考えにくいといえます．近年医師も含めた医療職に接遇研修を行う医療機関も少なくありませんが，それは良好な質の医療を提供しようということの裏返しなのかもしれません．

ただし，一方的に患者に迎合する選択を行うことは医療としてふさわしいものではありません．さまざまな治療法やそれぞれのメリット・デメリットを患者やご家族に説明し，正しい理解を得たうえで，患者が自分たちの考えとして治療法を選択できる環境をつくっていくことが重要なのです．そのためにも，医療職には，患者やその周囲との間に壁を作らず，自分の考えと相手の考えをきちんと話し合い，正すべきところを正すという関係性を作っていく人間性が求められます．この人間性こそが医療の質に影響を及ぼすことをぜひ理解してください．

また，日本の組織はこれまでに職位が上の人に対して下の人が意見することが難しいという文化が長らく続いていました．これは儒教における年長者を敬うという精神が影響していると思われます．もちろん年上を敬うことは悪いことではないのですが，医療を行ううえでは，年齢の上下や職位の違いによって意見の採択をするのではなく，より患者のためになることを選択できることが重要です．そのためには幅広く，できるだけ新しい知識を集め，それを惜しみなく情報交換することが必要です．

常に考え続けよう，医療職として

この節では，薬害を例に取り上げながら，私たち医療職はどのような態度で医療を行っていくべきかを考えました．現代の医療において，医療職は医療の専門家として，患者が抱えている問題について，本人やその周辺と共同して立ち向かうような立ち位置にあります．もちろん，医療職も人間ですから，さまざまな状況や気持ちを抱えながら日々の医療に取り組んでいくこととなります．しかし，どのような状況下にあっても，医療職には患者が幸せになれるかを第一に考えて行動してもらいたいと筆者は思っています．

現代の医療はさまざまな問題を抱えており，今回お示しした問題以外にも，医療職が考えなければならない問題は数多くあります．また，時代が進み，科学や社会情勢が変化するとそれに応じた新しい問題が生じることもあります．皆さんには問題に正面から向き合い，考えをめぐらし，自分の意見をもてる医療職になってもらいたいと思います．常に課題をもち，考え続けることは大変です．しかしながら，変わりゆく世の中に合わせて，常に新しい課題を見つけ，考え続けることは医療職の倫理として重要です．

さて，この節の最後に，現在の社会で問題となっており，皆さんにも考えていただきたい**“医療格差”**のことをお示ししたいと思います．いわば，「考えることの宿題」です．

今の日本は国民皆保険制度の下で，どのような患者にも公平に良質の医療が提供されるよう制度設計されています．しかし，医師数の偏在による受診機会の地域差や，第３章の４に示した海外での不妊治療といった財力による選択肢の差が生じるようになってきています．これらについて，皆さんはどのようにするべきだと考えますか？そして医療職になったとき，どのようにこれに対応しようと思いますか．決まった答えがある話ではありませんので，自由に考えてみてください．

参考文献

1) 厚生労働省：令和２（2020）年度 国民医療費の概況. https://www.mhlw.go.jp/toukei/saikin/hw/k-iryohi/20/index.html
2) 厚生労働省：薬害を学ぼう，2015. https://www.mhlw.go.jp/bunya/iyakuhin/yakugai/index.html
3) 三間屋純一，田口宏昭，徳永信一，他：第 19 回日本エイズ学会シンポジウム記録　薬害エイズ問題から見えてくるもの――医療安全の視点からの検証と教訓. 日エイズ会誌 8：67-77，2006.
4) 社会福祉法人はばたき福祉事業団 Web サイト. http://www.habatakifukushi.jp/
5) 特定非営利活動法人 ネットワーク医療と人権〈MARS〉Web サイト. http://www.npomars.jp/
6) 早瀬良，坂田桐子，高口央：患者満足度を規定する要因の検討 ――医療従事者の職種間協力に着目して. 実験社会心理学研究 52：104-115, 2013.

7 補完代替療法と全人的統合医療

近年の医療技術の目覚ましい進歩により，疾病構造は急性疾患から慢性疾患へと転換しています．超高齢社会を迎え，医療と福祉が連携した健康寿命の延伸，そして若年期からの健康教育や生活習慣の改善による病気の予防が課題となっています．一方，コンピュータ，インターネットなどの情報技術の発達を背景とした根拠に基づく医療（EBM）の普及もあり，患者は自ら健康情報を得たり，セカンド・オピニオンを求めたりしながら，多くの選択肢の中から治療方針を決める時代となりました．EBM においては医療の科学的根拠に基づきますが，同時に患者の希望や社会文化的背景に配慮することが重要です（第 3 章の 10，p193 参照）．そのような視点から，私たちは現在の医学教育で習う以外の医療や健康療法にも視野を広げ注目しておく必要があります．

この節では，現代西洋医学以外の医療体系である**補完代替療法（complementary and alternative medicine：CAM）**と，これらと西洋医学を融合させた**統合医療（integrated medicine）**について学び，これからの時代において必要となる全人的な医療職のあり方について考えます．

補完代替医療から補完代替療法そして統合医療へ

国連世界保健機関（WHO）は，「それぞれの文化に根づいた理論・信心・経験に基づく知見，技術及び実践の総和であり，健康を保持し，更に心身の病気を予防，診断，改善，治療することを目的とするもの」を伝統的医療とし，世界の健康管理業務の 65～80%をその伝統的医療であるとしています[1]．世界においては，現代の西洋医学の恩恵に与かっている人口比率はそれほど多くはないのです．

このような伝統的医療を含め，世の中には「現代の医学ではまだ科学的に検証がなされておらず，通常の臨床には応用されていない医学・医療体系」がいくつも存在します．これらは**補完代替医療**と呼ばれ，1990 年代から注目を浴びています．1990 年代初期に行われたハーバード大学の調査では一般成人約 1 億 8000 万人のうちの 33.8%（約 6000 万人）が補完代替医療を利用していると回答し[2]，その後の 1997 年に行われた調査では利用者は利用者は 42.1%（約 8,300 万人）と有意に上昇しています[3]．

補完代替医療のなかには，現代西洋医学と同等かあるいはそれを凌駕する医療が存在するともいわれ，米国では 1992 年に，国として国民の健康を守り増進していく立場から国立衛生研究所（National Institutes of Health：NIH）に**代替医療事務局（Office of Alternative Medicine：OAM）**が設置されました．そして 1998 年には OAM は格上げされて**国立補完代替医療センター（National Center for Complementary and Alternative Medicine：NCCAM）**となり，各種補完代替医療の臨床医学的評価，情報収集・発信が精力的に進められました．さらに米国がん研究所（National Cancer Institute：NCI）には，**がん補完代替医療事務局（Office of Cancer Complementary and Alternative Medicine：OCCAM）**が設置されました．ここではがん患者に広く利用されている補完代替医療を取り上げ，従来の情報についての科学的な評価を行うとともに，補完代替医療を対象とする臨床試験への研究助成を行っています．またハーバード，コロンビア，スタンフォードなどの各大学にも研究センターが設立され，学生に対する講義も行われるなど，この分野の科学的研究は急速に進んでいます．米国以外においても同様な状況が見られ，補完代替医療は世界的に新しい医学の潮流となりつつあります．

2010年頃からは，補完代替医療の考え方は「**代替医療**」から通常医療を補う「**補完医療**」へと変化しました．また，各種施術療法の総称としては，補完代替医療ではなく，**補完代替療法あるいは補完的健康アプローチ（complementary health approaches：CHA）**を使うようになりました．そしてさらには補完代替療法と西洋医学を融合させた全人的医療として，**統合医療**の概念が提唱されています．そしてNCCAMは，2014年12月にその名称を**国立補完統合衛生センター（National Center for Complementary and Integrative Health: NCCIH）**へと名称が変更され，研究の目的も「病気の予防・治療」から「症状のマネジメント」へと変わっています．

日本においても，2012年度の厚生労働省「『統合医療』のあり方に関する検討会」においては，統合医療を，「近代西洋医学を前提として，これに補完代替療法や伝統医学等を組み合わせて更にQOL（Quality of Life：生活の質）を向上させる医療であり，医師主導で行うものであって，場合により多職種が協働して行うもの」と位置づけています[4]．

さまざまな補完代替療法と統合医療

NCCIHは，統合医療を「従来の医学と，安全性と有効性について質の高いエビデンスが得られている補完代替療法とを統合した療法」，そして補完代替療法については，「一般的に従来の通常医療と見なされていない，さまざまな医学・ヘルスケアシステム，施術，生成物質など」と定義しています[5]．補完代替療法には，世界中に存在する非常に多くの医療体系や療法が含まれますが，その効果はさまざまです．

NCCIHは補完代替療法を，**天然物（natural products）**と**心身療法（mind and body practices）**というように，大きく2つのサブグループに分類しています[1]．天然物（natural products）とは，薬草（生薬，ハーブ）を使った製品，ビタミン・ミネラルなどのサプリメント，プロバイオティクス，栄養補助食品などで，心身療法（mind and body practices）とは，鍼治療，瞑想（仏教に由来するマインドフルネス瞑想，超越瞑想など），マッサージ療法，西洋・東洋の動作を用いた療法（フェルデンクライスメソッド，アレクサンダーテクニック，ピラティス，ロルフィング，トレガーアプローチなど），リラクセーション法（呼吸法，誘導イメージ療法，漸進的筋弛緩法），脊椎マニピュレーション（カイロプラクティック，オステオパシー），中国の伝統的な動作法（導引，太極拳や気功など），さまざまなスタイルのヨガ（姿勢，運動，呼吸法，瞑想を含む）などです．そして，その他として，催眠療法などの精神療法，エネルギー療法（レイキ，ヒーリングタッチなど），伝統的なヒーラーによる施術，中国医学，アーユルベーダ（インド伝統医学），ナチュロパシー（自然療法），ホメオパシー，温熱療法，磁気療法，森林療法，園芸療法，アニマルセラピー，民間療法など，があります．

このなかで現在最も多用されているのは，天然

全人的統合医療

現代西洋医学 ⇔ 組合せ ⇔ 補完代替療法

療法の分類	療法の例	
	国家資格等，国の制度に組み込まれているもの	その他
食や経口摂取に関するもの	食事療法・サプリメントの一部（特定用途食品（特定保健用食品含む），栄養機能食品）	左記以外の食事療法・サプリメント・断食療法・ホメオパシー
身体への物理的刺激を伴うもの	鍼・灸（はり師・きゅう師）	温熱療法・磁気療法
手技的行為を伴うもの	マッサージの一部（あん摩マッサージ指圧師），骨つぎ・接骨（柔道整復師）	左記以外のマッサージ，整体，カイロプラクティック
感覚を通じて行うもの	―	アロマテラピー，音楽療法
環境を利用するもの	―	温泉療法，森林療法
身体の動作を伴うもの	―	ヨガ，気功
動物や植物との関わりを利用するもの	―	アニマルセラピー，園芸療法
伝統医学，民間療法	漢方医学の一部（薬事承認されている漢方薬）	左記以外の漢方医学，中国伝統医学，アーユルベーダ

図1 全人的な統合医療の考え方
〔文献4より筆者作成〕

物によるものです．統合医療は，患者中心医療の立場から，これらのさまざまな補完代替療法の安全性と有効性を見極めながら，それらを現代西洋医学に組み合わせて用いる方法といえます（**図1**）．

補完代替療法の利用実態と課題

補完代替療法は，当初はその大多数が，治療法の確立していない難治疾患の治療やがんの終末期医療などにおいて，通常の治療を諦めて「代わりに」用いる代替医療的な使われ方で用いられていました．しかし近年は，通常の医療に上乗せして，それを「補う」補完医療的な使われ方がされるようになりました．また，さらに最近は，未病状態にある者に対する予防医学的な使われ方もされています．

日本では，2001年にがん医療現場における補完代替療法の実態調査が初めて行われました[6)]．その結果，がん患者の45%（1,382/3,100人）が，何らかの補完代替療法を利用しており，利用者は60歳以下の比較的若い女性，学歴が大卒以上，化学療法中の患者，緩和ケア病棟入院中の患者において多い傾向がありました．利用のきっかけは家族や友人からの勧めが77.7%と最も多く，主な利用目的は，がんの進行抑制が67%，治療が45%でした．補完代替療法の内容は，健康食品・サプリメントが96%と最も多く，次いで気功，鍼・灸（それぞれ4%）でした．1か月あたりの補完代替療法への平均出費額は，5万7千円でした．一方で，補完代替療法の副作用を経験した患者は5%でした．補完代替療法を利用する患者のうちの57%は十分な情報を得ておらず，61%はその利用を主治医に相談せずに使っていました．また，医師から補完代替療法の利用に関して尋ねられた患者も16%と少ない状況でした．また，2008年の調査では，補完代替療法を利用していない患者であっても興味・関心をもっている患者は多く，利用している患者と合わせると8割を超えることも報告されています[7]．

これらの結果から，今後は補完代替療法について医療者の側からも，患者のみならず家族・知人に対しても適切な情報提供とコミュニケーションを行っていくことが必要と考えられます．

補完代替療法のエビデンス

統合医療を実践するにあたっては，補完代替療法に関する安全性と有効性のエビデンスを検索して，慎重に確認する必要があります．補完代替療法のなかには，非科学的であり西洋医学を実践する医師にとっては受け入れ難い内容のものもありますが，一方で作用機構や有効性が科学的に証明されているものが急増しているのも事実です．

また，医学論文の系統的レビューを行う国際的団体のコクランが作成しているコクラン・レビュー（第３章の10参照）にも，エビデンスレベルの高い研究成果が載っています．日本では，厚生労働省「『統合医療』に係る情報発信等推進事業」が提供している「『統合医療』情報発信サイト」[8]で，①コクラン編集員会の「Complementary & alternative medicine［補完代替医療］」のトピックを臓器・疾患別に整理したもの（和訳あり），②コクラン編集員会とは別組織として補完代替医療領域の分類・整理を行っているコクラン・レビュー・グループによる**「Cochrane Complementary Medicine［コクラン補完医療］」**のリスト，を示しています．2015年９月１日時点における①の件数をみると，神経疾患106件，心血管系疾患94件，メンタルヘルス88件，感染症72件，妊娠・出産68件，消化器疾患64件，呼吸器疾患63件，リウマチ性疾患42件，がん37件などを含む，合計981件となっています（**表1**）．一方，2019年５月現在における②の件数は１万1252件に上っています．

表１　コクラン編集委員会の補完代替医療のトピック

神経疾患	106件	婦人科疾患	28件
心血管系疾患	94件	疼痛・麻酔	28件
メンタルヘルス	88件	発達・心理社会・学習障害	28件
感染症	72件	耳・鼻・喉	20件
妊娠・出産	68件	遺伝性疾患	18件
消化器疾患	64件	眼・視力	11件
呼吸器疾患	63件	泌尿器科疾患	9件
リウマチ性疾患	42件	歯科・オーラルヘルス	9件
がん	37件	血液疾患	8件
新生児医療	37件	健康・福祉	5件
整形外科・外傷	37件	たばこ・薬物・アルコール	5件
内分泌代謝	36件	医療システム	4件
腎疾患	33件	健康・労働衛生	2件
皮膚・創傷	29件		
		合　計	981件

（2015年９月１日現在）

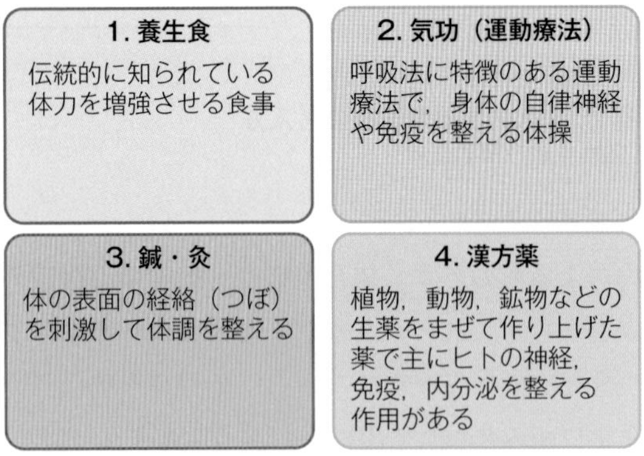

1. 養生食 伝統的に知られている体力を増強させる食事	**2. 気功（運動療法）** 呼吸法に特徴のある運動療法で，身体の自律神経や免疫を整える体操
3. 鍼・灸 体の表面の経絡（つぼ）を刺激して体調を整える	**4. 漢方薬** 植物，動物，鉱物などの生薬をまぜて作り上げた薬で主にヒトの神経，免疫，内分泌を整える作用がある

図２　東洋医学で用いられるさまざまな療法

主な補完代替療法（1）——東洋医学

東洋医学には一般に，中国で発展してきた伝統医学である「**中医学**」と，インドで発展した「**アーユルベーダ**」などが含まれます．具体的には，現代の食事や運動の保健指導や健康教育にあたる「食養生」「気功」，外科的・内科的治療に近い「鍼・灸」や「漢方薬」の療法を指します（**図2**）．「中医学」は飛鳥時代に日本に伝わり，鎖国していた江戸時代に，日本の風土や気候，日本人の体質や生活習慣に合った独自の理論体系に進化を遂げたものが「漢方（日本漢方・和漢）」と「鍼・灸」

ということになります．漢方は生薬を内服することによって身体の中から，鍼・灸は鍼を打ったり灸を据えたりすることで身体の外から働きかけます．

東洋医学の診察は，**四診**（NOTE1）とよばれる医師の五感を用いた主観的なものが中心で，西洋医学が，血圧，尿，血液，画像診断などの各種検査による客観的な指標を求めるのとは大きく異なります．また，漢方で用いられる生薬は，自然由来の複合製剤のため，ほとんどの場合はその有効成分が明確ではありません．鍼や灸についても，治療メカニズムは未だ解明していません．東洋医学は，まだ西洋医学的な検査法が発達しておらず，病因や病態に直接働く薬剤も作れなかった時代に，長い年月の経験を積み重ねてつくり上げられた療法といえます．そのため，原因と症状の因果関係が明白な疾患については，多くの場合は西洋医学の治療効果のほうがわかりやい傾向があります．一方，西洋医学で診断がつかない原因不明で「精神的なもの」として片づけられてしまう場合などには，東洋医学が有効な治療法となる場合があります．

漢方

本来の「漢方」は，古代中国で体系づけられた鍼，灸，指圧を含む広い意味での伝統医学を指します．しかし，今日では，日本独自の理論体系を基盤として漢方薬を用いる「日本漢方・和漢」を指すのが一般的です．漢方では，病態と処方を一致させるという方証相対という考え方に基づき，症状だけを診るのではなく，患者の体質を診てそれを「証」というパラメーターで表し，その患者にあった漢方薬を処方します．

たとえば，和漢の診察では，舌や脈，おなかを診ます．実はこのおなかを診る「腹診」は，日本で考え出された独自の診察法です．また，漢方薬を処方する際に目安にするのが，その人の体質です．その体質を判断する基準の1つに「気・血・水（き・けつ・すい）」というものがありますが，この「気・血・水」という考え方も日本独自のものです（**図3**）．

明治に入り，当時のドイツ医学を基盤とする現代西洋医学が正式の医学として導入され，それまでの漢方医学は正式の医療としては認められなくなりました．しかし1965年に漢方で用いられる約70種類の生薬が薬価収載され，さらに1976年には41処方，54品目の漢方エキス剤が保険薬価収載されたことにより，医療の現場で少しずつ漢方が用いられるようになりました．その後も，生薬や漢方エキス剤の薬価収載が進み，現在では約200種類の生薬，148種類処方，848品目の漢方エキス剤が保険薬価収載されています[9)]．医薬品として製造される漢方エキス剤は，原材料の栽培，採取から製造工程に至るまで，製品の安全性がチェックされて厳密な品質管理がなされています．

前述のように，漢方薬による治療メカニズムはいまだにわかっていないものも多く，漢方の診断（＝治療）と西洋医学の病名とは，必ずしも対応していません．したがって，この病気にはこの薬というような単純な用い方は禁物です．使い方を誤れば命に関わる重大な副作用が起こることもあります．

現在，わが国では，日本東洋医学会が日本医学会の分科会として専門医制度を設置して研修を行っています．また，大学の医学教育において漢方薬に関する教育も実施されています．

NOTE1 四診

四診とは，肉眼で状態を観察する「望」，体に触れて診る「切」，咳や声を聞きにおいを嗅ぐ「聞」，患者の主観的訴えを聴く「問」の４つで情報収集し，過去から蓄積された事例にあてはめて「このような治療を行うべき状態である」と診断します．

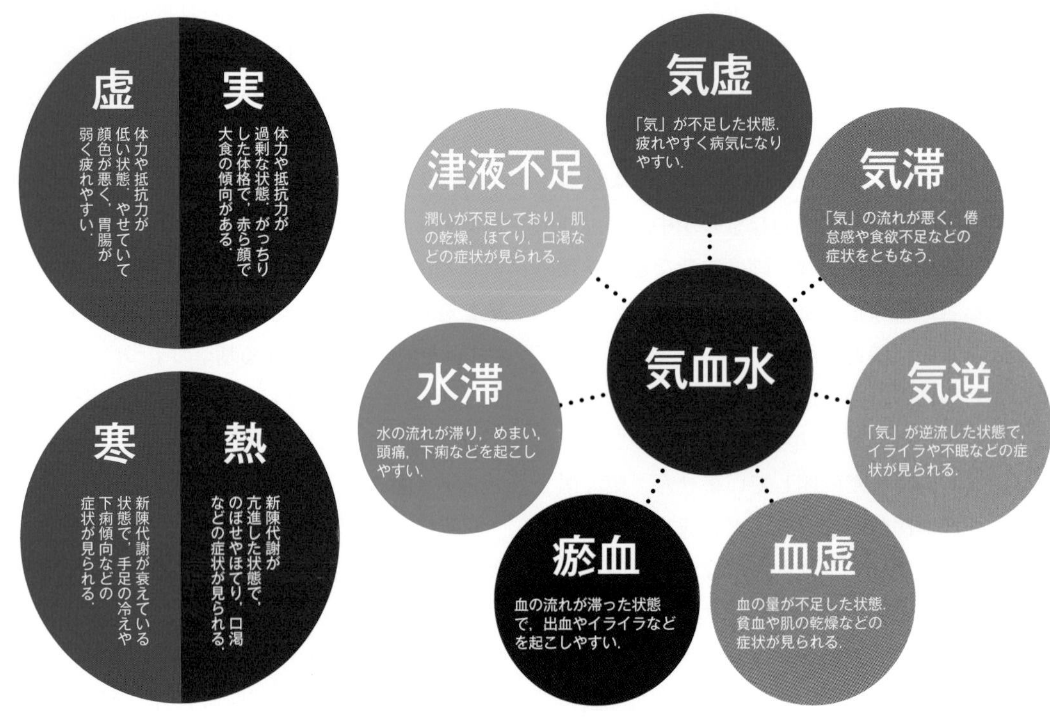

図3　**漢方の証**

鍼・灸・指圧

鍼灸とは，古くから**経絡（けいらく）**，**経穴（けいけつ）**と呼ばれてきた特定の刺激部位に対して，鍼や灸を用いて刺激を与えることで，各種の疾病や症状に対して治療的な介入を行う技術です．

経絡は，「気と血」のエネルギーの通り道で，全身に14本走っているといわれます．経穴は経絡の上に存在します．経穴は，気血が出入りし，経絡が合流したり分岐した入りする重要な場所で，一般的には「つぼ」と呼ばれています（**図4**）．経穴の多くは，筋肉の間，関節や骨の陥凹部，動脈の拍動部や分岐部，神経や血管が集まるところにあるといわれます．しかし，経絡も経穴も，解剖学的にはその存在が明らかになってはいません．

経穴は，熟練した鍼灸師の触診により，微細な変化（陥凹，硬結，発汗など）としてとらえられます．また，そこは電気抵抗が低いともいわれています．鍼灸の基本的な考え方として，経絡を流れる「気と血」が正常であれば，生命エネルギーの流れがスムーズで，健康であるというものがありますが，鍼，灸，指圧は，つぼを刺激することにより生命エネルギーの流れを良くして症状を改善しようとする療法です．

鍼灸療法は，国際的にその有効性が広く認知されており，1996年にはWHOが鍼灸の適応49疾患のリスト（**表2**）[10]を，1997年にはNIHが鍼治療に関する共同声明（**表3**）[11]を出しています．

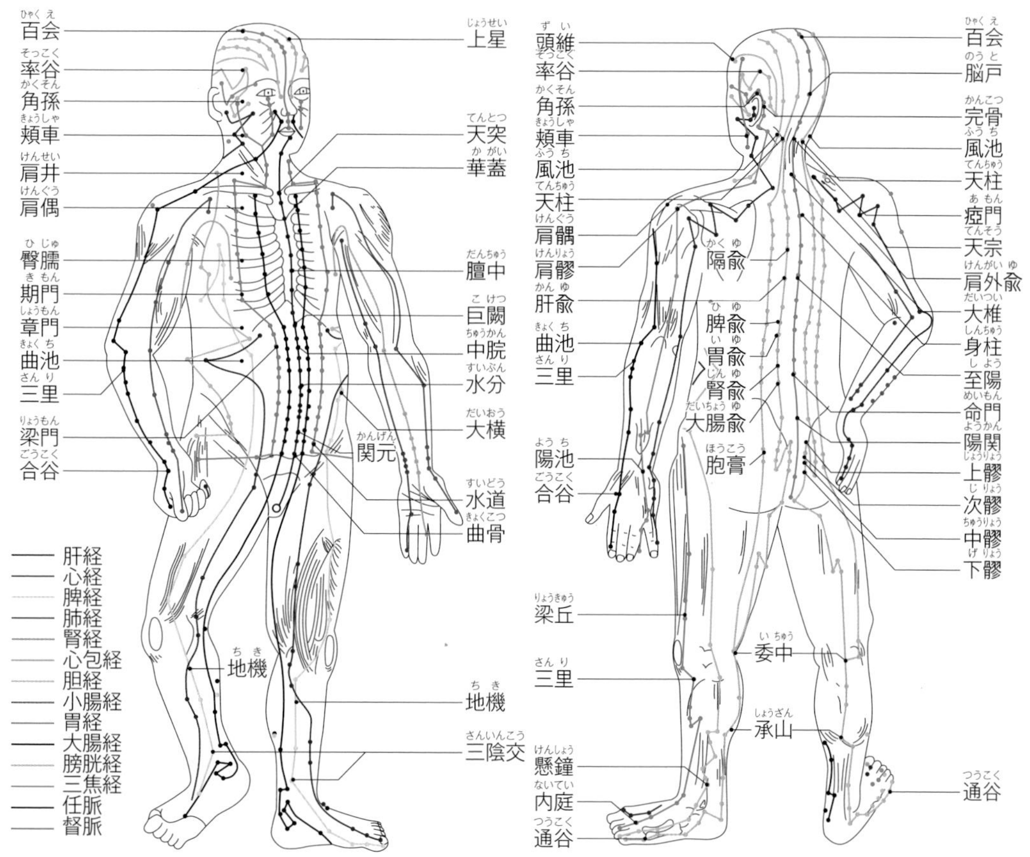

図 4 鍼灸の経絡および経穴
(小学館『日本大百科全書(ニッポンの)』「経絡」より)

表 2 鍼灸の適応 49 疾患リスト

運動器系疾患：外上顆炎(テニス肘), 頸部筋筋膜症, 関節リウマチ, 肩関節周囲炎, 捻挫と打撲, 変形性膝関節症など
消化器・呼吸器系疾患：下痢・便秘, 潰瘍性腸症候群, 急性扁桃炎, 咽頭炎, 喉頭炎, 慢性副鼻腔炎, 気管支喘息など
疼痛疾患：片頭痛, 緊張型頭痛, 坐骨神経痛, 抜歯疼痛, 扁桃腺摘出術後疼痛, ヘルペス後神経痛, 三叉神経痛など
循環器系疾患：狭心症を伴う虚血性心疾患, 高血圧症, 低血圧症, 不整脈など
泌尿・産婦人科系疾患：月経困難症, 分娩誘導, 月経異常, 女性不妊, 男性不妊, 性交不能症, 遺尿症, 尿失禁など
その他の疾患：近視, 肥満, メニエール症候群, 片麻痺, うつ病, 薬物中毒, アルコール依存症など

(WHO 草案, 1996 年)

表 3 NIH による鍼治療に関する合同声明(1997 年)

1) 鍼が有効であるという有望な結果が得られているもの：
成人の術後, 薬物療法時の悪心・嘔吐, 歯科の術後痛, 妊娠悪阻
2) 補助的または代替的療法として役立つ可能性があるもの：
薬物中毒, 脳卒中のリハビリテーション, 頭痛, 月経痛, テニス肘, 線維性筋痛症, 筋筋膜痛, 変形性関節症, 腰痛, 手根管症候群, 喘息

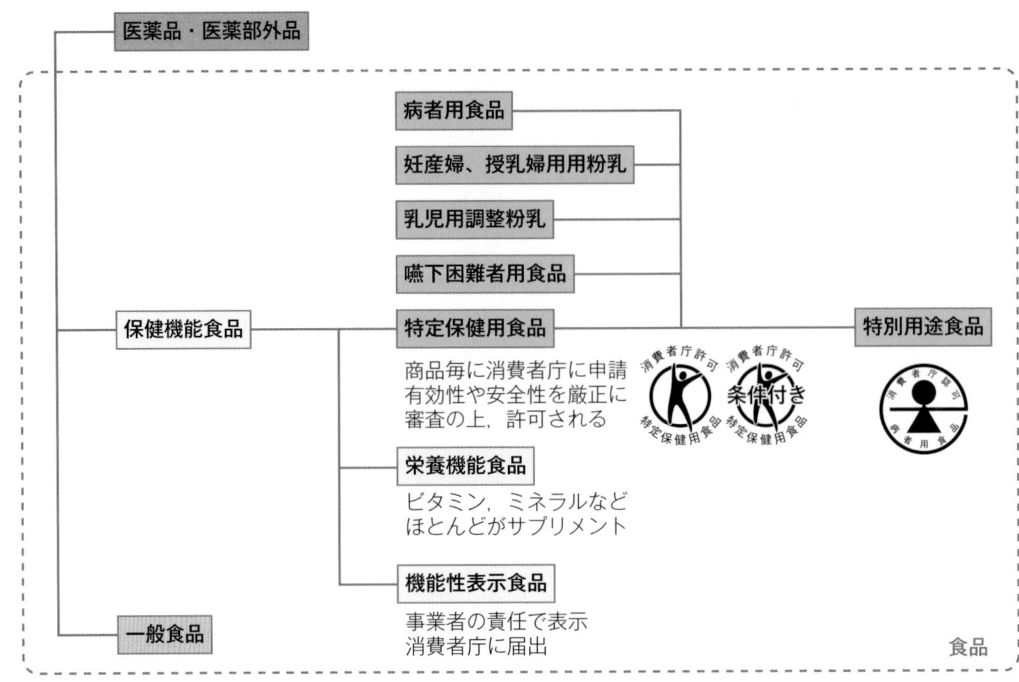

図5　**保健機能食品と特別用途食品**

主な補完代替療法（2）——健康食品など

前述したように，現在の補完代替療法で最もよく利用されているのは天然物，すなわち栄養補助食品，ビタミン・ミネラルなどのサプリメント，プロバイオティクス，生薬・ハーブ製品などの健康食品です．健康食品とは，法律上の定義はなく，「広く健康の保持増進に資する食品として販売・利用されているもの全般」を指しています．食品の機能を表示できる国の制度としては，**保健機能食品制度**と**特別用途食品制度**があります．

保健機能食品

保健機能食品は機能性が表示できるのが特徴で，次に挙げる3種類に分類されます（**図5**）．

特定保健用食品（トクホ）

人体の生理学的機能などに影響を与える成分を含む食品で，血圧，血中コレステロールなどを正常に保つことを助けたり，おなかの調子を整えたりするのに役立つ，などの特定の保健の用途に資する旨を表示するものをいいます．特定保健用食品は，下記の特別用途食品の一部でもあり，表示については，個別に食品の有効性や安全性について厳正な審査を受け，国の許可を受ける必要があります．特定保健用食品および条件付き特定保健用食品には，消費者庁許可マークが付与されます．

栄養機能食品

ビタミン・ミネラルなどの栄養成分を補給・補完するために利用される食品で，栄養成分の機能を表示するものをいいます．科学的根拠のある栄養成分を一定の基準量含む食品であれば，特に届出などをしなくても，国が定めた表現により機能性を表示することができます．栄養機能食品として販売するためには，その栄養成分量が1日当たりの摂取目安量の上・下限値の範囲内にあり，栄養機能表示だけでなく注意喚起表示なども表示する必要があります.

機能性表示食品

事業者の責任において，科学的根拠に基づいた特定の保健の目的が期待できるという機能性が表示された食品です．国の定めたルールに基づき，事業者が安全性や機能性に関する科学的根拠などの必要な情報を，販売前に消費者庁へ届け出れば機能性を表示できます．特定保健用食品とは異なり，消費者庁の個別の審査を受けたものではありません．

特別用途食品

特別用途食品とは，乳児，幼児，妊産婦，病者などの発育，健康の保持・回復などに適するという特別の用途について表示するものをいいます．特別用途食品として食品を販売するには，その表示について国の許可を受ける必要があります．特別用途食品には，前述の特定保健用食品の他に，病者用食品，妊産婦・授乳婦用粉乳，乳児用調製粉乳および嚥下困難者用食品があります．

表示の許可にあたっては，許可基準があるものについてはその適合性が審査され，許可基準のないものについては個別に評価がなされます．

プロバイオティクス

プロバイオティクス（probiotics）は，**抗生物質（antibiotics）**に対比される言葉です．共生を意味するプロバイオシス（probiosis;pro 共に，～のために，biosis 生きる）を語源とするもので，1989 年に英国の微生物学者ロイ・フラー（Roy Fuller）が「腸内フローラのバランスを改善することにより人に有益な作用をもたらす生きた微生物」と定義しました．

プロバイオティクスの候補としては乳酸菌やビフィズス菌が有名ですが，以下のような条件を満たすことが科学的に証明された特定の菌株のこととされています．すなわち「安全性が保証されている」「もともと宿主の腸内フローラの一員である」「胃液，胆汁などに耐えて生きたまま腸に到達できる」「下部消化管で増殖可能である」「宿主に対して明らかな有用効果を発揮できる」「食品などの形態で有効な菌数が維持できる」「安価かつ容易に取り扱える」です．

プロバイオティクスのもつ有益な効果として，便秘および下痢症の改善効果，乳糖不耐症の改善効果，免疫機能改善による感染防御・アレルギー抑制効果，動脈硬化の予防効果，抗腫瘍作用などが報告されています．プロバイオティクスの評価は，近年はエビデンスレベルの高い**ランダム化比較試験（RCT）**によることも多く，効果が確かめられた発酵乳は特定保健用食品として販売されています．現在許可されている特定保健用食品の関与成分には，ビフィズス菌・乳酸菌，オリゴ糖類ならびに乳酸菌，プロピオン酸菌発酵由来の成分などがあります[12]．

一般食品（いわゆる健康食品を含む）

いわゆる健康食品を含め，サプリメント，栄養補助食品，健康補助食品などといったかたちで販売されている食品は一般食品であり，機能性の表示はできません．しかし，近年は多種多様な原材料，素材を用いた商品が，機能性を連想させる形で販売されています．健康被害の報告も後を絶ちません．そのような現状を受けて，内閣府食品安全委員会は 2015 年に「健康食品」についての報告書とメッセージ（ワード）をとりまとめています．また，国立研究開発法人医薬基盤・健康・栄養研究所が管理・運営している「『健康食品』の素材情報データベース」[13]には，健康食品の素材（原材料）に関する安全性と有効性が科学論文情報をもとにまとめられています．

主な補完代替療法（3）——心理療法など

心理療法

心と行動の学問である心理学には，全般的な人間心理に焦点をあてる基礎心理学と，特定の人間心理に焦点を当てる応用心理学があります．医療の場において一般的に用いられる臨床心理学は，精神障害や心身症，心理的な問題や不適応行動など，そして病気や悲しみによる心の危機に対する援助，回復，予防，その研究を目的とするもので，その代表的な技術として**カウンセリング**や**グリーフケア**があります（NOTE2，3）．

これはあらためて言うまでもないことですが，医療においては身体的症状のみならず，心理的側面にも配慮することが必要です．医療職は，患者に対してはもちろん，その家族に対しても，心理的ケアができる必要があります．そのために医療系を志す者は，技術や学問を学ぶことはもちろんですが，「人として成長する」努力をする必要があることは，本書の随所で述べているとおりです．

心理療法として，精神疾患の治療においては**認知行動療法**（cognitive behavioral therapy：CBT）が用いられています．CBTは私たちのものの考え方や受け取り方，行動パターンの癖を把握し整えることで，生活や仕事上のストレスを減らしていく方法です．米国などの海外においては，うつ病，双極性障害，統合失調症などの多くの病気や症状に対して，単独もしくは薬剤と併用する効果に関するエビデンスが得られています．

一方，身体疾患を有する患者において，特にがん患者における不安やうつなどに対しては，個人精神療法や集団精神療法の効果が示唆されていま

NOTE2 カウンセリング

カウンセリングとは，依頼者の抱える問題・悩みなどに対し，専門的な知識や技術を用いて行われる相談援助のことです．広義のカウンセリングは，社会・経済・生活の各分野における種々の専門的相談援助行為を指し，たとえば，就職関連，法律関連，美容関連，婚姻関連など，さまざまなものが含まれます．一方，狭義のカウンセリングは，精神心理的な相談援助，すなわち心理カウンセリングを指し，その場合，心理学・応用心理学の一分野である臨床心理学が中心的に用いられます．

カウンセラーがクライエントに対して，単なるアドバイス以上の明確な解決策をただちに提示することは原則ありません．クライエントが自らに向き合ことで新しい理解や洞察にたどり着き，カウンセリング終結後の実生活においても，この経験を生かしてみ自らの力で問題に対処していけるように導きます．しかし実際には，抱える問題の性質やクライエントが置かれている環境，あるいは臨床的な状態によって，原則どおりの心理カウンセリングを用いるべきか，それとも心理教育・心理コンサルテーションを折衷すべきか，あるいは薬物療法を含む医療を最優先させるべきかなど，臨機応変に対応します．

カウンセリングに関して，社会福祉学関連の国家資格としては精神保健福祉士，社会福祉士が，医療現場における国家資格には公認心理師があります．

NOTE3 グリーフケア

人は人生において，重病や不治の病，家族の死など，深い悲しみなど，それまでの世界観が変わるほどの辛い経験をすることがあり，これをグリーフ（grief）と言います．グリーフの時期には，自分のなかに起こる悲しみや喪失感のような気持と，現実を見据えて対応しようとする気持ちとが共存し，両者の間で心が揺れ動き，不安定な状態となります．また疲労感，睡眠障害，食欲障害，自律神経失調症，免疫機能低下など，身体的にもさまざまな症状を伴います．

グリーフケアとは，このような状態にある人が，自分の生きる意味，人生の意義，亡くなった方の生きた意味などに気づき，前向きに人生を捉え直すきっかけがつかめるように，さりげなく寄り添い，援助することをいいます．

（参考：日本グリーフケア協会HP　www.grief-care.org/about/）

す．集団精神療法は，複数の患者が集まりそれぞれの抱える心の問題を話し合うことで自分の心の問題を客観的に認識し，困難な状況を乗り越える方法や技能を身につけることをめざした治療法です．同じ悩みを共有することによる，孤独感の緩和も期待できます．しかし，心理的側面に対する客観的な評価の難しさから，系統的レビューにおいては未だ一致した結論が得られていません[14]．

アロマセラピー

アロマセラピーに用いられる精油は，芳香としての 嗅覚・大脳辺縁系経路，吸入による呼吸器系を介する 全身循環代謝経路，皮膚などに対する直接作用経路を介して，自然治癒力を高めて病気を予防したり，症状を和らげたり回復を促進したりするなどの効果を発揮するものと考えられています[15]．フランスでは医師が医薬品の精油を内服薬として処方することも一般的で，ベルギーでは約 25 種類の精油が健康保険の適用となっていますが，日本では，使用される精油が雑貨品（一部化粧品）扱いであり，医薬品，医薬部外品として認可されておらず，アロマセラピーを実践するセラピストの公的資格制度がないことなどから，アロマセラピーの臨床研究データがまだ不十分な現状にあります[16]．

補完代替療法の問題点とこれからの全人的な統合医療に必要なもの

全人的な統合医療を行うには，現在医療のみならず補完代替療法についてもその疫学的なエビデンスを確認しておくことが，医療職にとって重要であることは，前述のとおりです．特に，補完代替療法と現代医療の相互作用による副作用については注意深く考慮しておく必要があります．可能な限りの信頼できる情報のもとに，患者と医療職とが共同して方針決定をしていく**シェアード・ディシジョン・メイキング**を行うべきです．

補完代替療法のなかには，その客観的な評価の難しさもあって十分なエビデンスを得ることができないものがあります．現在は確かに効果があるというエビデンスに乏しくても，まったく効果がないとは言い切れない場合もありうるのです．また，もし患者の負担するコストのことを度外視すれば，まったくのプラセボ（偽薬）効果であっても，その効果のすべてが否定されるわけではありません．しかし一方で，健康診断の結果や病名の告知がなされた際には，患者や家族が冷静な判断が困難になる場合があり，現代医療では治療の見込みがないと勘違いをして，勝手な判断で標準的な治療を離れてエビデンスのない療法に頼り，結果的に手遅れになるケースがあります．また，最初からそのような患者や家族を狙った，悪質な「詐欺まがいの療法」も，巷にはいくつも存在します．

そのような状況のなかで，私たち医療職が行うべきことは，①日頃から一般市民に対する統合医療についての教育や啓発活動を行うことと，②医療職が患者や家族と良好なコミュニケーションをとることと言えるでしょう．すなわち，人々に対して健康診断結果や臨床病期・予後の意味，そして西洋医学に基づく標準的医療の意味，リスクの意味を，心を尽くして説明して理解と信頼を得る努力が重要です．

人の幸せのための全人的医療職をめざして

筆者は昔，漢方の大家とよばれる先生から，漢方の意味を以下のように教わりました．「漢方というのは『漢民族が幸せに生きるための方法』という意味です．漢方ができた当時の漢民族は，地球上に人間は自分たちしかいないと思っていたわけだから，今の言葉で言えば『人類が幸せに生きるための方法』ということですよ．これは何のことでしょうかね？」．筆者はこのように聞かれて

「もしかしてそれは『科学』ですか」と答えました．医療職であれば，目の前の患者に苦痛がある限り，西洋医学，東洋医学という枠組みを越えて，使える手段はすべて用いて，何とかしてその苦痛を取り除いてあげたいと考えるのが当然です．

医学はもちろん，科学の力で私たち人類が解明できているのは，自然のほんの一部分にすぎないことを考えると，原因不明の病というのは，原因がないということではなく，いまだに原因が解明できていないだけなのだと考えられます．

全人的統合医療とは，患者そして人類が幸せになるためにあらゆる手を尽くすことです．私たち医療職は，広い視野で，常に積極性と慎重さ，そして謙虚な心をもち続け，常に全人的な医療を心がけることを忘れてはなりません．

参考文献

1) Jonas WB：Researching alternative medicine. Nat Med 3：824-827,1997.
2) Eisenberg DM, Kessler RC, Foster C, et al：Unconventional medicine in the United States. Prevalence, costs, and patterns of use. N Engl J Med 328：246-252,1993.
3) Eisenberg DM, Davis RB, Ettner SL, et al：Trends in alternative medicine use in the United States, 1990-1997：results of a follow-up national survey. JAMA 280：1569-1575, 1998.
4) 厚生労働省「統合医療」のあり方に関する検討会：これまでの議論の整理，2013. https://www.mhlw.go.jp/stf/shingi/2r9852000002vsub-att/2r9852000002vsy2.pdf
5) National Center for Complementary and Integrative Health：Complementary, Alternative, or Integrative Health：What' s In a Name? https://nccih.nih.gov/health/integrative-health#hed6
6) Hyodo I, Amano N, Eguchi K, et al：Nationwide survey on complementary and alternative medicine in cancer patients in Japan. J Clin Oncol 23：2645-2654, 2005.
7) Hirai K, Komura K, Tokoro A, et al：Psychological and behavioral mechanisms influencing the use of complementary and alternative medicine (CAM) in cancer patients. Ann Oncol 19：49-55, 2008.
8) 厚生労働省：『統合医療』に係る情報発信等推進事業」. http://www.ejim.ncgg.go.jp/doc/index.html
9) 秋葉哲生：医療用漢方製剤の歴史．日東医誌 61：881-888, 2010.
10) Zhang X：Acupuncture：Review and Analysis of Reports on Controlled Clinical Trials, https://www.iama.edu/OtherArticles/acupuncture_WHO_full_report.pdf#search=%27Acupuncture%3A+Review+and+Analysis+of+Reports+on+Controlled+Clinical+Trials%27
11) Acupuncture. NIH Consens Statement 15：1-34, 1997.
12) 上野川修一，山本憲二（監修）：世紀を超えるビフィズス菌の研究――その基礎と臨床応用から製品開発へ. pp365-395,（財）日本ビフィズス菌センター，2011.
13) 国立研究開発法人医薬基盤・健康・栄養研究所．『健康食品』の素材情報データベース. https://hfnet.nibiohn.go.jp/contents/indiv.html
14) 明智龍男：がん患者に対する精神療法．精神経誌 111：68-72, 2009.
15) 伊藤謙，伊藤美千穂，高橋京子：医療者としての「アロマテラピー」の可能性を探る――吸入による芳香性生薬類の作用．日薬理誌 140：71-75，2012.
16) 柿原奈保子：わが国における Medical Aromatherapy の 現状と将来展望．日看技会誌 13：247-250, 2014.

8 臓器移植から再生医療へ

医療技術の進歩と医療がたどってきた道

私たちは臓器の病気にかかると，内科的治療や外科的治療によってその症状の緩和や治癒を望みます．かつては，これ以上治療を施すことができない状態になった場合には，その状態や心身の苦痛を受け容れること，場合によっては死を待つ選択肢しかありませんでした．しかし，**人工呼吸器**や**人工透析**など臓器の機能を代替する医療機器の登場による恩恵により，状態の維持や延命が可能となりました．

医療技術による延命は，「人の幸せとは何か」「人が生きるとはどういうことか」という問いを私たちに投げかけました．つまり，終末期における人の尊厳や権利の問題です．終末期をどのように迎えるか，**安楽死**，**尊厳死**，**蘇生措置拒否（do not attempt resuscitation：DNAR）**といった，その人の死の選択に直結しています．

私たちはそれぞれに多様な価値観，死生観をもっています．そのため，患者本人の意思を尊重しながら，家族や多職種の医療スタッフと一緒に議論を重ね，医療の方針を決めていくプロセスが大切です．しかし，不慮の事故や突然の病気で本人の意思がわからない場合や，認知症が進行し患者本人の意思能力に問題が生じ，どの時点の意思を本人の意思と考えてよいかわからない場合に，自己決定を他者に委ねなければならない状況をどのように克服するのかが問題となります．現在では，患者が意思表示できる時期に，命にかかわる状態のときにどのような医療ケアを望むかを事前に自分で考え，医療や介護のケアチームとともに議論し共有する**アドバンス・ケア・プランニング（advance care planning：ACP）**の取り組みが注目されています．つまり，いま私たち１人ひとりが自分の人生をどのように生き切るのかを考えていくことが求められているのです．

そして，状態の維持・延命の医療から状態の改善（場合によっては根治）のための医療の１つとして，**臓器移植**が登場しました．しかしこの臓器移植は，他者からの臓器提供がなければ行うことができません．この他者は健康な人であったり，死者であったりします．いずれも，それぞれの価値観・死生観が反映された意思をもとに臓器提供が行われています．

このように，人のさまざまな価値観や死生観，そして権利や利益が交錯するのが移植医療です．そして，その先にある**再生医療**はどのような価値を私たちにもたらすのでしょうか．本節では，１人の人として，医療職として，どのように医療技術と患者に向き合い，どのように人の生死や安全，そして幸せと向き合うのかを考えていくための材料を提供したいと思います．患者の立場として，その家族の立場として，提供者やその家族としての立場として，そしてそれを支える医療職の立場

COLUMN 1

終末期医療と死に関わる概念

「安楽死」とは，死期が切迫しており耐えられない苦痛で回復の見込みがない場合に，苦痛の除去・緩和のために患者に安らかな死を迎えさせることです．患者に致死量の薬を投与するなど直接的な殺害行為により苦痛除去を行う「**積極的安楽死**」，患者の意思に応じて延命治療を差し控える「**消極的安楽死**」，苦痛の緩和を目的とした医療行為の結果として死期が早まる「**間接的安楽死**」に分類されます．殺人罪や自殺ほう助罪との関わりで犯罪としての違法性が議論されます．東海大学安楽死事件（1991）では，裁判所により積極的安楽死を適法化する4要件が示されましたが，緩和医療が発展・普及したことにより，現在はその要件を満たさなくなっていると考えられています．

「尊厳死」は，人工的な延命処置が患者に苦痛を与えることを避け，患者本人の尊厳を維持するために延命治療を拒否し，医師が，患者が死にゆくに任せることを許容することです．必ずしも死期が切迫しているとは限らない点で，安楽死とは大きく異なります．

これに関連する概念として，DNAR（do not attempt resuscitation）がありますが，本人の意思に基づき，蘇生に成功することがそう多くないなかで心肺蘇生法を試みないことを指します．しかし，DNARの意向があるにも関わらず，救急搬送中や搬送先で蘇生措置が施されることもあり，患者本人・家族だけでなく，心肺蘇生を開始することが原則の救急隊にも混乱や苦慮もみられるようになっており，その運用のあり方がいま議論されています．

として，視点を変えながら考えてみてください．

2種類の臓器移植

臓器移植とは

臓器移植とは，重い病気や事故により臓器の機能が著しく低下したり不全に陥ったりして従来の内科的治療や外科的治療では治療が難しい場合に，他者から提供を受けた臓器を移植することにより治療を行う医療です．臓器移植は，他者の善意の臓器提供のもとに成立する医療です．そのため，臓器提供者の「提供したい」「提供したくない」という意思，提供される患者の「提供を受けたい」「提供を受けたくない」という意思が尊重されることが求められます．それと同時に，臓器が限りのある医療資源であることから，人道精神に基づき無償で提供されること，そして臓器を必要とする患者に公平に分配され移植されることが求められます．臓器移植を適正に行うにあたっては，この3つの要請を満たすことにより透明性を確保し，社会の信頼を得ていくことが必要となります．

他者からの臓器移植には大きく2つあり，1つは健康な親族・配偶者がドナーとなり臓器の提供を受ける**生体移植**，もう1つは生前に臓器提供の意思を示していた**死者からの臓器移植**です．後者はさらに，心停止後のドナーからの臓器提供による移植と，**脳死ドナー**からの臓器提供による移植に分類されます．しかし，移植手術を受けたらそれで完治というわけではありません．移植する臓器とレシピエントの組合せは，免疫を考慮し医学的に検討されますが，移植後の拒絶反応を抑えるために**免疫抑制療法**なども行ったりするため，生涯を通して健康管理が必要となります．

生体移植

健康なドナーからの生体移植は，肺，肝臓，腎臓，膵臓，小腸が対象です．肝臓や小腸は，**生体ドナー**に残っている臓器の部分は成長しますが，肺，腎臓，膵臓は摘出により生体ドナーの臓器機能が低下します．このように，本来手術が必要のない人に臓器摘出手術を行う必要があり，その結果，臓器機能が低下することもあるため，ドナー本人には医的侵襲のリスクしかありません．それゆえ，ドナーとなる本人の自由な意思に基づいた明確な提供の意思が必要不可欠であり，その意思形成において任意性が十分に担保できる環境が保証されることが大切です．

日本においては，生体ドナーになり得るのは，原則として親族（6 親等以内の血族と 3 親等以内の姻族）に限ることが日本移植学会の倫理指針で定められており，移植実施医療機関で確認が行われます．これは，人道精神に基づいた無償提供が前提とされるためですが，親族であるがゆえの主従関係がある場合など，自由な意思に基づく提供が難しいと考えられる場合は，ドナーの安全を守るために回避されなければなりません．

死体移植

死体からの臓器移植は，生体ドナーの負担を最小化するために不可欠な方法です．生前に臓器提供の意思表示をしていた人で，その臓器摘出につき遺族の承諾がある場合に行われます（遺族がいない場合は本人の意思のみ，本人の意思が不明の場合は遺族の承諾）．意思表示は，**臓器提供意思表示カード（図 1）**をはじめとして，健康保険証，自動車運転免許証，マイナンバーカードの裏面といった書面で行います．

臓器提供意思表示カード
厚生労働省・(公社)日本臓器移植ネットワーク
このカードは常に携帯してください。
ドナー情報用全国共通連絡先 0120-22-0149
臓器移植に関するお問い合わせ先：(公社)日本臓器移植ネットワーク
フリーダイヤル 0120-78-1069 http://www.jotnw.or.jp

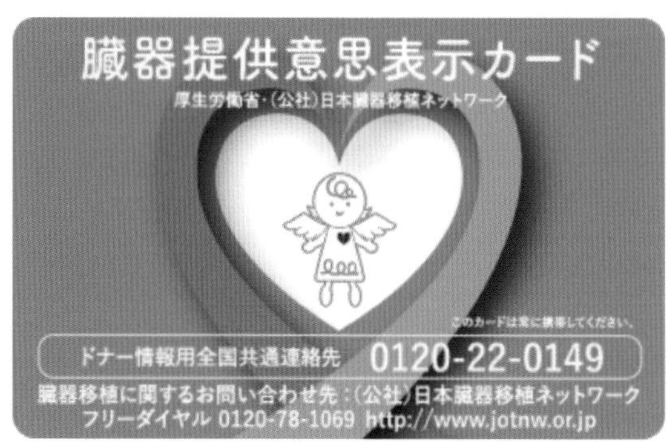

《 1. 2. 3. いずれかの番号を○で囲んでください。》

1. 私は，脳死後及び心臓が停止した死後のいずれでも，移植の為に臓器を提供します。
2. 私は，心臓が停止した死後に限り，移植の為に臓器を提供します。
3. 私は，臓器を提供しません。

《1 又は 2 を選んだ方で，提供したくない臓器があれば，×をつけてください。》
【 心臓 ・ 肺 ・ 肝臓 ・ 腎臓 ・ 膵臓 ・ 小腸 ・ 眼球 】

〔特記欄： 〕

署名年月日： 年 月 日

本人署名（自筆）：

家族署名（自筆）：

図 1 臓器提供意思表示カード

心停止後に提供できる臓器は，膵臓・腎臓・眼球です．脳死者からの臓器提供は，日本では 1997 年の臓器移植法により行われるようになりました．提供できるのは，心臓・肺・肝臓・腎臓・膵臓・小腸・眼球です．いずれの場合も，提供したくない臓器を選択でき，また，皮膚，心臓弁，血管，骨の組織も提供の対象とすることができます．

死体からの臓器移植を希望する患者は，生体移植とは異なり，**レシピエント（移植候補者）**として臓器移植ネットワークに登録しなければなりません．たとえば肝移植を待つ患者は，待機期間が長期にわたると死亡するリスクが高まります．臓器移植により健康を回復したいと願うのは，移植を希望する人であれば誰でも同じでしょう．そこで，臓器の分配に不公平が生じないよう，臓器ごとの移植希望者選択基準に基づきコンピュータにより公正にレシピエントが選ばれます．

ただし，ドナーの親族（配偶者，子および父母）にレシピエントの登録者がいる場合，臓器提供の意思表示に併せて書面で親族への優先提供の意思表示をすることが臓器移植法で認められています．しかし，臓器の適合条件により必ずしも親族に提供されるとは限りません．また，親族への優先提供を目的とした自殺が懸念されるため，自殺者の提供の場合には優先提供ができない制度となっています．

臓器移植をめぐる諸問題と臓器移植法

臓器移植と死の概念

臓器移植法は，死者からの臓器摘出の要件について定めています．そこで，人の死の定義が問題となります．この点，一般的な人の死とは，①呼吸停止，②心拍停止，③瞳孔散大／対光反射の消失という 3 つの徴候が医師により診断されたときのことをいい，これを**三徴候死**（一般に，**心臓死**）といいます．この状態になると，身体が冷たく硬

COLUMN 2

臓器移植と倫理

日本で臓器移植法（1997年施行，2010年改正施行）が成立する20年も昔に書かれた作品ですが，医学サスペンス作家として有名なロビン・クック（Robin Cook）の小説で，映画化もされた『コーマ（昏睡）』（1977年）という作品があります．米国のある病院で，手術中に患者を故意に「脳死」状態に誘導し，地下の施設で保存して国際的な臓器売買ネットワークに売るという恐ろしい物語で，レジデントとして配属された女子医学生が犯罪を明らかにしていくというサスペンスドラマです．

本文中に解説してありますが，臓器移植には倫理的な問題があります．死体移植の場合は「死の定義と判定」が問題となり，日本でも古来の慣習を打ち破って，脳死を「人間の死」と認めて立法化するかどうか，国の臨時調査会で２年もかけて議論されました．また，遺体の尊厳にかかわる感情は国によって異なります．キリスト教では死者の霊魂は肉体から離れるとされていますが，霊魂は身体に留まると考える国もあります．特に生体移植では臓器提供者（ドナー）本人の健康被害の防止や権利を巡って深刻な倫理問題が発生します．本文に詳説してある法的枠組と，生命倫理（第１章3，4）を熟読したうえで，臓器移植に関する倫理的な議論を行ってみましょう．

自律的な決定が配慮されたかどうかは「自律原則」の立場から厳密に検証されねばなりません．死後の臓器提供の場合でも，本人がドナー登録をしていたかどうか，遺族の善意の確認や，その臓器移植手術の目的が社会的立場から支持できるか（これは正義原則といわれます）など，チェックすべき項目は沢山あります．現場では倫理委員会を開催する時間的余裕がないのが普通なので，専門職の臓器コーディネータが介入してトラブルの発生を防止しなくてはなりません．

生体移植の場合は，ドナーの人権保護の立場から本人の自律的意思決定の確認が重要です（自律原則）．臓器提供者の健康が侵されるかも知れないという問題は「無加害原則」で議論されます．また，臓器提供を受ける方（レシピエント）の安全も確保されねばなりません．角膜移植や脳外科手術の硬膜移植，人間由来の下垂体ホルモン治療などによりプリオン病に罹患した臓器提供者からクロイツフェルド・ヤコブ病がレシピエントに感染（プリオン病は細菌感染ではなく，変異プリオンの伝播により生体内で異常なプリオンが増殖し，神経疾患の病像を呈するようになります）した例や，輸血が血清肝炎やHIV感染を拡大させた例など，臓器移植は社会の利益と密接に関わる課題があります．

「正義原則」では「社会的な見地」から議論を行いますが，免疫適合の問題もあり臓器提供者の確保は簡単ではありません（コラム３参照）．冒頭で述べた「コーマ」のような犯罪や，商業主義の介入がないよう法的な整備も必要ですし，貧富の差なしに誰でも受けられる医療であるべきという「公平性の原則」も制度の樹立で重視されます．臓器移植は人間性や人格に深く関わる医療ですから，ドナーの善意とレシピエントの利益，そして社会的な福利の増進をめざすことが重要で，商業主義や研究至上主義のために行われないように，法的な規制，社会の監視，医療従事者教育の重要性が指摘されています．これらが，専門職である臓器移植コーディネータが移植医療に介入する理由となっています．

千代豪昭

直し，二度と生き返らないことが明白にわかります．そのためこの死の基準は，文化を問わず，昔から受け入れられてきました．死が診断されると，医師により死亡診断書が作成され，死者を被相続人とした相続が開始されるなど人の法的・社会的位置づけも変化します．

医療・医療技術の発展により人工呼吸器が使われるようになると，救命が向上し，延命できるようになりました．ところが，事故などで脳に強い外傷を受けた場合や脳の疾患により意識不明になっている患者に救命処置として人工呼吸器を用いた場合，身体は体温を維持し爪や髭も伸びるけれども，深昏睡のまま意識は戻らず，状態の改善は見込めないどころかそのうちに心臓が停止するという状況がみられるようになりました．これは脳の機能が不可逆的に失われているために生じる状態で，人工呼吸器を装着していても，数日以内には心臓が停止すると考えられています．この状態を**脳死**といい，救命医療の進歩に伴って現れた病態です．**臓器移植ネットワーク**の解説によると，日本においては，全死亡者数の約1％弱が脳死になって死亡していると推定されています[1]．日本救急医学会・日本集中治療医学会・日本循環器学会の「救急・集中治療における終末期医療に関するガイドライン——3学会からの提言（2014年）」では，脳死を終末期として定義しました．

脳死には2つの種類があります．脳は大脳・小脳・脳幹により構成されますが，この3つすべての機能が不可逆的に停止した状態を「**全脳死**」といいます．日本や米国など多くの国々が全脳死を脳死としています．そして英国では，生命維持機能を司る脳幹の機能が不可逆的に停止した「**脳幹死**」を脳死としています．一方，脳の停止・消失でも，大脳の機能のみ消失している状態を「**植物状態**」といい，脳死とは異なる状態です．これは，意識がなくとも脳幹が機能していることから自発呼吸ができ，回復する可能性があります．

脳死は人の死か

脳死はいずれ，心臓が停止する三徴候死を迎えます．とはいえ，体温を感じ心臓死に至る前に人の死として受容することはできるでしょうか．この点，米国は大統領議会報告書「死の定義」（1981年）の見解をもとに，「死の決定に関する統一法」にて脳死を人の死としました．それに追随するように，諸外国も脳死を人の死と認めるようになりました．

日本では，前述のように，臓器移植法（**表1**）が1997年に制定され，脳死下の臓器摘出を行うための法的手続が定められました．この手続に則り脳死と判定され，脳死下における臓器摘出を前提とした場合にのみ，脳死が人の死と認められます．この97年法では，脳死を人の死として認めるかどうかについて，法律制定同時の日本人の死生観が反映されており，臓器提供可能な年齢を15歳以上とし，脳死下における臓器提供について，臓器提供意思表示カードなどの書面に臓器提供する意思が明確に示されている場合に限り法の適用対象としました．

ところが，法律が施行されても脳死下の臓器摘

表1 臓器移植法の概要

	1997年法	現行法（2009年成立，2010年施行改正法）
法的な人の死	心臓死 法に基づき臓器摘出する場合の脳死	心臓死 法に基づき臓器摘出する場合の脳死
提供可能年齢	15歳以上 ※ 民法に基づく遺言可能年齢	制限なし （15歳未満は家族の承諾により可能）
臓器摘出の要件	本人の書面による臓器提供の意思表示があった場合であって，遺族がこれを拒まないとき/遺族がいないとき	① 本人の書面による臓器提供の意思表示があった場合であって，遺族がこれを拒まないとき/遺族がいないとき 又は ② 本人の臓器提供の意思が不明の場合であって，遺族がこれを書面により承諾するとき
法的脳死判定実施要件	本人が A 書面により臓器提供の意思表示をし，かつ， B 脳死判定に従う意思を書面により表示している場合 であって，家族が脳死判定を拒まないとき又は家族がいないとき	① 本人が A 書面により臓器提供の意思表示をし，かつ， B 脳死判定の拒否の意思表示をしている場合 以外の場合 であって，家族が脳死判定を拒まない/家族がいないとき 又は ② 本人について A 臓器提供の意思が不明であり，かつ， B 脳死判定の拒否の意思表示をしている場合 以外の場合 であって，家族が脳死判定を行うことを書面により承諾するとき

※ 文献2より筆者作成

出件数が少ないこと，また，国際移植学会の「**イスタンブール宣言**」（2008年5月）で，自国内で死体臓器移植を増やすが努力が求められ，15歳未満の小児の臓器移植を日本で行う環境を整える必要性が考えられたことから，2009年に現在の臓器移植法に改正され2010年に施行されました．

現行法（2009年成立，2010年施行改正法）は，親族の優先提供の意思表示を可能とし，臓器提供のドナーになることができる年齢制限を撤廃しました．そして臓器提供・摘出について「拒否していない場合」も家族/遺族の書面の承諾により臓器提供や脳死判定を可能とし，97年法の要件を緩和しました．慢性的な臓器不足を解消するには至っていませんが，この法改正により脳死下の臓器提供ドナー数は増加しました（**図2**）[3,4]．

法改正と子どもの臓器提供

この改正の議論においては，死の定義に脳死を含めるのかどうか，臓器提供の意思の取扱いを緩和するのかどうか，臓器提供可能年齢を引き下げるのかどうか，引き下げるのであればどこまで引き下げるのか，といった観点から4つの法案が提出されました．

どのような死の定義で，脳死下の臓器提供ドナーとしての子どもを許容するのか．この議論は，慢性的な臓器不足を解消し移植医療を促進する社会的な議論である一方，脳死とされうる状態の患児の親にとってはわが子の生死の境界の議論でもありました．

現行法は，15歳未満の子どもが臓器提供に関する意思を示している場合はその意向が尊重され，それをもとに親が承諾するか否かを判断します．子どもは1人の人間として，情報を与えられ意見を表明する権利をもっているからです（児童の権利に関する条約12条：意見表明権）[5]．しかし，その意思が不明の場合は，親に委ねられます．たとえ数日以内に死を迎えるとしても，我が子と少しでも一緒に過ごしたいと願うことは決して特別なことではないでしょう．脳死とされうる状態と認められる患者であっても，特に小児においては，心停止までに30日以上経る長期脳死の状態の患者もみられます．このような患児の親からすれば，終末期ではないかもしれません．しかし法は，親それぞれに臓器提供をするか否かを考える立場を与え，そのことが同時にわが子の死を決めるという大きな葛藤を抱える状況をつくったともいえます．

移植のための臓器が増えることは，助かる命が増えることを意味します．これに貢献することは正しいことのように思われますが，それが絶対的

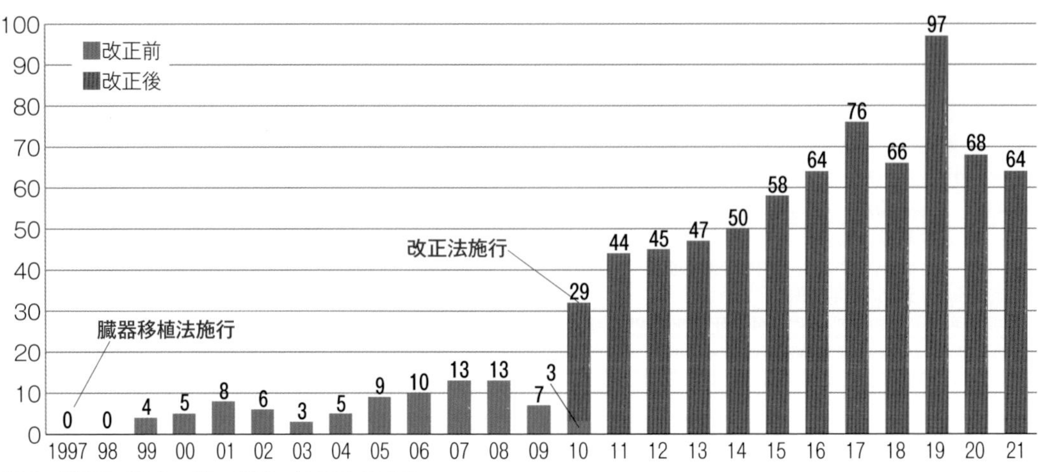

図2　脳死下ドナー数の推移（1997-2021）
〔文献3，4より引用〕

な価値なのでしょうか．意思表示ができない患者・患児本人に代わりに提供の可否を考える家族・親の「提供したい」「提供したくない」のいずれも意思も慎重かつ丁寧に把握し，尊重する必要があるのです．

また，児童虐待増加の社会的背景から，18 歳未満の児童に対する虐待の隠蔽防止のため，虐待の徴候が見られた場合の対応を定めることにより，子どもの尊厳を守ろうとしています．

法的脳死判定と臓器摘出

担当医師が脳死とされうる状態と判断した場合，家族の状況を踏まえながら，臓器提供の機会があることをオプションとして説明し，その承諾に係る手続は第三者である移植コーディネータが行うことが説明されます．この説明を受けるか否かは家族の任意であり，強制されません．そして，患者本人が臓器提供についてどのような意思をもっているのかどうかが把握されます．

そして，臓器摘出と脳死判定の意思が法の要件を満たしたとき，臓器移植に関わらない 2 名以上の医師（脳神経外科，神経内科，救急，麻酔・蘇生科・集中医療，または小児科の学会専門医）により法的脳死判定が行われます．

法的脳死判定[6] は，脳死判定の「I．前提条件」として，「①器質的脳障害により深昏睡及び無呼吸を呈している症例，② 原疾患が確実に診断されている症例，③現在行いうるすべての適切な治療をもってしても回復の可能性が全くないと判断される症例」であることが求められます．そして「II．脳死判定の実際」として，「①深昏睡，②瞳孔の散大・固定，③脳幹反射の消失，④平坦脳波の確認 ⑤自発呼吸の消失，⑥時間経過」の 6 項目が確認されます．⑥時間経過については，①～⑤の項目について 6 歳以上の患者・患児では 6 時間以上，生後 12 週以上 6 歳未満の患児では 24 時間以上をおいて 2 回施行します．そして 2 回とも全て満たした場合に脳死と判定し，2 回目の脳死判定終了時刻をもって法的に脳死と判定し，死亡時刻とされます．この脳死判定には，希望により家族が立ち合うことができます．

その後，臓器摘出が行われ，即座に臓器移植ネットワークにより選定されたレシピエントのもとに臓器が届けられ，臓器移植が行われます．

移植医療の社会問題

移植医療の信頼性確保

1968 年に世界で 30 例目となる心臓移植が札幌医科大学で行われ，レシピエントが移植手術後 83 日目で死亡しました．まだ脳死が人の死か否かの社会的議論が成熟していない時代において行われたこの心臓移植は，大きな議論を喚起しました．ドナーの生命予後として患者は脳死だったのか，そもそも脳死の判断基準は客観的につくられ脳死と判断されたのか（脳死の判断の問題）．レシピエントは，心臓移植以外に治療法がない状況だったのか（医学的妥当性の問題）．ドナーとなる患者の家族への心臓提供の話を執刀医が行ったことは適切なのか（同意の任意性の問題）．臓器摘出から移植までの一連の行為を移植に関与する医療者が行ったことは適切なのか（透明性の問題）．こういった問題点からこの心臓移植が社会的に許容できる医療行為なのか，1968 年 3 月に日本弁護士連合会が「重大な疑義あり」として警告を表明するなど，移植医療に対する社会の信頼が揺らぎ，日本の移植医療の発展の障害となる出来事となりました．

この教訓から，現在では臓器提供の意思表示，法的脳死判定，レシピエントの選定，遺族の対応などさまざまな場面において，それぞれの臓器移植事例に利害をもたない第三者（臓器移植ネットワーク，移植コーディネータ，脳死判定の判定医）が関与しています．そして，法的脳死判定も厚生省（当時）の判定基準をもとに，基準を満たした判定施設において画一的に行われています．

COLUMN 3

移植医療を進めた医療技術と課題

輸血から始まった移植医療

医学の歴史で本格的な移植医療は，輸血によって始まったといえます．戦争・事故や出産の現場などで血液を失った患者を輸血によって助けられないかという試みは，ウイリアム・ハーベイ（William Harvey）が血液循環説を唱える前から行われていました．なかには人間にヒツジの血液を輸血した記録もありますが，すべて悲惨な結果に終わったと思われます．輸血の成功例報告は，ジェームズ・ブランデル（James Blundell）というフランスの産科医が独自の輸血用注射筒を作って弛緩出血患者に行った例（1827年）といわれています．血液型の概念もなかった時代ですから，成功例は施術例の一部に限られたはずです．この輸血法は，当時は戦場などでも試みられていたようで，ブラム・ストーカー（Abraham Stoker）の有名な小説『ドラキュラ』（1897年）を映画化したものでアカデミー賞を受賞した作品（1992年）でもその輸血シーンが紹介されています．1900年になってカール・ラントシュタイナー（Karl Landsteiner）がABO血液型を発見し，安全な輸血の理論が確立しました．輸血は無菌手術と相まって近代外科学の進歩に大きな貢献をしました．

1958年には人間の白血球にも特異な抗原が発見され，この抗原はさまざまな臓器細胞でも発現していることがわかりました．HLA抗原（組織適合性抗原）と呼ばれ，移植免疫学という新しい領域を確立し，臓器移植による移植医療を安全に成功させる鍵となりました．これらの多様な抗原の存在により，免疫細胞は細菌など外来生物の侵入や，自己の細胞が遺伝子変異により悪性新生物に変化した時，「非自己」と判断して身を守ることができます．生命論の立場からも人間の多様性はゲノムの多様性が地球型生命の本質と考えられていますが，抗原の多様性もその1つです．社会的にも「人間は1人ひとり異なった人格をもつ」という基本的な人権の尊重につながる科学的エビデンスといえるでしょう．臓器移植の医療ではドナー登録が重要な鍵になりますが，HLA抗原の適合性が重要な課題になります．

あまり知られていない事実ですが，オスのマウスの皮膚がメスの皮膚に移植しにくいことから，オスのY染色体上にH-Y抗原遺伝子が発見され，一時はこのH-Y抗原が原始性腺を精巣へ分化させる性腺誘導因子と考えられました．その後，H-Y抗原は組織適合性抗原に過ぎないということが判明しましたが，この研究から精巣誘導因子である*SRY*遺伝子が発見され，それまで理解が難しかった人間の性分化の実態が完全に解明されました．

移植医療を取り巻くゲノム科学の問題

HLA抗原はABO血液型と異なって，遺伝学的な組み合わせは多くの型があり，適合性が高いドナーを見つけるのが困難という問題があります．現在の移植医療発達には免疫抑制薬の研究発達が背景にあります．筆者の体験でも病気の子どもを持った夫婦が，理想的な移植ドナーを確保するために，HLAが適合した子どもを羊水検査で選んで出産したいと遺伝カウンセリングに訪れたことがあります（同胞はゲノムの1/2を共有しているので型が一致する確率が高い）．その夫婦の第一子はファンコニー貧血という遺伝性貧血疾患で，骨髄移植をしなければ10歳前後までしか命がもたないと予測されていました．羊水検査は技術的問題と倫理的背景があり，行われなかったのですが，その子はどうしても適切なドナーが見つからず，7歳で短い一生が終わりました．

ここで考えるべきは，ドナーを確保する目的で患児のきょうだい妊娠することが倫理的に許されるかという問題です．もしドナーとして不適切だったら中絶をするのか，もし適切なドナーと判定されて出産に至った場合，その子の本人の意思確認だけでなく，その子の人生の存在意義に関する議論となります（出生前診断としては世界的に認められていませんが，現在も生殖医療の分野で受精卵の選別というテーマで議論されることがあります）．その後，受精後の初期胚や流産胎児からES細胞（胚性幹細胞）株を樹立して再生医療の材料として利用できないかという世界的な議論が起こりました．ローマ教皇はすぐに宗教的理由からES細胞の医学的利用を認めないという声明を出し，当時のブッシュ米国大統領も研究を制限しました．

現在ではES細胞は基礎研究の材料として利用され，その臨床応用への「夢」はわが国の山中伸弥教授（2012年にノーベル生理学・医学賞を受賞）が人間の体細胞からゲノム技術を利用して樹立したiPS細胞に依託されています．iPS細胞は患者本人の体細胞から作製されるため，免疫学的な問題をクリアしますし，ローマ教皇も賛同しているように倫理的な問題も少ないということで近未来の再生医療の道を開いていくことが世界的に期待されています．現代医学は臨床的なニーズが先端科学特にゲノム科学に裏付けされて急速に発達しています．成果に目を奪われるだけでなく，医療本来の目的や倫理性を逸脱しないよう，読者の皆さんは注意して学んでください．

千代豪昭

これらはすべて，臓器移植に関わる判断から恣意を排除し透明性を確保することで，移植医療の適切な実施による信頼を保障しようとする仕組みなのです．

資源としての臓器

(1) 臓器売買（取引）

これまで述べたように臓器移植は，法に基づき公正に運用されていますが，もう１つ大切な法の目的があります．それは**臓器売買とその斡旋の禁止**です．移植のための臓器は，すべて無償で提供される医療資源であり，これが公正に分配されることで，移植医療の社会的信用を保つ必要があるからです．

しかし無償提供される臓器だけでは，臓器移植を望む患者たちに臓器を分配できず，世界的に臓器不足の状態にあります．そのため，特に生体移植では臓器売買が誘発されやすく，貧困者や社会的弱者がその搾取の対象となってしまい，人間の尊厳や社会の正義が保たれなくなってしまいます．

ところが日本でも，2006 年に生体腎移植のドナーを知人に依頼し，その謝礼が支払われた事件が愛媛県で発覚しました．本来であれば，日本移植学会の倫理指針に基づき，ドナーがレシピエントの親族に該当するかどうかは実施医療機関で確認されなければなりませんが，それが適切に行われていませんでした．倫理指針は強制力のある法とは異なり専門職能団体の自律的な規制であることから，それを実行するかどうかは実施医療機関や医師の倫理観に委ねられるのです．このように現在の移植医療（特に生体移植）には，臓器売買を誘発しやすい制度上の問題もあることから，医療者１人ひとりが移植医療の理念を理解し取り組むことが求められています．

(2) 渡航移植

米国やカナダでは，移植施設ごとに前年の 5%の心臓移植件数をその国以外の人の移植件数として認めており，米国では，他国籍の患者が米国内で臓器提供をすることもあるため，他国籍の人にも臓器移植の機会を与えています[7]．そのため，日本からの**渡航移植**患者もみられます．しかし，外国からの患者のために自国民の移植医療の機会を減少させることになった場合には，移植医療の公平性を損なうことになるのです．また，臓器売買のような不正な臓器取引を背景とした**移植ツーリズム**もさらに忌々しき問題です．

このようにある１人の患者にとっては最善の医療でも，それが事実として重なると社会の構造として問題が現れてしまうことがあり，移植医療の社会的意義を損なうおそれがあります．それを防ぎ臓器提供者を保護するために「イスタンブール宣言」は採択されたのです．

(3) 病気に罹患した臓器の移植

2006 年の臓器売買事件をきっかけに，その移植手術を行った医療機関で，がんに罹患して摘出した腎臓を，移植を希望する別の患者に移植する病気腎移植が行われていたことも発覚しました．臓器提供や移植について，患者と口頭のやりとりで済まされていたことも含め，手続きの適切性，安全性や有効性が検証された医学的に妥当な医療行為なのかどうか，国内の関連学会から疑義が示されました．

現在は臨床研究として適切な手続を経たうえで行われようとしていますが，病気腎の移植がレシピエントにとっては状態を改善する利益があるかもしれませんし，これを行ったために病状が悪化したり，健康な腎臓の移植機会を逸したりするかもしれません．これはそもそも不要な病気の臓器を有効利用することで，臓器不足を克服しようとする手段として新たに考え出された方法です．その社会的意義の存否，医学的妥当性，医療としての倫理性をしっかりと評価し，新しい移植医療として確立できるものなのかどうか，議論を重ね考えていかなければなりません．

再生医療

再生医療とは

このように臓器移植は，さまざまな問題を抱えていることがわかりました．では，これらを克服する方法はないのでしょうか．その1つとして期待されているのが，再生医療の分野です．

再生医療は，機能が著しく低下したり不全に陥ったりした生体組織や臓器に対して，細胞を利用してその機能の再建・修復・形成を図ることにより，病気の治療や予防を目的に行う医療です．再生医療で用いられる細胞はどのような細胞にも分化する多分化能をもち，分裂しても分化能をもつ自己複製能をもっている幹細胞です．この幹細胞をもとにつくった再生医療等製品（培養などの加工をした加工品や人工材料など）を用いて治療を行います．

幹細胞研究と再生医療研究の夜明け

1998年にヒトの胚からの幹細胞（胚性幹細胞：ES細胞）の樹立と，死亡胎児の始原生殖細胞からの幹細胞（胚性生殖幹細胞：EG細胞）の樹立が報告されました．これは再生医療研究の夜明けを告げる画期的な報告でしたが，一方でヒトの発生段階にある胚と胎児を用いることから，ヒトの生命の始まりを犠牲にするという点で大きな倫理的問題に直面することになりました．

この倫理的な問題に風穴を開けた画期的な発見が，2007年に京都大学の山中伸弥教授により樹立された**ヒトiPS細胞（人工多能性幹細胞）**です．ヒトの皮膚細胞などの体細胞を用い，体細胞の時間を巻き戻す初期化を行うことにより多能性をもつ幹細胞を作製します．生命の萌芽である胚（受精卵）や胎児を用いることを回避することができた点で，再生医療が直面する倫理的な問題状況を大きく打開することができたのです．

このほかにも，骨髄で発見され臍帯血でも採取可能な造血幹細胞や，脂肪組織にも幹細胞があることがわかっています．

たとえば造血幹細胞は，血液腫瘍の治療に臨床応用されています．また，脂肪組織由来細胞は，乳がんの乳房切除術を行った後の乳房再建術などに用いられており，手術で乳房を失った女性のQOLの向上が期待されています．一方で，幹細胞を過信するあまり，科学的にも安全性や有効性の根拠が得られていないにもかかわらず，美容医療の分野などで幹細胞移植が行われたことにより，健康被害や医療トラブルが生じたケースも少なからずありました．医師には裁量権があるため，たとえ医療として未確立な治療法であったとしても**自由診療**で行うことができるからです．

そこで再生医療の研究開発と実用化までの施策を総合的に推進する「**再生医療推進法**」が2013年に制定され，それに基づいて再生医療の臨床研究や自由診療の安全確保のための「**再生医療等安全性確保法**」，実用化のための製造販売手続を定めた「**医薬品医療機器等法**」が制定され，2014年11月より施行されました．これにより，再生医療が人の生命および健康に与える程度に応じて第1種～第3種再生医療等に三分類し，厚生労働大臣に認定された特定認定／認定再生医療等委員会での審査，そして審査で承認された実施計画を厚生労働大臣に提出することを義務つけるなど再生医療などが適正に提供されるように手続や措置が講じられました．

再生医療の現在と課題

iPS細胞を用いた再生医療の臨床研究は，第1種再生医療等として2014年に理化学研究所により加齢黄斑変性の患者を対象として第1例目が実施されました．これは世界で初めてiPS細胞を用いた治療が研究としてヒトに行われた事例です．このようにヒトで初めて実施される場合には，どのような治療成果が出るのか，どのような有害事象が起こるのかは未知数であることから，ヒトに対して実施して初めてわかることを観察し，丁寧に確認していく必要があります．つまり，現在私たちが期待するiPS細胞による再生医療のほとんどが，人に初めて行われる研究であり，このような臨床研究や治験を重ねていくことで，安全性と有効性を確認している開発途上の段階にあるのです．

再生医療等製品を実地医療で用いるには，治験を経て国が承認しなければなりません．承認のためには，安全性と有効性が検証・確認される必要がありますが，ヒトの細胞を用いる再生医療などの製品は細胞の個人差から品質が不均等になりやすく有効性の確認に長期間を要すること，人体への長期的な安全性を確認するには長期間要してしまうことが考えられ，このような特性から従来の承認手続では再生医療が患者に提供されるまでに時間がかかります．そこで再生医療へのアクセスを早期に実現するために，有効性については一定数の限られた症例から従来よりも短期間で有効性を推定すること，安全性については，急性期の副作用を短期間で評価することにより，条件・期限を付して承認する制度を新設し，市販後に有効性とさらなる長期的な安全性を検証し，再度承認申請を行うことにしました（早期承認制度・先駆け審査指定制度）．この制度により，すでにいくつかの再生医療等製品が承認されています．

この制度で既存の治療法のない希少疾患への再生医療の治療が迅速に提供されることが期待できる一方，安全性や有効性の評価が十分かどうかの懸念が海外の研究者などからあがっています．一度人体に使用すると，取り返しはつきません．このことは薬害事件でも経験してきたことであり，その背景には安全性や有効性の評価のプロセスの欠陥が原因であった事件もあります．こういった点も踏まえ，安全性や有効性をどのように科学的に適切に評価していくのか，これからも議論が重ねられる必要があります．

臓器移植から再生医療へ：私たちが歩むこれからの道

このように，すでにiPS細胞を用いた再生医療研究は実地医療をめざしたものが出てきていますが，臓器再生を目指したiPS細胞研究も進んでいます．たとえば，ミニ肝臓がその代表例です．実用化されれば，臓器移植と異なり他者の臓器を必要としないため，臓器移植が他者の善意を前提とすることに由来するさまざまな倫理的問題を解消することが期待されます．拒絶反応の問題もクリアされるでしょう．こういった恩恵を考えると，再生医療には明るい未来や希望を感じることができます．

しかし，他の治療法と比較して再生医療が常に最善の治療となりうるかは未知数であり，研究や治験を重ねるなかで慎重に検討されていく必要があります．幹細胞の多分化能を利用し，病気の疾患モデルを作成することで，病気の解明や治療法・治療薬の開発も期待されていることから，既存または新規の他の治療法との関係性のなかで，それぞれの再生医療の位置づけが検討されることになるでしょう．

また，多分化能があるということは，生殖細胞をつくることができるということです．すでに作成が成功していますが，この先には配偶子や受精卵の作成の可能性が見えています．つまり生命をつくり出す技術になる可能性があり，私たちはさらに新たな倫理的な問題に直面することでしょう．

1人の人として，医療職として，どのように医療技術と患者に向き合い，どのように人の生死や安全，そして幸せを考えていくかは，これからもずっと常に向き合い考え続けなければならない問いなのです．健康を回復したいという願いは，自然な願いであり，誰も阻むことはできません．その願いを抱くのは，患者としての立場は当然のこと，その家族として，そしてそれを支える医療職としても同じです．しかし，提供者やその家族の視点も含め，どの視点から考えるかによって願いの形，問題の見え方，捉え方が変わったのではないでしょうか．これはつまり，その願いを叶えるために衝突してしまう権利や利益があるということであり，それを調整するための価値を考えること，そして新たに直面する新しい恩恵への評価とそのあり方を考え続ける必要があることを示しています．このことは，私たちの社会における医療の受容とあり様を形づくることにつながります．既存の事実を「こういうもの」と割り切らず，それを材料に考え続けることで私たちの医療のかたちを創っていってほしいと考えています．

参考文献

1）日本臓器移植ネットワーク：臓器移植解説集「脳死とは」．
https://www.jotnw.or.jp/explanation/03/01/
2）臓器提供施設委員会（監修），日本臓器移植ネットワーク：臓器提供施設の手順書．第2版，2014．
https://www.jotnw.or.jp/files/page/medical/manual/doc/plant.pdf
3）日本移植学会：ファクトブック 2022．p5，2022．
http://www.asas.or.jp/jst/pdf/factbook/factbook2022.pdf
4）日本移植学会登録委員会：わが国における臓器移植のための臓器摘出の現状と実績（2022）．移植 57：191-197，2022．
5）外務省：児童の権利に関する条約．
https://www.mofa.go.jp/mofaj/gaiko/jido/zenbun.html
6）臓器提供施設委員会（監修），日本臓器移植ネットワーク：臓器提供施設の手順書．第2版，pp26-28，2014．
https://www.jotnw.or.jp/files/page/medical/manual/doc/plant.pdf
7）縄田完：I-8. 海外渡航心臓移植の問題点．日本移植学会：ファクトブック 2018，p16，2018．
8）日本学術会議・医療技術と社会に関する特別委員会：報告「脳死をめぐる問題に関するまとめ」，1991．
http://www.scj.go.jp/ja/info/kohyo/12/14-33.pdf
9）平成21年度厚生労働科学研究費補助金（厚生労働科学研究特別事業）・研究代表者 貫井英明／分担研究者 山田不二子：小児法的脳死判定基準に関する検討（平成21年度報告）．
10）日本再生医療学会：日本の再生医療等製品承認プロセスに関する日本再生医療学会の考え方．2019．
https://www.jsrm.jp/news/news-3361/
11）松田純：安楽死・尊厳死の現在——最終段階の医療と自己決定．中央公論社，2018．
12）甲斐克則（編）：終末期医療と医事法．信山社，2013．

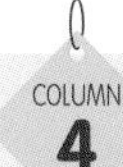

COLUMN 4 出生前診断の光と影――ゲノム医療時代を迎えて

細胞分裂の途中で見られる染色体上には遺伝子が乗っていて，生物の身体をつくる設計図となっています．人間の染色体核型が決定されたのは1956年のことですが，すでに1960年代には羊水細胞の染色体を診断してダウン症などの染色体異常の出産を防止することができるという「出生前診断」という技術が生まれました．この技術は自由主義諸国では「障害児の出産を回避する親の権利」として，社会主義国では「個人的欲望ではなく全体の利益を優先」という思想を背景に1970年代には実用化され世界に拡がりました．

ただ，この技術は異常が発見された場合には胎児の命を断つことを前提にしているため，胎児の人間性を認めるキリスト教諸国では大きな議論となりました．「初期胚の操作（生殖医療や着床前診断など）による選別なら許されるのでは」との意見については，「人間は何時から人間か」という議論が生れ，ワーノック委員会（1982年，英国）は「受精後2週間を過ぎた胚操作は許されない」という意見を表明しました．また，出生前診断には第2次世界大戦の悲劇の一因となった優生思想（障害者差別，人種差別）が背景にあるという意見から議論が続きました．これらの議論のなかで，欧米自由主義諸国の選択は，英国の国民病でもあった重症神経管発生異常（無脳症，髄膜瘤）の国家的スクリーニング政策に見られるように，「1）経済的余裕のある人だけが検査を受けられるのは公平の原則に反するので，検査は公的に行う，2）異常が判明した時に妊娠継続するかどうかは夫婦の自律的な選択に任せる，3）いずれの選択をしても不利益にならないよう，国が保証する」と宣言して，法的整備を行い，夫婦の自律的決断を助けるための遺伝カウンセラーの養成，産むことを選択した夫婦のために福祉政策の充実に努めました．

日本独特の「妊娠中絶」のとらえ方

一方，日本も戦前の帝国主義の時代には軍国主義を旗印に国家的な優生政策がとられました（国民優生法，1940年）．そして，優生思想が否定されたヨーロッパと異なり，日本では敗戦直後の社会的混乱対策（産児制限）の必要性から優生保護法（1946年）として復活させ，自由に妊娠中絶ができるように「経済的理由」を付け加えました．優生保護法には戦前の優生手術も残ったため，平成の時代になって被害者が国を訴え，2019年になってようやく旧優生保護法の優生手術を違憲とする判決が下ったことは皆さんも記憶に新しいでしょう．

さすがに優生保護法は1996年になって海外の批判を受け入れて母体保護法に変わり，優生手術は廃止されました．しかし，日本ではすでに妊娠中絶が医療として定着していたため，経済的理由で中絶ができる条文（第14条2項）は残りました．欧米では公民権運動の一環として「女性の妊娠中絶の権利」をめぐって論争が続いていますが，日本は，先進国では唯一「妊娠中絶が自由」な国です．現在でも年間10万人前後の胎児が母体保護法により妊娠中絶されていますし，羊水検査で発見されたダウン症の中絶率（約98%）は世界トップです．また，出生前診断を含め，生殖医療技術が商業主義を背景に民間主導で行われていて，法的な整備も十分ではないという特殊な背景があります．

ゲノム変異診断技術発展を注視すること

日本では，このような背景のもとに「ゲノム医療時代」に突入しようとしています．現代生命論的な思想では，生殖細胞のゲノム変異（染色体異常から遺伝子変異まで）は「変化する地球環境のなかで生命が生き残るための重要なメカニズム」と考えられています．若い夫婦でも受精卵の30%くらいには染色体異常が発見されます．初期胚の自然淘汰や妊娠経過中の流産（生命科学ではダーウィニズム的な淘汰圧と呼ぶこともあります）の結果，新生児の段階では1%弱に減るのです．遺伝子レベルのゲノム変異は誰でも50～100以上の変異をもって産まれてきます．90%以上は中立的な変異ですが，病気の遺伝子も多く発見されます．産まれてから病気になるかどうかは，遺伝子だけですべてが決まるのではなく，生活習慣や環境などの条件が影響します．現在の出生前診断は妊婦にある程度の負担がかかりますが，妊婦の血液には胎児由来のDNAが流れていますので，これを調べることにより，胎児のゲノム変異が容易に診断できる日が迫っています．

ゲノム技術を個人の健康増進や人類の幸福に役立てることは医療従事者の使命ですが，「新しい優生運動」による選別思想に結びつかないよう，法的整備も含めた社会機構の改革や監視も特に日本では重要な課題です．これからの時代に，医療を学ぶ学生にとって生命科学や生命倫理学を正しく学ぶことが重視されている背景です．

千代豪昭

9 健康を次世代へつなぐこと──本当に守らねばならないものは何か？

本章の第2節では，生涯を通じた健康のためには青少年期・幼少期から健康教育を行うことが重要であると述べました．この節ではここからもう一歩進んで，乳幼児期や胎児期，妊娠中の母親と父親，さらには将来親となる世代への健康教育の重要性について考えてみたいと思います．そして「健康を次世代へつなぐこと」の今後の課題について，医療を超えた広い視野から展望してみたいと思います．

母性保護のゴールはどこか

日本の高齢化率は2007年に21%を超えて「**超高齢社会**」に入り，2016年の高齢化率は27.3%，高齢者数は3459万人となりました．また，2008年から始まった人口減少により，高齢化はますます加速し，2065年には高齢化率も38%を超え，全人口の約25%が75歳以上の後期高齢者になるとの推計が出ています[1]．したがって，日本の保健，医療，福祉の最大の課題が，高齢化にあることはいうまでもありません．

また，高齢化を支える労働力の確保も重要な課題です．近年，2015年度の18歳未満の子どもがいる母親の就業率は68%と過去最高を記録しています[2]．一方，女性の結婚前後の就業継続率は73%，うち第1子出産後の就業継続者は38.3%と上昇傾向にあり，就労女性に対する一層の**母性保護施策**が望まれています．

就労女性の母性保護は，単に妊娠中や産後にお母さんと子どもが病気にならないことだけをめざすものではありません．就労女性が母親として，「子どもが心身共に健全に大人になるまでの長期間にわたり，安心して子育ての役割が果たせること」「育った子どもが大人になり，幸せに人生を楽しみ，子育てができること」までを視野に入れて考えなければなりません．

健康は母親のお腹の中にいるときから始まっている

母親が妊娠中の特定の時期に，化学物質，放射線，感染症や，大量飲酒，喫煙，葉酸の欠乏などの「特殊な」環境や生活習慣は，胎児に影響を与えることはよく知られています（**表1**）．これらの影響は多くの場合，先天性の障害として出生時に現れるので，一般的には，生まれた時点で赤ちゃんに障害が見つからなければ，まずはほっとひと安心することになります．

しかし，**生活習慣病**をはじめとする多因子疾患の考え方に照らせば，当然のことながら，妊娠中の母親への環境要因や生活習慣の胎児への影響は，出生後の本人への環境要因や生活習慣の影響と同様に「蓄積」して，将来の病気の罹患に関わります（**図1**）．すなわち，「健康はお母さんのお腹の中にいるときから始まっている」のです．

この考え方は，**DOHaD**（developmental

origins of health and disease：**健康・疾病の胎児期・幼少期起源）仮説**とよばれ，低出生体重で生まれた子は将来の肥満や生活習慣病のリスクが高いという疫学調査結果に端を発します．その後，第二次世界大戦中のオランダや，1960 年頃の飢饉時の中国で育った子どもたちには，成人になった後の糖尿病や精神疾患の罹患率が高いことが報告されました．これらのことから，胎児期の低栄養状態が将来の生活習慣病のリスク要因となることが推察されています[3,4]．

近年は，分子生物学的な手法を用いて，このDOHaD 仮説が検証されています．ゲノム DNA上の遺伝子群の発現は，**エピジェネティクス**とよばれる，DNA の化学修飾により調節されています．動物実験において，妊娠中の栄養摂取が不十分であった場合，胎仔の脂質代謝遺伝子に化学修飾が施されないために，抑制がかからずに異常な発現をしてしまうことが示されました．また，上記の

表 1　妊娠中に母親が受ける要因と胎児への影響

誘発因子			先天異常
感染因子	トキソプラズマ	➡	先天性トキソプラズマ症
	サイトメガロウイルス	➡	巨細胞封入体症
	風疹	➡	先天性風疹症候群
	梅毒	➡	先天性梅毒
化学的因子	有機水銀	➡	胎児性水俣病
	サリドマイド	➡	アザラシ肢症
	抗凝固薬	➡	胎児性ワルファリン症候群
	抗てんかん薬	➡	胎児性ヒダントイン症候群，胎児性バルプロ酸症候群
物理的因子	放射線	➡	発育遅延，神経発達遅延
その他（母体の生活習慣）	喫煙	➡	低体重児，発育障害
	飲酒	➡	胎児性アルコール症候群
	葉酸の欠如	➡	二分脊椎などの神経管閉鎖障害

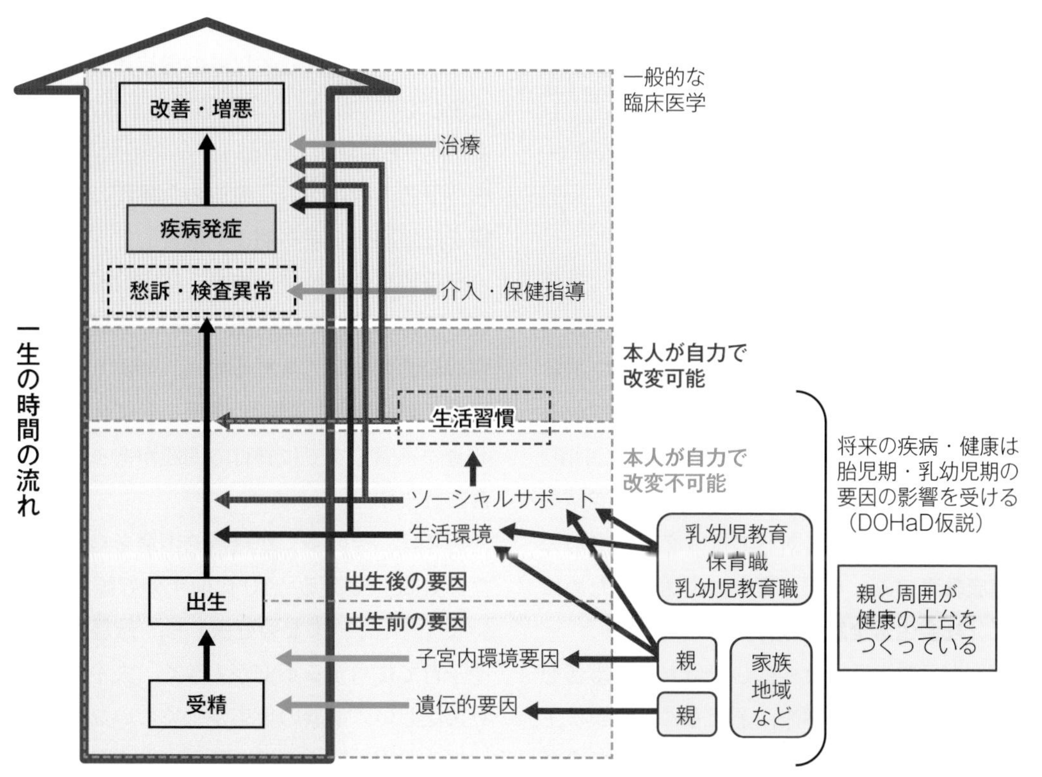

図 1　「親と周囲が土台を作る」人のライフコースにおけるさまざまな健康関連要因

第二次世界大戦中のオランダに生まれた世代の調査研究においても，脂質代謝遺伝子のこのような異常が確認されています[5,6]．

胎児期の低栄養以外の要因でも，生後1週間仔ラットが母親から引き離されると，ストレスに耐えるホルモンであるグルココルチコイドの受容体の脳内における産生が減少することや，そしてそのメカニズムが遺伝子のエピジェネティクな変化によるもので，しかもその変化は一生にわたって持続し，将来の行動障害の原因になるという実験結果が報告されています[7]．そしてさらなる実験から，このような環境ストレスによるエピジェネティクな変化は，精子を介して次世代に伝達され，少なくとも3世代目までは引き継がれることが示されています．そしてこの発見は，近年の社会問題となっている「**虐待の連鎖**」の背景にあるメカニズムの1つと考えられます．

一方，近年の人を対象とした脳科学研究により，幼少期に虐待を受けた経験は，大脳皮質の構造異常や，扁桃体の萎縮などの大脳辺縁系の障害を通じて，将来の感情制御機能障害や精神疾患の罹患に関与することも明らかになっています[8]．

社会生活全般の教育の必要性

本章の第2節では，子どもへの健康教育の重要性と，そこで求められる医療職の姿勢，すなわち，子どもの保育・教育のプロフェッショナルである乳幼児教育・保育職，教育職と良い連携が取れることの重要性について述べました．前記のDOHaD仮説やそれを実際に証明するさまざまな研究結果から考えると，子どもに対して行う必要があるのは，**健康教育**のみならず，健康に生活するために必要な「**社会生活全般の教育**」です．

子どもが日常生活をともにして最も強い影響を受けるのは親であり，本来，子どもに，健康に生活するために必要な，社会生活全般についての多岐にわたる「教育」を施すのは親の務めです．子どもが身につける生活習慣，生活環境，周囲からのソーシャルサポートなどは，子どもが自分自身の意思で選んだり，コントロールすることができないのです（**図1**）．したがって，子どもの将来の健康を守るためには，親あるいは親世代への「教育」が圧倒的に重要であることに気がつきます．しかも，できれば親になる以前の妊娠前，さらには結婚前の思春期のうちから，子どもに伝えるべき正しい生活習慣はもちろん，正しい生活環境を整えるように努力すること，また，健康教育や性教育を含んだ，健康に生活するために必要な社会生活全般を「教育」することが望まれます．

虐待の連鎖をなくすために「心の通った温かい居場所」を

子どもの成育環境を破壊する最悪の要因として児童虐待が挙げられます．近年は，児童虐待の児童相談所での相談対応件数が増加の一途をたどり，2017年度は13万件を超えています．また，2016（平成28）年度に心中以外の虐待死事例で死亡した子どもの年齢は，0歳が32人（65.3%）と最も多く，うち月齢0か月が16人（50.0%）でした[9]．虐待予防の観点から，虐待の危険性のある**特定妊婦**を妊娠期から産褥期まで継続的に支援を行うことが重要といわれています．特定妊婦とは「出産後の養育について出産前において支援を行うことが特に必要と認められる妊婦」であり，望まない妊娠，若年妊婦，出産の準備をしていない妊婦，心身の不調，すでに養育の問題がある妊婦などが含まれます．

近年は，その多くが経済的困窮を抱える「望まない妊娠」である，10代前半の妊娠が増加しています[10]．「望まない妊娠」は，母親本人の妊娠や子育てに対する不安が大きく，夫からの思いやりに乏しい，家族の反応がよくないなどのネガティブな要因も関係して，子どもへの母性意識・愛着形成がよくないことが明らかになっています．

そして，10代前半の妊娠の約半数は，自らが「**ネグレクト**」を受けて育っていることも報告されています[11,12]．一方で，「望まない妊娠」であったにも関わらず，出産後の育児を通じて，子どもへの強い愛着が形成された事例があることから，子どもに対する母親の態度は変化し得るものであるとも考えられています[9]．

10代の妊婦には，貧困や暴力や虐待がある劣悪な成育環境のなかで，妊娠リスクの高い性行動に自らの「居場所」を求めた者も少なからず存在します．幼少時から親や社会に否定され続けた結果，小中学校時代には身体表現性障害や自傷，いじめ，不登校などの徴候が表れてきます[10]．実際に，保育士，教師が虐待の第一発見者になる事例は多く，虐待の連鎖を断ち切るためにも，家庭はもちろんのこと，子どもたちが1日の大半を過ごす保育や教育の現場に，心の通った温かい居場所をつくる1次予防と，子どもたちの様子をよく観察し，虐待の徴候を早期に発見して通告などの対応を行う2次予防の両方が非常に重要と考えられます．

一方，親になる大人には，たとえそれが20代以降の「望んだ妊娠」であっても，自分の子どもに対してどのようにして生活習慣を身につけさせられるのか，どのような生活環境や周囲からのソーシャル・サポートを用意してあげられるのかを，よくシミュレーションしておくことが望まれます．そのために結婚前，妊娠前からのライフプランの教育が必要とされています．

このような現状から，これからの医療職は，広く社会に目を向け，子どもの保育・教育のプロフェッショナルである乳幼児教育・保育職はもちろんのこと，学童から大人の教育のプロフェッショナルである教育職とも良い連携を取ることが強く求められることでしょう．

ライフコースとリプロダクションを切れ目なくつなぐ「精密予防医学」の時代は来るのか

生涯を通じた健康のためには，乳幼児期，胎児期の要因や親の要因が重要であることは，先に述べたとおりさまざまな研究で指摘されています．しかし，実際にどのような要因が，どの程度の強さで関わってくるのかについては，今までは1人ひとりの人生を母親の妊娠中から幼少期，学童期，成人期と追いかけた研究をすることは難しく，まだ完全には解明されていません．今後，多くの人々を対象とした疫学研究の積み重ねが期待されるところです．

2018年5月から次世代医療基盤法が施行され，多くの患者の医療情報が統合されて「**ビッグデータ**」として解析される時代に入りました．また，臨床における診断や治療には，人工知能（AI）やロボットが導入されてより正確性が高まることでしょう（第3章の4，p136参照）．今後，法制度の整備とともに疫学研究が進めば，多くの病気における治療の予後が，その病型や進行期ごとに詳細に明らかになる可能性があります．さらに，人々の病気の発症，要介護状態，死亡などに，過去のどのような検査異常や病気の罹患，あるいは生まれもった遺伝子のタイプなどが関わるのかが，より具体的に明らかになるでしょう．

そして，その流れはさらに進んで，1人ひとりの生涯と世代交代，すなわち**ライフコース**と**リプロダクション**を切れ目なくつなぐ形となります．すなわち，思春期，乳幼児期の学校健診や乳幼児健診の情報，そしてさらに母親の妊娠中の妊婦健診の情報もつながることになるでしょう．

さらに法制度の整備が進めば，医療情報以外にも，スーパーマーケットの売り上げデータやカード決済の購入履歴，交通系カードの利用履歴，出勤記録などの電子情報がマイナンバーなどと統合される可能性があります．そうなれば，そこから

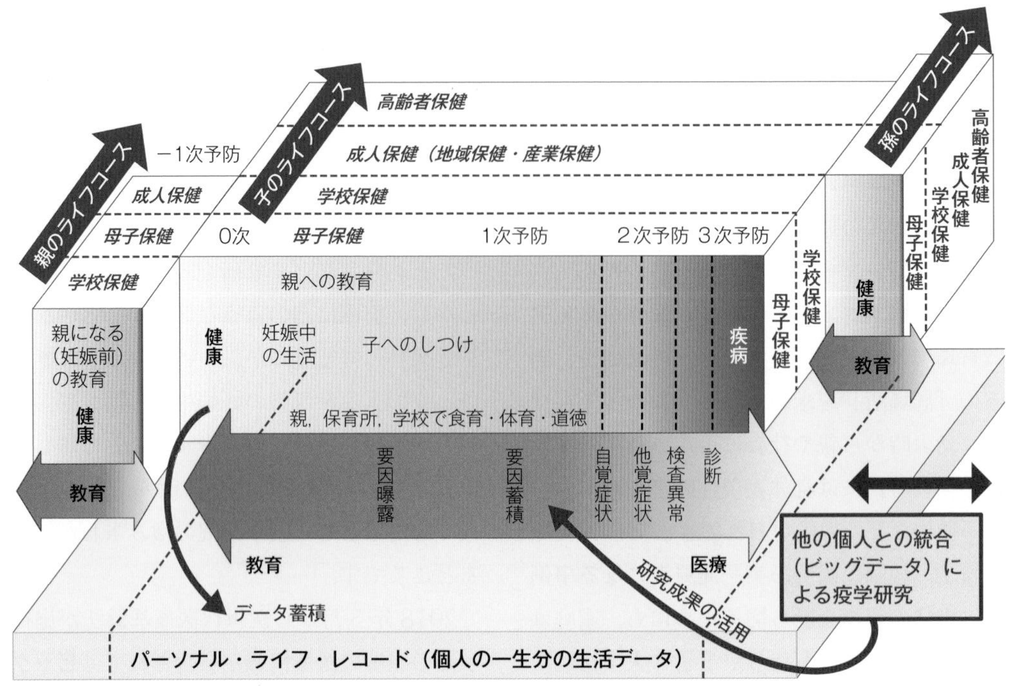

図2　パーソナル・ライフ・レコードのビッグデータ解析が可能にする「ライフコースとリプロダクションを切れ目なくつなぐ精密予防医学」

食生活，身体活動，就労状況などのすべての情報が，1人ひとりが子どもの頃から正確に時間を追って蓄積された「**パーソナル・ライフ・レコード**」ができ上がるために，今までは後から振り返って調査して推定していた生活習慣や生活環境のかなりの情報が推定可能になるでしょう．これらの技術は，将来の病気や健康との関連を解明することはもちろん，個人個人の状況に合った病気の予防法を詳細に提示する「**精密予防医学**」を可能とすることでしょう（**図2**）．

この精密予防医学を実現するためには，情報や技術を用いる私たちの社会にある大きな課題を絶対にクリアする必要があります．上記に再三，「法制度が進めば」と書きましたが，このような技術の背景には，必ずさまざまな**利害関係者（ステークホルダー）**が存在し，法律の制定や運用は何かしらこのステークホルダーの影響を受けることとなります．また，たとえ法制度による規制があったとしても，それがどの程度遵守されるのかといえば，現在も個人情報の流出や不正な利用による犯罪が後を絶たないことからも，疑問符が付くのは明らかです．また，近年の災害時の原子力発電所事故のような「想定外」の出来事も想定しなければなりません．これらのことだけから考えても，精密予防医学は，一部の人々（それがたとえ患者であっても）の権利を守るためだけに実施されてはなりません．精密予防医学だけではありません．個人のプライバシーやビッグデータを用いた新しい取り組みには，公益性や利便性の向上という面からの法制度だけでは，まったく心もとないと言わざるを得ません．今後の十分な議論と対策が望まれるところです．

高い専門性による親と子への「心」の教育を

もし仮に，ビッグデータを用いた「ライフコースとリプロダクションを切れ目なくつなぐ精密予

表 2 予防の 3 段階（身体的アプローチと心理的アプローチ）

予防の段階	内容	身体的アプローチの例	心理的アプローチの例
1 次予防	健康増進 疾病予防 特殊予防	生活習慣の改善，生活環境の改善，健康教育による健康増進を図り，予防接種による疾病の発生予防，事故防止による傷害の発生を予防すること	心の健康の保持増進 ストレスチェックなどによるセルフケアや環境の改善，情報収集など 教育現場における心の健康教育 カウンセリング
2 次予防	早期発見 早期対処 適切な医療と合併症対策	発生した疾病や障害を人間ドック健診などにより早期に発見し，早期に治療や保健指導などの対策を行い，疾病や障害の重症化を予防すること	早期発見と早期治療 カウンセリング
3 次予防	リハビリテーション	治療の過程において保健指導やリハビリテーションなどによる機能回復を図るなど，社会復帰を支援し，再発を予防すること	適切な治療とリハビリテーション カウンセリング

防医学」が実現する時代が来たとしても，「人の心」の機微なところは測定することができず，そのデータが簡単にビッグデータに搭載されることもないでしょう．むしろ遺伝子や生活習慣や環境の健康への影響がわかればわかるほど，「人の心」が健康に及ぼす影響は浮き彫りになるものと思われます．そのため，今後は，生活習慣レベルの「(狭義の）健康教育」を超えた「人の心」の教育が重要になるでしょう．子どもたちの「心」「人間性」を高めるために，親あるいは親世代の人間教育も同時に行うべきなのは言うまでもありません．

予防医学には，病気になる前に行う 1 次予防，病気になりかけた早期の段階に行う 2 次予防，病気になってから行う 3 次予防の 3 つの段階がありますが，これに心の要因を当てはめて考えると，医療の場面に行われている心に寄り添う取り組みは，心理の専門職が担当するものも含めて，ほとんどが 3 次予防であることに気がつきます（**表 2**）．1 次予防としての「心の教育」こそが，今後の大きな課題です．

一般に医療行為による侵襲が目に見えることが多いのとは異なり，教育や心理的アプローチによる侵襲は目に見えない傾向があります．しかも，感受性の高い子どもたちへの心の教育は，時期を逸したり，やり方を間違えると，多くの場合はそれを修復させるためにはとても長い時間がかかり，生涯を通じて健康に影響を及ぼします．また，長期間かけてでき上がった親の心に寄り添い教育をするには，非常に高い専門的な知識と技術を要します．遺伝カウンセリングには専門職としての**遺伝カウンセラー**や**臨床遺伝専門医**が当たるように，子どもや親の心の教育には専門職としての教育職や心理職，あるいは専門的な教育を受けて経験を積んだ者が責任をもって当たらねばなりません．したがって，1 次予防としての心の教育は，医療職以外に教育職・教育系の資格も得て行うか，異業種連携によって行う必要があります．

本節の前半で述べた，生涯と次世代のための「超早期からの健康教育」はもちろん重要です．しかし，その先にある「子どもと親への心の教育」こそ，最も本質的で重要な課題と言えましょう．医療職をめざす皆さんも，「医療の基盤となっている社会」と「次世代へのリプロダクション」について強く意識してほしいと思います．そして，この機会にあらためて自分自身のライフプランも考えてみましょう．

参考文献

1） 内閣府ホームページ「平成 29 年版 高齢社会白書」．https://www8.cao.go.jp/kourei/whitepaper/w-2017/zenbun/29pdf_index.html
2） 厚生労働省ホームページ「平成 27 年 国民生活基礎調

査の概況」.
https://www.mhlw.go.jp/toukei/saikin/hw/k-tyosa/k-tyosa15/dl/16.pdf

3) Barker DJ, Osmond C：Infant mortality, childhood nutrition, and ischaemic heart disease in England and Wales. Lancet 1(8489)：1077-1081, 1986.

4) St Clair D, Xu M, Wang P, et al：Rates of adult schizophrenia following prenatal exposure to the Chinese famine of 1959-1961. JAMA 294：557-562, 2005.

5) Lillycrop KA, Phillips ES, Torrens C, et al：Feeding pregnant rats a protein-restricted diet persistently alters the methylation of specific cytosines in the hepatic PPAR alpha promoter of the offspring, Br J Nutr 100：278-282, 2008.

6) Tobi EW, Lumey LH, Talens RP, et al：DNA methylation differences after exposure to prenatal famine are common and timing- and sex-specific. Hum Mol Genet 18：4046-4053, 2009.

7) Weaver IC, Cervoni N, Champagne FA, et al：Epigenetic programming by maternal behavior. Nat Neurosci 7：847-854, 2004.

8) Tomoda A, Polcari A, Anderson CM, et al：Reduced visual cortex gray matter volume and thickness in young adults who witnessed domestic violence during childhood. PLoS One 7：e52528, 2012.

9) 厚生労働省 HP「子ども虐待による死亡事例等の検証結果等について（第 14 次報告）平成 29 年度の児童相談所での児童虐待相談対応件数及び平成 29 年度「居住実態が把握できない児童」に関する調査結果」.
https://www.mhlw.go.jp/stf/houdou/0000173365_00001.html

10) 種部恭子：思春期の性――最前線からの提言 若年妊娠の背景と課題　若年出産の防止に向けて. 日小児科医会報 54：90-92, 2017.

11) 近藤由佳里, 大庭智子, 田中智子, 他：「できちゃった結婚」妊婦における母性不安と母性意識・愛着形成について　計画妊娠の初産婦と比較して. 母性衛生 45：518-529, 2005

12) 加藤曜子, 安部計彦, 佐藤拓代, 他：ネグレクトで育った子どもたちへの虐待防止ネットワーク――10 代親への支援の実態調査より. 厚生の指標　64：33-41, 2017.

13) 杉本公平, 泊亜希, 針谷則子, 他：治療終結に関する不妊患者の意識調査. 日受精着床会誌　27：313-317, 2010.

10 科学的根拠とこれからの医療

「医療職は一生勉強」といわれます．具体的には日ごろ仕事をしながらどのようにして勉強していくのでしょうか．現場での経験や患者との交流から学ぶこともちろん多いですが，仕事を始めて間もないころは，独りよがりにならないために，専門職養成のための研修システムのもと，日ごろ学んだことを記録して確実に身につけていくことが大切です．また，教科書的な情報を書籍やインターネットで得たり，先輩・同僚から直接教わったりする機会もあるでしょう．お互いに気兼ねなく情報交換ができる職場の雰囲気や人間関係，コミュニケーション能力が大切なことは言うまでもありません．

私が研修医だった時代，先輩の医師に「なぜそのような治療をするのですか？」と尋ねたことがあります．その答えは「自分の先輩にそのように習ったから」でした．後日，他大学卒の他の医師と類似の症例を経験した際には，微妙に治療方針が異なっていたので同じ質問をすると「ウチの大学の教授の方針」と答えてくれました．その先輩たちはもちろん，医療職ならばいつの時代であっても誰であっても，患者にとって最高の医療を提供したいと思っていたはずです．しかし当時はインターネットもなく，教科書にはすでに常識となった，言わば古い情報しか載っていなかったために，こんな笑い話のようで笑えない話が普通に起こっていたのです．

1990年代になり，臨床疫学の進歩や医学データベース，インターネットの発達を背景に，ようやく「良心的に，明確に，分別を持って，最新最良の医学知見を用いる」方法として，**根拠に基づく医療（evidence-based medicine：EBM）**が提唱されました[1,2]．そして今では，このEBMの考え方と方法は，医師のみならず医療職全般に求められています．この節では，このEBMを用いた医療のあり方とその基盤となる医学研究を概観しながら，医療職としての望ましいあり方について考えてみます．

EBMとは何か

EBMとは「患者の臨床上の問題について，関連文献を検索・収集し，それらを批判的吟味によって妥当性を評価し，治療法を選択・適用すること」です．もう少し易しい言葉で言い換えると，「患者の抱える問題に関わる文献を正しく検索・収集し，きちんと読んで理解し評価し，診断や治療を少しでも患者に良いものにする」ということです．

昔は，冒頭にも書いたように，教科書にも書いていないことをどのように調べればよいのかわからない時代でしたが，現代はコンピュータ，インターネットが普及して，個人が世界中のさまざまな情報にアクセスして調べることが可能になりました．また，本節の後半で述べる**臨床疫学研究**が普及して，その結果が大きな医学情報データベースに収められ，文献からの情報が格段に集めやすくなりました．このような科学技術がEBMを可能にしたと言えます．

現代の医師・医療職は，患者や家族に対して，診療内容に関する説明，そしてそれを実施する根拠の開示をしなければなりません．前述のインターネットの普及により，患者や家族も医学情報へのアクセスが容易になり，自らに施される医療について勉強をする時代になりました．そのため，EBMはもはや医療職全体にとって必須の素養といっても過言ではありません．

EBMの手順

EBMは以下の手順で行います．

1）臨床上の疑問の抽出（問題の定式化）

今直面している臨床現場の課題のなかから，どのような情報を調べたいのか．それを具体的な「言葉・キーワード」の形で抽出します．たとえば，以下のようなケースが提示された場合を考えます．

「60歳の男性．職場の健診で高尿酸血症（8.7 mg/dL）を指摘され，治療の必要があるかどうかについて相談に訪れた．これまでに痛風発作の既往はない．このような人に痛風発作を防ぐ治療をするべきかどうか」

このままでは，どうやって文献を検索すればよいのかがわかりません．そこで，以下の4つの項目に分けて整理をすると考えやすくなります．①どんな患者が（Patient），②どんな介入を受ける／どんな曝露を受けると（Intervention/Exposure），③どんなものと比較して（Comparison），④どうなるか（Outcome）．これらは，頭文字をとって**PICO**（介入を伴う場合）または**PECO**（介入を伴わず曝露の場合）とよばれています（**表1**）．

表1　問題の定式化「PICO（PECO）」

介入	定式化のキーワード	定式化の例
あり	P → Patient（患者） I → Intervention（介入） C → Comparison（比較対照） O → Outcome（結果）	「どんな患者たちに，どんな治療や検査を行うことは，別の治療や検査を行うことと比較して，どのような結果になるか」
なし	P → Patient（患者） E → Exposure（曝露） C → Comparison（比較対照） O → Outcome（結果）	「どんな患者たちが，どんな状態にさらされることは，別の状態にあることと比較して，どのような結果になるか」

先ほどの例をPICOに当てはめて整理してみると，「①無症候性高尿酸血症の患者が，②痛風発作予防を目的とする治療を受けると，③それを受けなかった場合に比べて，④痛風発作のリスクは下がるのか」という感じになります．

2）関連文献の検索

問題の定式化により得られたキーワードにより，インターネットを用いて（CD-ROMにより提供されているものもあります）文献の検索をします．たとえば，私たちは，インターネットで料理の美味しい店を探す場合に，数件の口コミ情報を載せたサイトから，たくさんのお店をリスト化したサイト，さらには国際的に評価の高いお店だけが載っているサイトなどの中から，さまざまな情報を使い分けますが，医学関連論文についても同様です．

一般的な医学研究に関する最新の文献は，MEDLINE，PubMed，EMBASE（英語），医学中央雑誌，メディカルオンライン（日本語）などに収載されています．看護関連ではCINAHL（英語），精神医学領域ではPsych INFO（英語）などもあります．またインターネット上には，一般的な医学教科書や診療ガイドライン，Clinical Evidence，UpToDateといった二次情報とよばれる資料集もあります．また**エビデンスレベル**（後述）の高いランダム化比較研究のシステマティックレビューだけを収載したCochrane Database of Systematic Reviews(CDSR) もあります．

3）批判的吟味

情報が入手できたら，それを読んで評価します．しかし，その情報は玉石混交で，すべての情報が正確であるとは限りません．メディカルという言葉を使い，誰が言ったのかのかわからないような情報をまことしやかに謳って，商品を売りつけるようなサイトも見られます．さすがに医学論文データベースに載る文献にはそんな偽物はないと信じたいところです．

一般的に医学論文は，雑誌に掲載される前に「**査読**」というプロセスで，この研究は科学的に信頼できる方法で行われ，独りよがりではない考察がなされ，論文としては雑誌に掲載する価値があるのかどうかが評価されます．しかし，査読は必ずしもすべての医学雑誌において行われているわけではありません．また，医学研究には，その計画からデータ収集，解析，報告に至るまで，どうしてもさまざまな形で結果に影響する要因（**バイアス**）が存在しますので，その有無を適切に評価して，研究結果をどれだけ信頼できるか（**内的妥当性**），どれだけ一般的なケースに応用できるか（**外的妥当性**）が判断される必要があります．したがって，私たちが論文を読む際には，そこから得られる情報が信頼に足るものなのかどうかを自ら吟味し，判断する必要があります．そのためには医学的な知識はもちろん，臨床疫学や統計学の知識も求められることになります（**コラム 1**）．

得られた情報のもつ「根拠の確かさ」のことをエビデンスのレベルと表現します．EBM は根拠に基づく医療ですから，その実施にあたりエビデンスレベルは重要な指標になります．**表 5** には情報のエビデンスレベルを示しました．専門家の意見や，症例報告などのエビデンスレベルは高くはありません．たとえば「ある有名な先生が『風邪にはあるサプリメントが効く』と発言した」「風邪をひいた人に，あるサプリメントを飲ませたら

COLUMN 1 患者を対象とした「臨床疫学研究」

EBM を実施するためには，臨床の場で行う疫学研究を含むさまざまな疫学研究が必要です．疫学（Epidemiology）は「人間の集団におけるあらゆる要因の頻度と分布を明らかにして，それらの因果関係を検証する学問」です．歴史的には，疫学は急性疾患（特に感染症）の流行の制御に対して大きな成果を上げたために，「疫」（＝疫病，はやりやまい）という文字が使われています．現在では，非感染性疾患，慢性疾患の研究や，健康を対象とする研究も多く，さらにその活用領域は教育，経済など，医療にとどまりません．

表 2 疫学研究の段階と方法

疫学研究の段階	内容	研究方法	結果から得られるエビデンスレベル
目的の設定	ある集団における問題（疾病）の発生要因を解明し予防に役立てる	（症例報告・検討） （質的研究）	低
仮説の設定	疾病の頻度，分布，罹患者の特性などの調査・記述	疫学研究 観察研究：記述疫学	↑
仮説の検証（1）	疾病と仮説要因の関連を分析し因果関係を推測する	観察研究：分析疫学（横断研究／生態学的研究／症例対照研究／コホート研究）	│
仮説の検証（2）	分析疫学で因果関係が推測された要因を意図的に加減して対象集団の罹患率の変化を調べ，因果関係を決定する	介入研究（臨床試験／野外試験／地域介入試験）	↓
対策の樹立	要因解消への働きかけ	（対策の評価）	高

表 3　疫学的因果関係の判断基準

関連の一貫性：時，場所，時間を変えても同じ結果が得られること
関連の整合性：関連が既存の知識と矛盾しないこと
関連の時間性：要因が時間的に結果の前に存在すること
関連の強固性：要因の強さと結果の強さとが相関すること
関連の特異性：要因を除去すると結果が出づらくなること

注）「時間性」は因果関係の必要条件.
「時間性」以外は欠如しても因果関係を否定することにはならない

表 4　臨床試験

第 I 相試験	健常人を対象に薬の安全性と薬物動態を検討する．抗がん剤など明らかに有害な薬では例外的に患者を対象とする.
第 II 相試験	患者を対象とし，薬物に効果があるかどうかを評価する.
第 III 相試験	従来の薬より効果があるかどうかを調べる．この段階で無作為化と盲検法が必要.
第 IV 相試験	新薬発売後，一般臨床医から有効性，安全性に関する情報を収集する.

臨床疫学は，臨床における疫学を意味し，患者のカルテ情報を用いたり，患者への調査票を用いたり，患者の血液試料や病理組織を用いた研究なども含まれます.

臨床疫学研究を，もう少しやさしい言葉で言えば，「たくさんの患者を調べて，病気の原因や，治療の効果などを明らかにする研究」ということになります．臨床疫学研究の一般的な流れと方法は**表 2** のようになります.

1）臨床経験，質的研究

現場経験からの気づき，患者さんの声のまとめなどを，インタビューや参与観察などの質的研究などによりまとめます．質的研究は，研究対象を数値で表す量的研究と異なり，多くの場合は統計解析や数式を使いませんが，独自の方法論に基づいて行われます.

2）記述疫学，地域相関研究

病気がいつ，どこに多いのかをまとめて示し，事象の「見える化」します．記述疫学では，ほとんどの場合は全数調査が不可能なために，調査データが調べたい集団をきちんと反映する形で集められたのかどうか，すなわち代表性の有無が重要な問題となります.

3）横断研究

横断研究では曝露要因と疾病の有無を「同時に」調べて相関を分析します．比較的時間がかからずに実施できますが，時間的な前後関係がわからないために因果関係までは言及できません.

4）コホート研究，症例対照研究

疫学的因果関係の判断基準を**表 3** に示します．因果関係を「関連の時間性」に配慮して分析します．コホート研究は病気を持たない集団を前向きに観察して，要因曝露の有無とその後の疾病発症との関連を分析します．症例対照研究は病気になった患者の集団と病気をもたない集団の過去に遡って要因曝露を調べ，病気と要因曝露との関連を分析します.

5）介入研究

因果関係を「関連の特異性」に配慮して検証します．介入とは，人によって治療の仕方を変えたり，通常以外の新しい治療法を試したりすることを言います．臨床における介入研究は臨床試験と呼ばれます．臨床試験には**表 4** に示す 4 つの相があります.

疫学研究の段階が進むほど，エビデンスのレベルが高くなり，医療の根拠として確かなものとなっていきます．エビデンスは，その分野の研究者たちが学会や雑誌などで情報交換しながら順番に手分けして積み上げていくもので，必ずしもエビデンスレベルの高い研究ほど研究としての価値が高いというわけではありません．研究にあたっては，論文を書いたり読んだりすることが必要になりますし，臨床経験を積むことや患者の声に耳を傾けることも重要です.

疫学研究をレストランの料理人の厨房での作業にたとえて考えるとわかりやすいでしょう．料理が完成に近づくほどお客さんの口に入る可能性が高まります．料理人たちが手分けして最終的に美味い料理をつくることが目的ですので，材料を刻む段階から，お皿に盛りつける段階までさまざまありますし，それぞれが重要な役割です．厨房での作業においては自分のした作業を周りの職人に知らせ，周りの職人の作業の進み具合も知っておく必要がありますし，お客さんの好みを知らせるホール係との連携も重要です.

表5 エビデンスのレベル

レベル	内容
1a	ランダム化比較試験のメタアナリシス
1b	少なくとも1つのランダム化比較試験(RCT)
2a	ランダム割付を伴わない同時コントロールを伴うコホート研究(前向き研究,prospective study, concurrent cohort study 等)
2b	ランダム割付を伴わない過去のコントロールを伴うコホート研究(historical cohort study, retrospective cohort study 等)
3	症例対照研究(ケースコントロール,後ろ向き研究)
4	処置前後の比較などの前後比較,対照群を伴わない研究
5	症例報告,ケースシリーズ
6	専門家個人の意見(専門家委員会報告を含む)

〔文献3を参考に筆者作成〕

良くなった事例を経験した」といわれても,にわかには信用できません.何人が改善すれば『よくなった』といえるのか,サプリメントを飲まない場合と比べてどうなのかがわからないからです.

しかし,「風邪をひいた人100人にあるサプリメントを飲ませたら良くなった」「風邪をひいた別な100人に,あるサプリメントを飲ませなかったら長引いた」「風邪をひいた人50人にはあるサプリメントを1錠,50人には2錠飲ませたら,後者のほうがより早く良くなった」「風邪をひいた人にサプリメントを飲ませるかどうかをランダムに振り分けて,自分がそのサプリメントを飲んでいるのかどうかがわからないようにプラセボ(偽薬)を使って,それぞれのグループで風邪の治り具合の違いを調べた」などではどうでしょうか.研究の成果が積み上がれば上がるほど,その根拠は確からしく,すなわち,エビデンスレベルが高くなっていきます.

4)患者への適用

患者の抱える問題の解決に向けて,得られた医学情報のほかに,一般常識や患者の希望を含めて,最良の選択肢を相談しながら,一緒に方針を決めていくことになります.EBMにおいては,このステップが最も重要であるといわれます.

具体的には,①病態生理が正しくあてはまっているかの再確認:エビデンスレベルの高い情報は,臨床結果における裏付けを根拠にする臨床疫学研究の成果であることから,その裏付けとなる基礎研究の成果も確認しておく必要があります.②合併症の確認.③患者のコンプライアンス(受容)の確認:患者の性格はもちろん,医師との信頼関係も重要な要因になります.④社会文化的背景の確認.⑤医療設備や医師の能力:最良な治療方針を遂行する十分な設備と能力があるかどうか.⑥倫理的な問題の有無:終末期医療や出生前診断などでは特に配慮が必要です.

患者中心の医療実践に活きるEBMを考える

読者のなかには,ともすればEBMが手順2)と3)の「文献の検索と内容理解」が中心であると思う人もいるかもしれません.しかしそれは間違った認識です.EBMで重要なのはむしろ手順1)と4)にあたる以下の項目で,またこれらの手順は,患者中心の医療実践に密接に関わります.

患者にとっての問題を明確化すること

患者中心の医療を行うにあたり常に重要なのは,今患者にとって問題なのは何なのかということを明確に認識することです.EBMの手順1)の「問題の定式化」に用いられるPICOやPECOを用いて患者の問題点を整理することは,患者中心の医療の実践に役立つ作業です.また,医療者が「弱者である患者の味方」であろうとするならば,なおのこと「患者の痛みの正体」は知っておかねばなりません.

良い医療者-患者信頼関係を構築すること

EBMの最終段階では,文献などの情報から得られた成果を，目の前にいる患者に適用することです．そのためには，良い医療職－患者信頼関係が構築できているかが重要です．

かつての医療現場には，治療方針を医師が一方的に決定する場合が少なくありませんでした．その背景には「**パターナリズム（家父長主義，父権主義）**」，すなわち，強い立場にある者が，弱い立場にある者の利益になるようにと，本人の意思に反してその行動に介入・干渉するような考え方がありました．「私に任せておけば悪いようにはしない．私の示した治療方針に従ってもらわなければもう診療はしないよ！」「（先生に診てもらえなくては困るから）はい．先生にお任せします……」というようなやり取りがその代表的な例です．

EBMが普及し，提示された治療方針に関して他の医師に意見を求める**セカンド・オピニオン**が一般的となっている現在の医療においては，このようなパターナリズム的な医師－患者関係は少なくなりました．一方で，現代の医療は，**インフォームド・コンセント**，すなわち「治療法などについての十分な説明を受け，患者が十分に理解したうえで，自らの自由意思に基づいて治療方針について合意すること」を基盤とします．医療法第1条においても「医師，歯科医師，薬剤師，看護師その他の医療の担い手は，医療を提供するに当たり，適切な説明を行い，医療を受ける者の理解を得るよう努めなければならない」と定められています．通常，医師から患者への病気や治療法などについての説明は，病気の進行度，治療法の選択肢，その治療のメリット・デメリットなどを記載した文書も用いて，丁寧に行われていると思います．

しかし，実際の現場では時間の制約もあって，もしかすると一通り説明した後，「では，次回の外来受診日までに意思を決めてきてください」などと，治療方針の決定を患者に丸投げしている状況があるかもしれません．また，医学的知識が限られている患者に対しては，「ランダム化比較試験」の結果などの科学的根拠を示して決断・行動の意思決定を迫っても，むしろストレスとなるだけでしょう．治療方針の意思決定の場面のインフォームド・コンセントにおいては，合併症の有無，家族背景，経済状況，病院へのアクセス，入院の有無などに応じて，さらに「患者の意向・行動・価値観」にも十分に配慮したコミュニケーションを取ることで，患者の意思決定を「支援」することが重要となります．

より良い医師・医療職－患者関係をつくるためには，一体どのようなことが必要なのでしょうか．患者に対する思いやりをもつには，「もし皆さん自身が患者になったらどんな医療職に診療してもらいたいと思うか」「どんな医療職にならば安心と信頼の気持ちをもって自分の身体を任せることができるのか」と具体的に考えてみたり，「患者が今最も大切にしているものは何か」を考えてみるとよいでしょう．最近は，インターネット上にしばしば「患者の生の声」がアップされていますので，それらを参考にしながら，皆さんで話し合う機会をもつことも良いと思います．

科学的根拠を超えて大切なこと

ここまで，EBM，すなわち根拠に基づく医療について述べてきました．科学的根拠は，段階をふんだ臨床疫学研究によりつくられます．この半世紀，臨床疫学を含めた医学研究の進歩は目覚ましいものがあります．しかしながら，健康と病気の詳しいメカニズムのほとんどの部分はまだまだわかっておらず，科学的根拠に乏しいものもたくさんあります．

たとえば，昔から常識としてよく言われていた言葉に，「床上げ3週間」という言葉があります．「床上げ」とは，敷きっぱなしにしていた布団をたたんで日常生活を再開するという意味です．これは，妊娠・出産直後の母親に対するいたわりの言葉で，「3週間は重量物を持たず安静にし，水に触らず（家事を控えて），針仕事をしない（目を疲れさせない）でお大事にしてくださいね」という意味です．これはあくまでも常識，あるいは生活の知恵として先人から受け継がれてきたものです．おそらくは出産を経験した女性の，将来の尿漏れ，腰痛，更年期障害などを予防するためと考えられますが，このことについてのエビデンスレベルの高い疫学研究は難しい（出産した女性を30年近くフォローする必要がある）ために，いまだに科学的根拠はありません．しかし，長年の経験則に基づく「生活の知恵」は，簡単に捨て去ることができない場合も多いと思われます．3章の7「全人的医療」でも述べましたが，そもそも医学はもちろん，科学の力で私たち人類が解明できるのは，自然のほんの一部分にすぎません．科学的根拠に乏しいというのは，根拠がないとことではなく，いまだに証明できていないというだけなのかもしれません．人間というものは，私たちが思うよりももっともっと複雑で，可能性に満ちたものです．

一方，そもそも私たちが**科学的根拠**や**エビデンス**とよんでいるもの自体が，100%の真実ではありません．あくまでも統計学的な方法で「推測」されたものに過ぎないのです．医学系の研究でよくいわれる「p<0.05で有意差がある」という表現の意味からして「本当は差がないのに，この結果では差があると出ている確率は5%未満」ですので，言い換えれば100回中4回は結果を間違える可能性を許容しているわけです．ましてやどんな研究であってもその方法には何かしら限界があります．たとえば，エビデンスレベルが高いといわれる介入研究ですら，対象者の属性やデータの偏り（バイアス）や，調べている疾病と要因の両方に相関する交絡要因の影響を完全に排除することはできません．したがって，もし仮に世界中の多くのランダム化比較研究を集めたシステマティックレビューで，然るべき有意差が出ていたとしても，それはあくまでも「ある程度確からしい推測の結果」を超えるものではないということです．

ですから，私たち医療職は，どんなに科学技術が進もうとも，どんなに「**ビッグデータ**」を用いた大規模な疫学研究が可能になろうとも，崇高な生命の法則の前に，人類はまだまだ脆弱な力しか持ち得ていないのだということを決して忘れてはなりません．自らの無力さを嘆くことなく，常に謙虚な心を忘れずに，人間を愛し，丁寧に人間1人ひとりに向き合いながら，今できることを精一杯に行っていく姿勢が大切です．そのためにも「医療職は一生勉強」していかなければならないのです．

参考文献

1） Evidence-Based Medicine Working Group：Evidence-based medicine. A new approach to teaching the practice of medicine. JAMA 268：2420-2425, 1992.
2） Sackett DL, Rosenberg WM, Gray JA, et al：Evidence based medicine：what it is and what it isn't. BMJ 312：71-72, 1996.
3） 小島原典子，中山健夫，森實敏夫，他（編）：Minds診療ガイドライン作成マニュアル2017．公益財団法人日本医療機能評価機構．https://minds.jcqhc.or.jp/docs/minds/guideline/pdf/manual_all_2017.pdf

第4章

医療システムを理解しよう

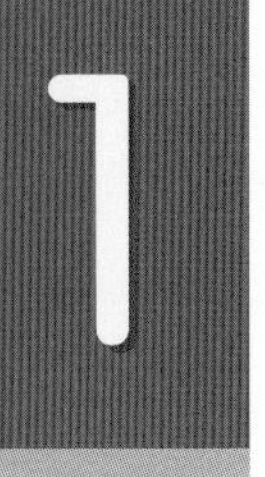

事例をもとに考えてみよう

この節では，医療に含まれる機能とその流れを具体的事例から考えます．まず，大腿骨骨折を生じたカズさんの退院に向けた医療と退院後の療養支援の事例に目を向けます．そして急性期，回復期リハビリテーション，退院したあとの医療と介護の連携の必要性などを理解します．また，各種の医療職の役割やチームアプローチのあり方について考えてみましょう．

カズさんの入院とその後の支援

85歳のカズさんは夫が5年前に亡くなり，ひとり暮らし．高血圧があり近くのかかりつけのZクリニック（診療所）で診てもらっています．手芸の趣味活動のサークルに属し，よく外出もし，また家でも創作をしながら毎日を活動的に過ごしていました．娘の家族が同じ市内に住んでいるので，行き来もよくしています．

ある日の午後，家で座布団の端につまずいて横に倒れ，強く腰を打ちました．痛みのため動けなくなってしまったもののどうにか這って移動し，娘に電話をかけることができました．娘が駆け付けましたが，娘もカズさんを起こすことはできません．そこで119番に電話をし，救急車を呼ぶことになりました．駆けつけた救急隊は，カズさんの状態を観察して骨折を疑い，整形外科があり救急医療を取り扱うX病院に搬送しました．病院でX線検査を行うと，右の大腿骨の頸部骨折であることがわかり，手術治療のために入院することとなりました．

X病院での急性期医療

病院では医師の診察以外にも，**看護師**，**医療ソーシャルワーカー**，**理学療法士**などが次々に話を伺いにきました．アレルギーの有無や今までかかった病気，飲んでいた薬，自宅での生活習慣や，家族構成，さらに自宅の構造についても質問がありました．また，手術前の検査では心電図，胸のX線，血液検査などを受け，心臓や肺，肝臓や腎臓の状態を調べてもらいました．入院2日目には，医師から診療計画書が手渡され，今後の治療の説明を受けました．順調に治療が進めば10日ほどで退院となること，退院後はリハビリテーション専門病院に転院することが望ましいことなどの説明を受けました[1]．

入院3日目には，大腿骨頸部骨折に対し骨接合術という手術を行うことになりました．折れた部分に金属の釘を通しネジで固定する手術です．腰椎麻酔で下半身に麻酔をかけて手術が行われました．手術は2時間ほどで終わりました．手術後は，排尿のために膀胱までの管（バルーンカテーテル）が留置されました．尿はビニール袋に受けて採り，尿量や性状の観察が行われます．またベッドの上で食事やトイレをすることになるので，必要時にナースコールを押し，看護師に手伝ってもらうことになりました．

手術の翌日から病室に理学療法士が訪れ，ベッド上の簡単な運動が始まり，ベッド上で座る練習，次にベッドサイドの柵を持って立つ運動へと進みました．術後の回復は良好で，尿のカテーテルも取れて，1週間目には車いすで移動も可能になりました．カズさんが入院したX病院は**地域医療支援病院**の承認を受けている急性期病院でしたので，手術が終わると次の病院への転院の相談が始まりました．紹介された次の病院は**回復期リハビリテーション病棟**をもつY病院です．そこに転院して本格的な**機能回復訓練**を行って自宅に退院する目標が立てられました．

こうした転院に向けた相談や調整は，主に退院支援看護師が担当してくれました．また，医療ソーシャルワーカーからは，退院後に介護保険制度を利用するために介護認定の申請を行い，転院先のY病院での主治医に意見書を書いてもらうように助言をもらいました．入院10日目には，主治医は転院先の病院にわたす**診療情報提供書**を整え，病棟看護師も看護サマリーをまとめました．これらの書類やX線検査結果などを保存したディスクを次の病院に持っていくようにいわれ，Y病院に転院することになりました．カズさんはひとり暮らしでしたが，さいわい娘がしょっちゅう見舞いに訪れ，退院手続きや転院先への移動を手伝ってくれました．

Y病院での回復期リハビリテーション

Y病院では，担当医師の診察のほか，看護師，理学療法士，**作業療法士**，医療ソーシャルワーカーなどがカズさんや家族から話を伺い，カズさんのリハビリテーションの計画が立てられました．Y病院では，8週間ほど入院して機能回復訓練を行い，ひとりで杖歩行ができるまでに回復すれば自宅に退院する計画が作成され，カズさんは**診療計画書**を受け取るとともに今後のスケジュールなどの説明を受けました．カズさんは転院時に車いすで移動ができるようになっていましたがひとりで歩行はできない状態で，将来家に帰って暮らすことができるかどうか心配をしていました．自宅への退院という目標ができ，これからは歩けるようになるためリハビリテーションをがんばろうと意欲がわいてきました．

病院にはリハビリテーションの訓練室があり，病棟から毎日そこに通いながら，機能回復の訓練が進められました．理学療法士がついて，平行棒を使った歩行訓練，マット上で関節を動かす運動，さらに杖歩行訓練，階段の昇降訓練などが行われました．また**介護保険制度**の認定申請をしたので，市役所から調査員が病院を訪問し調査が行われました．認定調査の結果については，Y病院の主治医が提出した意見書と合わせて市役所で開かれる介護認定審査会で審査が行われ，退院予定の2週間ほど前に「要介護2」との認定結果が市役所から郵送されてきました．

カズさんは，退院前には杖を使った歩行が可能になっていましたが，退院後家に帰ってひとりで生活がうまくできるかどうかとても不安でした．介護保険制度を使ってどのような支援が受けられるのか，医療ソーシャルワーカーや作業療法士が相談にのってくれました．そして家の近くに事務所がある**居宅介護支援事業所**を紹介してもらい，そこの**介護支援専門員（ケアマネジャー）**に依頼して介護保険制度を利用した**介護支援計画**を作成してもらうことになりました．介護支援専門員は病院を訪れ，カズさんと家族，病院のスタッフ（医師，看護師，医療ソーシャルワーカー，理学療法士，作業療法士）を交えて，退院に向けたカンファレンスが開かれました．

カンファレンスでの話し合いをふまえて，退院後は，介護保険制度を利用して通所リハビリテーションに週に2回の頻度で通いながら歩行能力の改善や筋力の増強を図ること，ホームヘルパーに週に2回訪問してもらって，買い物や食事の支度を手伝ってもらうことになりました．また，家で生活を安全に送ることができるよう，介護保険の住宅改修の制度を利用して玄関，トイレ，ふろ場，階段に手すりをつけるとともに，座布団を床に敷きっぱなしにしないなど足がつまずかないように注意することになりました．さらに，介護保険の福祉用具のレンタルの制度を利用してベッドを導入するとともに，歩行用の４点杖もレンタルしてもらうことになりました．

退院後の生活の準備と介護保険制度の活用

介護支援専門員は，カズさんの退院までに介護老人保健施設に併設されている通所リハビリテーションと訪問介護の事業所に連絡をとって，退院後にカズさんが介護保険のサービスを利用できるように調整を行ってくれました．また福祉用具の事業者に連絡をし，カズさん立ち合いのもと病院の作業療法士の助言も受けながら手すりの取り付けなどの改修を行い，ベッドの導入を図りました．退院後の医療としては大腿骨頸部骨折の治療は終了し，これまでかかっていたＺクリニックに再び高血圧の治療のために通うことになりました．Ｙ病院の担当医師からＺクリニックあてに，これまでの大腿骨頸部骨折に関する診療情報提供書が送られました．また，介護支援専門員もＺクリニックの主治医に連絡をとり，カズさんが要介護２の認定を受けたことや介護計画書に盛り込まれた１週間の予定を報告するとともに，かかりつけ医として今後の状態の変化を見守ってくれるように依頼をしました．

地域医療連携とチームアプローチ

カズさんの一連の医療支援には，病院にカズさんを搬送した救急隊をかわきりに，急性期医療を担うＸ病院（地域医療支援病院），回復期リハビリテーション病棟をもつＹ病院，退院後の医療を引き継ぐＺクリニック（診療所）という３つの医療施設が関わっていました．退院後の支援には，居宅介護支援事業所，介護老人保健施設に併設された通所リハビリテーションや訪問介護の事業所，福祉用具の事業所など介護保険制度に関わるさまざまな事業所が関与していました．病院のなかでは医師，看護師，理学療法士，作業療法士，医療ソーシャルワーカーなどの専門職がチームとして医療を提供していました．さらに，一連の医療や介護の支援を円滑に提供するために，施設や事業所を超えた連携も行われていました．医療システムを理解するには，医療に関わるさまざまな職種の役割や連携についての知識が不可欠です．ここからは医療関係職種のチームアプローチに注目しましょう．

医療におけるチームアプローチ

さまざまな医療職とチームアプローチのあり方

医療分野では法律によって資格が定められたさまざまな職種が働いています．チームアプローチを学ぶ前に，まず，さまざまな医療関係職種の一覧を確認しましょう．第１章第６節の表１（p42）に法律に定められた業務分野と資格の根拠となる法律を挙げています．

医療の専門分化と高度化が進む一方で，地域医療連携や在宅医療の重要性が増してきています．それに伴い，医療におけるチームアプローチのあり方も，医師中心のものから，よりフラットな関係を重視するものへとシフトしてきています．

医療におけるチームアプローチの１つのタイプは，救急医療や外科手術の際に見られます．そこでは，チームの責任者である医師が中心となり，医師の指示に従って，各医療職が迅速・的確に役割を遂行することが期待されています．各種の医療職が「医師の指示のもとに」医療行為を行うという法律上の規定はこうした関係を念頭に規定されたものだといえるでしょう．

一方，もう１つのタイプのチームアプローチは，医師とその他の医療職との関係は，指示する側，される側という上下の関係というより，相互の役

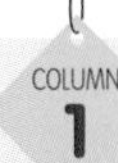

COLUMN 1 地域連携クリニカルパス

ここに紹介したカズさんの事例に出てくる急性期のX病院，回復期リハビリテーション病棟をもつY病院は地域連携クリニカルパスを導入しており，前もって大腿骨頸部骨折の診療のために連携する準備をしていました．地域連携クリニカルパスとは何かを説明します．

クリニカルパス（クリティカルパスともいいます）は，p47にもあるように，疾患の診療に関して，良質な医療を効率的，かつ安全，適切に提供するための手段として開発された診療計画表のことです．クリニカルパスの活用によって，病院における医療の質を高めるとともに，内容の標準化，効率化，インフォームド・コンセントの充実，チーム医療の向上などへの効果も期待されます．日本クリニカルパス学会は，「患者状態と診療行為の目標，および評価・記録を含む標準診療計画であり，標準からの偏位を分析することで医療の質を改善する手法」[1]とクリニカルパスを定義しています．1980年代に米国で開発され，1990年代から日本でも一部の病院で使用されるようになりました．

地域連携クリニカルパスとは，病院内で活用していたクリニカルパスの範囲を地域の他の医療機関などにまで拡大させたものです．日本で2000年代初頭に，熊本市において大腿骨頸部骨折や脳卒中を対象に複数の病院どうしの連携に基づいて開発され，普及してきました[2]．急性期病院から回復期病院を経て早期に自宅に帰れるような診療計画を作成し，治療を受けるすべての医療機関で共有して用いるものです．診療にあたる複数の医療機関が，役割分担を含め，あらかじめ診療内容を患者に提示・説明することにより，患者が安心して医療を受けることができることをめざします．特に大腿骨頸部骨折や脳卒中では，急性期病院，回復期病院，退院後の在宅での医療といった地域医療連携が重要であり，地域連携クリニカルパスに基づいて医療を提供することを診療報酬上で評価する仕組みが2008年の診療報酬改定から導入されています．

参考文献

1）一般社団法人日本クリニカルパス学会ホームページ URL：http://www.jscp.gr.jp/about.html#sub02
2）日本リハビリテーション医学会診療ガイドライン委員会・リハビリテーション連携パス策定委員会(編)：リハビリテーションと地域連携・地域包括ケア．診断と治療社，2013.

割を尊重し，連携し合う横並びの関係が重視されるものです．その背景には慢性疾患の増加という要因があります．慢性疾患の医療では，特に生物医学的，心理的，社会的側面すべてを考慮して医療にあたることが重要です．高齢者医療やリハビリテーションの医療，心身症や精神疾患など心理的なストレスが関与している疾病の医療では，こうしたアプローチがより重要になります．各種の専門職がチームを組んで医療を行うほうが総合的な医療を提供できるのです．そこではさまざまな専門職のチームによるアプローチがなければ効果を発揮できません．

入院患者への接触の頻度は，医師よりも看護師のほうが多いのが通例です．患者の生活と社会的状況への理解は，医療ソーシャルワーカーが関与することによって深まります．患者の心理的，社会的な課題の把握は，医療チームの中では医師よりも看護師やソーシャルワーカーのほうがきめ細かく行える場合が少なくありません．チームのミーティングにおいて，さまざまな医療職が把握した情報はチームに報告され，医師によって把握されている医学的所見とすり合わされて治療やケアの方針が練られます．医師には，こうしたチームワークを理解し，それぞれの職種が最もよく働くことができるような条件をつくり出すことが求められています．

チームアプローチが求められるのは入院治療の場だけではありません．在宅ケアにおいても同様です．在宅ケアにおいて，介護保険制度をもとに訪問看護，訪問介護，通所リハビリテーション，通所介護といった新しい形態の事業が制度化されるに従い，医療のなかだけでのチームにとどまらず，介護保険制度など隣接領域で働く介護や福祉の職種との連携やチームアプローチが求められるようになってきました．また，人生の最終段階の医療とケア，すなわち**エンドオブライフ・ケア**の分野でも事情は同様です．エンドオブライフ・ケアでは，苦痛の緩和が重要となります．身体的苦痛だけでなく，精神的，社会的，さらに，魂の苦痛に対する配慮が求められます．医師，看護師，医療ソーシャルワーカー，臨床心理士，宗教家などがチームを構成してこうした課題に取り組んでいます．

よく機能しているチームアプローチの特徴を確認しておきましょう．そこでは各種の職種の役割やその意義についての認識が共有されています．チームのメンバーが対等な立場で発言し，かつそれぞれが専門家としての責任のもとに行動することができるようになっています．各種の医療職の役割や権限は法律によって規定されており，それを順守する必要がありますが，今後，医療のあり方の変化に伴い見直されていく可能性もあります．

リハビリテーション医療におけるチームアプローチ

カズさんの事例では，リハビリテーション医療が提供されていました．医学的リハビリテーション分野での，各種の専門職の役割とチームアプローチについてさらに詳しくみていきます．リハビリテーションチームには，医師，看護師，理学療法士，作業療法士，言語聴覚士，ソーシャルワーカー，義肢装具士，臨床心理士などが含まれます．回復期リハビリテーション病棟で，入院患者に医学的リハビリテーションが提供される場面を想定してみましょう．まず，個々の患者について，**国際生活機能分類（ICF）**を念頭に，健康状態，心身機能・構造，活動と参加，環境因子や個人因子の各領域において**評価（アセスメント）**が行われます．

医師は健康状態を診察し，心身機能・構造に対する医学的な診断・評価を行うでしょう．看護師は，患者や家族の療養上の世話に必要なアセスメントを行います．理学療法士や作業療法士は，日常生活動作の評価など，主に活動や参加のレベルの評価をします．ソーシャルワーカーは，経済状況，職場の状況，家族関係など社会的状況や環境面での評価を担当します．また，本人の障害の受容など心理的状況の把握も行われます．こうした評価を持ち寄って，チーム全体のカンファレンスで，個々の患者に適した**リハビリテーション・プログラム**が作成され，職場復帰や家庭復帰といった最終ゴールの設定が行われます．リハビリテーション・プログラムとして，たとえば，筋力増強，関節可動域訓練，歩行訓練など実施する訓練の種類，実施方法や時間，実施期間などが合意されます．一定の期間を定めてプログラムの成果が再評価され，カンファレンスにおいてプログラムが練り直されます．こうした一連のアプローチに患者自身が参加し，患者の同意のもとにプログラムが実施されることが重要です．

このように医学的リハビリテーションでは，各種の専門職がカンファレンスを通じて，障害の評価，ゴール設定，プログラム作成を行いながらチームとしてアプローチします．以下，医学的リハビリテーションに従事する重要なスタッフについて，その役割を述べます．

医師は医学的リハビリテーションの総括的責任者です．医学的な診断と評価を担当し，医学的治療の実施者です．またチームの各スタッフが実施するプログラムの指示を出します．他の診療科の診療が必要な場合の連絡，紹介を行います．看護師は，療養上の世話とともに医師の診療の補助を行います．個々の患者に関わるスタッフ間の連絡調整を看護師が行うこともあります．

理学療法士と作業療法士の役割ですが，1965年に制定された「理学療法士及び作業療法士法」

に次のように書かれています．理学療法は「身体に障害のある者に対し，主としてその基本的動作能力の回復をはかるため，治療体操その他の運動を行わせ，および電気刺激，マッサージ，温熱その他の物理的手段を加えること」，作業療法は「身体または精神に障害のある者に対し，主としてその応用的動作能力または社会的適応能力の回復をはかるため，手芸，工作その他の作業を行わせること」です．理学療法士が身体的な基本動作の訓練を行い，温熱や電気刺激などの物理的治療法を用いるのに対し，作業療法士は，各種作業を通じて応用動作や社会適応能力の回復を図ります．また，作業療法士は，身体障害だけでなく精神障害も対象にしています．

言語聴覚士は，音声・言語の障害に対する専門職です．咀嚼や嚥下の障害に関わることもあります．1997 年に，言語聴覚士法ができて資格制度がつくられました．医学的リハビリテーションのチームの一員として働くほか，社会福祉や教育の分野での療育にも携わる専門職です．

ソーシャルワーカーは，患者の心理的状況，社会的状況を把握し，各種の福祉サービスの活用，その他の社会資源の紹介や利用を援助します．家族や職場など周囲の人々とも連絡を取り，社会復帰，家庭復帰の条件づくりをします．ソーシャルワーカーとしての資格は，1987 年に成立した「社会福祉士及び介護福祉士法」によって，社会福祉士として制度化されています．また 1997 年に成立した精神保健福祉士法によって精神科ソーシャルワーカーの資格が法律によって定められました．「社会福祉士及び介護福祉士法」では，社会福祉士を「専門的知識および技術をもって，身体上もしくは精神上の障害があることまたは環境上の理由により日常生活を営むのに支障がある者の福祉に関する相談に応じ，助言，指導，福祉サービスを提供する者または医師その他の保健サービスを提供する者その他の関係者との連絡および調整その他の援助を行うことを業とする者」と定めています．

臨床心理士は，公益財団法人臨床心理士資格認定協会が認定する資格です．2015 年に公認心理師法が成立したので，今後は国家資格となった公認心理師が増加していくでしょう．心理士（師）は，心理状態の把握，カウンセリングを通じた心理面の相談援助を行います．

あん摩マッサージ指圧師，鍼灸師（はり師およびきゅう師），柔道整復師は，「あん摩マッサージ指圧師，はり師，きゅう師等に関する法律」「柔道整復師法」の改正により，1992 年度から試験の実施者および免許権者はそれまでの都道府県知事から厚生労働大臣へと変更されました．あん摩マッサージ指圧師が行う行為，鍼灸治療や柔道整復師が行う外傷（骨折・脱臼・打撲・捻挫など）に対する非観血的治療（整復・固定などの治療）は，「医業類似行為」とよばれ，医師が行う「医業」と区別されており，これらの資格所持者には開業権が認められています．医療機関で行われるリハビリテーションなどのチーム医療においてスタッフの一員として働くこともあります．

医療システムへの理解を深めよう

医療システムを理解するには，医療に関わる専門職種とその役割のほかにも，医療施設のさまざまな機能と相互の連携，さらに財源面で医療を支える医療保険制度など，医療システムを構成するさまざまな要素についての知識が必要です．次項以降でそれらへの理解を深めます

参考文献

1） 石橋英明：大腿骨頸部骨折のリハビリテーション．理学療法科学 20：227-233, 2005.

2 医療の機能分化と地域医療連携

地域医療体制の再構築の動きが進んでいます．高度急性期，急性期，回復期，慢性期というように傷病の状態に応じて病院の病床機能が分化してきました．病院と診療所間の連携（病診連携といいます）も重要です．地域の医療施設の連携によって地域の医療ニーズ全体に応えていくことが求められています．この節では，**地域医療連携**がめざすものを確認し，医療施設の機能の分化と連携を推進する政策の動向に目を向けます．

医療ニーズの変化と医療供給体制の再構築

長寿社会が実現するとともに地域の医療ニーズも変化してきました．人口の高齢化とともに慢性疾患や難病を抱えながら生活する人々が増えてきました．傷病の状態が多様化するのに合わせて，医療の高度化，専門分化も進んでいます．こうした変化を反映して医療ニーズそのものが質的に多様化しています．また，人口の高齢化，特に75歳以上の後期高齢者の増加に伴い，地域全体の医療ニーズが今後，量的に増大していきます．このような地域の医療ニーズの変化に対応できる医療体制が求められています．そのためには，医療施設の機能の分化を図り，一定の地域のなかで，さまざまな医療のニーズに対応できるよう医療施設どうしが連携する体制を整えていくことが必要となります．

日本は他の先進諸国と比べ医療施設の病床数ははるかに多く，**表1**に示すように人口1万人あたりの病床数は，ドイツ，フランス，オーストラリアなどの1.5倍以上ですし，スウェーデンと比べると5倍ほど病床数が多いのが現状です．多くの先進諸国では，病院病床数を減少させ入院医療の効率化を図るとともに，長期の介護が必要な人々に対しては，在宅ケアや**ケア付き住宅**を充実させて対応してきています（韓国は例外で病床数を増やしています）．日本でも相次ぐ医療法改正によって医療施設の機能分化を図り，医療供給体制の効率化をめざす動きが進んでいます．また**医療保険制度**と**介護保険制度**を連動させ，病院病床数を削減させながら，病院ではなく**介護保険施設**（**特別養護老人ホーム**，**介護老人保健施設**，**介護医療院**）や在宅ケアを充実させる政策がとられています．

医療法が定めるさまざまな医療機能

医療施設の要件や機能を定めているのは1948年に制定された医療法という法律です．医療法に基づき医療施設として**診療所**と**病院**および**助産所**（**開業助産師が分娩を助け，産婦や新生児の世話をする場所**）が定められています．

診療所は，医師または歯科医師が，公衆および特定多数人のため，医業または歯科医業を行う場所で，患者を入院させるための施設を有していないもの（**無床診療所**）と，患者19人以下の入院

表1 病床数の国際比較

		病床数			率（人口万対）		
		総数	急性期病床（再掲）	療養病床（再掲）	総数	急性期病床（再掲）	療養病床（再掲）
日本	2016年	1,664,456	986,784	338,067	131	78	27
韓国	2015年	588,381	372,335	213,986	115	73	42
米国	2014年	902,202	793,209	58,800	28	25	2
スウェーデン	2015年	23,885	22,152	1,637	24	23	2
英国	2015年	169,995	—	—	26	—	—
フランス	2015年	408,245	271,013	31,639	61	41	5
ドイツ	2015年	664,364	499,351	—	81	61	—
イタリア	2015年	194,065	160,085	9,144	32	26	2
オーストラリア	2014年	80,019	—	—	38	—	—

資料：日本は厚生労働省「医療施設調査」，諸外国「OECD Health Data」
注1）国により定義が異なっているので，国際比較をする場合，注意が必要である．
注2）日本の総数は病院と一般診療所の合計，急性期病床は，病院の感染症病床および一般病床と一般診療所の病床のうち療養病床を除いたものの合計である．

施設を有するもの（**有床診療所**）があります．一般診療所，歯科診療所のうち，有床診療所は最近減少傾向にありますが，無床診療所は医科，歯科ともに増加しています．

一方，病院は，医師または歯科医師が，公衆または特定多数人のために，医業または歯科医業を行う場所で，患者20人以上を入院させるための施設を有するものをいいます．病院は，傷病者が科学的かつ適正な診療を受けることを主な目的として組織され，運営されるものでなければなりません．そのために必要な人員，管理運営，施設設備の基準が定められています．

日本の病院は，国立病院，公的病院のほか，社会保険関係団体立，医療法人立，公益法人立，学校法人立など，開設者が多様であることが特徴です．しかし営利法人（株式会社など）による設立は原則として認められていません．最も多いのは医療法人立で，日本にある病院のうちの7割弱，病院病床のうち5割強を占めています．公的病院とよばれるものは，都道府県，市町村，国保連合会，日赤，済生会，厚生連，北海道社会事業協会の開設する病院です．

病院は，一般病院，精神科病院，結核療養所に区分されています．病床の種類として一般病床，療養病床，精神病床，感染症病床，結核病床の区分があります．

医療法は1985年以降，何度も改正が重ねられて，医療施設機能の分化と連携を促進する政策が進められています．1985年の医療法改正で，都道府県における「**医療計画**」の策定が義務づけられました．医療計画では，都道府県ごとに**2次医療圏**を設定し，圏域ごとの基準病床数が算定されます（当初は「必要病床数」とよんでいましたが，2000年の医療法改正で「**基準病床数**」という用語に変更されました）．基準病床数を設定することで，それ以上の病床増に歯止めがかけられています．都道府県医療計画を通じて，日本の医療施設病床数は統制されており，病院および有床診療所を合わせた総病床数をみると，1991年の195万8千床をピークとして，その後は徐々に減少してきています．

1992年に成立した医療法改正では，高度の医療を提供する施設として**特定機能病院**を制度化しました．また1997年の医療法改正では**地域医療支援病院**を制度化しました．

特定機能病院は，国の医療審議会の意見に基づき，厚生労働大臣の承認を得た病院で，次の６つの要件に該当しなければなりません．①高度の医療を提供する能力があること，②高度の医療技術の開発および評価を行う能力があること，③高度の医療に関する研修を行う能力があること，④内科，精神科，小児科，外科，整形外科，脳神経外科，皮膚科，泌尿器科，産婦人科，産科，婦人科，眼科，耳鼻咽喉科，放射線科，歯科，麻酔科の政令で定める診療科のうち10以上の診療科を含むこと，⑤400人以上の患者を入院させるための施設であること，⑥適切な人員，施設，構造設備を有すること，です．特定機能病院として大学医学部附属病院および国立がん研究センター，国立循環器病研究センターなどが承認されています．

地域医療支援病院は，国，都道府県，市町村，特別医療法人，公的医療機関，医療法人，学校法人などが開設する病院で，次の５つの条件を備えていることを要件としています．①紹介患者に対する医療の提供，②病院設備等の共同利用の実施，③救急医療の提供，④地域の医療従事者に対する研修の実施，⑤病床規模，原則200床以上，です．地域医療支援病院と称するには都道府県知事の承認が必要です．

2000年に行われた医療法改正において，精神病床，結核病床，感染症病床以外の病床は，一般病床と療養病床に区分されることになり，2003年８月までにいずれかに移行しました．療養病床は長期療養が必要な入院患者に対応するものです．

2006年の医療法改正では，都道府県が策定する医療計画に医療連携体制の構築，医療機能の分化・連携の促進等についての項目を盛り込むことが規定されました．2014年の改正では，病院は一般病床と療養病床を４つの**病床機能**（**高度急性期**，**急性期**，**回復期**，**慢性期**）に再区分して，都道府県に毎年報告する制度（**病床機能報告制度**）が盛り込まれました．都道府県は，病床機能報告制度から得られたデータをもとに，医療計画の一部として，２次医療圏（構想区域）ごとの**地域医療構想**を策定することになりました．医療計画に関しては後で詳しく述べます．

診療報酬制度による医療の機能分化

診療報酬とは，医療施設や保険薬局が医療保険のサービスに対する対価として医療保険者から受け取る報酬のことです．その基準は，厚生労働大臣が**中央社会保険医療協議会（中医協）**の議論を踏まえ決定し，厚生労働大臣告示として示されており，ほぼ２年ごとに改定されています．大臣告示に示される診療報酬点数表（医科，歯科，調剤の３種類がある）では，さまざまな診療行為（個々の技術，サービス）を点数化しており，１点10円として評価します．使用する個々の医薬品についても，薬価基準で点数が定められ価格が決まっています．

診療報酬の算定基準のなかには，報酬を請求できる医療機関や病棟の人的配置基準を含む要件が定められていて，その要件を満たすところでなければ報酬請求ができないような項目があります．そうした**診療報酬算定要件**を定めることで，医療機関や病棟の機能分化が図られてきています．例えば，高度急性期医療を担う各種の集中治療室，回復期リハビリテーション病棟，地域包括ケア病棟，緩和ケア病棟などは診療報酬制度によって要件が定められています．

急性期医療の診療報酬制度で注目すべきは**DPC対象病院**の導入です．**診断群分類（diagnosis procedure combination：DPC）**に基づいた１日当たりの包括評価を原則とした支払い方式が2003年度から導入されています．2003年度から特定機能病院を対象としてモデル実施が開始され，2006年度より本格導入されました．DPC対象病院では，診断群分類ごとに定められた包括払い方式と，包括点数では評価できない部分に対する出来高払い方式を組み合わせて，診療報酬を請求します．診断群分類は，国際疾病分類に基づく「傷病名（diagnosis）」と，手術・処置等の「診療行為（procedure）」の組み合わせによって構成されており，2,400 ほどの診断群分類に対してそれぞれ 1 日あたりの包括点数が定められています．在院日数は 3 段階に設定され，1 日当たりの包括点数は在院日数が長引くと減算されるので，病院に対しては在院日数を短縮して病床利用回転を早めるようにインセンティブが働くことになります．DPC 対象病院は次第に拡大し，適用される病床は一般病床の半数以上を占めるようになっています．

また，2006 年の診療報酬改定では，**在宅療養支援診療所**が定められました．診療所が他の医療機関や**訪問看護ステーション**と連携して 24 時間体制で医療や看護を提供することを要件としているものです．**介護支援専門員（ケアマネジャー）**などとの連携も要件となっています．その後，在宅療養支援病院や複数の医師で対応する**機能強化型在宅療養支援診療所**の要件も定められました．一定の要件に該当し届出をしている医療機関には，在宅療養を支援する項目でより高額の診療報酬が設定されています．

最近の診療報酬改定（2018 年 4 月）がめざす柱の 1 つは「地域包括ケアシステムの構築と医療機能の分化・強化，連携の推進」であり，改定の概要として，医科では，①医療機能や患者の状態に応じた入院医療の評価，②外来医療の機能分化，かかりつけ医の機能の評価，③入退院支援の推進，④質の高い在宅医療・訪問看護の確保，⑤医療と介護の連携の推進を挙げており，歯科では①かかりつけ歯科医の機能の評価，②周術期等の口腔機能管理の推進，③質の高い在宅医療の確保を挙げています．

診療報酬制度に関していくつかの施策を例示しましたが，診療報酬改定を通じて，医療施設や病棟の機能分化，地域医療連携，在宅医療や訪問看護の強化に向けた誘導が行われていることがわかります．こうした施策が進められ，入院期間の短縮化が図られています．しかし患者が安心して退院するためには，次の節で述べる地域包括ケアシステムを確立し，在宅医療を含む在宅ケアの充実，さらに介護保険施設やケア付き住宅の整備などが図られなければなりません．

医療計画が進める地域医療体制の構築

都道府県が策定する医療計画において 2 次医療圏が設定されます．そこでまず，医療提供における**圏域設定**の考え方（1 次医療圏，2 次医療圏，3 次医療圏）を理解しておきましょう．1 次医療圏とは，一般的な傷病の外来治療を提供する範囲であり，医療計画では市町村の範囲を想定しています．2 次医療圏は一般的な入院治療をカバーできる圏域です．複数の市町村を含む場合が多く，全国には 2016 年現在 344 の 2 次医療圏が設定されています[1]．3 次医療圏は，2 次医療圏ではカバーできない高度な医療を提供する圏域を想定しており，北海道以外では都府県が相当します．

医療を提供する形態には，入院医療，外来医療のほか在宅医療があります．医療従事者が患者の居宅などを訪問して医療を提供する形態を在宅医療と呼んでいます．在宅医療のニーズに対応するためには，1 次医療圏よりももっと狭い**日常生活圏域**（介護保険制度のもとで市町村内に設定される圏域）を重視することが必要になってきます．

医療施設の機能分化とともに，医療施設間の連携を推進するために，医療計画に記載する事項も拡充が図られてきました．2006 年の医療法改正により，**4 疾病（がん，脳卒中，急性心筋梗塞，糖尿病）**と **5 事業（救急医療，災害時医療，へき地医療，周産期医療，小児医療）**について，具体的な医療連携体制の計画や達成すべき目標を記載することになりました．さらに 2012 年の医療法施行規則の改正により，4 疾病に**精神疾患が加わり 5 疾病**と 5 事業それに**在宅医療**についても，**医療連携体制**や達成目標を記載することになりました．

2014年の医療法の改正では，各医療機関が，病棟単位にその病床機能を，高度急性期，急性期，回復期，慢性期の４つの区分のなかから都道府県に毎年報告する**病床機能報告制度**が創設されました．また，合わせて都道府県に**地域医療構想**の策定が義務づけられました．２次医療圏（「構想圏域」とよばれる）ごとに，地域の医療ニーズの将来推計および病床機能報告制度により報告された情報などを活用し，医療計画の一部として地域医療構想を策定します．地域医療構想では，将来人口推計をもとに４つの病床機能ごとに2025年に必要となる病床数および在宅医療の必要量を推計します．またぬざすべき医療提供体制を実現するための施策を検討します．医療計画は６年ごとに見直されるのに対し，地域医療構想は３年ごとに見直されることとなりました．２次医療圏ごとに，医療機関による自主的な取組みや医療機関相互の協議の場（「地域医療構想調整会議」）を通じて，地域医療構想に示された病床の各機能別必要量に向けて収斂させていくことが課題となっています．

医療計画には，在宅医療を進めるために達成すべき数値目標や施策などを記載することになっています．厚生労働省が都道府県による医療計画策定のために出した「**在宅医療の体制構築に係る指針**」では，在宅医療を進める連携体制のなかで次の４つの機能を実現できるよう，関係機関の役割の分担や連携を充実・強化することを求めています．

第１は退院支援の機能です．入院医療機関と在宅医療に関わる機関の円滑な連携により，切れ目のない継続的な医療体制を確保することがめざされます．第２は日常の生活の場における療養支援の機能です．患者の疾患，重症度に応じた医療，緩和ケアを含む医療が，多職種協働により，患者が住み慣れたところでできる限り生活が継続できるように，継続的，包括的に提供されます．第３は急変時の対応機能です．在宅療養者の病状の急変時に対応できるよう，在宅医療を担う病院・診療所，訪問看護事業所および入院機能を有する病院・診療所との円滑な連携による診療体制を確保することが含まれます．第４は看取りの機能です．住み慣れた自宅や介護施設など，患者が望む場所での看取りを行うことができる体制を確保することがめざされます．

在宅医療を提供する主治医（診療所医師が中心）と病院との連携（病診連携）の体制をつくることも課題です．在宅医療の提供体制の整備は患者の生活の場である日常生活圏域での整備が必要であることから，市町村が主体となって，地域の医師会，歯科医師会，薬剤師会および看護協会などと協働して推進することとなります．

2015年の医療法の一部改正では「地域医療連携推進法人制度」が創設され，2017年４月から施行されています．2015年度から，各都道府県において策定されるようになった地域医療構想の目標達成のための手段として，地域の医療施設相互間の機能の分担・連携を推進し，質の高い医療を効率的に提供するための新たな制度で，法人を組織して地域医療連携を追求するものです．詳しくは**コラム１**を参照してください．

地域医療の動向に目を向けよう

医療職として働く場合，自分が所属する医療施設や職場という「窓」からしか，地域の医療をみることができません．日々の臨床に追われていると，さまざまな医療施設や機関が連携して成り立っている地域医療の仕組みの存在さえ，視野に入りにくいかもしれません．この節のテーマである地域医療連携の姿は，変化し発展をしています．今から地域医療の動向にも目を向ける姿勢を身につけましょう．

参考文献

1）厚生労働統計協会（編）：厚生の指標増刊　国民衛生の動向 2019/2020．厚生労働統計協会，2019．

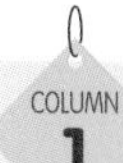

COLUMN 1 地域医療連携推進法人

2015年の医療法改正で，新たに「第七章　地域医療連携推進法人」が法律に盛り込まれました．地域医療構想が定める当該地域の医療連携の方針に沿って，参加する法人の医療機関の機能の分担および業務の連携を推進することを目的とする一般社団法人です．

地域医療連携推進法人には介護事業等を実施する非営利法人も参加することができ，介護との連携も図りながら，地域医療構想の達成および地域包括ケアシステムの構築に資する役割を果たします．医療法人，社会福祉法人，開業医など複数の非営利法人・個人が社員として参加でき，競争よりも協調を進め，地域において質が高く効率的な医療提供体制を確保することをめざします．営利法人は参加することができません．

本法人は，地域医療構想の構想圏域を考慮して自ら区域を定め，医療機関等の機能分担や業務の連携を推進することを主たる目的とし，医療法に定められた次のような基準をみたすものです．(1) 病院・診療所・介護保険施設のいずれかを運営する法人が2つ以上参加する，(2) 医師会・利用者団体その他で構成される地域医療連携推進評議会を法人内においている，(3) 参加法人が重要事項を決定するにあたっては地域医療連携推進法人に意見を求めることを定款で定めている，などです．

この法人は，参加法人に資質の向上のための研修，医薬品・医療機器などの物資の供給，資金の貸付けなどの支援を行うことができます．法人の認定は，都道府県医療審議会の意見を聴いて都道府県知事が行います．制度創設から約2年が過ぎた2019年1月現在，認定されたのは全国で7法人にとどまっており，今後の動向に注目する必要があります．

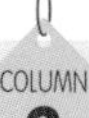

COLUMN 2 人口問題に医療職はどうかかわるか

人口問題というと「少子高齢化」という言葉が思い浮かぶことでしょうが，そもそも少子高齢化の何が問題なのでしょうか．

生産年齢人口減が問題

医療保険，介護保険，年金など，社会のセーフティネットは，多数の人々が少しずつお金を出し合ってプールし，医療などで多大なお金が必要になった少数の人々のために使うというシステムになっています．今は元気な自分も，いつ医療などで多大なお金が必要になるかわからない．そうなったら自腹では払いきれない．そんなリスクをみんなが抱えているので，万が一のためにみんなでお金をプールしておきましょうということです．お金が必要な人，1人に対して，お金を出す人が100人いれば，1人あたりの負担額は，1%程度になるわけです．ところが，お金を出す人が1人しかいなかったら，負担額は100%ですので，みんなで少しずつではなくなってしまいます．それでは保険として成り立ちません．

国立社会保障・人口問題研究所の推計によれば，日本の高齢者人口（65歳以上）は，2045年くらいまで緩やかに増えていき，その後減少に転じると考えられています（**図1**）[1]．一方，**生産年齢人口**（15～64歳）は，今後も減少の一途を辿ると考えられていますから，高齢者1人を働き盛りの1人か2人で支えなければならない時代が訪れるかもしれません．

生産年齢人口が減っているのは，ひとえに出生数が減っているからです．2022年の合計特殊出生率（1人の女性が一生涯に産むであろう子どもの数）は，1.26でした[2]．単純に考えると，父と母がいて子どもが2人生まれることが続けば，世代交代しても同じ人口を維持できるはずです．しかし，夫婦の間に子どもが1人ということが続けば，世代交代とともに人口は減っていくことになります．まず年少人口（0～14歳）が減り，続いて生産年齢人口が減り，ついには老年人口も減っていくことになります．ちなみに，2020年の国勢調査で，前回調査時（2015年）に比べて，総人口が減少したことが確認されました[3]．

回復ではなく，よい終末に向かってのサービス提供

これから20年くらいの間，老年人口が増え，一方で生産年齢人口が減っていくと，医療・介護の現場はどうなるのでしょうか．医療機関では，治療の甲斐あって元気に退院していく患者よりも，介護や訪問看護が必要な状態で，あるいは亡くなって退院する患者が目立つようになるでしょう．医療機関の看護師などは，患者の退院に向けて介護や訪問看護の現場と連携することがどんどん多くなっていきます．そして，医療や介護の現場では，回復に向かってというよりも，よりよい終末に向かってサービスを提供することが多くな

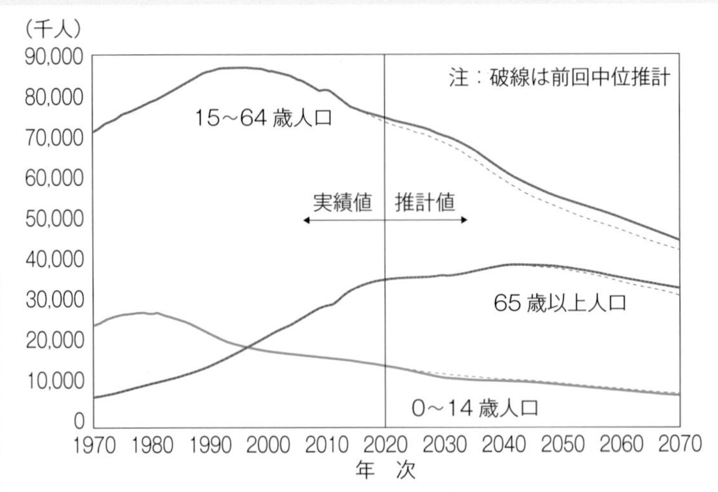

図1　年齢3区分別人口の推移──出生中位（死亡中位）推計 [1)]

るでしょう．とにもかくにも１秒でも延命することに，できる限りの手間暇と費用をかけるべきという考え方だけでは成り立たなくなりつつあります．ある高齢者にとってよりよい看取りとはどのようなものか．医療・介護に関わる人たちが，あらかじめ，患者さんや入所者，そしてそのご家族と一緒に考えていかなければならない場面が増えていくでしょう．終末期の患者さんに胃瘻を開始すべきか．延命中止はどのように考えられるべきなのか．すでに，大きな議論が巻き起こっています．終末期におけるコーディネーターとしての医療者の役割がますます求められるようになってくるのではないでしょうか．

病気になる人，介護が必要になる人を減らすこと

社会保障制度を維持し，万が一大きな病気などになっても安心して暮らせる社会を推進するにはどうしたらよいでしょうか．１つは，生産年齢人口を増やすことです．それには，出生数を増やすことです．つまり，少子化対策ということになります．子どもをもつかもたないかは個々人の人権に関わることですので，出産を強いるようなことはもっての外です．子育てがしやすい環境をつくり，１人でも多くの人に子どもをもっても安心して生活ができる社会だと認識してもらえるようにするための政策が行われています．もう１つは，医療や介護などにかかるコストを下げることです．つまり，病気や介護が必要な状態になってしまう人を減らして，**健康寿命**を延伸するということです．そのために，健康診断や介護予防事業などが行われています．結局のところ，１人ひとりが安心して暮らせるための社会保障制度を維持するには，それぞれが元気で，そして安心して生活できる環境をつくることということになるのではないでしょうか．

保健・医療をめざしている読者のみなさんには，病気や介護が必要な状態になってしまった人のケアに加えて，社会保障制度を持続させるためにも，病気や介護が必要な状態になるのを予防するということにも積極的に関わる人になってほしいと思います．

引用・参考文献

1）国立社会保障・人口問題研究所（編）：日本の将来推計人口　令和５年推計．p3，2023．
http://www.ipss.go.jp/pp-zenkoku/j/zenkoku2023/pp2023_ReportALL.pdf
2）厚生労働省：令和４年（2022）人口動態統計（確定数）の概況．2023．
http://www.mhlw.go.jp/toukei/saikin/hw/jinkou/kakutei22/index.html
3）総務省統計局：令和２年国勢調査結果．2018．
http://www.stat.go.jp/data/kokusei/2020/index.html

西連地利己

3 地域包括ケアシステムと多職種連携

人口高齢化が進み，地域の医療ニーズも変化するとともに，医療とあわせて介護，生活支援といった複合的ニーズをもつ人々が増えています．この節では，地域におけるケアニーズの増大に対応するための地域包括ケアシステムの考え方を学びます．また，それを実現するための仕組みや**多職種連携**のあり方を考えます．

地域包括ケアシステムとは

地域包括ケアシステムという概念が初めて取り上げられたのは厚生労働省老健局長の私的研究会という位置づけでつくられた高齢者介護研究会が2003年6月に出した報告書「2015年の高齢者介護～高齢者の尊厳を支えるケアの確立に向けて～」[1)]においてでした．同報告書に基づき，2005年の**介護保険法**の改正が準備され，2006年4月に**地域包括支援センター**が創設されました．地域包括ケアを進めるためさまざまな機関・団体のコーディネートを行う機能も，地域包括支援センターとその設置主体である市町村に期待されることとなりました．

この報告書には「地域包括ケアシステムの確立」という項に，「在宅サービスを複合化・多機能化していくことや，新たな『住まい』の形を用意すること，施設サービスの機能を地域に展開して在宅サービスと施設サービスの隙間を埋めること，施設において個別ケアを実現していくこと」とともに「個々の高齢者の状況やその変化に応じて，介護サービスを中核に，医療サービスをはじめとする様々な支援が継続的かつ包括的に提供される仕組みが必要」と書かれています．「支援の継続性」としては，たとえば入院から在宅生活への移行に際して医療や看護のサービスが途切れることなく提供されることが必要ですし，「支援の包括性」としては，医療と介護，さらにさまざまな生活支援のサービスが包括的に確保されることが必要です．

地域包括ケアシステムに関する議論は，その後2011年の介護保険法の改正に先立って出された「2009年度地域包括ケア研究会報告書」[2)]においても展開されています．そこには，「地域包括ケアシステムは，ニーズに応じた住宅が提供されることを基本としたうえで，生活上の安全・安心・健康を確保するために，医療や介護，予防のみならず，福祉サービスを含めた生活支援サービスが日常生活の場（日常生活圏域）で適切に提供できるような地域での体制」であり，「日常生活圏域は，おおむね30分以内に必要なサービスが提供される圏域として，具体的には中学校区を基本とする」と書かれています．また，2014年に改正施行された「地域における医療及び介護の総合的な確保の促進に関する法律」では，地域包括ケアシステムを「地域の実情に応じて，高齢者が，可能な限り住み慣れた地域でその有する能力に応じ自立した日常生活を営むことができるよう，医療，介護，介護予防，住まいおよび自立した日常生活の支援が包括的に確保される体制」と定義しています．ここで地域包括ケアには，①医療，②介護，③予防，④住まい，⑤生活支援という5つの要素を含むことが必要だと考えられています．

2011年に長寿社会開発センターから出された『地域包括支援センター業務マニュアル』[3]には次のように書かれています．「地域包括ケアとは，地域住民が住み慣れた地域で安心して尊厳あるその人らしい生活を継続することができるように，介護保険制度による公的サービスのみならず，その他のフォーマルやインフォーマルな多様な社会資源を本人が活用できるように，包括的および継続的に支援することです」．介護保険や医療およびその他の**社会福祉サービス**などは制度化されたフォーマルな社会資源ですが，近隣の人々の支え合いや地域のボランティアの活動などはインフォーマルな社会資源です．ここでは，インフォーマルな支援も，地域包括ケアの要素として重視していることに注目しましょう．

地域包括ケアシステムが必要とされる背景

人口構成が変化し少子高齢化が進むなか，高齢者の単独世帯や夫婦世帯が増加するとともに，医療や介護を要する人々は増大しています．慢性疾患や障害をもっていても，多くの人々は，自宅で，あるいは自宅に近い環境で，普通に生活が継続できることを望んでいます．**ノーマライゼーション**の思想とは，そうした生活を社会的に保障していこうというものです．施設に入院・入所して提供されるケアでは，施設の都合によって，そこでの生活は制限されます．人々が自分の個性を発揮できて，自分の好みに応じた生活を組み立てていけるのは，自分の家や住み慣れた地域社会のなかにおいてです．人々が高齢になっても，また介護の必要な状態になっても，住み慣れた地域で自分らしい暮らしを続けていけるような支援体制，すなわち地域包括ケアシステムの構築が必要となっています．

国立社会保障・人口問題研究所の「日本の人口の将来推計」[4]によると，65歳以上の高齢者数は2015年の3387万人が，2042年には3935万人とピークを迎えると予測されています（出生中位・死亡中位推計）．また，75歳以上の高齢者人口の全人口に占める割合も増加していき，団塊の世代がすべて75歳以上となる2025年には2180万人，2055年には2446万人（全人口の25.1%）になる見込みです．医療や介護の必要性は特に75歳以上の**後期高齢者**において高いので，人口の高齢化に伴い，地域の医療や介護のニーズそのものが今後増大していくことは避けられません．

疾病予防や介護予防の取り組みをさらに推進すること，地域において医療と介護のニーズに効率的に適合できるようにサービスシステムを再構築することが必要になっています．地域包括ケアシステムを実現していくことは，今後の医療と介護のニーズの変化に適合できるようサービスシステムを再構築する政策の一環であると位置づけることができるでしょう．

介護が必要になった場合に，医療保険や介護保険によるフォーマル（制度的）なサービスを適切に利用することが重要となりますが，家族などインフォーマルな支援が果たす役割も大切なものです．しかし，高齢者の家族の形も変化してきており，今後も継続して65歳以上の単独世帯や夫婦のみの世帯が増加していくことが予想されています．ですから，家族を超えて，人々が相互に支え合う仕組みを地域社会につくり出していくことも重要な課題となっています．

地域包括ケア研究会[5]は，生活を支える仕組みを誰が費用を負担しているかという観点から，「自助，互助，共助，公助」を区分して整理しています．**自助**は，自らの負担によるもので，自費で購入する市場サービスを含むものですが，自ら積極的に健康づくりや介護予防に取り組むことも含まれます．**互助**は，費用負担が制度的に裏付けられていない自発的なもので，地域の住民同士やボランティアとしての支え合いなどです．**共助**は，社会保険（介護保険，医療保険）にみられるように，リスクを共有する者同士の負担による支え合いです．**公助**は，公の負担つまり税を財源とする行政サービスです．これら4つの仕組みは相互に排除しあうものではなく，例えばボランティア組織に，市町村が部分的に介護保険の財源から補助金を交付している場合，互助と共助や公助が重複していると考えることができます．

地域包括ケアシステムの構築には，自助・互助・共助・公助をバランスよく組み込んでいくという発想が必要です．地域包括ケアシステムの5つの要素のうち，医療と介護は税や社会保険料を財源とする制度的サービス（公助・共助）に依存する部分が大きいですが，介護予防や住民同士の支え合いによる生活支援では，自助や互助の役割が重要になります．住環境の整備や住まい方の工夫には，自助・互助・共助・公助すべてが関わります．

地域包括ケアシステムという仕組みをつくり出す主体は誰かと考えると，保健・医療・介護・福祉の関係者，税に基づくサービスに責任をもつ行政，それに住民組織や市民1人ひとり，このすべてがその主役であるといえそうです．地域包括ケアシステムは地域ごとに異なるその特性に合わせて，市町村行政が中心となりながら，立場が違うものどうしが協力し合ってつくり上げていかなければなりません．当然，医療関係者もその一翼を積極的に担うことが必要です．

介護予防や**生活支援**を促進するには，地域の人々が孤立せず交流ができ相互に支え合う場づくり，その場づくりには住民自身の積極的参加が必要ですし，あるいはさまざまな市場サービス側からの取り組みも大切です．地域包括ケアシステムの構築には，地域づくり，まちづくりという視点をもつことが重要です．

地域包括ケアシステムを実現するための仕組み

地域包括ケアシステムでは，在宅生活の支援とともに自宅に替わる住まいの場を整備していくことや医療と介護が一体的に提供できる仕組みをつくっていくことが必要です．介護保険制度において，2006年度から「**地域密着型サービス**」が創設されましたが，そのなかには認知症の人のためのグループホーム，小規模（定員29名以下）の特定施設（有料老人ホームなど）や特別養護老人ホーム，通いや訪問によるサービスだけでなく宿泊も可能な小規模多機能サービスなどが含まれています．こうした地域密着型サービスは居住サービス機能をもっており，いわば**施設ケア**と**在宅ケア**の中間的存在です．

介護保険の「居宅サービス」のなかには，特定施設入居者生活介護が含まれています．これは有料老人ホームなど特定施設に指定されたところに入居して受ける介護サービスですが，有料老人ホームは，そこに住む人にとっては「自宅」です．また，「高齢者の居住の安定確保に関する法律」に基づき，2011年より**サービス付き高齢者向け住宅**の登録制度が始まりました．サービス付き高齢者向け住宅に住まいながら介護保険や医療サービスを利用することも，在宅ケアの範疇に含まれることになります．特別養護老人ホームなどの施設でも個室化を図り，ユニットケアを導入することによって，グループホームなどと同様に自宅に近い環境の中でケアを提供しようとする努力が進められています．

また，2006年度から施行された改正介護保険制度では，「**地域支援事業**」も新たに導入されました．地域支援事業とは，被保険者が要介護状態・要支援状態となることを予防するとともに，そうなっても，可能な限り地域において自立した日常生活を営むことができるよう支援するために，要介護認定を受けた人に対する給付サービスとは別に市町村（保険者）が行う事業です．

地域支援事業は，その後の介護保険法の改正により次第に拡充されてきており，そのなかに含まれる事業の数が増えて，次のような事業を含んでいます．①要支援状態・要介護状態以外の高齢者を対象とする**介護予防・日常生活支援総合事業**，②**包括的支援事業**として，地域包括支援センターが実施する４つの業務（介護予防ケアマネジメント業務，総合相談支援業務，権利擁護業務，包括的・継続的ケアマネジメント支援業務）のほか，在宅医療・介護連携推進事業，認知症施策の推進，地域ケア会議の開催など，③市町村が必要に応じて行う**任意事業**（介護給付等費用適正化事業，家族介護支援事業，成年後見制度利用支援事業など）．

「介護予防」という用語は，**要支援状態・要介護状態**になるのを予防する，あるいは要支援状態から要介護状態になるのを予防することを意味しています．介護予防は，疾病予防に加えて，老化そのものによる身体的，精神的，社会的機能の衰えをできるだけ遅らせることを目標にしています．

地域支援事業には，家族の負担を軽減させ，より適切な介護ができるようにする家族介護者の支援も含まれています．要介護者と家族との関係がよくなれば生活の質そのものが向上します．しかし，逆に閉鎖的な家族関係のもとで介護者の負担が増し，高齢者虐待が問題となることもあります．2005 年には「高齢者の虐待防止，高齢者の養護者に対する支援等に関する法律」（**高齢者虐待防止法**）も公布されており，2006 年度から改正介護保険制度とともに施行されました．高齢者虐待防止の機能も，地域支援事業の１つとして確立していくことが必要です．

他人からの虐待ではなく，高齢者自身が自ら必要な日常生活の管理ができなくなり，生活が乱れて不健康な状態に陥ってしまうこともあります．その背景にはしばしば認知症，抑うつ状態，アルコール依存などの問題があります．**自己放棄（self-neglect）**とよばれるこのような状態では，自ら介護保険サービスを申請することができません．こうした状態にある人を支援することも地域支援事業の役割です．また，身内がいない独居の認知症高齢者などに対しては，成年後見制度利用支援事業によって市町村長が申し立て人となり，**成年後見制度**（NOTE）を活用して安心して生活できる条件づくりをすることも必要になっています．

NOTE 成年後見制度，日常生活自立支援事業

介護保険制度が発足した 2000（平成 12）年４月に民法改正に基づき**成年後見制度**が施行され，それまでの禁治産宣告制度は廃止されました．成年後見制度は，認知症や知的障害などにより判断能力が低下した場合でも安心して暮らせるよう，一定の手続きで後見人を選任し，財産管理や身上監護（介護サービスの確保や住む家の確保など）をしてもらう制度です．判断能力の低下が軽い状態から重度の状態まで，補助，保佐，後見の３類型があります．申し立てを行うのは本人や親族または市町村長で，後見を行う人としてそれぞれ類型に対し，補助人，保佐人，後見人を家庭裁判所が選任します（「法定後見制度」）．さらには，判断能力があるうちに後見人になってもらう人と公正証書で契約を結んでおき，判断能力が低下した際に後見人になってもらう「任意後見制度」も併せて新設されました．

なお，任意後見制度や法定後見制度を補完する制度として，1999（平成 11）年 10 月から，都道府県社会福祉協議会および市町村社会福祉協議会などが提携して「**日常生活自立支援事業**（旧称：地域福祉権利擁護事業）」を実施しています．この事業は，利用契約を結んだ認知症の人，知的障害者，精神障害者などに対し，福祉サービスなどの利用契約締結，利用料支払いを含む日常生活費管理などの支援を，市町村社協の職員である専門員や生活支援員が行うものです．

包括的ケアを提供するための多職種連携

医療が高度化し複雑化してくるとともに，さまざまな保健医療の専門職が誕生してきました．福祉や介護の分野の専門職も，制度の充実とともに増加してきています．人口の高齢化とともに慢性疾患が増加し，加齢に伴う機能低下や疾患への対応が医療や介護の重要な課題になっています．そうした変化に対応して地域包括ケアシステムの構築や，医療提供体制の再編が進められていますが，そこでは保健・医療・福祉の各専門職の連携や協働がますます求められるようになっています．

専門職間の連携（**多職種連携**）は，1つの医療機関や介護施設の中で求められるだけでなく，機関を越えた連携（**多機関連携**）も必要となっています．このため2014年の介護保険法の改正では，在宅医療・介護の連携推進事業が，地域支援事業の1つとして定められました．多職種が連携・協働することで，チームとして多面的視点から1人ひとりの療養者のアセスメントを行い，包括的な内容の支援計画をつくることができます．また協働で見守りをしていくことで，よりきめ細やかな支援を実現することができます．

多職種連携による**チームアプローチ**は，1つの医療機関や介護施設のなかではすでに定着しています．たとえばリハビリテーションのための医師・リハビリテーション専門職・看護師の連携，栄養サポートチームにおける医師・看護師・薬剤師・臨床検査技師・言語聴覚士・管理栄養士などの連携，あるいは介護施設においても看取り介護が広がるとともに，介護職員と看護師・医師の連携は当然のものとなってきました．

機関を越えた多職種連携も在宅ケアの普及とともに活発になってきています．在宅ケアでは，**在宅医療・介護連携推進事業**がめざしているように，医療専門職（医師・看護師・歯科医師・歯科衛生士・薬剤師・理学療法士・作業療法士など）と，介護や福祉の専門職（介護支援専門員・介護福祉士などの介護職員，社会福祉士などのソーシャルワーカーなど）との連携（在宅ケアチームの形成）が不可欠です．在宅ケアチームを形成するためには，介護保険制度のもとで介護支援専門員が招集する**サービス担当者会議**を活用することが重要となります．また，介護支援専門員とかかりつけ医とが普段から連絡を取り合うことが重要です．

在宅で療養している人の急変時には，しばしば在宅ケアチームと入院設備をもった医療施設（病院等）との連携が必要となりますし，その人が退院して在宅復帰する際も同様です．こうした入退院の円滑化を図るには，かかりつけ医（診療所が担当していることが多い）と救急受け入れ病院との間の連携（病診連携）の仕組みを地域に作っておくことが重要になります．また医師同士の連携だけでなく，在宅ケアチームの他の専門職と病院の専門職の間での連携も必要となります．退院して円滑に在宅生活に復帰するためには，病院が**退院調整会議**を招集して，病院職員と在宅ケアチームの間で支援計画を共有・確認することも重要です．

そのほか，地域包括支援センターには，3種類の専門職（主任介護支援専門員，社会福祉士，保健師）を配置することが定められていますが，これは多職種連携により包括的支援を実現しようとするものです．また，各市町村で実施されている**認知症初期集中支援チーム**の取り組みも，多職種連携の強みを活かすものです．

多職種連携を進めるために留意しておかなければならない事柄を述べます．第一は，何のための連携かという点です．多面的視点から包括的な支援を実現し，療養者の生活の質（QOL）を保持・向上させることが目標であり，そのためには療養者の意思を尊重することが重要です．第二は，連携を図る職種間の相互理解です．連携するためにはそれぞれの職種の背景や果たすべき役割を，相互に理解しておかなければなりません．第三は，誰が連携のコーディネータになるかです．コーディネータとして，医療に関してはかかりつけ医の役割が重要であり，介護保険サービスを利用する場合は介護支援専門員の役割が重要となります．入退院を円滑化にするには地域医療連携室の役割が重要です．コーディネータは連絡調整，会議の招集や進行を担い，支援計画の策定，相互の役割分担などを確認します．

多職種連携推進のために行うこと

個別支援における多職種連携を推進していくためには，地域において保健・医療・福祉関係者同士の顔の見える関係づくり，相互の信頼関係をつくり出すことが必要であり，そのために市町村等を単位に事例検討会やワークショップ形式の多職種協働研修が取組まれています．また各種の医療職を養成する教育機関においても多職種連携教育の推進が課題となっています．

参考文献

1） 厚生労働省：高齢者介護研究会　2015年の高齢者介護——高齢者の尊厳を支えるケアの確立に向けて．2003.
https://www.mhlw.go.jp/topics/kaigo/kentou/15kourei/3.html
2） 地域包括ケア研究会：今後の検討のための論点整理．2009.
https://www.mhlw.go.jp/houdou/2009/05/dl/h0522-1.pdf
3） 長寿社会開発センター：地域包括支援センター業務マニュアル．2011.
http://www.mhlw.go.jp/stf/shingi/2r98520000026b0a-att/2r98520000026b5k.pdf
4） 国立社会保障・人口問題研究所：将来推計人口・世界数．2017.
http://www.ipss.go.jp/syoushika/tohkei/Mainmenu.asp
5） 三菱UFJリサーチ＆コンサルティング株式会社：〈地域包括ケア研究会〉地域包括ケアシステムの構築における今後の検討のための論点．2013.
https://www.murc.jp/report/rc/policy_rearch/public_report/koukai_130423/

4 医療保険制度と介護保険制度

地域医療や**地域包括ケアシステム**を理解するには，それを規定している医療制度や介護保険制度の理解が欠かせません．ここでは，**医療保険制度**，**介護保険制度**という社会保険の仕組みに目を向け，医療関係者がその仕組みのなかで介護関係者とも連携を図っていく必要性を学びます．

医療保険と皆保険制

保険とは，病気やけが，交通事故，火災，死亡などの予期できない「事故（正しくは保険事故）」に対して，加入者が常時保険料を納付し，事故が発生した者に給付する（保険金を支払う）仕組みです．その意味では医療保険も，自動車保険，火災保険，生命保険も変わるところはありません．保険に加入し保険料を納付する者を「被保険者」，保険を運営する主体を「保険者（保険会社，自治体，組合等）」とよびます．

保険には**社会保険**と**民間保険**の区別があります．前者は社会保障制度の一環として，法律によって一定の条件を満たす者は強制加入が原則であり，保険者も国や自治体そして組合などが非営利を原則に運営しています．日本では，医療保険の他，介護保険，年金保険，雇用保険，労働者災害補償（労災）保険の５種類が社会保険にあたります．対して，自動車保険，火災保険，生命保険などは民間保険であり，加入は任意であり保険者は保険会社などの営利企業です．なお，テレビなどで医療保険の広告をよく目にしますが，これは社会保険としての医療保険ではなく，民間保険として販売される商品です．ですから区別のために社会保険としての医療保険を「**健康保険**」とよぶこともありますが，後述の健康保険とは被用者（雇われる者）を対象にした社会保険制度の名称です．

日本は医療保険について1961年以来，**皆保険制**をとっています．皆保険制とは強制加入制という意味で，国内に居住する者は（国籍に関係なく）特に手続きをとらなくても自動的にいずれかの医療保険制度に加入させられ，保険料の納付義務を負う，という制度です．社会保険制度で重要な点は，個人の選択の自由を認めない，ということです．たとえば新宿区に居住する（＝住民登録する）人は国籍に関係なく，除外理由に相当しない限り自動的に新宿区が運営する国民健康保険の被保険者になり，医療機関を受診したか否かとは無関係に保険料納付義務が生じます．

また，医療保険に限らずあらゆる保険は，保険料を納付することが前提ですから，保険料を納付できない人は加入できないことになってしまいます．生活保護の受給者は医療保険の被保険者から除外されていますが，不況の影響もあって対象者（被保護者）は2019年には約207万人と人口の約1.7%を占めています[1]．生活保護制度の給付を「扶助」とよび，生活扶助，住宅扶助等８種類のなかに医療扶助と介護扶助が含まれており，それぞれ医療保険や介護保険と同様の給付が受けら

表 1　医療保険制度の概要

	市町村国保	全国健康保険協会	健康保険組合	共済組合	後期高齢者医療制度
保険者数（2020 年 3 月末）	1,716	1	1,388	85	47
加入者数（2020 年 3 月末）	2,660 万人（1,733 万世帯）	4,044 万人［被保険者 2,479 万人 被扶養者 1,565 万人］	2,884 万人［被保険者 1,635 万人 被扶養者 1,249 万人］	854 万人［被保険者 456 万人 被扶養者 398 万人］	1,803 万人
加入者平均年齢（2019 年度）	53.6 歳	38.1 歳	35.2 歳	32.9 歳	82.5 歳
65～74 歳の割合（2019 年度）	43.6%	7.7%	3.4%	1.4%	1.7%
加入者一人当たり医療費（2019 年度）	37.9 万円	18.6 万円	16.4 万円	16.3 万円	95.4 万円
加入者一人当たり平均所得（2019 年度）	86 万円［一世帯当たり 133 万円］	159 万円［一世帯当たり 260 万円］	227 万円［一世帯当たり 400 万円］	248 万円［一世帯当たり 462 万円］	86 万円
加入者一人当たり平均保険料（2019 年度）〈事業主負担込〉	8.9 万円［一世帯当たり 13.8 万円］	11.9 万円〈23.8 万円〉［被保険者一人当たり 19.5 万円〈38.9 万円〉］	13.2 万円〈28.9 万円〉［被保険者一人当たり 23.2 万円〈50.8 万円〉］	14.4 万円〈28.8 万円〉［被保険者一人当たり 28.8 万円〈53.6 万円〉］	7.2 万円
保険料負担率	10.3%	7.5%	5.8%	5.8%	8.4%
公費負担	給付費等の 50%＋保険料軽減等	給付費等の 16.4%	後期高齢者支援金等の負担が重い保険者等への補助	なし	給付費等の約 50%＋保険料軽減等
公費負担額（2022 年度予算ベース）	4 兆 3,034 億円（国 3 兆 1,907 億円）	1 兆 2,360 億円（全額国費）	725 億円（全額国費）		8 兆 5,885 億円（国 5 兆 4,653 億円）

れるようになっています．被保護者の 81％が医療扶助を受けています[1)]．

医療保険者と財源

皆保険制とは全国民に「いずれか」の医療保険への加入を強制する制度ですが，その保険者は単一ではなく，数千もの異なる保険者に分立しており，その概要は**表 1**，**図 1** のとおりです．

後期高齢者医療制度

まず大きな区分は年齢で，75 歳以上の高齢者は，後期高齢者医療制度の被保険者となります（この他 65～74 歳で一定の障害状態にある者も）．保険者は都道府県単位に設置される広域連合であり，これは一種の市町村の組合のようなものと考えればよいでしょう．高齢者とは一般に 65 歳以上の人を指しますが，さらに 65～74 歳を**前期高齢者**，75 歳以上を**後期高齢者**とよんで区別します．後

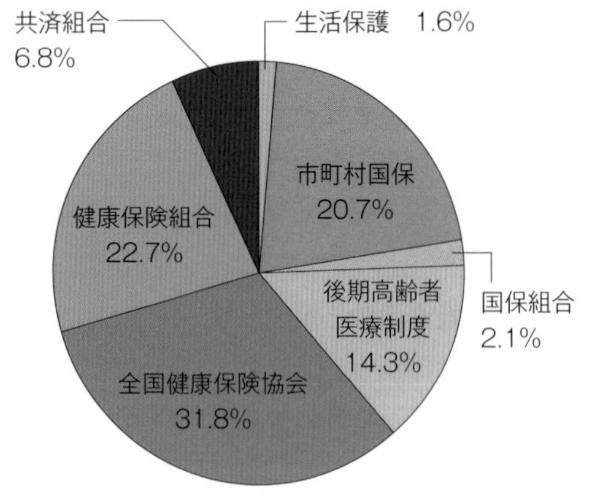

図 1　制度別医療保険加入割合（2021 年度）

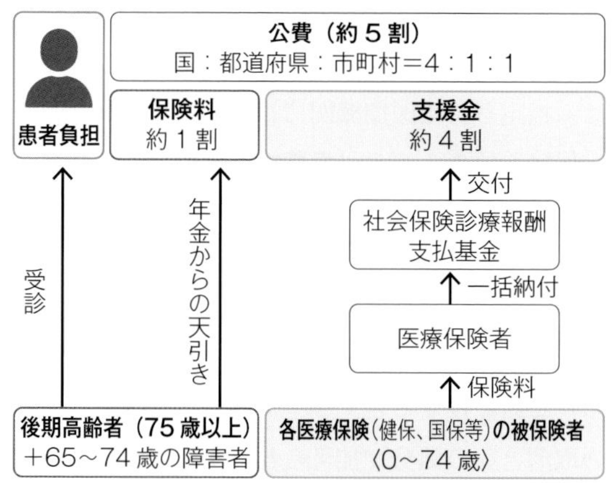

図2　後期高齢者医療制度の財源構造

期高齢者は総人口の約15%を占め[2)]，人口高齢化に伴って今後も増加します．

後期高齢者医療制度は「制度」という名称ですが，被保険者は保険料を納付します．しかし後期高齢者の納付する保険料だけでは財源の1割にしかならず，5割は国，都道府県，市町村の公費（補助金）そして4割は75歳未満の医療保険被保険者からの支援金でまかなわれます（**図2**）．本来なら後期高齢者医療「保険」とよぶべきところ，保険料が財源のたった1割ではやはり気がひけるので，後期高齢者医療「制度」という名称に落ち着いたようです．

被用者保険

74歳以下で，企業などに雇用されている人（被用者）は**被用者保険**に加入します．もっとも被用者保険は制度名ではなく，健康保険，共済組合，船員保険などの被用者を対象とする諸制度の総称です．健康保険は，主に民間企業の被用者を対象とする最大の制度で，保険者は，主に大企業ごとに設立される健康保険組合（2019年度末現在1,388組合）と，その他の中小企業を対象とする全国健康保険協会（愛称，協会けんぽ）とがあります．その他，特殊な被用者保険として，公務員対象の共済組合（国家公務員20共済組合と地方公務員64共済組合），船員対象の船員保険そして私立学校教職員を対象とする私学事業団があります．

保険料は，給与および賞与の一定の割合で，たとえば最大保険者である全国健康保険協会の場合は約10%（全国平均．40～64歳の被保険者については介護保険料1.64%が上乗せされる）．保険料は事業主と折半されるので，被用者の給与や賞与から徴収されるのは約5%となります（40～64歳の被保険者については約5.8%）．被用者保険は個人単位なので，たとえば夫婦ともに雇用されている場合は，同一世帯であっても夫婦それぞれが被保険者となり2人分の保険料が徴収されます．また保険料は所得のみに比例し被扶養者数は関係ありません（この点，世帯を単位とする国民健康保険と異なります）．全国健康保険協会を除くすべての被用者保険は保険料のみで必要な財源をまかなっていますが，全国健康保険協会は給付費の16.4%を国庫補助に依存しています[3)]．

国民健康保険

被用者保険や生活保護の対象とならない居住者は，国民健康保険の被保険者となります．したがって，農林漁業従事者，自営業者や年金生活者ならびにパート労働者で健康保険に加入するだけの労働時間数を満たしていない者などが対象となります．弁護士，開業医や建設業者など，特定の業種の自営業者は国民健康保険組合を有しており（2019年度末現在162組合），その他の者は居住する市町村の国民健康保険の被保険者となります．2019年度末現在，国民健康保険組合の被保険者数は約272万6000人，市町村国保は2659万9000人です[4)]．

国民健康保険制度は2018年4月より大きく改正され，それまで市町村だけだった運営主体に都道府県も加わるようになりました．これにより財政は都道府県単位になりましたが，資格管理，保険料徴収といった保険者業務の大半は従来どおり市町村が窓口となって実施されています．

国民健康保険の加入者は，被用者に比べて所得水準も低くまた高齢者の割合も高いので，保険料のみではその財政は維持できない構造になっています．そのため市町村国民健康保険は給付費の43%，国民健康保険組合は32～55%もの国庫補助金が投入されています（市町村は都道府県補助金を含む）．また保険料も組合や市町村ごとの医療費や所得水準を反映して千差万別であり，たとえば東京23区の年額保険料は所得の9.54%に対して大阪市は11.2%と大都市間でさえ相当な格差があります（2018年度医療給付費分と後期高齢者支援金分を合わせた保険料）．

保険給付と保険診療

国民から集められた保険料と税金を財源とする以上，**保険診療（保険を使った治療）**は国の定めたルールによって制約されます．そのため，時として，医師などの医療従事者はジレンマに悩むことにもなります．

保険診療の仕組み

医療保険は傷病の治療費を給付する仕組みですが，被保険者が受診した時いちいち立替え払いし，保険者に請求しなくてもよいよう，一部負担金のみを医療機関に支払い，残額の保険者への請求は医療機関が行うことを原則としています．すなわち，医療機関は請求書（**レセプト**）を作成し，都道府県ごとに設置された審査支払機関（社会保険診療報酬支払基金の支部と都道府県国民健康保険団体連合会）にまとめて提出すれば診療報酬が翌月には振り込まれる仕組みになっています．

審査支払機関は保険診療において極めて重要な役割を担っており，このおかげで患者は立て替える必要がなく，また医療機関にとっては代金を確実に回収できます．このように患者の立替を必要としない給付方法を現物給付，正式には「**療養の給付**」とよんでいます．

保険医療機関・保険医と保険診療ルール

療養の給付として診療報酬が支払われるためには，指定された医療機関において登録された医師が保険診療のルール（**療養担当規則**）と価格などを遵守して診療を行うことが要件です．保険診療を行いたい医療機関は厚生労働大臣の指定を，医師および歯科医師は登録を，それぞれ受けなければなりません．もし療養担当規則等の保険診療のルールに違反すると，厚生労働大臣は指定や登録の取消という処分が加えられます．取消処分を受けると，その医療機関や医師などは保険診療が行えない（診療報酬が支払われない）ことになり，事実上医業を行えなくなります．

診療報酬点数表と薬価基準

保険診療で認められる診療行為，医薬品そしてと特定治療材料とそれぞれの価格を規定するのが**診療報酬点数表**と**薬価基準**です．いずれも厚生労働大臣の告示ですが，それに付随して詳細な行政通達も出され，事実上医療のメニューブックとしての役割を果たしています．日本の保険診療は出来高払いを原則としており，提供された診療行為や薬剤の点数の合計が請求額となります（点数は1点単価10円に固定）．診療報酬点数表は2年ごとに改定され，2018年点数表による具体的な疾病事例は**表2**[5)]のとおりです．

患者負担と現金給付

保険診療において患者は外来については受診の都度，入院においては暦月ごとに一部負担金を医療機関に支払う義務を負います．**一部負担金**は定率負担で3割が原則であり，後期高齢者については1割（現役並み所得者除く），義務教育就学前の児童と70-74歳の高齢者は2割です．

前述のように，保険診療においては現物給付（療養の給付）が原則ですが，被保険者が保険者に直に請求して受給する**現金給付**として以下のよ

表 2 診療報酬の疾病事例と自己負担，高額療養費

〈脳卒中（脳出血）の例〉 【58 歳男性 脳卒中（脳出血）で手術】	〈がんの例〉 【61 歳女性 胃がんで手術】	〈心筋梗塞の例〉 【64 歳男性 心筋梗塞で手術】
○脳卒中（脳出血）のため，入院して開頭手術を実施 ○入院期間 14 日 〔特定集中治療室(ICU)に 1 日入室〕 ○リハビリテーションを術後 1 日目から開始	○胃がんのため，入院して開腹手術（胃全摘術）を実施 ○入院期間 14 日 〔特定集中治療室（ICU）に 1 日入室〕	○心筋梗塞のため，入院してカテーテル手術を実施 ○入院期間 14 日 〔特定集中治療室（ICU）に 1 日入室〕 ○リハビリテーションを術後 1 日目から開始
頭蓋内血腫除去術（開頭） 47,020 点 一般病棟，7 対 1 入院基本料 1,566 点× 13 日 特定集中治療室管理料（ICU） 9,211 点× 1 日	胃全摘術（悪性腫瘍手術） 69,840 点 一般病棟 7 対 1 入院基本料 1,566 点× 13 日 特定集中治療室管理料（ICU） 9,211 点× 1 日	経皮的冠動脈形成術 22,000 点 ・心臓手術用カテーテル 15,300 点× 1 ・冠動脈用ステントセット 29,500 点× 1 一般病棟 7 対 1 入院基本料 1,566 点× 13 日 特定集中治療室管理料（ICU） 9,211 点× 1 日
⬇ 医療費合計 約 1,115,000 円 （うち 3 割負担分 約 335,000 円） **高額療養費制度により** **約 246,000 円が支給** ⬇ **自己負担額 約 89,000 円** ※その他検査，麻酔，点滴，投薬および食費など	⬇ 医療費合計 約 1,094,000 円 （うち 3 割負担分 約 328,000 円） **高額療養費制度により** **約 240,000 円が支給** ⬇ **自己負担額 約 88,000 円** ※その他検査，麻酔，点滴，投薬および食費など	⬇ 医療費合計 約 1,245,000 円 （うち 3 割負担分 約 373,000 円） **高額療養費制度により** **約 283,500 円が支給** ⬇ **自己負担額 約 90,000 円** ※その他検査，麻酔，点滴，投薬および食費など

〔文献 5 より筆者作成〕

うなものがあります．

高額療養費

医療費が高額になると，3 割負担であっても相当な額になります．そこで一定額以上を負担した場合は超過額を保険者に請求すると還付されます．この還付金が**高額療養費**とよばれます（**表 3**）．

たとえば高所得者でない一般被保険者の場合は暦月の負担額が 5 万 7600 円を超えると，超過額が高額療養費として還付されます．また人工透析のような高額長期疾病については 1 万円を超える額は全額還付されます，高額療養費の対象となる暦月の負担限度額は，所得や収入に応じて段階的に設定されています．複雑なことに，年齢や制度によって収入，所得そして課税所得と定義が異なることです．これらの違いについては **NOTE** を参照してください．

傷病手当金

傷病手当金は，被用者保険の被保険者（被扶養者を除く）が傷病のため就労不能（必ずしも入院である必要はない）になり，給与を受けられなくなった場合，その報酬の 2/3 を，1 年 6 か月を限度に支給するものです．この制度は国民健康保険にはありません．

出産育児一時金

療養の給付は傷病の治療を目的とするものに限られ，正常な妊娠分娩は病気とは見なされないので保険診療にはならず，医療機関で出産する場合も自由診療となります．そして医療保険からは一児につき 42 万円が出産育児一時金として支給されます．産婦人科医療機関や助産所ではなく自宅分娩の場合も支給されます．産婦人科医療機関や助産所の分娩費用は自由診療なので価格は機関ごとに異なるが，概ねこの一時金の額に合せて設定

表3　高額療養費制度の仕組み

被用者保険	国保		後期高齢者	暦月当たり負担限度額（世帯）*3
	70歳未満	70～74歳	75歳以上	
収入*1	所得*2	課税所得		
1,160万円以上	901万円以上	690万円以上		252,600円＋医療費の1%
770～1,160万円	600～901万円	380～690万円		167,400円＋医療費の1%
370～770万円	210～600万円	145～380万円		80,100円＋医療費の1%
370万円未満	210万円未満	145万円未満		57,600円
住民税非課税世帯				35,400円←70歳未満
				24,600円←70歳以上
				15,000円←70歳以上（一定所得以下）

＊1　標準報酬の月額で規定されているので収入はその14か月分とした
＊2　所得から33万円を引いた額
＊3　70歳以上については外来については個人単位の低い限度額が設定されている

しているようです．

その他

移送費，埋葬料，海外療養費などがあります．

介護保険制度

医療に対しては医療保険制度が早くから整備されましたが，医療保険が給付するのは，医師や看護師といった医療資格者が提供する医療行為や看護（診療の補助）に限られていました．しかし人口高齢化とともに，急性疾患から慢性疾患に，さらに認知症や各種障害者が増加するにつれて傷病の治療だけでなく，衣食住などの生活への援助すなわち介護へのニードが大きくなってきました．

看護と介護は紛らわしいですが，看護は「**診療の補助**」「療養上の世話」と定義され，あくまで医療の一部ですから看護師資格を有する者しか提供できません．それに対して介護は，移動，摂食，排泄，着衣，清潔などの生活上の援助を指します．両者の決定的な違いは，看護は看護師などの医療資格を有する者が，かつ医師の指示を得なければ行うことができないのに対して，介護は法的には誰でも行うことが可能です．

1990年代，人口高齢化のため介護ニードが大

NOTE　所得と収入

保険料率10%といっても，サラリーマン対象の被用者保険と，国民健康保険，後期高齢者医療制度とでは，保険料の額は同一ではありません．同じ10%といっても被用者保険では給与「収入」，国保などでは「所得」に対してかかるからです．所得とは収入から経費を引いたもので，所得＝収入－経費の関係があります．

また所得税は，所得からさらにさまざまな所得控除を引いた「課税所得」に対してかかってきます．所得控除には配偶者控除，扶養控除といった人的控除の他，社会保険料控除や医療費控除といった控除があります．社会保険においては後述する高額療養費のように制度や年齢によって対象となるのが収入，所得そして課税所得とまちまちで複雑になっています（**図3**）．

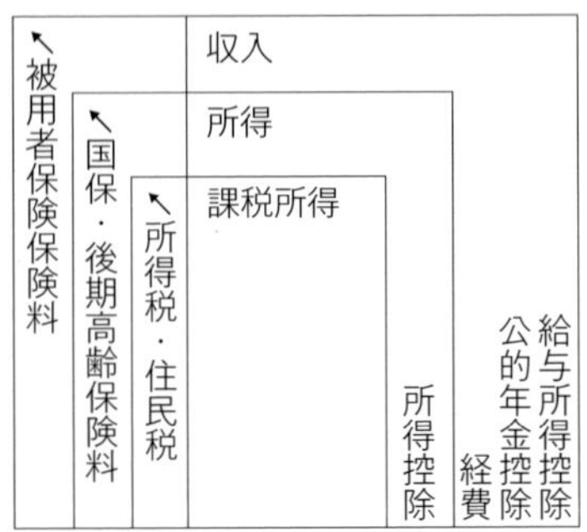

図3　**収入と保険料，控除の仕組み**

きくなっても，従来の医療保険は給付対象とならず，老人福祉法などに基づく福祉サービスは提供されてはいましたが，税を財源とする福祉制度の常として，常に予算の制約を受け，そのため所得制限があったりして誰もが受給できるわけにはゆかず，いきおい要介護者をかかえる家族の負担が重くなって社会問題になっていました．税を財源とする福祉制度が常に予算の制約を受けるのに対して，医療保険はそうした制約がないため，介護サービスの不足を医療が埋めるというかたちになり，多数の老人病院が出現しました．しかし病院はあくまで医療施設であって要介護者の長期収容には必ずしも適した環境とはいえない点も問題でした．

当時，介護の財源をめぐって，北欧や英国のような税を財源とする税方式でいくべきか，あるいは1995年にいち早く介護保険を導入したドイツのような保険方式でいくべきか活発な議論がありました．結局のところ，保険方式でいくこととなり介護保険法が1997年に成立，2000年4月より**介護保険制度**がスタートしました．税方式はとりませんでしたが，英国が1990年の地域ケア法で導入したケアマネジメントは日本にも導入され，またドイツの要介護認定ツールも改良された国産品を開発して導入するなど，外国の経験が取り入れられました．

スタートから20年以上経ち，介護保険制度はわが国社会にすっかり定着したといえるでしょう．今や日本の介護保険は，人口高齢化に早晩直面する途上国からも強い関心を集めています．

運営主体（保険者）

介護保険は市町村が運営していますが，一部は複数の市町村が事務組合や広域連合を組織して運営しているところもあります．医療保険は国保の他に，全国健康保険協会や企業単位の健保組合もありますが，介護保険は市町村一本です．

被保険者

医療保険は全年齢が対象ですが，介護保険は40歳以上が被保険者となります．すなわち40歳未満の者はたとえ要介護状態になっても介護保険の給付を受けることはできません（40歳未満の要介護者は，障害者の福祉制度を受給することができる）．

被保険者はさらに65歳以上の1号被保険者と40～64歳の2号被保険者に大別されます．いずれも保険料負担がありますが，保険料額の算定や負担方法が異なります．2号被保険者の保険料は加入する医療保険の保険料に「上乗せ」して徴収されます．全国健康保険協会の場合，医療保険の料率は10%（全国平均）ですが，40～64歳の被保険者は介護保険料として1.64%が上乗せされます．1号被保険者の保険料は市町村（保険者）ごとに決められ，所得に応じて基準額が増減されます．ちなみに2021～23年度の全国の基準額の平均は6,014円/月．65歳以上の多くは年金受給者なので年金より源泉徴収が行われます[6)]．

財政

介護保険は保険制度とはいえ，財源的には**税方式**と**保険方式**の混合です（**図4**）．すなわち給付費の半分は国，自治体の公費そしてもう半分は保険料でまかなわれます．税と保険料が半々である点は後期高齢者医療制度と同様です（ただし後期高齢者医療制度には現役世代は加入しないので，保険料ではなく支援金とよばれます）．保険料の1号被保険者と2号被保険者の負担割合は人口比例であり，それゆえ1人当たりの平均保険料額は1号も2号もほぼ同額となります．現在のところ1号と2号の割合は23%，27%ですが，今後1号被保険者の数は増加が見込まれるので両者の差は縮まってゆくでしょう．

受給手続きと要介護認定

保険証を提示すればいつでも受診できる医療保

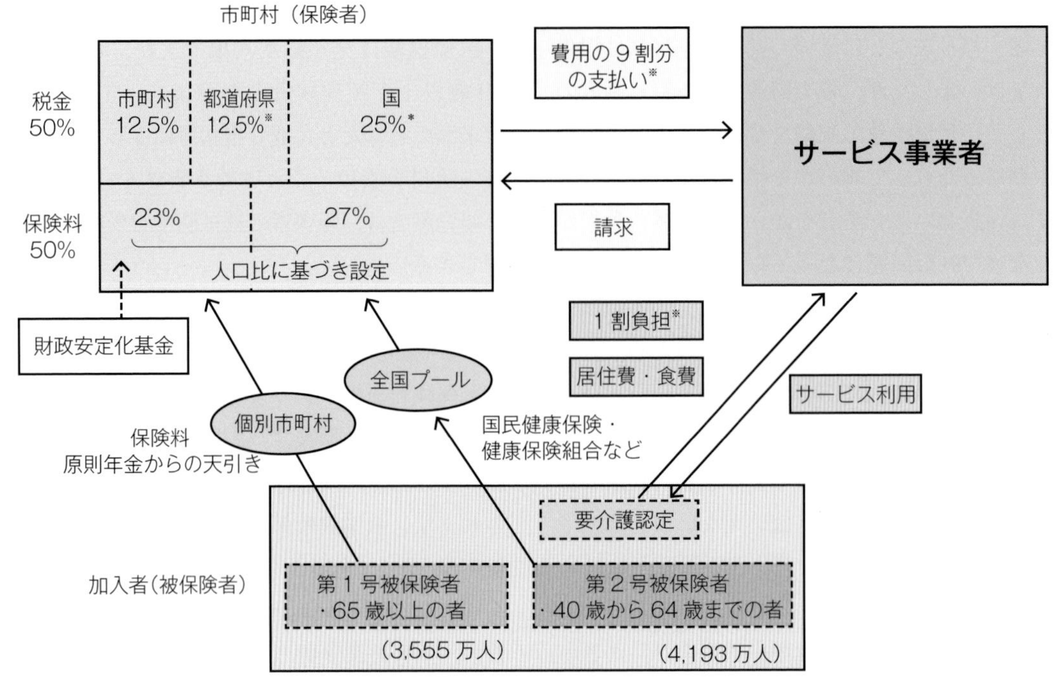

図4　介護保険の仕組み
※一定以上所得者については，費用の2割負担（平成27年8月施行）または3割負担（平成30年8月施行）
＊施設等給付の場合は，国20%，都道府県17.5%

険とは異なり，介護保険を受給するには一定の手続きが必要です．被保険者はまず市町村に「要介護状態」であると認定してもらう必要があります．要介護状態にあるか，あるとしたらどの程度かを認定する手続きが「**要介護認定**」であり，在宅の場合，申請を受けた市町村は調査員を派遣して申請者を観察したり，本人や家族から聴取します．その際，全国共通の調査票に記入され，コンピュータによって判定が行われます．判定は，その人がどれだけの介助を必要としているかを時間で推計することであり，その推計時間（**要介護認定基準時間**と呼ぶ）が25分未満なら「自立」と判定され（サービス受給は却下），25分以上なら**表4**のような要介護度が決定されます．なおコンピュータ判定は一次判定であって，最終的には市町村（保険者）ごとに設置されている**介護認定審査会**が主治医意見書の内容も加味して判定します．在宅の場合，要介護度に応じて月ごとのサービス給付の上限額（区分支給限度基準額とよぶ）が決まります．たとえば要介護2と判定されたら1単位10円であれば月19万7050円までサービスを受給できます（**表4**）．

表4　居宅サービスの区分支給限度基準額

区分	要介護認定等基準時間	区分支給基準限度額（月額）
要支援1	25～32分	5,032単位
要支援2	32～50分	10,531単位
要介護1		16,765単位
要介護2	50～70分	19,705単位
要介護3	70～90分	27,048単位
要介護4	90～110分	30,938単位
要介護5	110分以上	36,217単位

1単位＝10～11.40円（地域により異なる）

内容

介護保険の給付は居宅サービス，施設サービスおよび地域密着型サービスに大別され，**表5**のような内容を含みます．これらのサービスを支給限度額の範囲内で有効かつ効果的に選択し，事業

表5　介護保険の居宅サービス

居宅サービス	施設サービス
訪問介護（ホームヘルプ） 訪問入浴介護 訪問看護 訪問リハビリテーション 通所介護（デイサービス） 通所リハビリテーション 居宅療養管理指導 短期入所生活介護，短期入所療養介護（ショートステイ） 特定施設入居者生活介護（有料老人ホーム等における介護） 福祉用具の貸与・購入費の支給 住宅改修費（手すり，段差解消など）の支給	介護老人福祉施設（特別養護老人ホーム） 介護老人保健施設 介護療養型医療施設（2024年3月末まで） 介護医療院 **地域密着型サービス** 定期巡回・随時対応型訪問介護看護 小規模多機能型居宅介護 夜間対応型訪問介護 認知症対応型通所介護 認知症対応型共同生活介護（グループホーム） 地域密着型特定施設入居者生活介護 地域密着型介護老人福祉施設入所者生活介護 看護小規模多機能型居宅介護 地域密着型通所介護

注1）上記のほか，要介護の利用者の居宅サービス計画を作成し，サービス利用の調整をはかる支援（居宅介護支援＝ケアマネジメント）が，保険給付の対象となる．居宅介護支援は無料で利用できる．
注2）要支援の者は，上記のうち居宅サービスまたは地域密着型サービスの一部（小規模多機能型居宅介護，認知症対応型通所介護，グループホーム）を，予防給付（介護予防サービス）として利用できる．

者を予約し手配する作業が**ケアマネジメント（居宅介護支援）**とよばれます．ケアマネジメントを行う専門家を**ケアマネジャー（介護支援専門員）**とよび，介護保険制度とともに創設された新たな専門職です．

施設サービスは，介護保険法に基づく4つの介護保険施設によって提供されます．このうち**介護療養型医療施設**は2024年3月末をもって制度としては廃止され，2018年4月より制度化された**介護医療院**という新しい施設類型に転換される予定です（2020年10月末現在，536施設3万3750床となっており，その大半は療養病床，介護老人保健施設からの転換です）[7]．

市町村による地域支援事業

介護保険は市町村が保険者として財政運営し，民間事業者のサービス提供を保険給付する，というかたちが主体ですが，2005年の改正により市町村が直接実施する「地域支援事業」が導入されました．その背景として，制度発足後に，要支援者などの軽度者のサービス利用が急増し財政圧迫要因となったことが挙げられます．民間事業者は介護を予防するよりも，サービスをどしどし利用させる方向に努力するからです．

そこで，軽度者については，通常の保険給付から外し，英国の地域ケアにならって，市町村が直営する事業が導入されました．地域支援事業には，**介護予防・日常生活支援総合事業**（サービスの利用よりも介護予防に重点を置く），**包括的支援事業**（地域包括支援センターの運営）など，そして任意事業からなっており，将来の要介護の発生を予防し，介護保険制度の持続可能性に貢献することが期待されています．

保険の細かいルールに精通する必要性

学校を卒業し，医療，介護の現場に出て最も当惑させられるのは，医療保険，介護保険のルールの細かさでしょう．診療報酬や介護報酬の日常の請求業務は医療機関や介護事業者の事務職が担当するのが通常ですが，請求の最終責任は医療や介護の専門職にあります．それゆえ医療職としては，細かなルールに精通するとともに，そのルールの範囲内で患者や受給者が最大限のメリットを享受できるよう努力する義務があります．重要な点は，保険給付の財源は全国民が保険料あるいは税というかたちで負担している，という点であり，日常現場においても「自分は保険制度という巨大システムの一部を担っている」という自覚を忘れてはなりません．

参考文献

1) 厚生労働統計協会（編）：国民の福祉と介護の動向 2021/2022. pp202-205, 厚生労働統計協会, 2021.
2) 厚生労働統計協会（編）：国民衛生の動向 2022/2023. p390-391, 厚生労働統計協会, 2022.
3) 厚生労働統計協会（編）：保険と年金の動向 2021/2022. p49, 厚生労働統計協会, 2021.
4) 厚生労働統計協会（編）：保険と年金の動向 2021/2022. p90, 厚生労働統計協会, 2021.
5) 厚生労働統計協会（編）：保険と年金の動向 2018/2019. p57, 厚生労働統計協会, 2018.
6) 厚生労働統計協会（編）：国民の福祉と介護の動向 2021/2022. p164, 厚生労働統計協会, 2021.
7) 厚生労働省ホームページ　我が国の医療保険について. https://www.mhlw.go.jp/stf/seisakunitsuite/bunya/kenkou_iryou/iryouhoken/iryouhoken01/index.html

5 医療経済と資源の適正な配分

この節では，社会保障としての医療とその財源，国民医療費の動向などに目を向け，国民皆保険制の意義を考えます．変化する医療ニーズに対応しつつ，限られた医療資源や財源を有効に適正に配分すること，医療費の効率性を高めることの意義について理解を深めます．

産業としての医療

医療は産業として国家経済のなかで大きな位置を占めています．2011 年の統計（産業連関表）によると，日本の医療産業の市場規模（生産高）は約 42.8 兆円（他に介護産業が約 8.2 兆円）と推定されています（医療産業の市場規模は後述の国民医療費より範囲が広い点に留意）[1)]．

42.8 兆円といわれてもピンとこないでしょうから，他の産業と比較してみましょう（**図 1**）．まず誰にとっても身近なサービス業である飲食業をとると，その規模は約 25.2 兆円，製造業では基幹産業とされる自動車製造業が約 15.7 兆円（二輪車含む）となっています．一口でいって，医療は飲食店，自動車製造業をはるかに凌ぐ大「産業」であることがわかります．医療を産業としてみた時の特色は，それが労働集約型であるということです．医療に従事する人口は病院と診療所だけで 269 万人余りに達します[2)]．42 兆円に達する医療費の約半分はそうした従事者に対する人件費に費やされているのです（**図 2**）．

このように医療も立派な産業であり，産業分類上は「サービス業」に分類されています．確かに医療行為は有償のサービスという商品であり，サービス業であること間違いはありません．しかし，

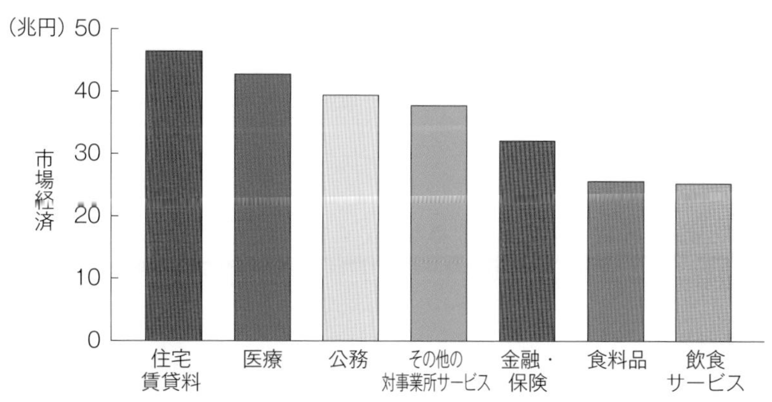

図 1　主な産業の規模（国内生産）
〔文献 1 より筆者作成〕

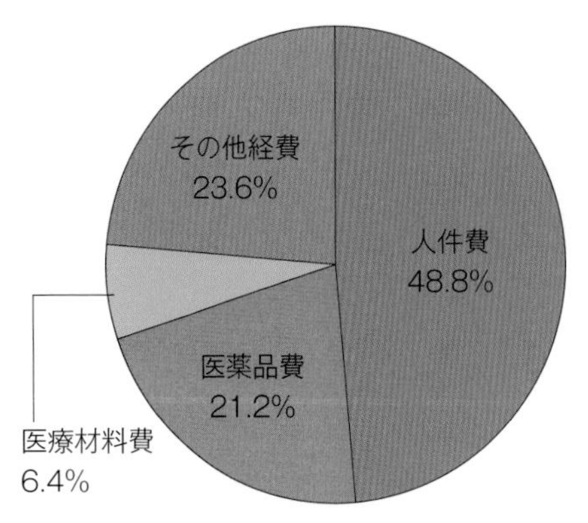

図２　医療機関の費用構造
〔文献２より筆者作成〕

医療は経済の側面からみると他の産業と決定的に異なる点があります．

それは，通常の産業ではサービスの代金は全額顧客から支払われるのに対して，皆保険制をとるわが国では医療費（**診療報酬**）の大半は保険を通じて支払われ，患者（顧客）から直接支払われる額は全体の１割くらいにすぎない，という点です．

たとえばホテルはサービス業ですが，宿泊客は代金の全額を支払います（当たり前のことですね）．しかしながら病院の入院患者は代金の全額を支払うのではありません．一般患者なら３割，高齢者なら１割（現役並み所得者は３割）を支払うだけです．実際には他に室料差額のような保険外負担を徴収されることもありますが，国全体でみると，患者が医療機関の窓口で現金で支払う額は全医療費の15%程度にすぎません．

患者が直接負担する「患者負担」以外の残りは，医療機関は保険に請求します．わが国の医療保険制度の仕組みは前章で説明していますが，その財源は国民から徴収される保険料と税となっています．いずれも個々の国民が医療機関を受診するしないとは無関係に徴収される強制的な負担です．

表１　社会保障の体系

部門	制度・施策
社会療保険	年金保険，医療保険，介護保険，労働保険
公衆衛生・医療	感染症対策，他
社会福祉	児童福祉，高齢者福祉，障害者福祉，災害救助
公的扶助	生活保護
社会保障関連制度	恩給，戦争犠牲者援護，住宅，雇用対策

〔文献４より筆者作成〕

社会保障としての医療

医療は社会保障の範疇

同じサービス業でありながら，ホテルはサービスを利用する客が全額を支払うのに，医療ではサービスを利用する患者は１割程度しか支払わず，残りは全国民が強制的に負担させられている……その違いはホテルが通常の産業であるのに対して，医療は**社会保障**の一環だからです．

社会保障とは何か，については50年以上前に社会保障制度審議会が出した定義と範囲が今もそのまま使われています[3]．それによると社会保障とは「困窮の原因に対し，保険的方法又は直接公の負担において経済保障の途を講じ，生活困窮に陥った者に対しては国家扶助によって最低限度の生活を保障する」制度であるとされています．そして困窮の原因として，表現は一部ちょっと古いですが「疾病，負傷，分娩，廃疾，死亡，老齢，失業，多子」の８つが例示されています．

失業はいうに及ばず，多子もまた「貧乏人の子だくさん」という諺があるほど困窮の原因になります．そうした事態になっても困窮に陥らないよう，雇用保険や児童手当といった制度をつくって予防せよ，そしてそうした予防対策にもかかわらず不幸にして困窮してしまった者に対しては**国家扶助（現在では公的扶助）**によって最低限度の生活を保障せよ，と国に義務づけているわけです．

社会保障制度審議会が示す社会保障の範囲は**表1**のようなもので，公衆衛生と医療も含まれています[4)]．国は疾病や負傷については全国民に医療を受ける権利を保障することが義務づけられています．

社会保障の財源

さて，すべての国民に医療を受ける権利を保障するためには財源が必要です．社会保障の定義では「保険的方法又は直接公の負担」で経済保障の途を講じるとなっていました．ここで社会保障の財源には２つの形態があることがわかります．**公の負担（＝公費）**とは税を財源とするもので，**保険的方法**とは保険料を財源とする，ことです．保険といっても，加入するのもしないのも任意である生命保険や火災保険は社会保障には含まれません．ここでいう保険とは，強制加入を原則とする社会保険を指します．

さて高齢化社会の福祉政策をめぐる議論のなかで「**国民負担率**」という言葉がさかんに用いられるようになりました．国民負担率は，「税＋社会保険料」を「国民所得」で割ったものと定義されます．

税とは，所得税のような直接税から，消費税のような間接税を含み，**社会保険料**とは，医療保険や年金のような国民が強制的に加入させられる社会保険制度への保険料負担を指します．

一口でいって，国民負担率とは「所得から強制的に徴収される額の割合」と考えてよいでしょう．財務省の推計によるとわが国の国民負担率は2019年度推計で44.4%となっています．内訳は税負担率が25.8%，社会保険料負担率（国民負担率の定義上は「社会保障負担率」とよんでいますが実質的には同じです）は18.6%です[5)]．

諸外国の数値（2019年度）と比較しますと，米国は日本より低く32.4%となっています．これは，米国の医療保険が高齢者を除いて任意加入の民間保険中心であり，それへの保険料負担が国民負担率にカウントされていないことが理由と考えられます．それ以外のヨーロッパ諸国は軒並み日本より高く，英国46.5%，ドイツ54.9%，スウェーデン56.4%そしてフランスは67.1%にも達しています（**図3**）．

67.1%とは，もし税金がすべて直接税で徴収されるとすると，手元には1/3しか残らないことになってしまいます．そのため国民負担率の高いこれらの国々は間接税の比重を大きくして勤労意欲をそがない工夫をしています．日本の**直接税：間接税の比率（直間比率）**はおおよそ２：１ですが，これらの国々では逆に１：２です．

日本ではとかく評判の悪い消費税ですが，ヨーロッパ諸国並の高負担高福祉をめざすなら間接税の引き上げは必須といえましょう．

国民医療費の動向

１年間に，すべての医療機関（病院，診療所，薬局など）に支払われる医療費の額はいくらになるでしょう．厚生労働省は，毎年，その総額を推計し「**国民医療費**」として公表しています．この額は，医療保険や老人保健制度（現在は後期高齢者医療制度）などの公的制度から支払われる金額を推計したもので，その範囲は**図4**のように限定されたものとなっています．ですから患者が公的制度を介さずに直に支払う，メガネ代や買薬費そして保険でカバーされない室料差額などは含まれていません．

日本の国民医療費の範囲の狭さは，特に国際比較を行ううえでは注意が必要になります．そのまま，たとえば国民所得比を比較したりすると，わが国の医療費負担が不当に軽く評価されてしまうことになるからです．

2019年度の国民医療費は約44兆円，１人当たりに直すと35万1800円になります[6)]．国民医療費は人口の増加と高齢化，医療価格の上昇により，コンスタントに伸び続けています．医療機

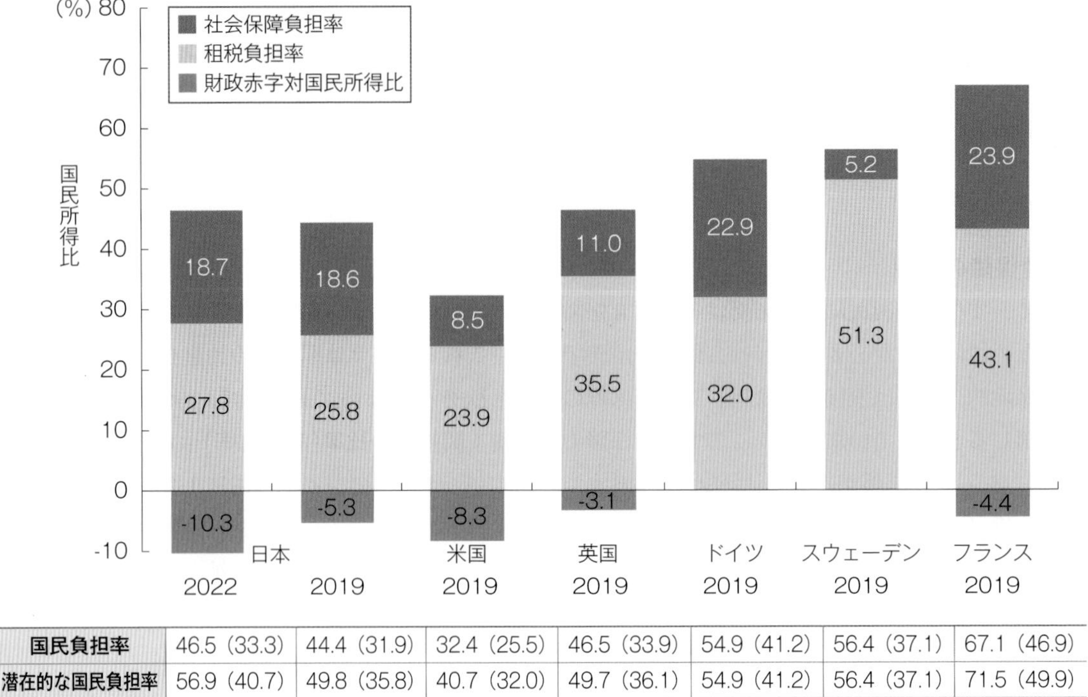

国民負担率	46.5（33.3）	44.4（31.9）	32.4（25.5）	46.5（33.9）	54.9（41.2）	56.4（37.1）	67.1（46.9）
潜在的な国民負担率	56.9（40.7）	49.8（35.8）	40.7（32.0）	49.7（36.1）	54.9（41.2）	56.4（37.1）	71.5（49.9）

図 3　国民負担率の国際比較
国民負担率＝租税負担率＋社会保障負担率
潜在的な国民負担率＝国民負担率＋財政赤字対国民所得比
（　　）は国内総生産（GDP）比

関の倒産のニュースが報道されるたびに「医療は構造不況業種になった」という声が聞かれますが，これは正しくありません．構造不況業種とは，市場規模そのものが縮小してゆく産業を指します．それに対して医療は，市場規模は着実に成長をし続けているからです．

国民医療費を国家経済のなかで位置づけてみるとどうなるでしょう？　医療費が倍増しても，所得も倍増なら，医療費の相対的な規模は不変です．ですから国民医療費の大きさは，国民全員の所得総額，すなわち「**国民所得**」との比率で考える必要があります．

2019 年度の国民所得は約 401 兆円でした．国民 1 人当たりに直すと年間所得は約 320 万円となり，日本人は世界トップクラスの高所得者といってよいでしょう．1 人当たり医療費が 35 万 1800 円なので，所得に占める割合は 11.0%となります．

ところが，過去 10 年間の国民医療費の推移を対国民所得比でみてみると，興味ある事実に気づきます（**図 5**）．1990～1991 年にかけて国民医療費の対国民所得比は低下しているのです．当時日本は空前のバブル景気に沸いていました．国民医療費も増加していましたが，所得がそれを上回って伸びていたので，医療費の負担率は相対的に低下してしまったのです．ところがその後，バブル景気は崩壊し，所得も 1997 年より絶対額でも減少しています．しかし医療費は無関係にコンスタントに伸び続けるので，対国民所得比は急増してしまったのです．この事実は，国民経済における医療産業の比重が増したことを意味するとともに，国民にとっての医療費の「負担感」は今後ま

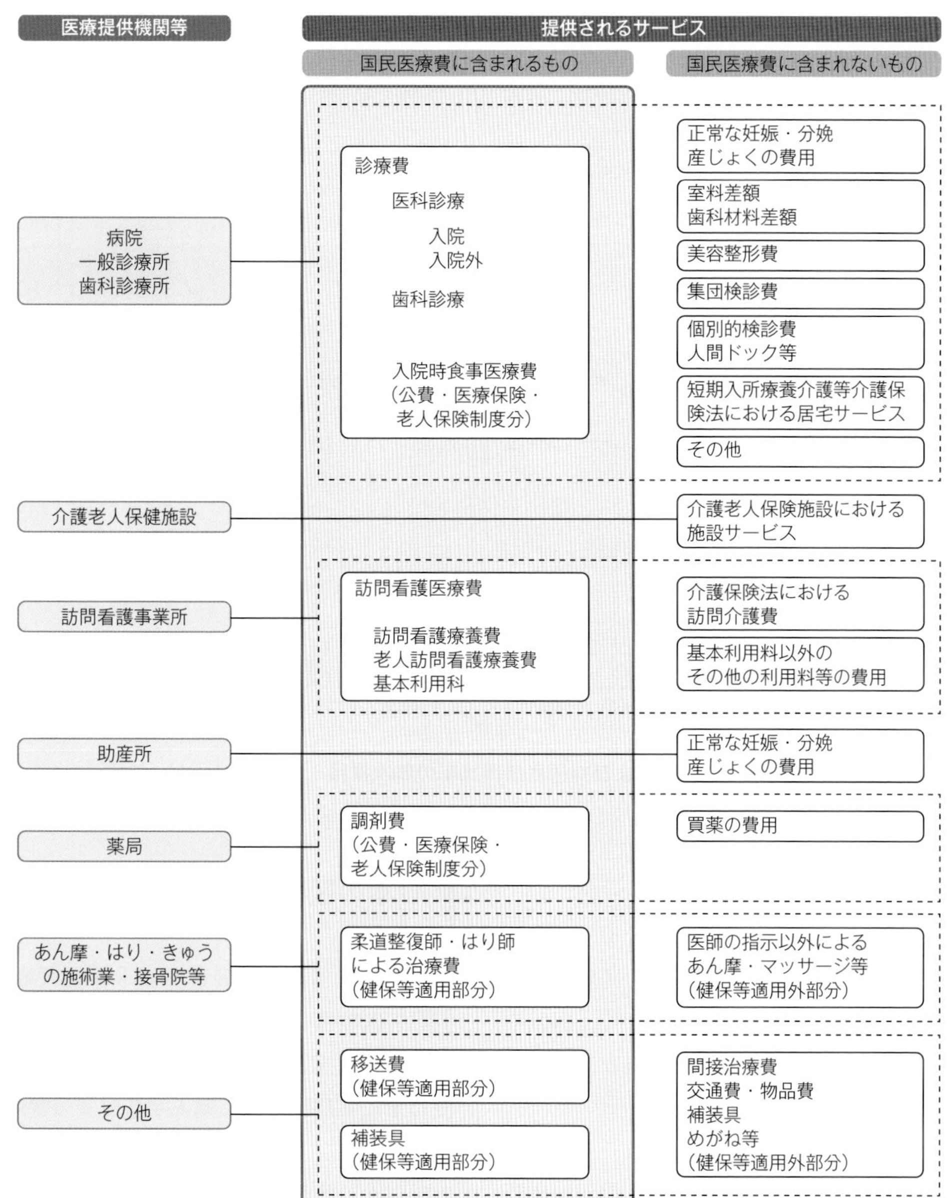

図 4 国民医療費の範囲

すます強まることを予想させます．

医療費に対する国民の見方

一般に，大抵の産業では成長は国民を豊かにするものとして好意的に受け取られるものなのに，こと医療に関する限り必ずしもそうとはいえないようです．

冒頭で紹介した 2011 年の産業連関表では医療産業の規模は約 42 兆円でしたが，娯楽サービス産業の市場規模は約 9 兆円と推計されています．この額をどうみるかは議論が分かれるところかもしれませんが，医療関係者の多くは「娯楽に 9 兆円も費やすくらいなら，医療にこの程度の額は当然」と思うことでしょう．ところが，医療費についてはその負担の重さがさかんに指摘されその

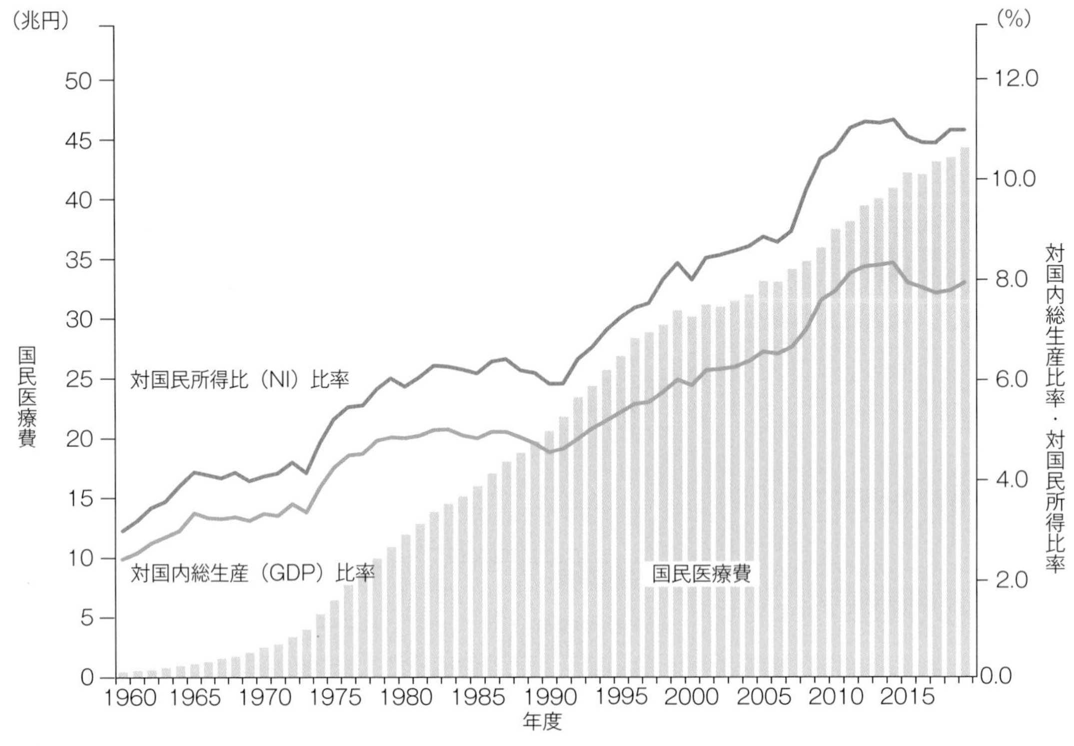

図5　国民医療費・対国内総生産比率および対国民所得比率の年次推移

適正化が主張されるのに，娯楽費用についてはそうした声はなぜかきかれません．

その理由は，娯楽それ自体が快楽であり，人は好んでそれに金を支払うのに対して，医療サービスは誰も好んで受けたがるものではなく，病気やケガという欲しない原因で購入を余儀なくされるサービスだから，と考えられます．

病気やケガは最初から発生しないほうがよいのであって，運悪く発生してしまったものが医療サービスのおかげで治癒したとしても「治ってあたりまえ」という感覚がはたらいてしまうのでしょう．さらに前述のように，使いたくもないサービスの費用の大半を税や保険料というかたちで，サービスを利用するしないとは無関係に強制的に「前払い」させられることも「負担」感を重くしているともいえそうです．

日本の医療費は高いか低いか？

厚生労働省が毎年公表する「国民医療費」は，実際の医療費よりかなり過少推計されている，とこれまで指摘されてきました．たとえば，保険を使わずに薬局から直接購入する買薬の費用，メガネやコンタクトレンズ代，室料差額などは，国民の感覚からすれば当然医療費に含まれるべき支出ですが，国民医療費に含まれてはいません．また国公立病院の多くは，保険から支払われる診療報酬だけでは経営が成りたたず，多額の税金で赤字補填しているのが実情ですが，こうした補填額も国民医療費には含まれてはいません．

日本だけでなく，各国政府の公表する医療費の範囲はまちまちで国際比較を困難にしていました．そこで**OECD（経済協力開発機構）**が医療費を推計する国際基準として**A System of Health Accounts（SHA）**を2000年に発表し加盟各国に採択を呼びかけるようになりました．**財団法人医療経済研究機構**は，このSHAに準拠して，これまで国民医療費に含まれてこなかった「隠れた医療費」も推計し，合わせた「本当の」医療費の総額を推計しました．それによると2014年度の「総保健医療支出（Total Expenditure on health, THE)」は約50兆円と推計されました[7]．同年の国民医療費は40兆6193億円でしたから，それ以外に9兆円を超える「隠れた医療費」があったことになります．

日本の国民医療費は，対国民所得比11.2%と先進国中比較的低いグループに属していますが，国民医療費の範囲の狭さのため見かけ上，低くなっている点に留意する必要があります．「隠れた医療費」も合わせて対国民所得比でみると，すでに13%を超えていると考えられます．なお，医師や看護師への「心づけ」も医療費に含めるべきなのかもしれませんが，この推計には含まれていません．

OECDの公表する加盟国の**医療費推計値**を見てみましょう[8]．

2015年の1人当たり対人医療費を米ドルに換算して比較すると，最も高い国は米国で，1人当たり9,510ドル，ついでルクセンブルク7,765ドルとなっています．そして日本は4,150ドルと米国の半分以下の水準です．主要国をみるとフランス4,407ドル，ドイツ5,267ドルそしてイタリア3,272ドルと続きます．ただし，ドル換算値は当然ながら為替レートの変動によって大きく左右されます．日本の国民医療費が一定でも，円高時はドル換算額は大きくなり，円安時には逆に少なくなります．

医療費がその国の国民にとってどれだけ「高い」か「低い」かを判断するうえで最も有効な指標は，その国の通貨の購買力で表すことです．購買力とは，その国民の所得を物価指数で補正した指標です．たとえばA国民の1人当たり所得が1万ドル，B国民は2万ドルとします．名目上はB国民のほうが「豊か」であるはずですが，もしB国の物価水準もA国の倍としたら，豊かさの点ではA国民もB国民も同じ，ということになります．では，米国の物価水準を基準として（つまり日本の物価水準が米国と同じと仮定して）算出した購買力で表すと日本の医療費は3,931ドル．これはフランス（4,028ドル）とほぼ同水準です．

社会保障の財源——税か保険料か

税も社会保険料も「強制的に徴収される」という点で共通であり，それゆえ「国民負担率」として一括されるわけですが，両者の間には微妙な差異があります．

第一に，負担と受給との関係が，**社会保険料**の場合は明確な対応があるのに対して，税の場合そのような対応関係はありません．つまり社会保険料では「これだけの保険料を納めれば，これだけの給付が受けられる」という権利義務関係が明瞭であるのに対し，税では「これだけの税金を納めれば，これだけの給付が受けられる」といった関係はありません．第二に，こうした理由から，税を財源とするサービスはどちらかというと普遍的，福祉的，恩恵的なものになる傾向があるのに対して，社会保険料を財源とするサービスは相互扶助的であり，どちらかというと受給者の権利性や選択権を強くしたものになります．

それゆえ，医療保障を税でまかなうか，社会保険料でまかなうかは，どちらが正しいとか間違っているとかの問題ではなく，それぞれの国のポリシーの問題です．前者の代表は英国であり，後者の代表はドイツです．英国は13世紀のマグナカルタ（大憲章）により租税法定主義の原則を確立し，ドイツは19世紀に時の宰相ビスマルクによって初めての社会保険の制度を確立した．そうした歴史的な背景が今日のそれぞれの国の医療保障制度にも反映されているのでしょう．

日本の医療保障制度は一応ドイツ型とされてい

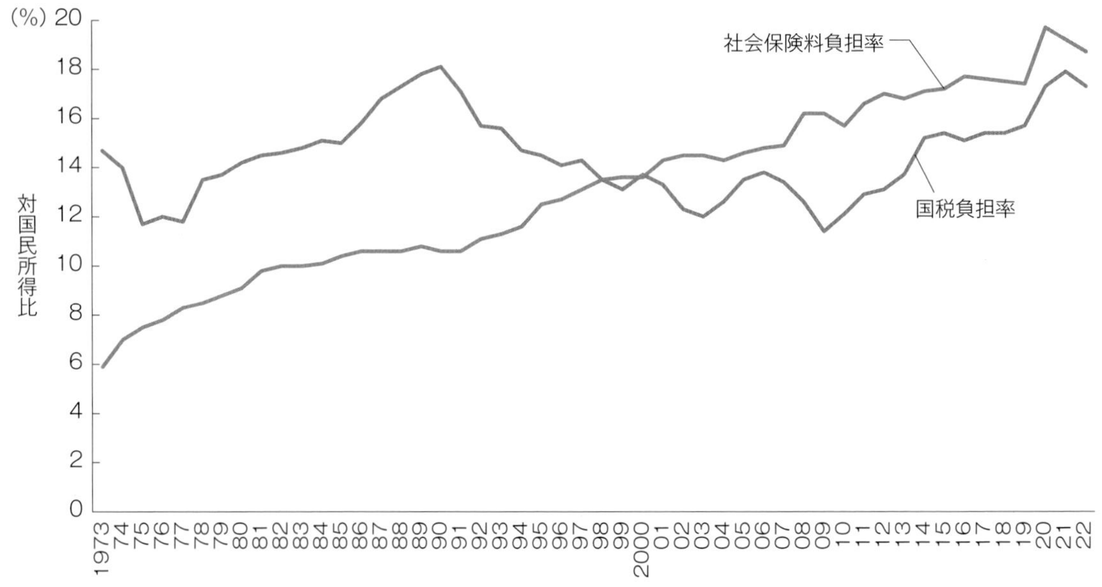

図 6　国税負担率・社会保険負担率の推移

ますが，税からも補助金のかたちで多額の公費負担が行われるなど，いくぶん英国型を加味した折衷型となっています．税方式か，社会保険方式かは，高齢者介護対策の論議でも重要な論点となりましたが，受給者の権利性と選択権を重視する立場から社会保険方式をとるとのポリシーが明確にされ 2000 年 4 月からの介護保険の創設につながりました．しかし，その財源の半分は公費が投入されるなど，やはり折衷型になっています．国民負担率の推移を見て気づくのは，税負担率が景気の低迷や相次ぐ減税で低下しつつあるのに対し，社会保険料負担率は一貫して上昇しつつある，ということです．1999 年には，ついに社会保険料の額が国税の総額を抜いてしまいました（**図 6**）．国税を抜いたといっても．地方税を合わせた税収全体と比較するとまだまだ税のほうが大きいのですが，日本の国民負担率はますます社会保険料に傾斜していきそうです．

すでにみたように，日本の国民負担率はヨーロッパ諸国に比べてまだまだ低い水準にあるわけですから医療費をもっと増やすことは容易ではないか，とも思われます．とはいえ，社会保険料負担は，医療保険と年金が主なものですが，人口の高齢化に伴って年金の負担が急増し，医療費の伸びを圧迫しそうです．

政府管掌健康保険（政管健保）と厚生年金の保険料率は 1976 年当時，いずれも 7.6 ％と同じでした（当時，厚生年金の保険料率は男女差があり，女性については 5.8 ％）．それが今日では，政管健保（現きょうかい健保）約 10%に対して，厚生年金 18.3%と，年金のほうが倍近く重くなってしまいました．

年金は現金給付ですから，給付を合理化することは極めて困難です．いきおい，給付の合理化は，現物給付を原則とする医療のほうに向けられることになりそうです．

医療非営利の原則と医療機関経営

医療法には「営利を目的として，病院，診療所または助産所を開設しようとする者に対しては…（中略）…許可を与えないことができる（第 7 条 5 項）」という規定があり，これを根拠に「**医療非営利の原則**」が広く認められています．

ところが，反面，高額所得者に多数の医師が名を連ねたり，一部の医療機関による不正請求や脱税が後を絶ちません．こうした医療機関は非営利原則に抵触しないのでしょうか？　国民感情からすれば素朴な疑問を感じるところでしょう．

ではいったい何をもってすれば「営利目的」になるのでしょうか？　この点については明確な行政解釈が示されています．それによると，営利とみなされる場合として以下の3点が挙げられています[9]．

①医療機関の開設主体が営利を目的とする法人でないこと（ただし，専ら当該法人の職員の福利厚生を目的とする場合はこの限りでない）．
②医療機関の運営上生じる剰余金を役職員や第三者に配分しないこと．
③医療法人の場合は，法令により認められているものを除き，収益事業を経営していないこと．

①は，株式会社などの営利法人の医療機関開設はダメ，ということであり，これにより米国にみられるような株式会社立の病院チェーンは日本では認められないことになっています．ただ，例外として自社の従業員のための開設は認められます．旧逓信病院や鉄道病院は，NTTやJRの民営化によって株式会社立病院となりましたが，これらも同様に例外として認められています．

②は，利益の配当禁止です．では配当は，給与とどう違うのでしょう？　給与は，労働に対する報酬であって，通常は時給いくら，月いくらと決まった額が支払われます．それに対して配当とは，労働とは無関係に利益を分配するものです．給与は，利益が上がっても上がらなくても雇主は支払う義務を負いますが，配当は利益が上がらなければ当然支払う義務はありません．

ですからその医療機関の役員や職員が高額の月給を受けたとしても何ら非営利原則に抵触しないことになります．ただ，上がった利益に応じて「不労所得」である配当を受けることは許されない，というわけです．

また，よく誤解される点ですが「非営利＝黒字を出してはならない」というわけでは決してありません．非営利の原則の下でも，医療機関は常に黒字，すなわち支出を上回る収入を上げなければ存続できないことはいうまでもありません．しかし，営利法人は黒字を維持することがその「目的」であるのに対して，医療機関にとって黒字を維持することは，医療サービス提供という目的のための「手段」である，という点に本質的な違いがあるといってもよいでしょう．

国民皆保険制をとる日本では診療報酬の額は国によって決定されます．その額を決定するうえでは，医療機関の経営はどの程度黒字，または赤字なのか，を明らかにしなければなりません．その目的で，数年ごとに実施されるのが**医療経済実態調査**です．

全国から無作為抽出された医療機関に調査票を送り，収支の状況が調べられます．とはいっても，調査に回答するのは強制ではなく回答率はあまりよくありません．最新の2021年6月調査を例にとると，一般診療所は3,114施設が調査対象に選ばれましたが，有効回答施設は1,706施設と約6割でした[10]．

その結果によると，個人立の無床診療所，いわゆる個人開業医は，年間の収入の平均が8214万8000円，そのための支出（経費）は5723万6000円，差引き利益は2491万2000円となっています．個人立ですから，この額がまるまるその医師の所得となります．

調査結果が公表されるたびに「開業医の所得はサラリーマンの○倍」という見出しが新聞紙面をにぎわします．こうした表現を快く思わない医師もおり，回答率の低さの一因にもなっているようです．

医療機関の経営状況を知るうえでは，医療法人立の一般病院の利益率をみたほうがベターでしょう．個人立の場合と異なり，理事長や院長も看護師と同様に法人の従業員であり，その給与も支出に含まれている点に留意する必要があります．百万円の収入から，そうした支出を差し引いた残りが利益（黒字）であり，最近の動向は**表 2** のとおりです．

これは，あくまで平均値であって，当然ながらこれより利益率の高い病院も，逆に赤字の病院もあるのですが，この時期の経済全体の景気の変動を考えれば，医療は景気に左右されにくい安定した産業といってもよさそうです．ただ，平均して黒字とはいえ，その利益率は数％にすぎず，世間で想像されるほど儲かる事業とまではいえないかもしれません．

表 2　**医療法人立一般病院の利益率（医業収入百万円当たりの利益）**

2005 年 6 月	1.3 万円
2007 年 6 月	2.5 万円
2009 年 6 月	2.8 万円
2011 年 6 月	4.8 万円
2013 年 6 月	4.3 万円
2015 年 6 月	2.5 万円
2017 年 6 月	2.5 万円
2019 年 6 月	2.3 万円
2021 年 6 月	2.3 万円

（文献 10 より筆者作成）

医療費の効率化・合理化

健康保険組合連合会は，毎年レセプト 1 件当たり 1000 万円を超える超高額医療費のケースを公表しています．それによると 1000 万円を超えるレセプトが最初に出現したのは 1980 年で以降，年々増加し，2020 年には 1,365 件にまでなっています（**図 7**）．

なお，1 か月間の医療費のこれまでの最高記録としては，2011 年度に発生した血友病 A 患者で，その額は 1 億 1550 万円にものぼりました（なお，健康保険組合連合会が発表しているのは健康保険

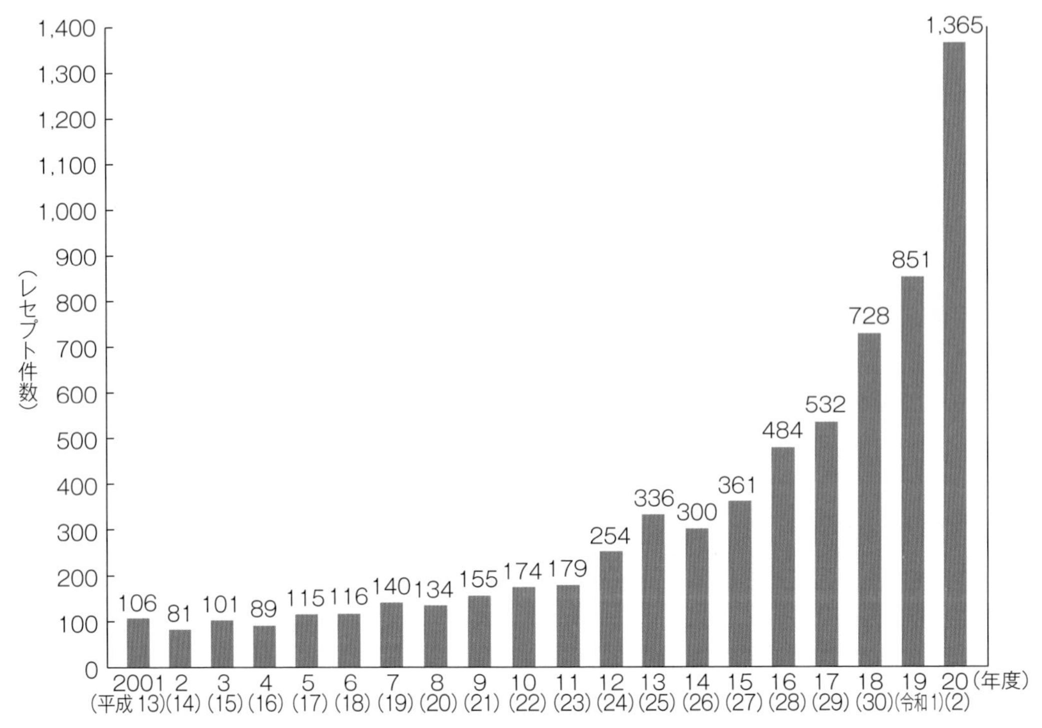

図 7　**1,000 万円以上高額レセプト件数の年次推移（健康保険組合連合会発表）**

組合の被保険者についてのみであって，高額レセプトのすべてではない点に留意）

医療職は，たとえわずかでも救命できる可能性があるなら，あらゆる努力をつくします．そのためにどれだけの金がかかるか，など考えないものでしょう．日本では皆保険制の下，患者自身の負担が限られていることも，これまで医療職が治療にあたって経済的な制約にあまりとらわれなくてすんできた大きな理由です．

しかしながら，人口高齢化に医療技術の進歩と高度化があいまって，ほとんどの先進国では，医療費の負担が国民経済の重荷になりつつあります．そうした背景から，医療職に対しても，医療行為を行ううえで経済性への配慮が求められるようになってきました．ただ，経済性への要求は国によって大きな違いがあります．幸いなことに日本は，これまで比較的，医療への経済的な締めつけは厳しいものではありませんでした．概して，他の先進国では，日本よりはるかに厳しい経済性を医療従事者に要求しているようです．

経済的な理由から医療を制限することを**rationing（ラショニング）**とよんでいます．たとえば，救命できる可能性が低い患者には救命措置は行わない，アルコール依存症の患者は肝臓移植の対象にはしない，といった内容を指します．国によっては，過去に犯歴があったり素行不良の者は人工透析の対象にしない，といった方針をとるところもあるようです．ラショニングを徹底して追求した例としては，米国のオレゴン州政府の例が挙げられましょう．オレゴン州政府は州政府が運営する**貧困者医療扶助制度（メディケイド）**の給付対象となる医療サービスに優先順位のリストをつくり公表しました．それは709の医療サービスを救命に最も有効なものから最も有効でないものに順位づけしたもので，たとえば「今年は上位83%までの医療サービスを給付対象とする」というように給付制限を行う，というものです．

米国は日本のような皆保険制ではありませんから，州政府の貧困者医療扶助制度も予算の制約で人口のごく一部しかカバーできません．「それなら医療費を合理的に節約することによって限られた予算の範囲内で1人でも多くの人を給付対象にしよう」という発想からこのような仕組みが提案されたわけです[11)]．

ラショニングを行ううえでは，医療サービスの厳密な費用対効果の測定が必須になります．そのため医療の経済分析を行う医療経済学が，重要性を増してきました．あからさまな医療の制限とまではゆかなくても，たとえば高脂血症を治療するうえでは，コレステロール値がどれくらいになったら薬物治療を開始し，第一選択薬としてはどの薬品がベストか，といった治療方針の選択も，医療経済分析が必要になってきます．

医薬品や医療技術の経済評価には代表的な手法が3つあります．

- **費用対効果分析（cost-effectiveness analysis：CEA）**
- **費用対効用分析（cost-utility analysis：CUA）**
- **費用対便益分析（cost-benefit analysis：CBA）**

CEAは治療効果と費用を比較するものです．たとえば降圧薬Aは血圧を平均10 mmHg下げる効果があるが価格は500円，降圧薬Bは降圧効果はやや劣り5 mmHgしか下がらないが価格は100円とします．薬としての効果はむろんAのほうがよいのですが血圧1 mmHg下げるための費用はAは50円ですがBは20円と，Bのほうが費用対効果に優れる，となります．CEAはあくまで同一の医薬品や技術の評価にしか使えません．たとえば，血圧1 mmHg下げる費用が50円の降圧薬と，血糖1 mg下げる費用が100円の糖尿病薬とを比較することはできません．

CUAは，寿命や生活の質（Quality of Life：

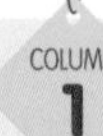

COLUMN 1

供給誘発需要

「無医村はどんなに病人があふれても医療費ゼロ」いささか皮肉な響きのある医療経済学の名言は，医療費の各種指標は医療ニードを必ずしもそのまま反映しない，ことを示しています．裏返せば，医師が過剰な地域では，たとえ病人がいなくても医療費が増えることもありうるわけです．

「需要が供給を呼ぶ」のではなく，逆に「供給が需要を喚起する」現象を供給誘発需要（supply induced demand）と呼びます．この現象は経済一般にもみられますが，医療分野において著しいのです．疾病予防によって病人の数を減らす「正攻法」よりも，医師数や病床数といった供給面を制限することで医療費を適正化しようという政策が好まれるのはまさにこの理由のため，のようです．

財政構造改革でも，医師数の抑制が重要な方策とされています．国民サイドからすれば「医師数は多ければ多いほどよい」はずですが，国家財政がそれを許さないわけです．

病床数についても同様．医療費負担がまだそれほど深刻でなかった1961年に，米国UCLA公衆衛生学部のミルトン・ローマー（Milton Romer）博士は"a built bed is a filled bed（建設された病床は必ず一杯になる）"という，いわゆる「**ローマーの法則**」を提唱し「病院費の無駄を省くには，入院の要否判定を厳格にするだけではダメであり，病床数そのものを削減しなければならない」と提言しました[1]．

日本でも1985年の医療法改正で，医療計画による病院病床の規制が開始されました．不必要な供給誘発需要を招かないためにも，供給面に対する計画的コントロールはその後の医療費適正化計画や介護保険事業計画においても踏襲されています．

参考文献

1) Jonas S：An Introduction to the U.S. Health Care System. 3rd ed, p54, Springer, 1992.

QOL）の延長あるいは改善効果と費用とを比較するものです．抗がん剤を例にとると，余命を1年延長するが価格は100万円という抗がん剤Aと2年延長する効果があるが価格は500万円という抗がん剤Bとでは，Aのほうが費用対効用に優れる，と判断されます．がんに関しては生存期間という測定しやすい指標がありますが，認知症や精神疾患では生存期間での評価は困難です．こうした疾患では生活の質の改善効果を効用の指標として用いることもあります．同じ1年間の生活の，その質の善し悪しを測定することは容易ではありませんが，さまざまな評価ツールが開発されています．CUAは同一疾患が対象なら，異なる治療法の比較も可能です．たとえばがんに対して抗がん剤を投与するのと手術を行うのとでは，どちらが費用対効用に優れているか比較できます．

CEA, CUAはそれぞれ治療効果，延命などと費用とを比較する手法ですが，CBAは，費用も便益もともに金銭に換算して比較します．平たくいえば，いくら投資すればいくらの便益が期待できるか，という投資効率に近い概念です．CBAでは，金銭に換算できるものなら，医療とまったく別の事業とを比較することも可能です．たとえば1億円をメタボ対策に投資するのと公共事業に投資するのとどちらが経済波及効果が大きいか，なども比較できます（波及効果の測定に用いられるのが，前述の産業連関表です）．

また英国では，**コクランセンター**（Cochran Center）を中心に医療技術の効果を**無作為割付臨床試験**（Randomized Controlled Trials：RCT）で厳密に評価する「**根拠に基づく医療**（Evidence-Based Medicine：EBM）」運動が開始され，世界中の医療経済研究者がインターネットなどのマルチメディアを介して各国の分析結果を交換しあう**共同研究**（Cochran collaboration）が普及しつつあります．

治療の判断を経済的な視点から判断できること

医療技術の進歩はめざましく，画期的な抗がん剤やMRIなどの画像診断技術が次々に医療現場に導入されています．しかしながら高度技術は同時にまた高額技術であり，近年では1人当たりの薬剤費が数千万円にものぼる抗がん剤も出現してきました．日本ではこれまで「承認された医薬品や技術はすべて保険適用する」というポリシーを堅持してきました．そうしたポリシーは，医師が聴診器と血圧計だけで診療活動をしていた頃なら可能であったでしょうが，高額負担に国家経済が耐えられなくなった時には見直しを迫られるかもしれません．

治療の判断を，医学だけでなく経済的な視点から判断できる能力がこれからの医療従事者には一層求められることとなるでしょう．

参考文献

1) 2011年産業連関表［e-statに掲載］.
2) 2017年10月1日現在．医療施設調査による.
3) 総理府社会保障制度審議会事務局「平成11年版社会保障統計年報」p69.
4) 厚生労働統計協会（編）：保険と年金の動向2018/2019．p5，厚生労働統計協会，2018.
5) 財務省ホームページ. https://www.mof.go.jp/budget/topics/futanritsu/sy3102a.pdf
6) 厚生労働省大臣官房統計情報部「平成29年度国民医療費」.
7) 満武巨裕「OECDのSHA2011に準拠の推計方法の開発と推計」医療経済研究機構 2018年3月.
8) OECD（編）：OECD Health Data2016.
9)「非営利性の確認事項」1993（平成5）年2月3日付け厚生省健康政策局総務課長通知.
10) 中央社会保険医療協議会「第23回医療経済実態調査報告（医療機関調査)」.
11) United States General Accounting Office, “Access to Health Care---State Respond to Growing Crisis”, June 1992.
12) https://www.mhlw.go.jp/toukei/saikin/hw/k-iryohi/17/dl/data.pdf

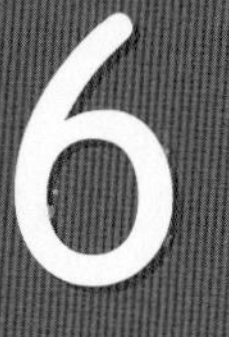

6 防災・減災・地域の力と災害医療

災害対応を考えるうえで，**防災・減災**の２つの面が重要とされてきました．防災は，何かしらの事象が発生しても，災害そのものが発生しないように努める取り組みや行動を指します．減災とは，災害が発生することを前提として，その被害を可能な限り小さくする取り組みや行動です．完全な防災計画を立てることは不可能であり，常に防災と減災の両面で考えることが重要です．

東日本大震災（以下，3.11）では，復旧にかなりの時間を要しているという反省から，防災・減災に加え，**レジリエンス**という観点が注目されました．レジリエンスとは，地域に存在するしなやかさです．レジリエンスが高い地域は被害を受けても早く復旧・復興することができます．高いレジリエンスを実現するためには，個別の能力では限界があり，地域連携，多機関連携が不可欠となります．災害が起きた場合，医療従事者は傷病者の救済に関わる責務があり，災害医療のシステムを理解している必要があります．

この項では，医療従事者ならば，誰もが理解しておかなければいけないことを述べます．

なぜ災害医療を学ばなければならないのか

日本は災害多発国である

日本は自然災害が大変多い国です．また，化学テロ災害である東京地下鉄サリン事件や，放射線災害である福島第一原発事故など，特殊な災害も経験しています．災害医療は，国民にとって重要なセーフティネットです．

当事者になる可能性は高い

首都直下地震，南海トラフ地震がよく取り上げられますが，マグニチュード７クラスの地震なら日本中どこで起こってもおかしくないと地震学者は指摘しています．また，最近は気象災害も増えています．日本に住んでいる限りは，地震などの災害から逃れることはできません．誰もが矢面に立たされる可能性があります．

平時（救急）医療と災害医療との違い

災害医療とは？

日本災害医学会においては，災害の定義として**世界災害救急医学会（WADEM：World Association for Disaster and Emergency Medicine）**の元理事長 William Gunn 先生の定義を採用しています．この定義によれば災害とは「人と環境との生態学的な関係における広範な破壊の結果，被災社会がそれと対応するのに非常な努力を要し，非被災地域からの援助を必要とするほどの規模で生じた深刻かつ急激な出来事」[1] です．この定義では，需要と供給のアンバランスを指摘しています．簡単にいえば，ある事象（インパクト）があって，その事象により被災者が生じ，その被災者

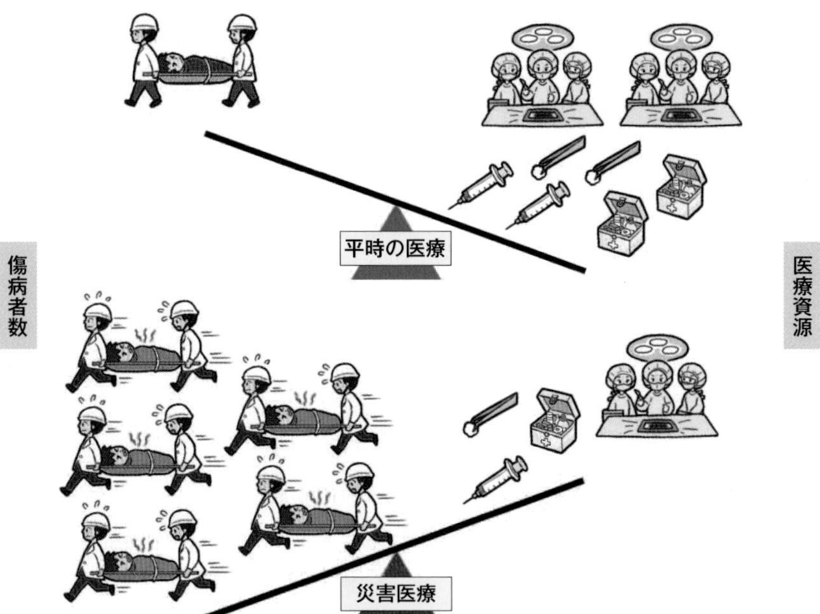

図1 傷病者と医療資源のバランス

を救済するために，その地域の対応だけでは不十分で，他の地域からの応援を必要とするような状況ということになります．

災害医療の目的は？

災害医療の目的は，災害による健康影響をなくすことです．その健康影響の最もひどいものが住民や傷病者の死亡です．災害医療では「**防ぎえた災害死（preventable disaster death：PDD）**」という表現を用います．これは，標準的な医療が提供されていれば助かった命と定義されています．標準的な医療が提供できないのが，災害時と考える人もいるかも知れません．一昔前は，天災だから仕方がないという考え方もありましたが，現在では，災害時でも標準的な医療を提供することを目標にしています．

平常モードから災害モードへの頭の切り替えが重要である

平時の救急医療では，潤沢な**医療資源（マンパワーおよび医療資器材）**があり，個々の傷病者に対し最大限の治療を施すことができます．しかし，災害時は，多数の傷病者に対して医療資源が限られ，現有する医療資源で最大多数の傷病者を救命することが重要となります（**図1**）．よって個々の傷病者に優先順位がつけられ，かつその治療も制限を受けることになります．

また，日常の救急医療では，主に関係する組織は救急搬送を担う消防機関ですが，広域災害時においては消防に加え，国を始めとした行政組織，警察，自衛隊，海上保安庁などのさまざまな組織と連携が必要となります．

災害の種類と特徴

災害の分類

災害の分類には，さまざまなものがありますが，**図2**のように原因による分類が代表的です．原因による分類は，自然現象により引き起こされる

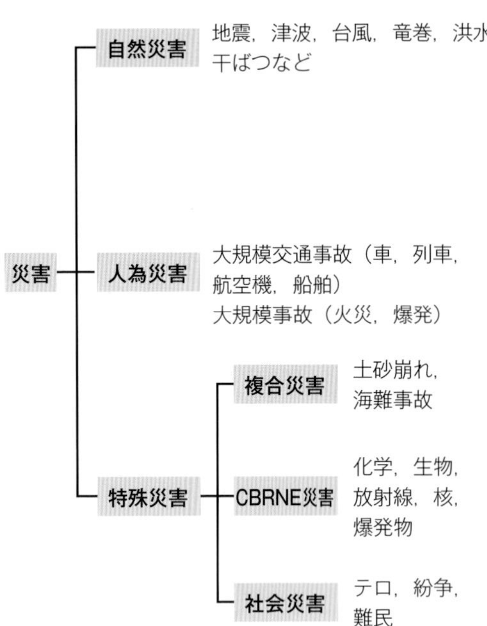

図 2　**原因による災害の分類**

自然災害と人間が原因に関わっている**人為災害**に大きく分けられます．さらに，自然災害は，地震，津波，台風などの短期型と，洪水や干ばつなどの長期型に分けることができます．人為災害は，列車や航空機の事故，工場の爆発などであり一般的には短期型災害ですが，有害物質の汚染のよう広域かつ長期に及ぶ場合もあります．

単純にこの 2 つに分類できないものを**特殊災害**とよび，それには**複合災害**，**CBRNE 災害**，**社会災害**があります．複合災害とは，複数の現象がほぼ同時または時間を置いて発生することによって起こる災害です．福島第一原発事故が 1 つの例です．CBRNE 災害は，化学（chemical）・生物（Biological）・放射性物質（radiological）・核（nuclear）・爆発物（explosive）による災害で，テロリズムによって引き起こされる場合が多いです．CBRNE 災害においては，2 次災害を防ぐ対策が必要となります．また，社会災害というのは，被災者救済に人道介入が必要な災害であり，宗教，民族性などが絡む武力紛争による難民が 1 つの例です．**complex humanitarian emergencies（人道緊急事態）**とよぶこともあります．

局地災害と**広域災害**の分類も重要です．局地災害では，周辺のインフラは正常であり，病院機能も正常です．それに対し広域災害はインフラが破壊され，病院自体が被災することもあります．局地災害と広域災害では病院の災害対応はまったく異なることになります．

災害サイクル

災害が発生すると，その時期ごとに医療ニーズの特徴があります．

発災から概ね 72 時間を超急性期とよびます．この時期は，救急医療，**がれきの下の医療（CSM：confined space medicine）（NOTE1）**が必要となります．概ね 1 週間までを急性期とよび，この時期は，救急医療に加え集中治療，急性ストレス反応などが問題となります．2 週間以降状況が安定するまでのおよそ 1 か月を亜急性期とよびます．この時期は感染症，慢性疾患の増悪など内科的疾患が主になってきます．避難生活による生活環境の悪化，衛生状態の悪化が，疾患の原因となります．概ね 1 か月後から数年後までを慢性期とよび，この時期はリハビリテーション・復旧復興期です．その後の静穏期は，ほぼ以前の状

NOTE1　がれきの下の医療（CSM）

“がれきの下の医療” は confined space medicine の和訳であり，CSM と略されます．CSM は米国の都市捜索救助活動 (urban search and rescue : US&R) において行われる 1 つの現場医療活動で，救助活動と並行して高度な医療活動を実施することで，迅速な救出と傷病者の救命のみならず機能予後改善をもめざしています．実際には，ビルの倒壊や列車衝突などで生じた狭隘な空間で，脱出困難な傷病者に対する医療活動であり，医療チームにとっても，さまざまな危険が存在するなかでの活動となり，安全管理が重要となります．

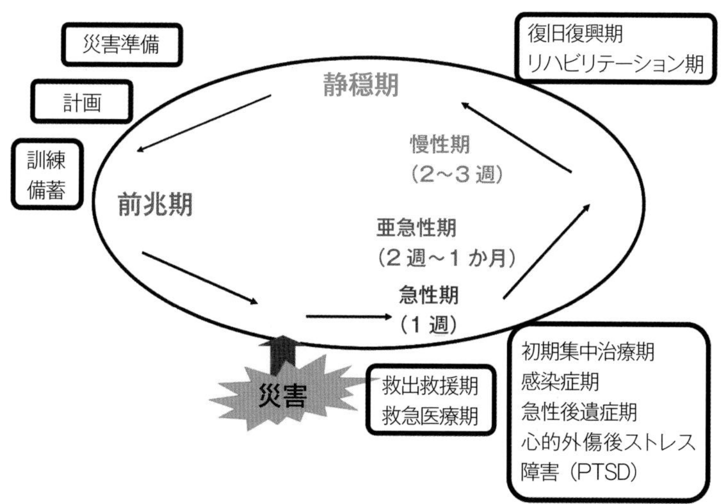

図 3　**災害医療サイクル**

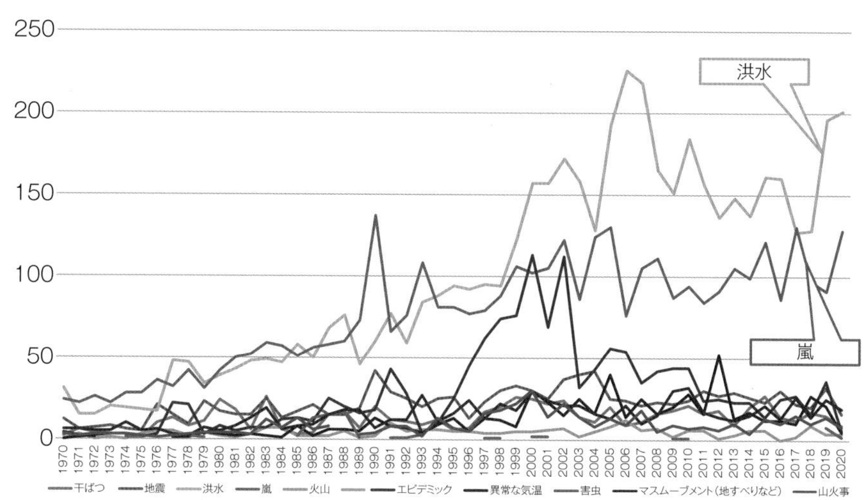

図 4　**災害の発生数の移り変わり**
EM-DAT（Emergency Events Database）に登録された自然災害数 1900-2020 年
〔文献 2 より一部著者改変〕

況に戻ることになります．災害医療は，発災後の急性期医療だけではなく，慢性期までシームレスな対応が必要です．災害の発生の危険がある時期を前兆期といいます．今は首都直下地震，南海トラフ地震の前兆期ととらえてよいでしょう．前兆期においては，準備の期間であり，計画，訓練，備蓄を行います（**図 3**）．

世界での災害の増加と国内の地域リスク

災害件数，被災者いずれも右肩上がり

図 4[2)] は世界の自然災害の傾向と発生数を示したものです．地震，火山噴火などの地球物理学的な災害の発生数は変化していない一方で，洪水，

嵐といった気象災害が増えています．地球温暖化が，気象災害を増加させている原因といわれています．

社会災害，テロ災害の増加

社会災害も増えています．冷戦終了後，世界では民族紛争による難民，殺戮などが起こり，正に人間の尊厳を冒すような災害が増えています．

また，9.11 以降，テロが世界中で蔓延しています．テロの手段としては，国際的には爆弾，銃の乱射が主なものですが，日本では，刃物を用いた多数殺傷テロが社会問題化しています．

地域の災害リスク

首都直下地震，南海トラフ地震，いずれも今後 30 年間で 70％の確率で起きるといわれ，千島沖地震はさらに高い確率で起きるといわれています．しかし，大切なことは，皆さんが生活している地域に，地震，気象災害だけでなく，いかなる災害の危険が潜んでいるかを平時から評価することです.これを**危険因子脆弱性評価（Hazard Vulnerability Assessment：HVA）**といいます．

地域に空港があれば航空機事故，工場があれば工場災害なども考えなければなりません．地震，火災，液状化，洪水などの**ハザードマップ**を利用することも重要です．そして，それぞれの災害の蓋然性を考え，起こった場合にいかなる脆弱性があるかを評価し，その対応策を練ることが重要です．自然災害の発生を防ぐことはできませんが，HVA により減災は可能になります．

災害医療対応の基本

災害医療の合言葉　CSCATTT

災害医療活動の実践は，**Triage（トリアージ）**，Treatment（応急処置），Transport（搬送）です．これらを災害医療の **3T's** とよびます．3T's を円滑に行うためには，マネジメントが必要です．具体的には **CSCA** で表現される Command & Control（C），Safety（S），Communication（C），Assessment（A）の 4 つです．CSCA を立ち上げて，初めて 3T's が実践できることになります（**図 5**）．災害モードにスイッチが切り替わらない限りは対応が始まらないので，「スイッチ入れて **CSCATTT**」と覚えましょう．

平常モードから災害モードへ
スイッチ入れて

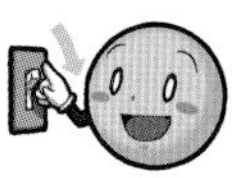

- Command & Control：指揮・調整
- Safety：安全
- Communication：情報
- Assessment：評価
- Triage：トリアージ
- Treatment：治療
- Transport：搬送

図 5　災害医療の 3T's とそのマネジメント CSCA

ここで，1 つひとつ詳しくみてみましょう．

Command & Control

医療活動を開始する際には，指揮命令系統の確立が必要です．指揮命令系統を構築することにより，組織的な活動が可能となり，効率的な活動が可能となります．災害現場では消防，警察，医療チームなどが協働して活動しますが，各組織内の縦の指揮命令を command と呼び，各組織の横の調整・連携を control と呼びます．

Safety

Safety の S には 3 つあり 3S とよばれます．1 つ目は Self，自分自身の Safety．2 つ目は Scene，現場の Safety．3 つ目は Survivor，生存者（傷病者）の Safety です．安全管理を考える場合は，この 3 つを以下のように順に考え，2 次災害を防ぎます．

・自分自身の安全管理：災害医療は，自分の身が危険に曝される点で，平時医療とは大きく違います．現場で活動するには，それにふさわしい知識だけではなく，**個人防護具（PPE：Per-**

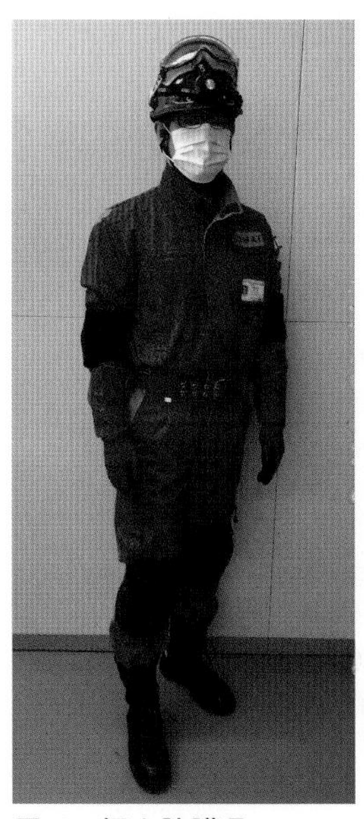
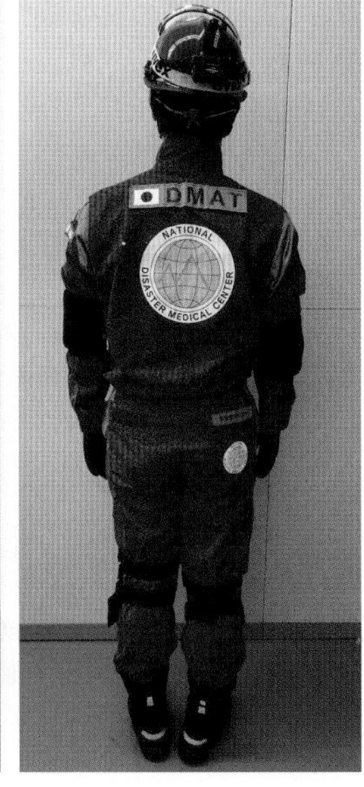

図 6 個人防護具

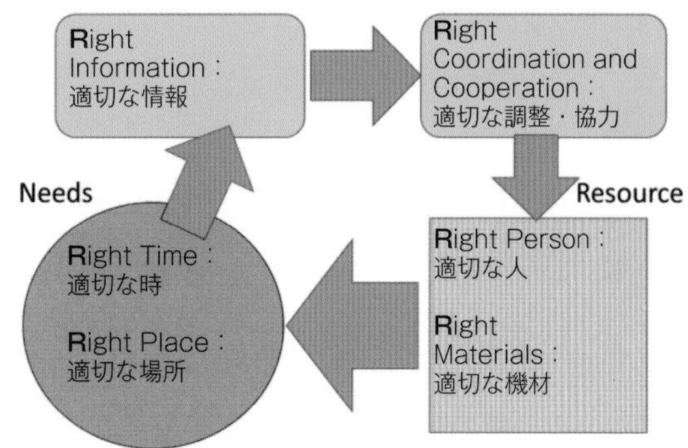

図 7 災害時の Management；6R's

sonal Protective Equipment，図 6）が必要となります．

・現場の安全管理：現場では，あらゆる危険因子を想定する必要があります．たとえば交通事故現場であれば，事故車両からのオイル漏れによる火災発生，飛散したガラス片，後続車の追突等が，2 次災害を起こす危険因子となります．現場に入る前には，このような危険因子に対して対応が取られているかを，消防の現場指揮本部などで確認します．

・傷病者の安全管理：自分自身，現場の安全が確保できて，初めて傷病者 Survivor に接触することになります．自分自身の現場の安全が確保されないのに，傷病者の対応に取り掛かってはいけません．

Communication

情報が災害を制するといっても過言ではありません．被災状況，傷病者数，医療機関情報など必要な情報を集めることになりますが，往々にして災害発生直後には情報が欠乏します．またある一定期間を超えると今度は情報が氾濫し，間違った情報も多く，情報の整理が必要となります．災害対応に失敗する最大の原因は情報伝達の不備であるといわれており，集めた情報を分析し，情報を発信することも重要です．また，災害時には平時の通信手段が使用できなくなります．日頃から無線機，防災無線，衛星電話など複数の通信手段を準備，訓練しておく必要があります．

Assessment

集めた情報を評価し，戦略を立てる必要があります．必要な資源（人，医療資器材）を，必要な時に必要な場所に投入するためには，情報を整理・評価し，それを実行する指揮命令系統の確立が最も重要です（**図 7**）．最初から完璧な戦略（3T's）を立てることは不可能ですから，実行した結果をフィードバックし，繰り返し評価し，PDCA サイクルを回し，戦略を是正する必要があります．

Triage

トリアージとは，限られた人的・物的資源の中で最大多数の傷病者に最善を尽くすために，緊急度，重症度，および予後を考慮して傷病者に優先順位をつけることと定義されています．災害時はすべての傷病者に最善の治療が施されるわけではありません．治療に優先順位をつけることで，結果的に機能予後が悪化する傷病者が生じ，瀕死の傷病者の治療をあきらめることも必要となります．

トリアージでは傷病者を 4 つの群に区分します（**表 1**）．実際のトリアージは，この区分の原則に従い，あとはトリアージ実施者の裁量により

表 1　タッグの色別と優先順位

色	区分	優先順位	分類	傷病状況
赤	I	第 1 優先	緊急治療群	バイタルサインに異常があり，生命を救うために直ちに処置を必要とするもの
黄	II	第 2 優先	非緊急治療群	基本的にバイタルサインが安定しており，多少治療の時間が遅れても生命に危険がないもの
緑	III	第 3 優先	軽処置群 or 治療不要	平時であれば外来処置ですむもの
黒	0	第 4 優先	救命不能群 or 死亡	すでに死亡しているもの，平時でも救命の可能性のないもの

表 2　災害医療の実践場所による目標

災害医療実践場所	目標
災害現場	救出トリアージ（START 法，振り分けトリアージ） **CSM**
現場救護所	3T' s **Triage（PAT 法，詳細トリアージ）** **Treatment　生理学的安定化** 搬送のためのパッケージング Transport　病院搬送
病院（災害拠点病院）	3T' s Triage(PAT 法，詳細トリアージ) **Triage** **Treatment　生理学的安定化詳細な解剖学的評価　根本的治療実施の可否** Transport　後方搬送（広域医療搬送）

なされます．しかしながら，最近は災害現場で複数の組織あるいは医療チームが活動することから，共通認識できる標準化されたトリアージの方法が必要になり，標準トリアージとして，1 次トリアージは**START（simple triage and rapid treatment）法**，2 次トリアージとしては，**PAT（physiological and anatomical triage）法**が推奨されています．

傷病者の状態は時時刻々と変化するのでトリアージは繰り返し行う必要があります．

Treatment

治療に関しては，長い間，現場の裁量権に任されてきましたが，最近は標準化が進んでいます．治療を実践する場として，現場，救護所，病院などがありますが，それぞれの場において，治療の目標を考えながら実施することが重要です（**表 2**）．

災害現場においては，速やかにトリアージを行い現場救護所へ傷病者を搬送するため，原則的に治療は行いません．例外として，挟まれなどの救出困難例でがれきの下の医療（CSM）を行うことはあります．現場救護所における治療の目標は，傷病者をいかに安全に医療機関へ搬送するかです（**stabili-zation and packaging**）．そのために生理学的な異常を見つけ，**安定化（stabilization）**を試み，そして病院へ搬送するための**パッケージング（packaging）**を行います．パッケージングには，骨折の固定の他，行った医療行為の確認，搬送中の痛みのコントロール（除痛，鎮痛）が含まれます．

病院における治療の目的は，根本的な治療（手術など）を行うことです．根本的な治療を要する損傷に対しては，自施設で対応可能か否かを判断し，実施不能の場合には，即座に後方搬送の手段を講じなければなりません．広域災害においては，広域医療搬送の適応になるかどうかも判断する必要があります．

Transport

transport（搬送）の原則は，「適切な患者」を「適切な医療機関」へ「適切な時間内」に搬送することです．搬送は，消防機関などとの連携なしには行うことはできません．また，災害規模が大きくなれば，市町村，都道府県，自衛隊，国との連携も必要となります．搬送先を決めるためには，医療施設の収容能力，距離，搬送時間などのすべての情報を勘案する必要があります．重症患者の搬送に関しては，一施設での治療可能な重症患者数は限られるので，分散搬送が基本です．搬送の簡明化のために，いったん近隣の災害拠点病院へ集中搬送し，そこから分散搬送する方法もあります．

大災害対応への反省と災害医療体制の発展

日本は，昔から災害に対する意識は高く，対応策（NOTE2）もさまざま練られてきました．しかし阪神・淡路大震災（以下，1.17）で，医療の準備が不十分であったことが露呈されました．1.17 の死亡数 6,438 人のうち，約 500 人は防ぎえた災害死 であったと報告されています．

NOTE2 災害救助法，災害対策基本法

日本には災害に関する主な法律として，災害救助法と災害対策基本法があります．2つの法律とも被災の経験から立法されました．

①災害救助法（1947 年）：1946 年の昭和南海地震を教訓に制定されました．被災者の保護と社会の秩序の保全をはかることを目的にできた法律です．生きていくうえで必要な衣食住および医療などが提供されます．

②災害対策基本法（1961 年）；1959 年の伊勢湾台風の災害を教訓に制定されました．国土ならびに国民の生命，身体および財産を災害から守るため，防災に関し，国，地方公共団体およびその他の公共機関が必要な体制を確立し，責任の所在を明確にするとともに，防災計画の作成，災害予防，災害応急対策，災害復旧など災害対策の基本が定められました．

阪神・淡路大震災の反省と教訓

1.17 の防ぎえた災害死の原因として，次の 4 点が挙げられました．

・急性期の現場における医療が欠落していた．
　多くの医療班が被災地に入りましたが，超急性期，救命医療が必要な傷病者に対する医療活動支援は行えませんでした．超急性期医療を担う災害派遣医療チームの必要性が挙げられました．

・災害医療を担う病院がなかった．
　被災地内の病院は，建物が壊れ，ライフラインが途絶することにより診療機能が低下しました．また，災害時の医療に長けた職員がいませんでした．災害医療に対して，ハード面でもソフト面でも充実した病院が必要とされました．

・重症患者の広域搬送が行われなかった．
　重症患者を受け入れた被災地内の病院は，被災地外への後方搬送を行えませんでした．広域災害では，被災地内から被災地外への重症患者の後方搬送が必要ということが挙げられました．

・医療情報がまったく伝達されなかった．
　病院と行政，あるいは病院間の情報共有がまったく不可能でした．病院の情報を共有できるシステムが必要とされました．

これらの教訓を活かし，国は 4 つの施策を打ち出しました．それが，1）現場で急性期の医療を担う DMAT の設置，2）災害に強い病院である災害拠点病院の指定，3）重症患者を被災地外へ運ぶ広域医療搬送計画の策定，そして 4）医療情報を共有するための広域災害救急医療情報システムの開発です．

1）DMAT

DMAT（Disaster Medical Assistance Team）は災害急性期の医療を担う災害派遣医療チームとして，2005（平成 17）年に発足しました．1 チームの基本構成は，医師，看護師，事務員からなる計 4，5 名です．2023（令和 5）年 3 月末現在で，832 施設，1,773 チーム，16,608 名体制に整備されています[3)]．DMAT の出動は，被災

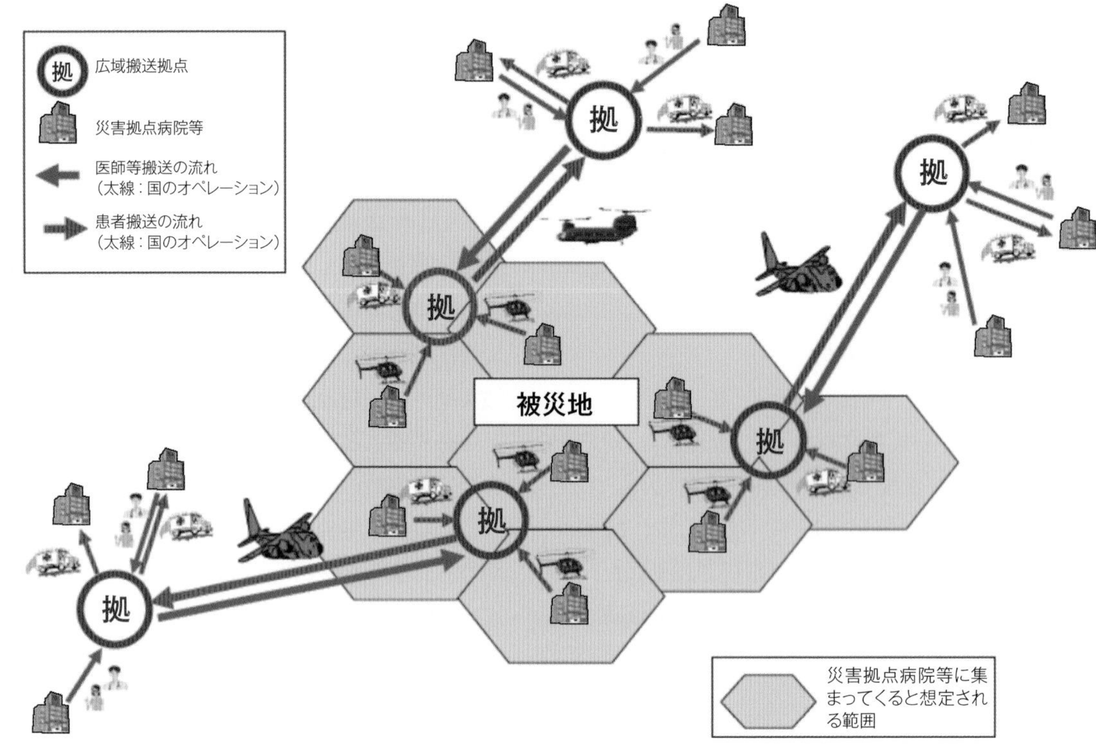

図8　広域医療搬送とは（自衛隊の固定翼輸送機や大型回転翼機を使用した医療搬送活動）

都道府県から非被災都道府県への要請によって行われます．DMATの活動には，本部活動，災害現場での活動，病院支援，地域医療搬送，広域医療搬送などがあります．

2）災害拠点病院

被災地の医療の確保，被災地への医療支援などを目的として，1996（平成8）年に厚生労働省により，原則各都道府県に1か所の**基幹災害拠点病院**と2次医療圏に1か所の**地域災害拠点病院**の整備が開始されました．**災害拠点病院**は，十分な医療設備や医療体制，情報収集システム，ヘリポート，緊急車両，自己完結型の医療救護チームを派遣できる資機材を備えており，災害時に中心的役割を果たすことが期待されています．2023（令和5）年4月1日現在では，基幹災害拠点病院64か所，地域災害拠点病院706か所が整備されています[4]．災害拠点病院の指定は，都道府県知事によって行われます．

3）広域医療搬送計画

広域医療搬送の目的は，広域医療搬送を行うことにより，重症者に対して高度医療を提供することです．**図8**[5]に広域医療搬送の手順を示します．広域医療搬送は，被災都道府県が内閣府に対して要請することにより始まります．SCU（Staging Care unit：航空搬送拠点臨時医療施設）という施設が開設されます（**NOTE3**）．

NOTE3　SCU(Staging Care unit：航空搬送拠点臨時医療施設)

SCUとは，広域医療搬送計画において搬送拠点に設置される臨時医療施設です．SCUは被災地内の災害拠点病院から広域搬送の適応になる傷病者を受け入れます．SCUでは，DMATにより広域搬送の適否の判断，傷病者の安定化，搬送優先順位決定が行われます．

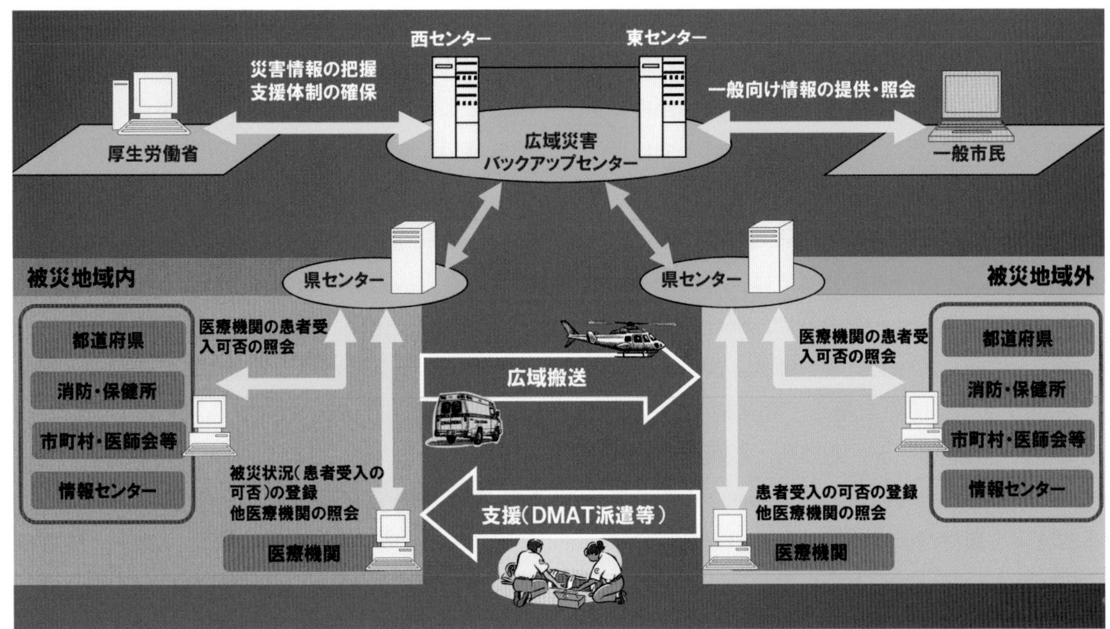

図 9　広域災害救急医療情報システム（EMIS）
〔厚生労働省 HP より〕

4）広域災害救急医療情報システム（EMIS）

災害時に病院の情報を共有するためにできた情報システムです（**図 9**）[6]．発災時，被災地内の病院は，被災情報を入力します．項目は病院建物の被災，ライフラインの被災，傷病者の受入れ情報などです．入力されたデータはインターネットを介し，内閣府，厚生労働省，災害拠点病院などで共有できます．この情報を基に，病院の被災状況および傷病者動態を判断し，DMAT などの医療支援を行います．厚生労働省は，EMIS の全病院化を進めています．

東日本大震災の医療活動と教訓

東日本大震災（以下，3.11）においては，1.17 以降の災害医療体制が試される結果となりました．DMAT は 383 隊 1,852 人が被災地に入り活動し[7]，国レベルから 2 次医療圏までの指揮命令系統を確立することができました．EMIS も情報共有ツールとして機能しました．また，初めて広域医療搬送も行われました．DMAT は主には病院支援を行いましたが，孤立病院の入院患者の避難搬送，福島第一原発事故の退避に関わる入院患者避難搬送にも対応し，一定の成果を収めることができました．しかしながら，3.11 の医療ニーズは，1.17 とはまったく異なっており，新たな課題が生じました．

1）シームレスな医療支援ができなかった

1 つ目は，DMAT と医療救護班の引継ぎがうまくできなかったことです．

DMAT の初動はほぼ計画どおり実行されましたが，計画どおり 72 時間の活動期間で大部分が撤収しました．医療救護班は，情報不足，アクセス確保困難などにより，被災地で活動を開始するのに時間を要しました．DMAT と医療救護班の引継ぎができず，医療空白が生じました．一方，傷病者は津波災害の特徴で重症外傷はほとんどなく，むしろ数日してから，慢性疾患の増悪，避難所での感染症対応など，外傷以外のさまざまな医療ニーズが生じました．この反省を活かし，厚生労働省は，DMAT の活動期間を 72 時間から救護班に十分引き継げるまでの期間と変更しました．

また，救護班を効率的に分配できなかったという教訓に対しては，都道府県災害対策本部内に派遣調整本部を設置し，2 次医療圏レベルでは地域災害医療対策会議を設置し，**災害医療コーディネーター**がアドバイザーとして活動することとしました．地域災害医療対策会議では，平時から災害医療コーディネーターを中心に，保健所，災害拠点病院，消防，医師会，薬剤師会，歯科医師会などが顔の見える関係を築き，発災時には 2 次医療圏の医療機関の状況，避難所，救護所の状況を集約し分析し，県の派遣調整本部から送られてくる救護班を適材適所に分配するという計画です．災害医療コーディネーターの業務は，救護班の分配だけでなく多様に渡ります．災害医療コーディネーターは，あらゆる関係機関・組織と連携・調整して，保健医療福祉サービス体制の復旧までを目標としています．

2）パブリックヘルス対策の遅れ

2 つ目は，避難所環境整備，トイレの整備，食事などへの対応が遅れたことです．

開発途上国で災害が起こった際，最低限な人権を守るための条件（たとえば，1 人当たりの居住空間面積，トイレの数，水の量など）が書かれたスフィア基準[8]がありますが，3.11 ではこの条件を満たした避難所は少なかったといわれています．3.11 においては，市町行政，保健所も被災したため機能が著しく低下し，パブリックヘルス対策が遅れました．厚生労働省は，この反省に基づき，**災害時健康危機管理支援チーム（DHEAT）**を創設しました．DHEAT は，公衆衛生医師，保健師，事務職員により構成され，被災した保健所の行政をサポートすることにより，被災者の健康被害を最小に抑えることを目的としています．

3）災害関連死の発生

3 つ目は，多くの**災害関連死**（**NOTE4**）の発生です．

3.11 の死者・行方不明者 18,423 人に対して，災害関連死は震災時で 3,792 人です（2023 年 3 月 1 日現在）[9]．災害関連死の原因は，復興庁の調査によると「避難所等における生活の肉体・精神的疲労」が約 3 割，「避難所等への移動中の肉体・精神的疲労」が約 2 割です．3.11 以降，避難所，仮設住宅の環境の改善が課題となっています．また，災害関連死の原因となる慢性疾患の増悪，感染症，深部静脈血栓塞栓症，生活不活発病，メンタルヘルスなどへの対応には，多職種連携による対策が始まっています．

熊本地震の災害医療活動と教訓

2016（平成 28）年熊本地震（以下，熊本地震）の特徴は，2 回の大きな地震の発生により，避難者数が最大 18 万人に上り，避難者の保健・福祉ニーズが高かったことです．

1）災害医療活動

県レベルでは，医療救護調整本部（派遣調整本部に当たる），2 次医療圏では，それぞれに保健医療救護調整本部（地域災害医療対策会議に当たる）が設置されました．2 次医療圏では，保健所を拠点に災害医療コーディネーター中心に運営されました．熊本地震では，3.11 の教訓が活かされ，

NOTE4 災害関連死

災害による死亡は，直接死と間接死に分けられます．直接死は災害の直接の被害により死亡するもので，例えば，地震による倒壊建物による圧死，外傷死，津波による溺死などです．一方，間接死は，災害の直接の被害は逃れても，その後の生活環境の変化により死亡するものであり，例えば，避難生活に起因する慢性疾患の増悪，感染症，静脈血栓塞栓症などが該当します．災害関連死は，間接死のなかでも，家族が行政に申請して，災害との関連性が認められ弔慰金が支給されたものです．2016（平成 28）年熊本地震では，直接死 50 名に対して，震災関連死は 226 名（2021 年 4 月現在）であり，災害においていかに災害関連死をなくすかは大きな課題になっています．

急性期から亜急性期へシームレスな医療支援が行われました．

2）教訓

熊本地震では，11 か所の病院で全入院患者の避難搬送が行われましたが，耐震，インフラが避難原因になったものがほとんどでした．耐震は**事業継続計画（Business Continuity Plan：BCP, NOTE5）**の最初の条件であり，早急な作成が必要です．発災時には支援を数日間得られない可能性もあるので，すべての病院に BCP が必要なことが教訓として残りました．

3）厚生労働省の新たな施策

厚生労働省は，熊本地震等を受け「大規模災害時の保健医療福祉活動に係わる体制の整備について」[10] という通知を発出しました．ポイントは，医療と保健，福祉の連携強化です．熊本地震においては，一部の 2 次医療圏で医療チームと保健師チームの連携不足が生じました．今後は，被災地に派遣される医療チームや保健師チームなどを全体としてマネジメントする機能をもった**保健医療福祉調整本部**が設置されることになりました．

保健医療福祉調整本部の役割は，従来の派遣調整本部に代わり，保健医療活動チームの派遣調整，保健医療福祉活動に関する情報の連携，整理および分析などの保健医療福祉活動の総合調整を行います．2 次医療圏においては，地域医療連携会議の中の保健所の役割が増しました．保健所が中心となり，市町村と連携して，保健医療福祉調整本部から派遣された保健医療活動チームの避難所などへの派遣調整を行うとともに，保健衛生・医療・福祉のニーズの洗い出し，情報共有を進めることになりました．

NOTE5 事業継続計画（Business Continuity Plan：BCP）

2012（平成 24）年厚労省医政局長通知では，従来の病院災害対応マニュアルが 3.11 の際に機能しなかった反省にもとづき，病院災害対応マニュアルを「BCP を含んだ災害対応マニュアル」へ書き換えるように進めてきました．しかし，この書き換えはなかなか進まず，災害拠点病院であっても，2015（平成 27）年 4 月の時点で，228/629（33%）の達成率と低い値でした．病院の BCP の有無が防ぎえた災害死にも直接関与しているという報告もあります[1]．厚生労働省は，災害拠点病院においては，2019（平成 31）年 3 月までに BCP を策定しない場合は，災害拠点病院の指定を解除するという方針を立てました．

参考文献

1） Yamanouchi S, Sasaki H, kondo H, et al：Survey of Preventable Disaster Deaths at Medical Institutions in Areas Affected by the Great East Japan Earthquake：Retrospective Survey of Medical Institutions in Miyagi Prefecture. Prehosp Disaster Med 32：515-522, 2017.

災害と精神医療

身体的損傷は逃れても，あるいは治癒しても，長期にわたり精神的障害が残ることがあります．この精神的障害は，うつ状態，**外傷後ストレス障害（PTSD）**（NOTE6）などさまざまですが，早期に精神科的介入をすることにより軽減できるとされています．最近の災害では，**災害派遣精神医療チーム（Disaster Psychiatric Assistance Team：DPAT）**が早期に災害現場に入り，精神科的ケアを行っています．災害現場で活動する一般の医療従事者は，不注意な行動，言動により 2 次的な精神的損傷を加えないことが重要です．**Psychological First Aid（PFA）**[11] の基本的な知識を修得し，実践できるようにする必要があります．

国際災害・世界の潮流

日本は災害多発国であると同時に，その経験を生かした災害対策先進国でもあります．世界では毎年地震や洪水といった災害で多くの人々が命を落としています．世界の先進国の1つとして，被災した海外の国々へ援助を行うことは当然の責務です．日本には，国の組織として**国際緊急援助隊**があります．またNPOの国際災害救援組織もたくさんあります．国際緊急援助隊は1987年に設立以来2023年までに60回の派遣実績があります．国際緊急援助隊には，すべての職種の医療従事者が隊員登録できます．

世界の災害医療の潮流としては，WHOを中心として災害医療の標準化が進んでいます．2010年ハイチ地震では，多くの医療チームが被災地に入り医療行為が行われましたが，質の担保ができませんでした．その反省の基に，災害時でも，人道原則に基づくこと，提供する医療の質の担保と**説明責任（accountability）**が求められます．国際医療チームに関しても，WHOが認証し事前登録したチームでなければ被災地に入れないという流れになってきています．国際緊急援助隊医療チームは，2016年にWHO認証を受けています．

NOTE6 外傷後ストレス障害（PTSD）

阪神・淡路大震災および東京地下鉄サリン事件により多くの被災者が外傷後ストレス障害（PTSD）に陥り，一般の人々にも認識されるようになりました．あまりにも有名となりPTSDという言葉が一人歩きした面もありますが，PTSDには厳格な診断基準があります．PTSDの診断基準（DSM-Ⅳ）を示します．

自分または近親者の身体の保全に迫る危機への直面とそれに伴う強い恐怖，無力感の体験を前提
1）フラッシュバック・悪夢に代表される繰り返す再体験
2）外傷と関連した刺激からの持続的逃避（外傷の重要な側面の想起不能など）
3）持続的な覚醒亢進（睡眠障害，易刺激性など）

3つが1か月以上持続*すること，社会的，職業的など日常重要な領域における機能障害が存在すること

＊1か月未満では，急性ストレス反応（ASR）

災害時は多職種連携が鍵

災害医療の実践者として，医師，看護師の役割は理解されやすいですが，災害時においては，すべての医療従事者に重要な役割があります．

薬剤師は，平時は調剤および服薬説明が主な仕事ですが，災害時には，医薬品の調達・仕分け・管理，医師への処方支援，医薬品の鑑別・特定，そして公衆衛生活動と非常に幅広い役割があります．特に災害時には慢性疾患をもっている被災者への継続処方が重要となりますが，被災者は必ずしもお薬手帳を持っておらず，ジェネリックも多いということで，医師だけでは処方がままならないのが現実です．3.11の避難所救護所では，薬剤師が医療チームの核であったという報告もあります．

歯科医師の役割も最近の災害医療では広がっています．以前は，ご遺体の歯形による個人同定が大きな仕事でしたが，最近では避難者の健康を維持するための入れ歯の調整，誤嚥性肺炎を防ぐための口腔内ケアなど，災害歯科の領域が広がっています．診療放射線技師は福島第一原子力発電所事故の際，避難住民のスクリーニングで活躍しましたし，国際緊急援助隊などではモバイルX線機材を駆使して被災地で活躍しています．臨床検査技師は，避難所における超音波エコーによる深部静脈血栓症のスクリーニングなどで重要な役割を担っています．

栄養士も重要です．3.11までは，避難所で供される食事は，菓子パン，おにぎりなどの炭水化物が主であり，ビタミン，ミネラルという観点では，まったく不十分な食事でした．栄養状態が，免疫能に直結しているという考えから，避難生活では食事が肝心ということで，最近の災害では，避難所に栄養士チームが介入し，栄養バランスを考慮した避難食が提供されるようになっています．

生活不活発病（廃用症候群）を防ぐためには，理学療法士，作業療法士，言語聴覚士などのリハビリテーション関連職の活躍が不可欠です．また，最近の研究では，災害後のストレスが健康障害に大きく関与していることがわかってきました．こころのケアのための臨床心理士の早期介入，そして，心身の緊張をほぐすためのマッサージ，鍼灸も重要です．柔道整復師も医療チームと連携して活動を行っています．災害時には地域が分断されますが，コミュニティをつなぐという点では社会福祉士の活躍も必要です．

災害医療は，多領域に渡る集学的医療です．災害時には，それぞれの職能を活かせる場面があります．わが国では，災害関連死をいかに防ぐかが大きな課題になっていますが，すべての医療従事者が一丸となって連携しない限りは，防ぐことができません．

参考文献

1) Gunn SWA：Dictionary of Disaster Medicine and Humanitarian Relief. 2nd ed, Springer, 2013.
2) Learing J, Guha-Sapir D：Natural disasters, armed conflict, and public health. N Engl J Med 369：1836-1842, 2013.
3) 厚生労働省 DMAT 事務局 Web サイト. http://www.dmat.jp/
4) 厚生労働省医政局指導課：災害医療について. https://www.mhlw.go.jp/seisakunitsuite/bunya/kenkou_iryou/iryou/iryou_keikaku/dl/shiryou_a-4.pdf
5) 内閣府：防災情報のページ，広域医療搬送概要図. http://www.bousai.go.jp/kaigirep/hakusho/h20/bousai2008/html/zu/zu_1b_2_2_02.htm
6) 広域災害救急医療情報システム. https://www.wds.emis.go.jp/topcontents/W01F14P.pdf
7) 小井土雄一，近藤久禎，市原正行，他：東日本大震災におけるDMAT活動と今後の研究の方向性. 保健医療科学 60：495-501，2011.
8) スフィアハンドブック 2018 日本語版. http://jqan.info/documents/sphere_handbook/
9) 復興庁ホームページ（震災関連死の死者数）. http://www.reconstruction.go.jp/topics/main-cat2/sub-cat2-6/20140526131634.html
10) 厚生労働省：大規模災害時の保健医療福祉活動に係わる体制の整備について. 2022. https://www.mhlw.go.jp/content/000967738.pdf
11) ストレス・災害時こころの情報支援センター：心理的応急処置（PFA）とは. https://saigai-kokoro.ncnp.go.jp/pfa.html

COLUMN 1 COVID-19 と災害

医療需要に医療提供体制が追いつかなければ災害となります．その意味で過去にはペスト，スペイン風邪の流行は災害でした．今回の COVID-19 も，世界的に見ると多くの国々で需要と供給が逆転し災害です．

わが国でも 2021 年第 5 波まん延時には，日本政府が災害対応が必要であると宣言しました．

限られた医療資源をうまく分配できないと医療崩壊となります．医療崩壊を防ぎ，患者の命を救うためには，患者の一局集中を防ぎ，しかるべき患者をしかるべき医療施設へしかるべき時間内に搬送する必要があります．それには，患者を重症度別にカテゴリー化すると同時に，受け皿の医療施設の役割分担が重要です．これを可能にするのは，情報共有と調整機能であり，まさに災害対応の手法が必要となります．日本でも今回の COVID-19 対応で，各都道府県庁に COVID-19 対策本部が設置され，DMAT をはじめ多くの災害スペシャリストが本部支援を行っています．

7 健康課題の国際化と持続可能な開発目標(SDGs)

1946年，世界保健機関（WHO）は「健康とは，完全に肉体的，精神的及び社会的に良好な状態であり，単に疾病又は病弱の存在しないことではない」と定義しました[1]．また，**オタワ憲章**（1986）では，「健康は，生きる目的ではなく，まさに日々の生活を生み出す原動力です．健康とは，身体的な可能性のみならず，社会や個人を形成する源泉なのです」（筆者訳）として健康の意味を表現しました[2]．つまり，「健康」とは単一で決まったものではなく，個人や社会がより良い状態（well-being）を達成するための手段であり，異なる社会や文化においては，健康がもつ意味や目的は，単に寿命を延ばすことだけではなく，さまざまな異なる価値観によってまったく違った意味をもつものと考えられます．

さらに先のWHOの定義では，「1つの国で健康の増進と保護を達成することができれば，その国のみならず世界全体にとっても有意義なことです．健康を完全に達成するためには，医学，心理学や関連する学問の恩恵をすべての人々に広げることが不可欠です」と健康が人類におよぼす影響について説明しています．

本節では「健康と医療の国際化」を取り上げて，急速に変化し拡張する国際社会における健康の意味を皆さんと考えてみたいと思います．そのときに重要なことは，私たちの世界は1人ひとりの「健康」で成り立っているということ，そして異なる条件によって生じる「健康格差」に対して，人々が協力し支え合っていく精神が未来の豊かで持続可能な社会をつくっていくために重要である，ということです．国際化が進む現代社会における健康課題の解決は，従来の途上国における国際医療協力のあり方ばかりでなく，日本国内外で起こる健康格差の是正やさまざまな健康ニーズへの専門分野を越えた対応が求められるようになっており，後述する「**持続可能な社会**」を創造するための新しいアイデアと継続的な努力が私たち医療従事者の新しい使命となっていることを理解してほしいと願っています．

健康格差と持続可能な開発目標（SDGs）

グローバルに広がる健康格差

2018年のWHOの報告[3]によると，日本の平均寿命（男女）は84歳と世界で最も長く，世界平均の72歳より10歳以上も長く生きることになります．一方で，中央アフリカやシエラレオネの平均寿命は53歳と世界平均よりも20歳近く短い国々があります．また経済的発展（たとえば国民総生産など）と平均余命には正の相関があることもわかっています（**図1**）．なぜこのような健康格差は起きるのでしょうか？

医師や看護師のような**保健人材**や，国家の保健予算などの財源といった医療資源や科学技術力の脆弱な途上国においては，安全な水の確保や衛生

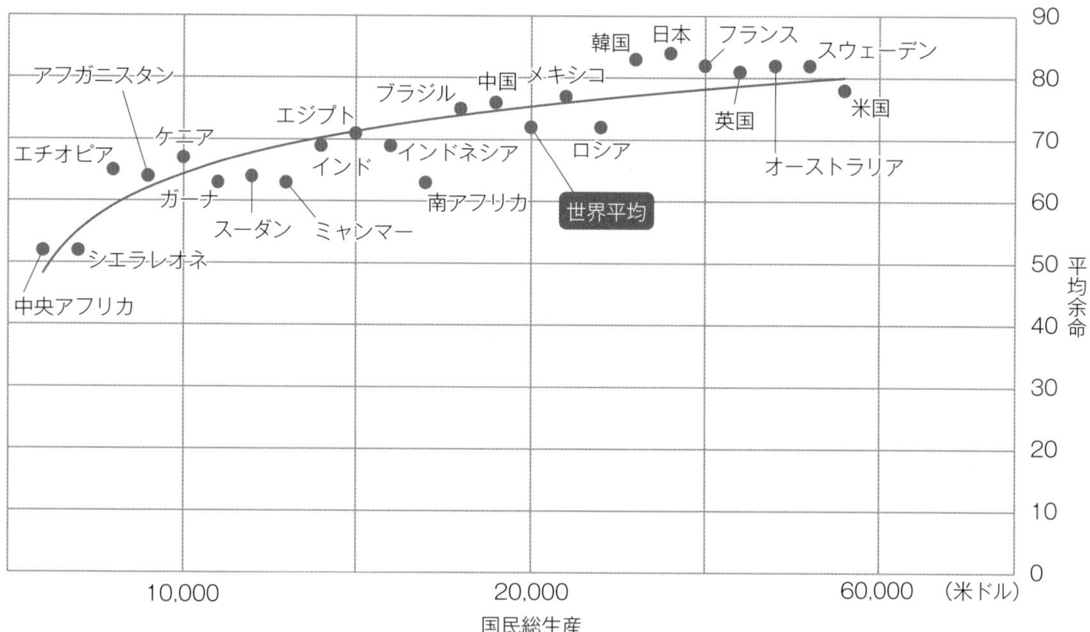

図 1　2018 年の主要国における国民総生産と平均余命の相関（対数近似線）
国民総生産：GDP/1 人当たりの年間額〔文献 4 より筆者作成〕

設備といった**基本的社会インフラ**が未整備であり，専門家を含む保健従事者の数も少なく，医学教育の質も一定ではありません．病院や診療所の数も限定的であり，**健康保険制度**も未整備なために医療費も高額であり，さらに途上国政府は，貧困の根絶と社会開発を同時に行うために，基本的な健康を維持するための予算でさえ十分に確保できていないという現状があります．

一方で，経済的に豊かな先進国では，上下水道や衛生設備などの社会インフラの整備に加えて，医学・医療の飛躍的な技術革新や**サービス供給体制**の進歩によって，医療をめぐるさまざまな課題を克服してきました．さらに医師，看護師をはじめとする専門職人材の育成と標準化，健康保険をはじめとする社会保障制度の拡充，学童期から始まる健康教育，さらに健康で安定的な労働力を確保するために国家予算を生産年齢層の健康維持に戦略的に投入することにより，安定的な経済発展を可能にしてきたといえます．

さらに疾病構造や人口ピラミッドの急速な変化によって，地球規模で起こっている健康格差は，近い将来さらに悪化すると考えられています．途上国においても少子高齢化が進み，これまでの感染症や母子保健などの健康課題から，高血圧や糖尿病などの生活習慣病や悪性腫瘍，精神疾患などの慢性疾患が急増してきています．そのため，感染症対策や母子保健サービスを中心に強化されてきた保健システムそのものを，定期検査・健康診断・長期投薬などの慢性疾患を中心とした保健システムへ移行することが求められています．

また，CT や MRI，カテーテル検査やアイソトープ診断など高度な検査が可能な病院，抗がん剤治療や放射線治療のできる専門病院，そして高度な医療サービスに対応できる医師や看護師などの専門職教育，医療従事者の増員と地方への配置など，より高い技術力と経済的負担が求められる課題に直面しています．

持続可能な開発目標（SDGs）とは

このような健康課題のみならず経済的，社会的にも急速に進む「格差社会の是正」を背景に，2015年9月，国連サミットにおいて「**持続可能な開発目標（Sustainable Development Goals：SDGs）**」が採択され，17の共通目標が設定されました[5]（**図2**）．保健分野においては，「**ユニバーサル・ヘルス・カバレッジ（Universal health Coverage：UHC）**」の実現という包摂的な取り組みが目標として掲げられました．これまでの経済成長や市場拡大に重心を置いてきたグローバル社会は，「経済」「社会」「環境」が調和した「普遍的(universal)」で「変革的（transformative)」な取り組みによって，地球の未来のために「持続可能な社会」を創造することが求められる新しい時代に入ったといえます．

健康分野で目標とされたUHCは，「すべての人が適切な予防，治療，リハビリテーションなどの保健医療サービスを，必要な時に支払い可能な費用で受けられる状態」であり，持続可能な社会の創造に不可欠な基本的な条件であるといえます．2000年の国連ミレニアム・サミットで策定された「**ミレニアム開発目標（MDGs）**」では，保健分野において小児や妊産婦の死亡率の改善や，エイズ，マラリア，結核などの感染率の低下が重視されました．しかし，中間所得層での死亡率や感染率は大幅に改善されたものの，貧困家庭や女性，高齢者や障害者，性的マイノリティなど，社会的に脆弱な人々の健康格差はあまり改善が認められなかったことに注目が集まりました．そのためUHCでは，保健システム全体の公正性に焦点が当てられ，基本的な保健サービスから「誰ひとり取り残さない」ことをスローガンにし，公正で質の高く支払い可能な保健サービスを提供することが国際社会の急務の課題として対応が求められています．

このような難題に対して，いま注目を集めていることが「**健康への投資**」という発想です．2013年12月，医学誌『Lancet』は特集を組み，UHC達成のためには「健康への投資」が必要であることを訴えました[6]．途上国は，国家予算を軍事力や汚職に費やし，その結果，健康課題の解決を先進国の開発援助に任せるという体質を改めて，自国の保健予算を戦略的に「健康へ投資」することが持続可能な社会のために重要であるという内容です．つまり，途上国も先進国並みに国家保健予算を増額し，労働者の基本的な健康ニーズに応えることで，国民全体の健康寿命は急速に伸長し生産性は飛躍的に向上します．そこで得られた成長資本を技術革新や人材育成に再投資し，IT分野をはじめとする技術革新の恩恵を途上国にももたらすことで，2035年には保健分野の開発援助は必要なくなることを経済予想モデルで示しました．

これまでの**政府開発援助（ODA）**に依存してきた国際開発援助を見直し，疾病構造の変化を先取りした「健康への投資」によって安定的に労働人口を確保することで，経済的にも社会的にも持続可能な発展が期待できる，そのような途上国，先進国の双方の意識の変化が重要になってきているのです．

日本における医療の国際化

健康と医療の国際化について，今度は日本国内の課題に目を向けてみましょう．日本における医療の国際化には，訪日外国人旅行者の医療問題，在日外国人の医療問題，外国籍医療者（福祉関係者含む）受け入れの問題，**メディカル（ヘルス）・ツーリズム**の問題，海外赴任者・出張者の問題（渡航医学），など，日本社会の急速な国際化に伴って，さまざまな新しい健康課題が出てきています．ここでは，訪日外国人旅行者の医療問題，在日外国人の医療問題，の2つの課題について取り上げてみたいと思います．

訪日外国人旅行者の医療問題

私たちの日常でも多くの外国人に会う機会が増

SUSTAINABLE DEVELOPMENT GOALS

目標 1【貧困】
世界のあらゆる場所あらゆる形態の貧困を終わらせる.

目標 2【飢餓】
飢餓を終わらせ，食糧安全保障および栄養の改善を実現し，持続可能な農業を促進する.

目標 3【保健】
あらゆる年齢のすべての人々の健康的な生活を確保し，福祉を促進する.

目標 4【教育】
すべての人々に包括的かつ公正な質の高い教育を確保し，生涯学習の機会を促進する.

目標 5【ジェンダー】
ジェンダー平等を達成し，すべての女性および女児の能力強化を行う.

目標 6【水・衛生】
すべての人々の水と衛生の利用可能性と持続可能な管理を確保する.

目標 7【エネルギー】
すべての人々の安価かつ信頼できる持続可能な近代的なエネルギーのアクセスを確保する.

目標 8【経済成長と雇用】
包括的かつ持続可能な経済成長およびすべての人々の安全かつ生産的な雇用と働きがいのある人間らしい雇用を促進する.

目標 9【インフラ・産業化・イノベーション】
強靭なインフラ構築，包括的かつ持続可能な産業化の促進およびイノベーションの推進を図る.

目標 10【不平等】
国内および各国家間の不平等を是正する.

目標 11【持続可能な都市】
包括的で安全かつ強靭で持続可能な都市および人間居住を実現する.

目標 12【持続可能な消費と生産】
持続可能な消費生産形態を確保する.

目標 13【気候変動】
気候変動およびその影響を軽減するための緊急対策を講じる.

目標 14【海洋資源】
持続可能な開発のために，海洋・海洋資源を保全し，持続可能な形で利用する.

目標 15【陸上資源】
陸上生態系の保護，回復，持続可能な利用の促進，森林経営，砂漠化対策，土地の劣化阻止，生物多様性の保全.

目標 16【平和】
平和で包括的な社会を促進し，すべての人々に司法へのアクセスを提供し，効果的で説明責任ある制度を構築する.

目標 17【実施手段】
持続可能な開発のための実施手段を強化し，グローバル・パートナーシップを活性化する.

図 2　**SDGs の 17 の目標**
〔文献 7 より筆者作成〕

え，国内の医療施設を受診する外国人患者も急増しています．訪日外国人旅行者数は，2000年に約476万人でしたが，2013年に1000万人を超え，2018年には3100万人にまで急増しました[8]．そのため，外国人旅行者が医療施設を利用する機会は急増しており，突然の病気や事故によって救急搬送され治療費が高額となることも多く，海外旅行保険の未加入などによって，病院側の未収金となってしまうケースが後を絶ちません．東京大学医学部附属病院における2016年度の外来初診患者のうち外国人患者は5.2%の2,524人ですが，救急患者においては630名，10.3%と救急受診が急増している現状があります[9]．

「訪日外国人旅行者の医療に関する実態調査2018」[10]によると，外国人旅行者全体の1.5%が訪日中に医療機関を受診したとされますが，夜間や週末の急変などで半分以上の外国人旅行者は病院へ行くのをあきらめていると言われています．また，さまざまな努力によって外国人旅行者の旅行保険加入率は73%と高くなってきましたが，救急の場合はキャッシュレス支払いが可能な提携以外の救急病院へ搬送されることも多く自己支払いが生じること，受け入れ側の医療機関としては応召義務によって診療拒否はできないために，結果的に言語や文化の理解などを理由に満足できる治療効果が得られないなど，構造的な課題が指摘されています．政府はこれら訪日外国人の健康課題への対策案として，訪日外国人には旅行保険の加入を促進すること，未払いの経験がある者は入国拒否すること，訪日外国人への対応にかかる費用は治療費に上乗せして医療機関が請求できるよう目安を示すこと，などの対応が検討されています．

「外国人患者受入れのための病院用マニュアル」（平成22年度厚生労働科学研究費補助金）[11]によると，各医療施設において担当部門の設置，通訳体制の整備，施設環境の整備，治療説明書や同意書の準備，多言語コミュニケーションを円滑にするための工夫，医療費の請求や支払いに関する準備，斡旋事業者との役割・責任の明確化，広告や案内などの多言語化，医療に影響を与える文化や習慣の違いに対する職員の理解を深める，など医療施設側の多様な負担と努力が求められています．将来的には外国人診療による新しい患者層の獲得など，機能拡張に伴う病院側のメリットも大きく，メディカル・ツーリズムや渡航外来による海外赴任者・出張者への医療サービスなどと合わせて，医療の国際化によって経営戦略の見直しが迫られている状況であるといえます．

臨床での外国人とのコミュニケーション

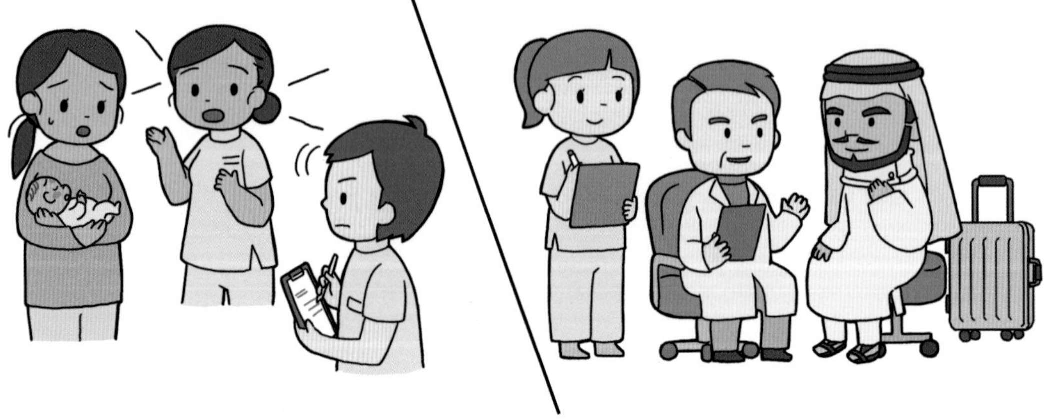

このように訪日外国人旅行者が安心してかかれる医療機関の体制強化は，医療行政にとっても喫緊の課題となっており，観光庁と厚生労働省は**「外国人患者受入れ医療機関認証制度」（JMIP）**を策定し，外国人旅行者の受入れが可能な医療機関の選定基準を設けて全国から1,260か所の施設が認定され（2018年度末），HPで情報公開を進めています[12]．

また，医療通訳に関しては，医療通訳技能検定試験（一般社団法人日本医療通訳協会），医療通訳専門技能認定試験（一般財団法人日本医療教育財団）などによる医療通訳士の認証制度が始まりました．東京都保健医療情報センター（ひまわり）をはじめとする地方自治体による多言語電話健康相談や緊急通訳サービスや，多言語パンフレットの整備，さまざまな翻訳アプリなどの補助デバイスの開発など，官民が一体となった取り組みが進められるようになってきました．

在日外国人の医療問題

日本に暮らす外国人は2017年末現在で約256万人，そのうち**外国人労働者**は127万人，**技能実習生**は27万人と推測されています．1990年の「出入国管理及び難民認定法」の改正により，日系人およびその配偶者が就労に制限のない在留資格が認められ，家族での定住化が進みました．そのため，国内の外国人在住率は増加し，外国人住民が地域の医療サービスを利用する機会が増えましたが，外国人患者を受け入れる診療環境は未整備であるために，外国人住民の受診抑制や健康格差の広がりが危惧されています．

また2000年になって，外国人労働者の不法滞在が社会問題化すると同時に，在留資格の問題，言語や文化の違い，労働環境の整備，健康保険制度の適応や費用負担の課題，未治療の結核などの輸入感染症，メディカル・ツーリズムの悪用など，日本の労働市場の急速な国際化によって生じたさまざまな健康課題に対して，政府や自治体，診療現場は日々その対応に追われています．

平成26年度人口動態統計特殊報告「日本における人口動態－外国人を含む人口動態統計－」[13]によると，在日外国人の年齢調整死亡率は男女ともに日本人に比べて有意に高いことがわかっています（人口10万人に対し，日本人892人，在日外国人1020人）．こうした国籍による健康格差は，経済的な理由や医療環境などさまざまな要因が関係していることが考えられますが，言葉の障壁および健康保険への未加入が特に大きいと考えられています．医療通訳者不在によって起きる問題は，患者にとって不利益であるだけでなく医療機関にとっても深刻な問題であり，通訳のない外国人診療は，「診断が円滑に行えない」「治療効果が上がりにくい」「誤診や誤解によるトラブルを生じやすい」という三重苦を医療機関にもたらしています．

一方で，1990年代より外国人人口が急増したにもかかわらず，日本の医療機関が外国人の診療に消極的であった理由に医療費支払いの問題があります．1990年代には外国人労働者の4割ほどが在留資格をもたない不法就労者であった時期があり，医療機関の間には在日外国人は健康保険非加入で支払い困難な人が多いというイメージが定着してしまいました．しかし，在日外国人も日本人と同様に納税していることより，医療保険制度に加入することで，同時に日本人と公平に医療サービスを受ける権利があることを再確認する必要があります．

以前は，在留資格1年未満では国民健康保険に加入が認められていませんでしたが，2012年に外国人登録制度が廃止され，3か月を超えて在留する外国人は国民健康保険への加入が可能となりました．しかし，3か月以上滞在する外国人も健康保険に加入すれば日本に住んでいない扶養親族が受診しても1～3割の自己負担で医療を受けられます．そのため，最先端で高額な治療を受けるための「なりすまし在日外国人」などの新しい課題も浮上してきました．政府はこれらの問題を受けて，2019年に健康保険から給付を受けられる扶養家族を原則として日本国内の居住者に限るとする改正健康保険法を制定しました．

このように，現在では外国人労働者のなかで在留資格のない人の割合は大きく減少し，健康保険をもたない外国人の数は大きく減少しました．しかし，商用や親族を訪問するために短期滞在ビザで来日したビジネスマンや家族・親族や，旅行保険に加入していない訪日外国旅行者については，引き続き健康保険の対象外であり，医師法上も人道上も医療費の支払いに困難があったからといって診療を断ることはできない現実から，健康保険をもたない外国人を診療した医療機関が巨額の損失を抱えこまないような制度的保障の構築も急務の課題となっています[14]．

1993年に群馬県で開始された外国人未払い医療費補塡事業は，外国人の急病人を診療した医療機関に医療費が支払われず病院側に生じた損失を補塡する制度として始まり，今では東京・神奈川などの自治体にも広がってきています．また，行政，NGO，医療機関などが連携した外国人のための健康相談会も各地で開催されるようになり，市民社会レベルにおいても日本における医療の国際化は進展してきているといえます．

今後，公平で良質な医療サービスによって国民の健康を守ってきた日本の医療保険制度が，医療の国際化によるさまざまな課題をどのように克服していくのか，まさに私たち医療従事者の意識にかかっていると思われます．言語対応がないために外国人の診療を敬遠している病院もまだまだ多数あります．日本を訪問する外国人旅行者や，日本に暮らす外国人に生じている医療格差に配慮した，さらなる制度設計と啓発普及が急務となっています[15]．そのためには，医療の国際化を受け入れる日本国民全体の寛容性が重要であり，私たち医療従事者からマインドを養っていかなければならないのです．

地球規模で拡大する健康課題と社会のデザイン

2019年12月に初めて感染が確認された**新型コロナウイルス（SARS-CoV-2）**による，**急性呼吸器疾患（COVID-19）**はパンデミックとして瞬く間に世界中に広がりました．2020年10月20日現在，全世界で4300万人の累積感染者，110万人の累積死亡者を出し[16]，その拡大には歯止めがかかっていません．また，新型コロナウイルス感染症では，緊急事態宣言や都市封鎖（ロックダウン），所得の減少，国際貿易の停止，会社の倒産，社会不安からくる自殺の増加など，社会・経済的な影響による死亡数のほうが，感染による直接的な死亡数よりも，上回ると予測されています[17]．

14世紀，黒死病と呼ばれたペスト感染症では，当時の欧州の人口の60％の死者が出たことで，社会や宗教は劇的な変化を求められ中世から近世へ移行したとされています．世界保健機構（WHO）は，局地的あるいは国際的に公衆衛生上問題となる感染症を新興・再興ウイルス感染症と定義しました．これまでに，マールブルグ熱（1967年），ラッサ熱（1969年），重症急性呼吸器症候群（SARS，2003年），新型インフルエンザ（2009年），中東呼吸器症候群（MERS，2012年），エボラ出血熱（2014年），ジカ熱（2016年）などがあります．このように，歴史的にパンデミックを起こすような新興・再興ウイルス感染症は，中・低所得国で多く発生してきました．2014年の西アフリカにおける**エボラ出血熱（正式にはエボラウイルス病）**流行では，バイオセーフティレベル4に属する最強の感染性と毒性をもつエボラウイルスによるエボラ出血熱が流行し，流行が終息する2015年10月までに2万8512名が感染し，1万1313名が死亡しました（致死率40％）[18]．

しかし，新型コロナウイルス感染症は，その感染拡大が高所得国の都市部に集中するという過去に見られなかった特徴をもち，21世紀型の新しいパンデミックとして人間社会のあらゆる側面に大きな影響を与えています．危機管理における初動や検査体制の強化，情報共有などの遅れによって，最も医療水準の高い欧米諸国において，経済や社会，国民の混乱を招き，医療崩壊という最悪の事態を引き起こしました．むしろパンデミックに対する社会的ワクチンが打たれていたアフリカでは，感染症の拡大の早期より，国際航空便の停止，国境の封鎖，経済活動の制限，移動や外出の禁止など，社会・経済活動は極めて厳重に制限され，人々の感染予防行動も強化されるなど，国際的にも高い水準の防疫活動が行われたと考えられます．

このように，新型コロナウイルス感染症は，経済のグローバリゼーションと効率性の追求による現代社会がもつ「新しい脆弱性」を露見したといえます．これまでの資本主義社会では，経済活動の主体である「人間」が世界観の中心にいました．しかし「ウイルスと共存する」社会においては，生態系への無秩序な進出，密集した都市の設計，経済効率を追求した働き方ではなく，人類が他の生態系とともに繁栄していく再生的な社会の在り方が求められています．つまり地球全体を意識したパラダイムへの変革を通して，パンデミックの発生を人類の歴史や地球全体のエコロジーの視点から俯瞰し，「ウイルスと共存する」ための**新たな生活様式（ニューノーマル）**を考える歴史的な転換点に私たちは立っていると考えられます．

健康課題の国際化を認識し，行動すること

皆さんは生まれてからこれまで，地球の反対側で起こっている健康課題が，実は私たち1人ひとりに関係しているなんて，想像もしなかったと思います．しかし，さまざまな技術革新によって密接につながりあうようになってきた現代社会において，貧困，環境，経済，紛争など，あらゆる社会課題は実は自分たち自身の行動によって引き起こされているのかもしれません．本節で取り上げた「健康と医療の国際化」において最も重要なのは，私たち1人ひとりは世界中の人々の健康に支えられているということ，そして私たちの起こしたアクションが，世界中の人々の健康を守ることにもなり，逆に損ねることにもなってしまう，ということを認識して行動することだと思います．

本節「健康と医療の国際化」では，グローバル経済の伸長とともに世界規模で広がる健康格差，日本国内において大きな課題として浮上してきた訪日外国人旅行者や在日外国人への医療サービスの在り方，エボラ出血熱や新型コロナウイルス感染症などの国境を越えて忍び寄る公衆衛生危機など，健康課題の国際化によって起こってきたさまざまな課題を見てきました．そして皆さんは，これらの課題の克服は，国際社会が掲げる「持続可能な開発目標（SDGs）」を達成するために，非常に大切なことであることに気づいたと思います．

健康課題の国際化によって起こってきた課題に対して，私たち医療職はこれまでにない対応と行動が求められてきています．いままさに重要なのは，私たち自身の内なる「国際化」，つまり世界中の人々の共感と連帯なのかもしれません．「もしあなたが今朝，目覚めた時，健康だなと感じることができたなら，あなたは今週生き残ることのできないであろう100万人の人たちより恵まれていることを想ってください」[19]．

参考文献

1）世界保健機関憲章前文（1946年，日本WHO協会仮訳）．
https://www.japan-who.or.jp/commodity/kensyo.html
2）The Ottawa Charter for Health Promotion（1986年，WHO）．
https://www.who.int/healthpromotion/conferences/previous/ottawa/en/

3) Global Health Observatory data.
https://www.who.int/gho/mortality_burden_disease/life_tables/en/
4) 世界銀行データ（World Bank Open Data）.
https://data.worldbank.org/
5) 国連開発計画（UNDP）駐日代表事務所「持続可能な開発目標（SDGs）とは」.
http://www.jp.undp.org/content/tokyo/ja/home/sustainable-development-goals.html
6) Jamison DT, Summers LH, Alleyne G, et al：Global health 2035：A world converging within a generation. Lancet 382：1898-1955, 2013.
7) 外務省国際協力局「持続可能な開発のための 2030 アジェンダと日本の取組」.
https://www.mofa.go.jp/mofaj/gaiko/oda/.../000270587.pdf
8) 国土交通省，観光庁「訪日外国人旅行者数・出国日本人数」.
https://www.mlit.go.jp/kankocho/siryou/toukei/in_out.html
9) 東京大学医学部附属病院国際診療部／山田秀臣「外国人患者受入れの動向（対策）」.
https://www.tokyo.med.or.jp/wp-content/uploads/application/pdf/shiryou5.pdf
10) 国土交通省，観光庁「訪日外国人旅行者の医療に関する実態調査・受入環境の整備強化を行いました　～訪日外国人旅行者の安心・安全確保への取組みについて～」.
http://www.mlit.go.jp/kankocho/news08_000243.html
11) 平成 22 年度厚生労働科学特別研究事業「国際医療交流（外国人患者の受入れ）への対応に関する研究」外国人患者受入れのための病院用マニュアル案（平成 23 年 3 月）
12) 日本を安心して旅していただくために―具合が悪くなったときに役立つガイド.
https://www.jnto.go.jp/emergency/jpn/mi_guide.html
13) 平成 26 年度　人口動態統計特殊報告「日本における人口動態―外国人を含む人口動態統計」の概況（平成 26 年度）.
https://www.mhlw.go.jp/toukei/saikin/hw/jinkou/tokusyu/gaikoku14/index.html
14) 沢田貴志：地域医療と医療通訳，医療通訳と保健医療福祉～全ての人への安全と安心のために．pp64-69，杏林書院，2015.
15) Yasukawa K, Sawada T, Hashimoto H, et al：Health-care disparities for foreign residents in Japan. Lancet 393：873-874, 2019.
16) Johns Hopkins University Coronavirus Resource Center サイト
https://coronavirus.jhu.edu/map.html
17) Atkeson, A.（2020）. What will be the economic impact of covid-19 in the us? rough estimates of disease scenarios（No. w26867）. National Bureau of Economic Research.
18) WHO エボラウイルス病専用サイト.
http://apps.who.int/ebola/ebola-situation-reports
19) 池田香代子：世界がもし 100 人の村だったら - 完結編．マガジンハウス，2008.

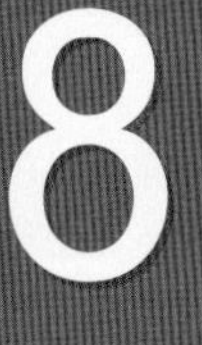

8 医療安全と医療職に求められる態度

人が医療に頼る場面では，その人は身体的もしくは精神的に具合が悪く，誰しも不安を抱えて医療機関を訪れています．読者の皆さんがこれから従事する医療は，調子を崩してしまった人の心身を改善させるために力を尽くすもので，そのほとんどが患者の期待に応える良い結果をもたらしています．しかしながら，実施した医療が予測できないような悪い結果を患者に与えてしまうこともありえます．「医療上の全過程を通じて患者に及ぼした健康被害」のことを**有害事象**（adverse event）といい，**医療事故**と訳される場合もあります．本節では医療事故という言葉を使用します．

担当したことのある疾患をもつ患者であっても，目の前にいる患者は年齢，性別，重症度，合併疾患など背景はさまざまで，誰ひとりとして同じではありません．疾患によっては慢性的な経過をとるものや 治療の経過で併発するものもあり，最先端の医療や技術をもって全力を尽くしても患者の状態が回復に向かうことを約束することは困難なのです．そして何よりも医療は侵襲的な行為を伴う危険で複雑で不確実なものです．それゆえに医療に従事する者として，「**医療事故は起こるもの**」という認識をもっておくことが必要です．

従来の「悪いところを改善する」といった姿勢も大切ですが，組織全体で「うまくいくことを増やす」という，想定内はもとより想定外の複雑な事柄に対する適応力を養うといった医療安全への取り組みや考え方（**コラム1**）が，医療における患者安全の確保につながるものと考えます．

医療行為における過失とは

患者安全の確保は「医療の質」を支える重要な項目の1つです．医療安全を英語で綴るとpatient safety，すなわち“療養中の患者の安全を確保する”ことに他なりません．医療職が，その資格を得るまでに積み重ねた学習を基礎として，臨床現場で経験や技術をさらに積み重ね，医療職としての質の向上に努めることはいうまでもありませんが，医療行為を実施する際には「なぜ・どうして行うのか」「行うことによってどうなる可能性があるのか」ということを，良い効果・悪い効果ともに考え予見し，患者の安全保持のために不確実な医療に柔軟に対応する必要があるのです．

医療事故のなかでも実施した医療行為に過失（診療内容に検討すべき内容がある）があり，患者に生じた健康被害とその医療行為との間に因果関係がある場合を**医療過誤**といいます．医療事故のすべてにおいて過失があるわけではありません．そのなかには合併症や薬剤の副作用など過失のない避けがたい状況で生じた健康被害も含まれていますし，過失があったとしても，一連の医療行為の流れのどこかで誤りが発見されたり是正されたりして健康被害に至らない場合もあります．生じてしまった健康被害にのみに着目していると，偶然に是正された誤った医療行為に気がつかず危険

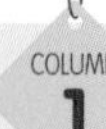

COLUMN 1 レジリエンス・エンジニアリング

私たちが日々向き合う医療は，機械的な単純作業ではなく，その相手や場面によって，その時の最良の方法を考えて対応しなければなりません．医療は複雑で変動するのです．

規則や手順を記載したマニュアルは有効なのですが，マニュアルは想定できることへの対応しか書かれていないため，マニュアルに依存した業務では，書かれていない想定外の事柄が発生した時に対応ができません．

レジリエンス・エンジニアリングとは，遭遇した現象に対して柔軟に対応するための考え方です．例えば，夜間の救急の現場において，すでに救急外来に患者があふれていて，限られた空床数しかない状況にもかかわらず，さらなる受け入れ患者の要請があった場合，そのままでは対応する医師や看護師や，収容する処置室や入院病床に余裕がなく，受け入れが不可能なわけです．このような状況に置かれた場合，他の部署から医師や看護師の応援が得られるか，軽症患者を救急部門以外の病棟に移動することが可能かなどの複数の要因を考慮して受け入れ可能な体制を瞬時に構築しなければなりません．目の前の困難な事柄だけを眺め判断するのではなく，物事を広く見渡し，取り巻く事柄との相互作用をバランスよく活用するのです．

失敗から学ぶことも大切ですが，実際の医療の現場では「うまくいかなかったこと（医療事故を起こしてしまった事例など）」よりも「うまくいったこと（無事に退院し社会復帰できた事例など）」のほうが多いのです．日常的にたくさんの「うまくいっている」成功事例に注目し，柔軟に対応できている人の流れや業務を理解し分析できれば，複雑な医療を成功へと導くよい方策が得られるはずです．

な箇所が放置されたままになってしまいます．患者安全の確保には，「発見し報告する」という医療者意識と組織体制が大切なのです．

医療事故を防止するための取り組み

インシデントレポート

インシデントとは本来は事故につながりかねない出来事や状況のことで，医療界のみで用いられる用語ではありません．医療で用いられるインシデントの意味は，不可抗力や診療経過において誤りがあったものの患者に健康被害を及ぼさなかった，もしくは健康被害が軽微であった事例のことを指します．類義語に**ヒヤリハット**がありますが，これは文字どおり「ヒヤリとした」「ハッとした」という事故につながる可能性のある出来事の発見を示します．しかしながら人の認識や感覚はそれぞれに異なるので，重大な事故に至る出来事であっても実害がなければ「ヒヤリとしたり」「ハッとしたり」しない場合もあります．インシデントとは実害の有無や重症度によらず，その出来事そのもののことを意味します．

日本のほとんどの医療機関が，インシデントを分類し分析するために国立大学附属病院医療安全管理協議会により作成された「インシデントによる患者に及ぼした影響度レベル分類」（**表1**）を用いています．影響度レベル3b以上の高度もしくは永続的な傷害を及ぼした重大なインシデントは，**アクシデント**と分類し対応している施設もあります．

インシデントを収集するためには，医療者が自主的に**インシデントレポート**を提出できる体制を確保することが重要です．インシデントレポートは匿名で報告されるもので罰則の対象になるものではありません．むしろインシデントレポートを提出することは院内の医療安全につながる素晴らしい行為です．そして収集されたインシデントレポートが有効に活用されることで，質の高い医療の実践につながっていくのです．

労働災害の場面では「重傷」以上の災害1件につき，その背後に29件の「軽傷」を伴う災害があり，さらにその背景には危うく大惨事に至る300件もの傷害のない軽微な災害が起こっている（**ハインリッヒの法則**）との報告があります．

表１ インシデント影響度レベル（国立大学附属病院医療安全管理協議会作成）

レベル	傷害の継続性	傷害の程度	傷害の内容
5	死亡		死亡（原疾患の自然経過によるものを除く）
4b	永続的	中等度～高度	永続的な障害や後遺症が残り，有意な機能障害や美容上の問題を伴う
4a	永続的	軽度～中等度	永続的な障害や後遺症が残ったが，有意な機能障害や美容上の問題は伴わない
3b	一過性	高度	濃厚な処置や治療を要した（バイタルサインの高度変化，人工呼吸器の装着，手術，入院日数の延長，外来患者の入院，骨折など）
3a	一過性	中等度	簡単な処置や治療を要した（消毒，湿布，皮膚の縫合，鎮痛薬投与など）
2	一過性	軽度	処置の治療は行われなかった（患者観察の強化，バイタルサインの軽度変化，安全確認のための検査などの必要は生じた）
1	なし		患者への実害はなかった（何らかの影響を与えた可能性は否定できない）
0	-		エラーや医薬品・医療機器の不具合が見られたが，患者には実施されなかった
その他			

これは，災害に至らなくても数多くの安全でない行動が存在することに対しての警鐘を鳴らしています．医療の現場においても軽微な安全でない行動を防止することで，患者に重大な影響を及ぼす事故を防止できる可能性があります．その防止策を考える材料の１つとしてインシデントレポートがあるのです．

医療職のなかでは，看護師から提出されるインシデントレポート数が最も多い傾向があります．これは看護師が未熟であるとかミスが多いというわけでは決してありません．看護師が医療における「最終実施者（指示された内容を患者に実際に実施する立場の者）」であるからです．「医師が処方したお薬を看護師が患者に配薬する」「夜間帯に患者をトイレまで誘導する」などの患者との接触機会が多くなればなるほど，インシデント発生の当事者や発見者になる確率が増すわけです．また危険な行為や場面に気がつく医療安全意識の高い者ほどインシデントレポートの提出は多く，提出されたインシデントレポートは患者安全の確保に貢献するツールの１つとして活かされていきます．

多職種協働とノンテクニカルスキルの活用

ほとんどすべての医療は，多職種によるチームで実施されています．チームを構成するそれぞれの職種が共通の情報と目標をもっていないと医療に不具合が生じてしまいます．**多職種協働**とは，ともに決断ができる信頼関係で成り立つチーム医療を示すもので，そのチームには患者本人も参加していることはいうまでもありません．同じ医療職であっても教育課程や所属の異なる多種医療専門職が，同一の患者に共通目標をもって協働するためには確実で正確な情報共有が欠かせません．

医療の成功には専門的な知識や技術である**テクニカルスキル**と，そのスキルを有効にいかすための**ノンテクニカルスキル**の両方が要求されます．ノンテクニカルスキルには「チームワーク」「コミュニケーション」「状況認識」「意思決定」などがあり，多職種協働の成功のためには欠かせないものです．これは難しい技法ではなく，「相手に何かを伝えるとき」や，「伝えられた情報の理解ができないとき」は，「聞き取りやすい声を出して応答する（**スピークアップ**）」もしくは「再確認する（**チェックバック**）」といった日常においてもあたり前のことを意識して行うことです．

ただし，日々たくさんの情報のなかで仕事をする医療者にとって多職種での情報共有は，「情報の重要度や優先順位の確認」や「ヒトやモノの誤認防止」にも関連し，患者安全の確保には大切なものです．そして発信した情報が確実に伝わっているか否かの確認も大切です．伝達の確認には**クローズド・ループ・コミュニケーション**や**ISBAR法など**の技法が有用です（**コラム2**）．

医療の現場では医師がリーダーである場合が多いのですが，場面によっては他の職種がリーダーシップを発揮すべき場面もあります．リーダーとは単に影響力の強い人というわけではなく，チームの力をうまく引き出すファシリテーターでもあります．たとえ自らがリーダーと称しても，フォロワーがいなければチームは成立しません．多職種協働を理解した優れたリーダーは，優れたフォロワーでもあるのです．「指示出し／指示待ち」という受動的な職種間の関係でなく，それぞれが職種権限内で専門知識を駆使したリーダーシップ／フォロワーシップを発揮することが，患者安全の確保や患者満足につながるものと考えます．

院内医療事故防止のための体制

日本の医療機関では，法令や指導の下で病院の規模や機能によって，医療安全管理体制の確保に関する義務づけが異なっています．ほとんどの医療機関には患者安全の確保を第一の使命とするための**医療安全管理体制**が組まれており，使命を具体的に果たすための医療安全管理部門が中央組織に設けられ医療事故防止のための対策や教育に努めています．

院内の医療安全管理を担う部門は職種や部門を越えて活動できる体制が重要です．そのためには医療安全管理部門は多職種でのメンバー構成が有用です．医療機関のなかでも厚生労働大臣の承認を受けた高度先端医療を請け負う特定機能病院では，医療安全管理担当の副院長の配置と，実際の臨床業務を行う医療安全管理部門には医師，薬剤師，看護師のそれぞれの職種が少なくとも1名ずつ専従配属されることが義務化されています．当然ながらこの3職種のみでなく，医療に関わるすべての職種が患者の安全を確保するという強い意識と決意を保持しなければなりません．

中央組織のみでなく院内の各部署，各部門の医療安全を担当し推進する**リスクマネジャー**または**セイフティマネジャー**が配置され，中央と各部門，部署で連携しつつ院内の患者安全の確保に努めています．主な業務はインシデントレポートの分析や院内巡視で危険を予測し防護策を講じたり，ヒューマンエラーの抑止のためのシステムやマニュアルの作成です（**コラム3**）．

しかしながら複雑なシステムで成り立っている

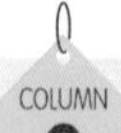

重大な医療事故を招く「ヒトやモノの誤認」と「伝達ミス」

「誤認」には識別（identification）間違い（例，Aさんの採血を行うところBさんの採血を行ってしまった）と，照合（matching）間違い（例，Aさんの採血を行ったが，誤ってBさんの検体容器に分注してしまった）があり，違うものを正しいと認識してしまうことです．米国 Joint Commission（医療機能評価機構）においても急性期病院に求める必須の安全対策のうち「患者確認を正しく行う」ということを最上位に掲げているほど対策を講じなくてはならない重大な事故要因なのです．各施設でさまざまな防止策が考えられていますが取り入れやすいものとして，複数の人で確認する**ダブルチェック**や気がついた人が声に出して知らせる**スピークアップ**があります．バーコード認証などは1人でも行える有効な手段です．

「伝達」においても重大事故に至る可能性を秘めています．緊急の場面など多くの指示や情報が飛び交う場面では，指示や情報を受信した者が正しく伝わっていることを発信元へ折り返して伝達する**クローズド・ループ・コミュニケーション**が有効です．患者情報を即座に伝える必要のある時は**ISBAR法**（I：Introduction 自己紹介，S：Situation 状況，B：Background 背景，A：Assessment 評価，R：Recommendation 提案）を用いて伝えると，伝えた相手に迅速な行動を促すことが期待できます．医療者間の日頃からの「確認」と「伝達」の重要性を意識した明瞭で良好なコミュニケーションが患者を救う重要なツールなのです．

医療現場では，すべてをマニュアルに収めることは不可能です．マニュアルは細かい手順よりも基本的な安全行動の遵守を目的として作成し，現場で働く者が理解でき，使用されることで初めて意味を成すものです．マニュアル作成に力を使い果たしてしまい，実際に現場でマニュアルを運用した結果の確認を疎かにしてはいけません．手順の流れが円滑になりエラーが減少するなどの良い効果が確認されることでマニュアルは活かされるのです．また「**ローカルルール**」といわれるような部署や部門独自のルールは非難されがちですが，特殊な要務を取り扱う部門では他部門とは共通の手順で行えない業務が存在します．規則違反や怠慢ではなく部署や部門の事情で確固とした必要性があり作成されたルールであれば，これもまた患者安全の確保にとっては重要なルールであると考えます．「ローカルルール」を用いている部門や部署では，他部署とは共通ではないが必要である

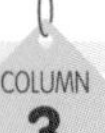

COLUMN 3 ヒューマンエラーと医療事故

人に何らかの情報が入り行動を起こすときに，行動を起こす必要性を吟味したり，どのような手段で行動するのが効果的かなどの「情報処理」を行います．行動を起こすまでの過程に混乱が生じると**ヒューマンエラー**と呼ばれる不安全行動を起こしてしまうことがあります．意図しない行動に分類されるのは，「外観の似た器具を間違える」というような認識の混乱による動作の失敗である**スリップ（うっかり間違い）**，「仕事の中断」などで引き起こされる記憶の間違いにより生じる**ラプス（うっかり忘れ）**です．意図した行動では，計画段階での誤りであるミステイクと規則違反に分けられます（**図1**）．ラプスの例としては「Aさんにお薬を持っていこうとしていたところ，Bさんから呼び止められ，Aさんにお薬を配ることを忘れてしまった」というような現象で，日常的に誰もが起こす可能性のあるものです．

これらのエラー以外にも，切迫した場面で撤退を選択すべきところ過去にうまくいった経験に重ね合わせて撤退の機会を失ってしまったり，発言力の強い者の意見にひきずられてしまい考え方に偏りが生じてしまうなどのバイアスにより判断を誤ってしまうこともありえます．日本で発生した過去の医療事故には「抗菌薬を投与するところキャップの色や名称が似ている筋弛緩薬を投与してしまった」というスリップが介在するものがあります．この事例のみでなくほとんどの医療事故にはヒューマンエラーが介在しています．これらの事故には組織事情による手順の簡略化など複雑で潜在した根本原因があるのですが，ヒューマンエラーが最終施行段階で発生し重大な事故を引き起こしたことは事実です．

ヒューマンエラーは，エラーを起こした個人を責めたり，個人に訓練を積ませても完璧に予防できるものではありません．エラーを生じた根本原因を見極めて組織でエラーを防止するためのシステムを組む必要があるのです．日本で発生した有害事象は公益財団法人日本医療機能評価機構によって収集され，ホームページ（https://jcqhc.or.jp/）から閲覧することができます．再発防止の提言なども掲載されていますので医療安全を学ぶ機会として参考になるかと思います．

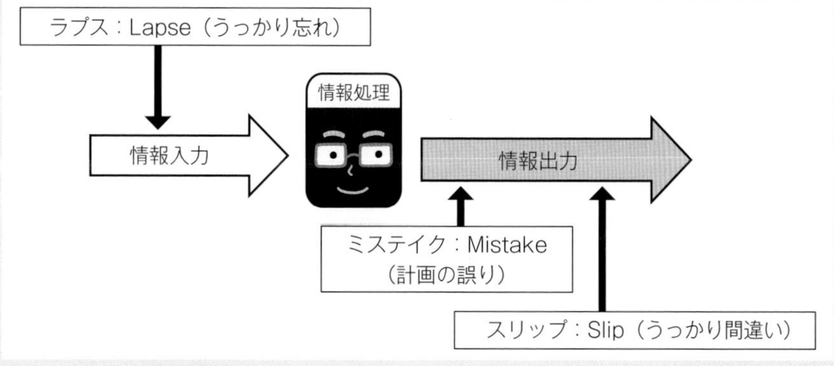

図1　人間の情報処理過程とヒューマンエラー

がゆえに作成した「ローカルルール」を用いていることを申告し，患者安全の確保のための方策として理解を得ることが必要です．

これからの医療安全対策には情報システムの支援が欠かせません．電子カルテが広く普及している現在では**電子カルテシステム**と連動してさまざまな安全対策を講じることができます．たとえば患者がアレルギーを有するため内服させてはいけないというような禁忌薬剤を登録しておけば，誤ってその薬剤を選択した場合**アラート（警告）**が画面に現れ注意喚起がなされます．大変有効なのですが，そもそも禁忌薬剤情報を人が聴取し，人が入力しないとアラートは表示されません．今後はより一層たくさんの人工知能が搭載された情報システムが登場し，人の手間を省きエラーを回避することに大きく貢献してくれると期待をしますが，まず始めは人なのです．情報システムに任せる分野と任せられない分野を見極め，そのうえでうまく活用する能力を備えることも必要です．

医療職に求められる態度

医療の成立

医療者は誰しも医療事故の当事者になる可能性があります．それゆえに医療行為を行う際には，その行為に根拠がなくてはなりません．医療行為には成立する**三原則**があり，緊急の場面など特殊な状況を除いては三原則をふまえた行為でなければ正当行為としてみなされません．その三原則とは，①この医療行為は承認された方法で実施しているか（**医術的正当性**）」，②患者の生命や健康にとって必要な行為であるか（**医学的妥当性**），③患者へわかりやすく説明し同意が得られているか（**インフォームド・コンセント**）です．

医学的に必要のない検査を行ったり，十分な技術や経験のない者が実施したり，患者の意思を確認しないまま検査や治療が行われたりすると，法的な責任を問われる可能性があります．実際にこれらの条件をふまえずに医療行為を実施した結果，患者の生命に影響を及ぼしてしまった医療事故も発生しています．医療行為は倫理的であり，法律的にも患者利益を考慮した正当行為でなければなりません．医療を提供するためには十分な知識と修練を積んだうえで，自分の技術を過信することなく臨まなければなりません．エラーを引き起こす可能性がある人間が，背景の異なる患者の処置を行うのが医療なのです．患者の安全の確保は，個人の努力や修練のみでは達成できません．患者と医療職が，相互納得のもとに医療が実施され，患者安全の確保を重要視する環境が育まれていくことが望ましいといえます．

医療事故への対応

将来，医療の現場で活躍する時期になると，初めは先輩看護師や医師から指示や指導を受けて医療行為を行うことになります．またキャリアを積んだ後も医師の指示の下で医療行為を行う場面に遭遇します．先輩や他の職種からの指示は，正確であることがほとんどですが，なかには誤った指示があるかもしれません．たとえば「A というお薬にアレルギーがある患者に医師が A のお薬を処方していた場合」などです．その誤りに気がついた時には，患者の安全の確保のために声を上げて患者を守るのがチーム医療であり医療者の務めです．

重大事故が発生した場合，患者の無事を第一に念頭に置いて行動することはいうまでもありません．患者の無事を確保した後には事故の影響の波及防止に取り組みます．

医療事故の発生の根本原因には医療職の技術的な側面のみではなく，医薬品や医療機器など医療にかかわるすべての環境が関連するのです．事故の原因究明と防止策の立案のためには事故現場の保全や関連機器の保管など行うべきことが多々あります． そして患者やその家族には，事故に遭遇させてしまったことに対する遺憾の気持ち＝

NOTE1 sorry works

有害事象が発生した場合，健康被害を受けた患者やその家族にとっては，病気を治すどころか，さらに具合の悪いところを抱えたり，治療が遅れたりするわけですから，大きな落胆の気持ちがあるはずです．過失がある場合はいうまでもありませんが，たとえ過失がなくても，「期待に沿えないことが起こったことに対して残念に思います」というような，相手の気持ちを思いやる共感の言葉と伝える姿勢が医療者には必要です．

“sorry works”とは単なる“謝罪”という意味ではなく，有害事象に遭遇してしまった患者や家族に対して，いち早く向けられるべき思いやりと共感の態度です．

NOTE2 医療事故調査制度

病院，診療所，助産所の開設や整備管理の方法を定めた法律として医療法があります．2014年6月に医療法が改正され，「医療の安全の確保」という章が規定されました．この改正により「医療事故調査制度」が発足しています．この制度は原疾患の進行や併発した疾患による死亡ではなく，予期できなかった患者の死亡が発生した場合，その死因の究明と再発防止の目的で事故調査を行うものです．またこの調査は過失の有無に関わらず，医療機関の管理者の指示や，遺族の希望で実施されるものです．決して訴訟の回避や裁判資料の作成が目的ではありません．再発防止策が得られれば今後の医療に反映させることができるのです．この調査では院内のみでなく院外の専門的な意見を述べることができる者（外部委員）を含め，透明性が担保された場で調査を行います．この調査報告は医療安全支援センターで収集され，遺族には調査結果が報告され，場合によっては再調査を希望することも可能です．

sorry works（NOTE 1）を伝えます．事故の状況の把握や原因究明がなされた後には，わかりやすい言葉で患者その家族に説明し，明らかな過失が認められる場合には謝罪を行います．これは個人としての対応ではなく，組織として行われるべきで，重大事故が発生した場合には医療安全管理部門にできるだけ早い段階で報告し，組織として意思決定を行い透明性をもって説明にあたるべきです．

不幸にして死亡事例が発生した場合，法令に照合し対応しなくてはなりません．原疾患の進行による死亡なのか，予測できなかった説明のつかない死亡なのかによって対応は変わります．医師法21条（異状死体の届け出），刑法211条（医療事故等への業務上過失致死傷罪の適用），刑事訴訟法229条（検視）に照合して対応する場合もありますが，医療法に照合して「医療事故調査制度」に報告する場合もあります．医療を取り巻く法令を十分に理解する必要があります（**NOTE 2**）．

不測の事態に備えて，常に緊急対応の手順を念頭に置くこと

医療安全は特別な難しい概念ではなく，医療職が積み重ねた知識と研鑽を，患者に反映させる前に，必ず意識されなければならないもので，患者への医療効果を最大限に発揮するための，あたりまえの臨床知識です．「医療安全」という文字からは堅苦しいというような印象や，紛争や事故など負の印象を連想しがちで，「避けたい」「関わりたくない」という意識が働いてしまう人がいるかもしれません．

しかしながら実施した医療の内容において「真実であること」と「そうでないこと」を明確に説明できるのは私たち医療職に他ならないのです．診療の経過で生じる「うまくいったこと」も「うまくいかなかったこと」もすべては私たちが真摯に取り組んだ医療が引き起こした結果です．すべての医療職は，その結果を直視し，自分自身が関与する医療における安全性，有効性，危険性を理解し，不測の事態に備えての緊急対応の手順を常に念頭に置き医療に立ち向かう姿勢が必要です（**コラム 4**）．

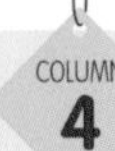

COLUMN 4 模擬患者を用いた医療安全教育システム

初学者と熟達者の違いは経験数の違いです．熟達者の成功の陰にはいくたびかの失敗があるはずです．失敗を経験する過程で，失敗する可能性のある箇所の予測（**危険予知**）ができたり，危険な行為を回避したりする手段を認識し，技術を獲得していくのです．臨床経験を積み重ね医療者は成長していくわけですが，患者を相手に何度も失敗を重ねるわけにはいきません．テクニカルスキルの獲得には，生体マネキンモデルや医療機器モデルを用いた**シミュレーショントレーニング**が有効です．

ノンテクニカルスキルにおいてもシミュレーショントレーニングを行うことができ，そのトレーニングのために協力をしてくださるのが**模擬患者（SP: simulated patient）**の方々です．SPとは架空の患者を想定して症状のみではなく設定された患者の性格や生活環境になりきって模擬診察の患者役を務める役割を担う者です．SPとともに医療面接などのロールプレイ演習を行うことで，さまざまな背景をもつ患者への対応を模擬体験することができ，実際の臨床で遭遇する可能性のある場面に対応するための「心構え」に生かすことができます．

兵庫医科大学病院では，医療安全教育において「実際の臨床では画一化された患者はいない」という観点から，疾患や患者背景はシナリオにて設定されているものの，発言内容や感情表現はSP個人の感情で対応するといった臨床に近い特色あるロールプレイ演習を実施しています．シナリオには「突然の悪い出来事を知らせる」というような，ふだん経験の少ない比較的苦手意識の強い場面も取り上げますが，「造影CT検査の説明（造影剤の副作用や被曝への不安）」「ジェネリック医薬品への変更」「転院の説明」など，医療者側は遭遇する頻度が高く比較的危険性が低いため“日常的”になっていますが 患者にとっては不安を伴う可能性のある場面のシナリオを作成し，“医療者にとってはあたり前でも患者は不安である”ことを医療安全学習の一環として全職員を対象に実施しています．「あたり前の日常的な事柄に親身に対応する」．これこそが，患者の信頼を積み重ねる大切な歩みの一歩ではないかと考えます．

参考文献

1) WHO 患者安全カリキュラムガイド多職種版 2011. http//www.who.int/patientsafety/education/curriculum/en/index.html
2) 中島和江，児玉安司：ヘルスケアリスクマネジメント――医療事故防止から診療録開示まで．医学書院，2000.
3) 日本医師会編集委員会：医療従事者のための医療安全対策マニュアル．日本医師会，2007.
4) 世界医師会（WMA）（著），樋口範雄（監訳）：WMA医の倫理マニュアル．日本医事新報社，2016.
5) 一般社団法人日本医療安全調査機構（医療事故調査・支援センター）．https://www.medsafe.or.jp/
6) 公益財団法人日本医療機能評価機構．https://jcqhc.or.jp/

索引

和文

あ

い

う

え

お

か

き

く

け

こ

す

せ

数字・欧文